李天綱 主编
浦東歷代要籍選刊編纂委員會 編

李中梓集 李中立集 李延昰集

上

〔清〕李中梓 李中立 李延昰 撰
何立民 整理

復旦大學出版社

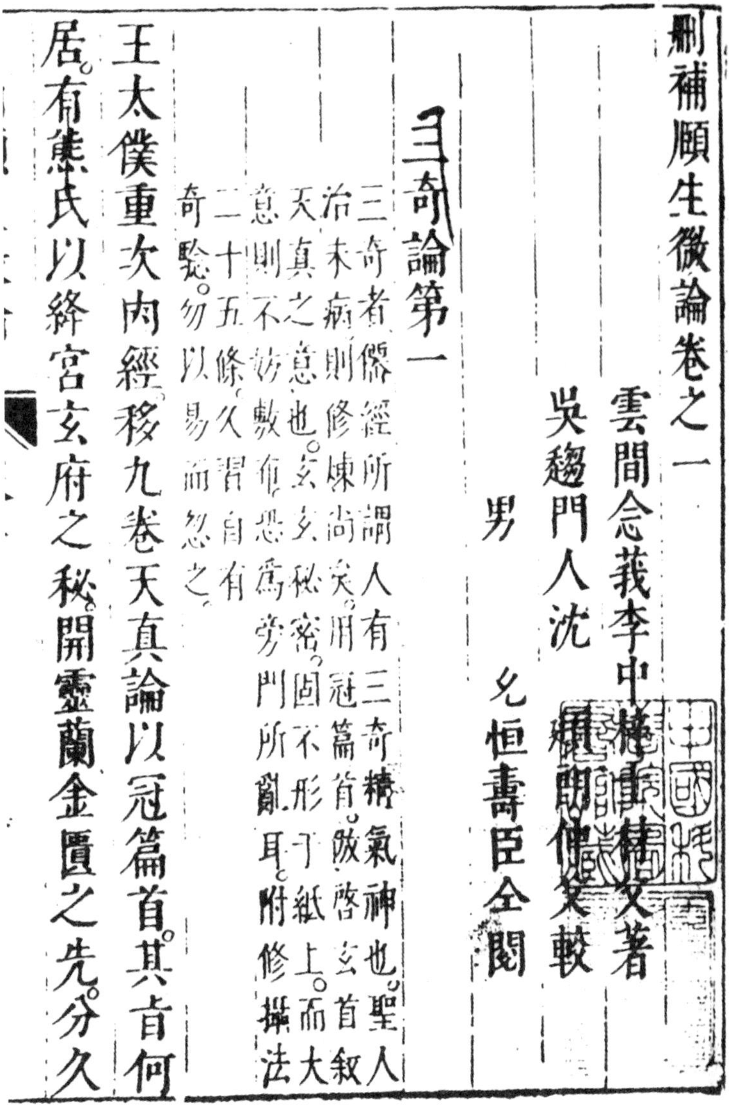
刪補頤生微論卷之一

雲間念莪李中梓士材著

吳趨門人沈頲朗仲父較

男　允恒壽臣仝閱

三奇論第一

三奇者儒經所謂人有三奇精氣神也。聖人治未病則修煉尚矣。用冠篇首。啓玄首敘天真之意也。玄玄秘密。固不形于紙上。而大意則不妨敷布。悉為旁門所亂耳。附修攝法二十五條。久習自有奇驗。勿以易而忽之。

王太僕重次內經。移九卷天真論以冠篇首。其旨何居。有熊氏以絳宮玄府之秘。開靈蘭金匱之先。分久

《刪補頤生微論》崇禎十五年刻本書影

本草通玄卷上

雲間李中梓[illegible]著

三韓吳世理[illegible]訂

草部

人參職專補氣。而肺為主氣之臟。故獨入肺經也。肺家氣旺。則心脾肝腎四臟之氣皆旺。故補益之功獨魁羣草。凡人元氣虛衰。譬如令際嚴冬。黯然肅殺。必陽春布德。而後萬物發生。人參氣味溫和。合天地春生之德。故能回元氣於無何有之鄉。王海藏云肺寒可服。肺熱傷肺。猶為近理。至王節齋

《本草通玄》康熙十七年吳三桂雲南刻本

浦東歷代要籍選刊　編纂委員會

主　任　王正泉

副主任　張　堅　柴志光　費美榮

委　員　丁麗華　朱峻峰　杜　禕　邵　微　何旅濤　金達輝　孟　淵　馬春雷
莊　崚　陳長華　許　芳　梁大慶　張建明　張劍容　張澤賢　喬　漪
温愛珍　楊　雋　楊繼東　賈曉陽　趙鴻剛　盧　嵐　龍鴻彬　謝曉燁

上海市浦東新區地方志辦公室
上海市浦東新區政協學習和文史委員會　**編**

主　編　李天綱

副主編　柴志光　陳長華　金達輝　許　芳　張劍容

總序

葛劍雄

改革開放以來，浦東以新區的設立和其日新月異的發展面貌聞名於世，而此前還只是一個附屬於上海的地名。但這並不等於浦東的歷史是從二十世紀九十年代纔開始的，更不意味着此前的浦東没有自己的文化積累。

由於今上海市一帶至遲在西元十世紀已將河流稱之爲「浦」，如使上海得名的那條河即爲上海浦，一條河的東面就能被稱之爲「浦東」。因而「浦東」可以不止一個，但只有其中依託於比較大的、重要的「浦」而得名的「浦東」，方能成爲一個專用地名，並且能長期使用和流傳。這個「浦」自然非黃浦莫屬。

廣義的浦東是指黃浦江以東的地域，自然得名于黃浦江形成之後，但在兩千多年前的秦漢時期已經開始成陸，此後不斷擴大。黃浦這一名稱始見於南宋紹興二十八年（一一五八），是指吴淞江南岸的一條曾被稱爲東江的支流。此後河面漸寬，到明初已被稱爲大黃浦。永樂年間經夏元吉疏浚，黃浦水道折向西北，在今吴淞口流入長江。正德十六年（一五二一），經疏浚後的吴淞江下游河道流入黄浦，此後，原在黄浦以東的吴淞江故道逐漸堙没，吴淞江成爲黄浦的支流，而黄浦成了上海地區最大河流。

南宋以降，相當於此後黄浦以東地屬兩浙路華亭縣。元至元二十九年（一二九二）析華亭縣置上海縣，此地大部改屬上海縣，南部仍屬華亭縣，北部一小塊自南宋嘉定十五年（一二二二七）起屬嘉定縣。在明代黄浦下游河道形成後，黄浦以東地的隸屬關係並無變化。清雍正三年（一七二五）寶山縣設立，黄浦東原屬嘉定縣的北端改屬寶山。雍正四年，黄浦以東地的大部分設置了奉賢縣和南匯縣。嘉慶十五年（一八一〇），以上海縣東部濱海和南匯北部置川沙撫民廳（簡稱川沙廳），民國元年（一九一二）建川沙縣。但上海縣的轄境始終有一塊在黄浦之東，寶山縣也有一小塊轄境處於高橋以西至黄浦以東，故狹義的浦東往往專指這兩處。

一八四三年上海開埠後，租界與華界逐漸連成一片，形成大都市。一九二七年上海設特別市，至一九三〇年改上海市，其轄境均包括黄浦江以東部分，一般所稱浦東即此。一九五八年至一九六一年一度設縣，即以浦東爲名。川沙、南匯二縣雖屬江蘇，但與上海市區關係密切，故仍被視爲浦東，或稱浦東川沙、浦東南匯。一九五八年二縣由江蘇劃歸上海市後更是如此。

改革開放後，浦東新區於一九九二年成立，轄有南市、黄浦、楊浦三區黄浦江以東地、上海縣三林鄉，川沙縣撤銷後全部併入。至二〇〇九年五月，南匯區也撤銷併入浦東新區，則浦東已臻名實相符。

故浦東雖仍有上海市域最年輕的土地，且每年續有增加，但其歷史文化仍可追溯一千多年。特別是上海建鎮、設縣以後，浦東地屬江南富裕地區，經濟發達，文教昌隆，自宋至清産生進士一百多名以及衆多舉人、貢生和秀才，留下大量著作和詩文。上海開埠和設市後，浦東作爲都市近鄰，頗得風氣之先，出現了具有全國影響的人物和著作。

據專家調查，浦東地區一九三七年前的人物傳世著作共有一千三百八十九種，其中收入四庫全書者十二種，列入四庫全書存目者十餘種，在小説、詩文、經學和醫學中均不乏一流作品。但其中部分已成孤本秘笈，本地久無收藏。大多問世後迄未再版，有失傳之虞。由於長期未進行搜集匯總，專業研究人員也難窺全貌，公衆不易查閲瞭解，外界更鮮爲人知。

浦東新區政府珍惜本地歷史文化，重視文化建設，滿足公衆精神需求，支持政協委員提案，決定由新區政協文史資料委員會和地方志辦公室聯合編纂浦東歷代要籍選刊。計劃以至少三年時間，選取整理宋代至民國初年浦東人著作一百種，近千萬字，分數十册出版。此舉不僅使浦東鄉邦文獻得以永續傳承，也使新老浦東人得以瞭解本地歷史和傳統文化，並使世人更全面認識浦東新區，理解浦東實施改革開放的内因和前景。

長期以來，流傳着西方人的到來使上海從一個小漁村變成了大都會的錯誤説法，完全掩蓋了此前上海由一聚落而成大鎮、由鎮而縣、由縣而設置國家江海關的歷史。這固然是外人蓄意誤導的結果，也是本地人對自己的歷史和文化瞭解不夠、傳播更少所致。浦東自改革開放以來，外界也往往只見其高新技術産品密集於昔日農舍田疇，巨型建築崛起於荒野灘塗，而忽視了此前已存在的千年歷史和鬱鬱人文。况新浦東人不少來自外地和海外，又多科研、理工、財經、企管、行政專業人士，使他們全面深入瞭解浦東的歷史文化，更具現實和長遠的意義。

我自浦西移居浦東十餘年，目睹發展巨變，享受優美環境，今又躬逢浦東歷代要籍選刊編纂出版之盛事，曷其幸哉！是爲序。

二〇一四年六月於浦東康橋寓所

主編序

李天綱

地名：浦東之淵源

「浦東」，現在作爲一個「開發區」的概念，留在世人的印象中。一九九〇年代，「浦東」是國内外媒體上出現頻率最高的詞之一。一九九三年一月成立上海市政府直屬地方銀行，以「浦東發展銀行」命名，可見當代「浦東」之於上海的重要性。一九九二年十月，上海市政府執行國家「浦東開發」戰略，以川沙縣全境爲主體，將上海縣位於浦東的三林鄉，當年曾劃歸楊浦、黄浦、南市等市區管理的「浦東」部分合併，設立「浦東新區」。二〇〇九年，上海市政府又決定將地處黄浦江以東的南匯區（縣）全境劃入，成爲一個轄境一千四百二十九點六七平方公里的副省級行政單位，高於上海的一般區縣。「浦東」，作爲一個獨立的行政區劃概念，以强勢的面貌，出現於當代，爲世界矚目。

「浦東」一詞出現得晚，但絶不是没有來歷。浦東和古老的上海、松江以及江南一起發展，已經有了上千年的歷史。固然，浦東新區全境都在三千年前形成的古岡身帶以東，所有陸地都是由長江、錢塘江攜帶的泥沙，與東海海潮的沖頂推湧，在唐代以後才形成的。上海博物館的考古隊，没有在浦東地區找到明以前的豪華墓葬。但是，這裏的土地、人物和歷史，與上海縣、松江府和江蘇省相聯繫，是江南地區吴越文明的繁衍與延伸。經過唐、宋時期的墾殖、開發和耕耘，浦東地區的經濟、社會和文化在明、清兩代登峰造極。川沙、周浦、横沔、新場這樣的鄉鎮日臻發達，絶非舊時的一句「斥鹵之地」所能輕視。

浦東新區由原屬上海市位於黄浦江東部的數縣，包括了川沙、南匯和上海縣部分鄉鎮重組而成。從行政統屬來看，浦東新區原屬各縣設立較晚。清代雍正四年（一七二六），從上海縣析出長人鄉，設立南匯縣；嘉慶十五年（一八一〇），由上海縣析出高昌鄉，南匯縣析出長人鄉，加上八、九兩團，合併設立川沙撫民廳，簡稱川沙廳。開埠以後，租界及鄰近地區合併發展，迅速成爲「大上海」，上海、寶山、川沙等縣份受「洋場」影響，捲入到現代都市圈。南匯縣則因爲離市區較遠，和川沙仍皆隸屬於江蘇省松江府。一九一一年，中華民國建立後，廢除州、府、廳建制，南匯縣歸江蘇省管轄，川沙廳改稱川沙縣，亦直屬江蘇省。一九二八年，國民政府在上海設立特別市，浦東地區原屬寶山、川沙縣的鄉鎮高橋、高行、陸行、洋涇、塘橋、楊思等劃入市區。一九三七年以後，日僞建立上海市大道政府、上海特別市政府，將川沙、南匯從江蘇省劃出，隸於「大上海市」。一九四五年抗戰勝利以後，國民政府恢復一九一一年建置，川沙、南匯仍然隸於江蘇省。一九五〇年，中華人民共和國公布省、市建置，以上海、寶山兩縣舊境設立上海直轄市。浦東地區的川沙、南匯兩縣，歸由江蘇省松江專員行政公署管轄。一九五八年十月，中華人民共和國國務院將浦東的川沙、南匯兩縣，及江蘇省所轄松江、青浦、奉賢、金山、崇明等五縣一起，併入上海市直轄市。此前，一九五八年一月，江蘇省嘉定縣已先期劃歸上海市管理。

「浦東新區」之前，已經有過用「浦東」命名的行政區劃，此即一九五八年到一九六一年設置的「浦東縣」。一九五八年，爲「大躍進」發展的需要，上海市政府在原川沙縣西北臨近黃浦江地區，設立「浦東縣」，躍躍欲試地要跨江發展，開發浦東。「浦東縣」政府設在浦東南路，轄高橋、洋涇、楊思三個鎮，共十一個公社，六個街道。一九六一年一月，因工業化遭遇重大挫折，上海市政府在「三年自然災害」中撤銷了「浦東縣」，把東部農業型「東郊」區域的洋涇、楊思、高橋等鄉鎮，劃歸到川沙縣管理。沿黃浦江的「東昌」狹長工業地帶，則由對岸的老市區楊浦區、黃浦區、南市區接手管轄。「浦東縣」在上海歷史上雖然只存在了三年，卻顯示了上海人的一貫志向。即使在一九五〇年代的極端困難條件下，仍然懷揣著「開發浦東」的百年夢想，只要有機會，就想幹一下。

現代的「大上海」，原來是從上海、寶山兩縣的土地上生長起來的。明代以前，上海、寶山仍以吴淞江（後稱「蘇州河」）劃界。吴淞江以北的「淞北」，屬寶山縣；吴淞江以南的「淞南」，屬上海縣。吴淞江是松江府之源，「松江」，原名就是「淞江」，「府因以名」。按明正德松江府志的説法，「吴淞江，後以水災，去水從松，亦曰松陵江」。水克火，木生火，「淞江」去「水」，從「木」爲「松江」，上海果然「火」了。清代以前，上海士人寫的方志、筆記、小説，以及他們的堂號室名，都用「吴淞」、「淞南」作爲郡望。一六〇七年，徐光啓和利瑪竇合譯幾何原本，在北京刊刻，便是署名「泰西利瑪竇口譯，吴淞徐光啓筆受」，自稱「吴淞」人。另外，清嘉慶年間上海南匯人楊光輔編淞南樂府，光緒年間南匯人黄式權編淞南夢影録，昆山寓滬文人王韜（一八二八—一八九七）作淞隱漫録、淞濱瑣話，採用「淞南」、「吴淞」之名説上海，可見明、清文人學士，都用吴淞江作爲上海的標誌。吴淞江是上海的母親河，而「黄浦江是母親河」，只是一九八〇年代以後冒出的無知説法。

明、清時期的黄浦是一條大河，卻不是首要的幹流。方志裏的「水道圖」，都把「吴淞江」置於「黄浦」之前。「黄浦」，一説「黄歇浦」的簡稱，僅是一「浦」，並不稱「江」。在上海方言中，「浦」大於河，小於江，如周浦、桃浦、月浦、上海浦、下海浦……黄浦流經太湖流域，水流較清，經閔行、烏泥涇、龍華等鎮，匯入吴淞江。吴淞江受到長江泥沙的影響，水流較濁，淤泥沉澱，元代以後逐漸堰塞。於是，原來較爲窄小的黃浦不斷受流，成爲松江府「南境巨川」。明代永樂元年（一四〇三），上海人葉宗行建議開鑿范家浜，引黃浦水入吳淞江，共赴長江。從此，江浦合流，黃浦佔用了吳淞江下游河道。黃浦江的受水量和徑流量，大約在明代已經超過吳淞江了。但是在人們的觀念中，黃浦江仍然没有吳淞江重要，經濟、交通和人文價值還不及後者。康熙上海縣志的「水道圖」，仍然把吳淞江和黃浦畫得一樣寬大。從地名遺跡來看，地處吳淞江下游的「江灣」，並非黃浦之灣，而是吳淞江之灣。同理，今天黃浦江的入口，並不稱爲「黃浦口」，依然是「吳淞口」。

黃浦江以東地區在唐代成陸，大規模的土地開發則是在宋代開始，於明代興盛。宋、元兩代，浦東地區産業以鹽田爲主，是屬華亭縣的「下砂鹽場」。從南匯的杭州灣，到川沙的長江口，「大團」到「九團」一字排開，團中間還有各「竈」的開設。聯繫各「竈」，設立爲「場」，爲當年的曬鹽場，「大團」、「六竈」、「新場」的地名沿用至今。隨著海水不斷退卻，海岸不斷東移，鹽業衰落，明代以後浦東地區便繼之以大規模的圍海造田，農業墾殖。早期的浦東開發，在泥濘中築堤、圍墾、挖河、開渠、種植，異常艱辛。爲了鼓勵浦東開發，元代至元年間的松江知府張之翰向中央申請減税，他描寫浦東人的苦惱，詩曰：「黃浦春風正怒號，扁舟一葉渡驚濤；諸君來問民間苦，何用潮頭幾丈高。」算是一位瞭解民間疾苦，懂得讓利培本的地方官。

隨著浦東的早期開發，以及浦東人的財富積累，「浦東」以獨特的形象登上了歷史舞臺。「黃浦江」的概念在清末變得重要起來，上海人的地理觀念由此也經歷了從「淞南—淞北」到「浦東—浦西」的轉變。至晚在明中葉，「浦東」一詞已經在上海人的日常生活中使用。萬曆上海縣志載：「由閘江而下，若鹽鐵塘、沈家莊，若周浦，若三林塘，若楊淄樓，此爲浦東之水也。」「閘江」，即後之「閘港」，在南匯境内；「鹽鐵塘」、「沈家莊」，今天已不傳，地域在南匯、川沙交界處；「周浦」、「三林塘」在川沙境内；「楊淄樓」在今「楊家渡」附近。「浦東」，顧名思義是東海之内、黃浦以東的廣大地區，是泛稱，非確指。明清時，因爲黃浦到楊樹浦、周家嘴匯入吴淞江，故「浦東」只指南匯、川沙地區，還没有包括當時在吴淞江對岸、屬寶山縣的高橋地區。歷史上的「浦東」一詞，只是方位，並非地名。同治上海縣志卷首「上海縣南境水道圖」中解釋：「是圖南起黃浦中界蒲匯塘，而浦東、西之支水在南境者並屬焉。」這裏的「浦東」，仍然僅僅是指示方位。通觀清代文獻，「浦東」一詞並没有作爲地名，在自然地理、行政地理的敍述中使用。

時至清末，「黃浦」的重要性終於超過「吴淞江」，同治上海縣志說：「（松江）一郡之要害在上海，上海之要害在黃浦，黃浦之要害在吴淞所。」黃浦取得了地理上的重要性，主要是它成爲中外貿易的要道，近代上海是從黃浦江上崛起的。一八四三年，上海開埠以後，華界的南市（十六鋪）和英租界（外灘）、法租界（洋涇浜）、美租界（虹口）連爲一體，在幾十年間迅速崛起，這一段河道，只屬於黃浦，不屬於吳淞江。更致命的是，一八四八年上海道臺麟桂和英國領事阿禮國修訂上海租地章程的時候，英語中把「吳淞江」翻譯成了「蘇州河」（Soo Choo River），作爲英租界的北界。「蘇州河」以外灘爲終點，從此以後，吳淞江下游包括提籃橋、楊樹浦、軍工路、吳淞鎮的岸線，在現代上海人的心目中就專屬「黃浦」，「黃浦」由此升格爲「黃浦江」。囊括上海、寶山、川沙三縣的「大上海」，也正式地分爲「浦東」和「浦西」。「後殖民理論」的批評者，可以指責英國殖民者用「蘇州河」取代「吳淞江」，還揑造出一條「黃浦江」。但是，我們的解釋原理是既尊重歷史，也承認現實。從自然地理來看，原來用東西向的吳淞江，把上海分爲「淞南」、「淞北」，是一個局促的概念，確實不及用南北向的黃浦江分爲「浦西」、「浦東」更爲大氣與合理。地理上的重新區分，順應了上海的空間發展，以及上海人的觀念演化，更反映了上海的「近代化」。

認同：浦東之人文

浦東的地理，順著吳淞江、黃浦江東擴；浦東的人文，自然也是上海、寶山地區生活方式的延續與傳承。「開發浦東」是長江三角洲移民運動的結果。明清時期的上海，已經是一個移民導入地區，北方人、南方人來此營生的比比皆是。但是，當時的「浦東開發」，基本上是上海人民的自主行爲，具有主體性。四百多年前，歷史上最爲傑出的上海人徐光啓，就是浦東開發的先驅。徐光啓是上海城裏人，中國天主教會領袖，編農政全書，號召國人農墾。話説有一位姓張的北京人，是帝都裏最早的天主教徒，他「由利瑪竇手領洗，後來徐光啓領他到上海，在徐宅服務。不久，即在黄浦江邊墾種新漲出之地，因而居留焉」。京城的張姓移民，在徐光啓的幫助下站住腳跟，歸化爲上海人。徐光啓後裔徐宗澤在中國天主教傳教史概論中説，這塊灘地，就是現在浦東的「張家樓」。

元代黄巖人陶宗儀，因家鄉動亂，移民上海，「避兵三吴間，有田一廛，家於淞南，作勞之暇，每以筆墨自隨」，遂作南村輟耕録。松江府華亭（上海）一帶果然是逃避戰亂、修生養息、耕讀傳家的好地方。上海的一個神奇之處，就在於這一片魚米之鄉，還總有灘地從江邊、海邊生長出來，而且平坦肥沃，風調雨順，易於開墾。願意吃苦的本地人、外地人，都很容易在浦東獲得更多的土地，過上好日子。子孫繁衍，數代之後就成爲佔據了整村、整鎮的大家族。「朱、張、顧、陸」，史稱江東大族，浦東的衆姓分佈也是如此。南匯縣周浦鎮朱氏，以萬曆年間朱永泰一族的事跡最堪稱道。徐光啓没有及第之前，永泰曾請他來浦東教授自家私塾。徐光啓位居相位之後，召他兒子入京辦事，永泰居然婉拒。直到順治十六年，永泰的孫子朱錦在南京一舉考取南榜「會元」，選爲庶吉士。朱錦秉承家風，「決意仕途，優游林下」（閲世編），淡泊利禄，不久就致仕回浦東，讀書自怡，專心著述。浦東士人，因爲生活優裕，方能富而好禮。

浦東張氏，舉新場鎮張元始家族爲例。張元始爲崇禎元年進士，曾爲户部侍郎。滿洲入侵的關頭，他回到松江、蘇州地區爲支用短缺的崇禎皇帝籌集軍餉，調運大批錢糧，北上抗清。東林黨争，他「彈劾不避權貴」（閱世編），「性方嚴，不妄交游，留心經濟」（光緒南匯縣志）。浦東籍的士人，多有耿直性格。浦東顧氏，舉合慶鎮顧彰爲例。江南顧氏，傳説是西漢封王顧余侯之後，川沙顧氏則是明代弘治十八年狀元顧鼎臣家族傳人。顧鼎臣（一四七三—一五四〇），昆山人，位居禮部尚書，任武英殿大學士，明中葉以後家族繁衍，散佈在昆山、嘉定、寶山、川沙一帶。太平天國戰亂之後，江南經濟恢復，川沙人顧彰在村裏開設一家店鋪，頗爲「顧合慶」。生意成功，周圍店家不斷開設，數年之内，幡招林立，成了市鎮，人稱「合慶鎮」。顧彰「開發浦東」有功，兩江總督端方請朝廷賞了顧彰的長子懿淵一個五品頭銜，顧彰的孫子占魁也被録取爲縣庠生。浦東陸氏，我們更可以舉出富有傳奇的陸深家族爲例。陸深（一四七七—一五四四），松江府上海縣人，高祖陸餘慶以上世居馬橋鎮，元季喪亂，曾祖德衡遷居到黄浦岸邊的洋涇鎮。這樣一户普通的陸姓人家，累三世之耕讀，到陸深時已經成爲浦東的文教之家。弘治十四年（一五〇一），陸家院内的一棵從不開花的牡丹，忽然開出百朵鮮花，當年陸深在南京鄉試中便一舉奪得「解元」。後來大名鼎鼎的昆山「狀元」顧鼎臣和陸深同榜，這次卻被他壓在下面。陸深點了翰林,做過國子監祭酒,也給嘉靖皇帝做過經筵講官,但接下來的官運卻遠遠不及顧鼎臣,只在山西、浙江、四川外放了幾次布政使。陸深去世後,嘉靖皇帝懷念上課時的快樂時光,也只給他加贈了一個「禮部侍郎」的副部級頭銜。不過,陸深給上海留下了一個大名頭:陸家宅邸、園林和墳塋地塊,在黃浦江和吴淞江的交界處,尖尖的一喙,清代以後,人稱「陸家嘴」。

浦東地區的南匯、川沙,原屬上海縣,這裏和江南的其他地區一樣,物產豐富,人物鼎盛,文教繁榮,産生了許許多多的世家大族。「朱、張、顧、陸」的繁衍,是浦東本地著名大姓的例子。事實上,外來移民只要肯融入上海,即使孤身一人,也能在浦東成家立業,樹立自己的家族。無錫華氏家族,元代末年有一位華嶽(字太行),因戰亂離散,來到上海,在浦東横沔鎮蘇家入贅。按本地習俗,人稱爲「招女婿」,近似於「打工仔」。然而,華嶽一表人才,並不見外,奮身於鄉里,他「風姿英爽,遇事周詳,一鄉倚以爲重」(轉引自吴仁安明清時期上海地區著姓望族)。這位「引進人才」在蘇家積極工作,耕地開店,帶領全村發家致富,族人居然允許他自立門户,用華氏名義傳宗接代。乾隆初年,華氏子孫「增建市房,廛舍相望」(南匯縣志·疆域·邑鎮),這就是浦東名鎮「横沔鎮」的起源。管窺蠡測,我們在浦東横沔鎮華氏家族的復興故事中,看到了明、清時期上海社會接納外來移民的良性模式。寄居浦東,入籍上海,認同江南,融入本土社會,這是外來者成功的關鍵。「海納百川」,是上海本地人的博大胸襟;「融入本土」,則更應該是外來移民的必要自覺。浦東人講:「吃哪里嗒飯,做哪里嗒事體,講哪里嗒閒話。」熱愛鄉土,服務當地民衆福祉,維護地方文化認同,如天經地義一般重要。

南匯、川沙原來都屬於上海縣,清代雍正、嘉慶年間剛剛分別設邑,爲什麽會在清末就有一個和上海「浦西」相對應的「浦東人」的認同發生?這是值得思考的問題。「浦東人」,就是明、清時期的「上海人」,他們在近代歷史上形成了一個子認同(sub-identity)。二十世紀開始,「浦東人」和黄浦江對岸的「大上海」既有聯繫,又有分别,大致可以用文化理論中的「子認同」來描述。十九、二十世紀中,浦東的地方語言,和上海市區方言差距拉大;浦東的農耕生活,和市區的大工業、大商業有些不同。儘管朱其昂、張文虎、賈步緯、楊斯盛、陶桂松、李平書、黄炎培、葉惠鈞、穆藕初、杜月笙等一大批川沙、南匯籍人士活躍於上海,但是「浦東」是他們口中念念的家鄉,「上海」是他們心中一個異樣的「洋場」,因爲「大上海」的文化認同更加寬泛。

清末民初時期,占人口約百分之十的上海本地人,接納了約百分之九十的外地人、外國人,這裏熔鑄出一種新型的文化。「華洋雜居,五方雜處」,現代上海人的認同要素中,不但包括了蘇州、寧波、蘇北、廣東、福建、南京、杭州、安徽、山東人帶來的文化因數,還有很多英國、法國、美國、德國、日本的文化因數。「阿拉上海人」,是一個較大範圍的城市文化認同(identity);「我伲浦東人」則是一個區域性的自我身份(status)。熟悉上海歷史的人都知道,兩者之間確有一些微妙的差異。但是，這種不同，互相補充，互爲激蕩，屬於同一個文化整體。這種差異性，正説明上海文化的内部，自身也充滿了各種「多樣性」(diversity)，並非一個專制體。文化，是拿來欣賞的，不是用作統治的。上海的「新文化」，有過一種文化上的均勢，曾經對「五方」、「華洋」的不同文化加以欣賞。在這個過程中，浦東地區保存的本土傳統生活方式，是「大上海」的母體文化，支撑了一種新文明。無論浦東文化是如何迅速地變異和動盪，變得不像過去那樣傳統，但它卻真的曾以「壁立千仞，海納百川」的胸襟，接納過世界各地來的移民。它是上海近代文化(俗所謂「海派文化」)的淵源，我們應該加倍地尊重和珍視纔是。

傳承：浦東之著述

直到明、清，以及中華民國的初期，江南士人的身份意識仍然是按照鄉、鎮、縣、府、省的單位，一級一級，自然而然，由下往上地漸次建立起來的。日常生活中，江南士人都主動或被動以自己的地望作爲身份，如「徐上海」、「錢常熟」、「顧崑山」地交際應酬，不會只用一個「中國人」的表面身份來隱藏自己。只有當公車顛沛，到了「帝都魏闕」，或厠身擠進了「午門大閱」，沾上些許皇帝的虚驕，纔會偶爾感到自己是個「中國人」。儒家推崇由近及遠，由裏而外，漸次推廣的傳統人際關係，有相當的合理性。在此過程中，不同地域的人羣學會了尊重各自的方言、禮節、習俗、飲食和價值觀念，在一個「多樣性」的社會下生存。今天，「多元文化觀」在「國家主義」盛行的二十世紀，以及「全球化」橫掃的二十一世紀，面臨著巨大的困窘。如何在當今社會發掘傳統，面對危機，重建認同，是一件很重要的事情。

二十世紀中，在現代化「大上海」的崛起中，上海地區的學者和出版家，一直努力將江南學術的優秀傳統，匯入「國際大都市」的文化建設，出版地方性的文獻叢書便是一種做法。一九三六年，負責編寫上海通志的上海通社整理刊刻了上海掌故叢書第一集十四種，後因「抗戰」、「內戰」發生，没有延續。一九八七年，華東師範大學出版社編輯影印了上海文獻叢書，共五種。一九八九年，上海古籍出版社標點排印了上海灘與上海人叢書，共二十三種。縣區一級的文獻叢書，有松江文獻系列叢書（上海社會科學院出版社，二〇〇〇年），共十二種；嘉定歷史文獻叢書（中華書局，二〇〇六年），線裝，二輯。在基層文化遺産保護前景堪憂的大局勢下，地方傳統文獻的整理出版工作倒是在各地區有識之士的堅持下，努力從事。上海浦東新區地方志辦公室的同仁們，亟願爲浦東文化留下一份遺産，編輯一套浦東歷代要籍選刊。復旦大學出版社憑藉獨有的學術組織能力和編輯實力，積極參與這一出版使命。這樣的工作，對開掘浦東的傳統内涵，維護當地的生活方式，發展自己的文化認同，都具有重要意義，無疑應該各盡其力，加以支持。

編纂浦東歷代要籍選刊，首要問題是如何釐定作者的本籍，將上海地區的「浦東人」作者挑選出來。清代中葉之前，現在浦東新區範圍內的土地和人民並不自立，當時並没有「浦東人」。但是，明、清時期江南地區的鄉鎮社會異常發達，大部分讀書人的籍貫，往往可以追究到鎮一級。爲此，我們在確定明、清時期的浦東籍作者時，都以鎮屬爲依據。那些或出生，或原居，或移居，或寓居在現在浦東地區鄉鎮的作者，儘管著述都以「上海縣」、「華亭縣」、「嘉定縣」標署，但隨著清代初年「南匯縣」、「川沙縣」，以及後來「浦東縣」、「浦東新區」的設立，理應歸入「浦東」籍。

例如：高橋籍舉人孫元化（一五八一—一六三二）追隨徐光啓，有著作幾何體用、幾何演算法、泰西算要等傳世。當時的高橋鎮在黄浦東岸，屬嘉定縣，孫元化的籍貫當然是嘉定。清代雍正二年（一七二四），嘉定縣析出寶山縣，孫元化曾被視爲寶山人。一九二八年，高橋鎮劃入上海特别市的浦東部分，從此孫元化可以被認定爲「浦東人」。陸深的浦東籍貫身份，也可以如此確定。明史本傳稱：「陸深，字子淵，上海人。」按葉夢珠閲世編·門祚記載，陸深科舉成功後曾移居上海城裏，居東門，稱「東門陸氏」。然而，陸深的祖居地及其墳塋，均在浦東陸家嘴，理當被視爲「浦東人」。相對於原本就出生在浦東地區的陸深、孫元化而言，黄體仁自陳「黄氏世爲上海人」(曾大父汝洪公曾大母任氏行實，收入黃體仁集)，進士及第爲官後，即在城裏南門内擴建宅邸，黃家里巷命名爲黃家弄(黃家路)。另外，黃體仁的父母去世後，也安葬在西門外周涇(西藏南路)的黃家祖塋(參見先考中山府君先妣瞿孺人繼妣沈孺人行實)，是地地道道的上海人。黃體仁之所以被認定爲浦東人，是因爲他在九歲的時候，爲躲避倭寇劫掠，曾隨祖母和母親在浦東避難，並佔用金山衛學的學額，考取秀才，進而中舉、及第。科場得意以後，他才回到上海城裏，終老於斯。明代之浦東，屬於上海縣，他甚至不能算是「流寓」川沙。然而，從黃體仁的曲折經歷，以及後來的行政劃分來看，他在川沙居住很久，確實也可以被劃爲「浦東人」。

選擇什麽樣的作者，將哪一些的著述列入出版，這是編纂浦東歷代要籍選刊的第二個難點。唐宋以前，浦東地區尚未開發，撰人和著述很少，可以不論。到了明、清時期，浦東地區開發有年，文教大族紛紛湧現，人才輩出，著述繁盛，堪稱「海濱鄒魯」，絶非中原學人所謂「斥鹵之地」可以藐視。按復旦大學古籍整理研究所近年來數篇博士論文的收集和研究，明、清時期上海浦東地區的著者人數，不亞於松江府、蘇州府其他各縣。據初步研究統計，清代中前期有著作存世的松江府作者人數共五百二十五人，其中華亭縣(府城)一百四十七人，上海縣一百二十三人，婁縣六十五人，青浦縣六十人，金山縣五十一人，南匯縣三十一人，奉賢縣二十二人，川沙縣二人，未詳二人。這其中，南匯、川沙屬於今天浦東新區，都是剛剛從上海縣劃分出來。以南匯縣本籍作者三十一人爲例，加上列在上海縣的不少浦東籍作者，這個新建邑城境内的文風一點不比其他縣份遜色。此項統計，可參見杜怡順復旦大學博士論文上海清代中前期著述研究。

明代天啓、崇禎年間，以松江地區爲中心，有「復社」、「幾社」的建立。那幾年，江南士人的文章風流和人物氣節，盡在蘇、松、太一帶。經歷了清代順治、康熙年間的高壓窒息，到乾隆、嘉慶年間，上海地區的文風又有恢復。順應蘇州、松江地區的「樸學」發展，「家家許鄭，人人賈馬」，這裏做考據學問的人也越來越多。因此，浦東學者也和其他江南學者一樣，在經、史、子、集的研究上下過功夫。易、書、詩、禮、樂、春秋的「經學」，二十四史之「史學」，天文、地理、曆算、農、醫、兵、雜、小説，詩文詞曲，釋、道教，「三教九流」的學問都有人做。在這樣豐富的人物著述中，挑選和編輯浦東歷代要籍選刊，是綽綽有餘，裕付自如。

浦東地區設縣（南匯、川沙）之後的二百年間，各類學者層出不窮。以清末學者爲例，周浦鎮人張文虎（一八〇八—一八八五）以諸生出生，專研經學，學力深厚，卓然成家。道光年間，他幫助金山縣藏書家錢熙祚校刻守山閣叢書，一舉成名。一八七一年，張文虎受邀進入曾國藩幕府，破格録用，負責「同光中興」中的文教事業。他刊刻船山遺書，管理江南官書局，最後還擔任南菁書院山長。張文虎學貫四部，天文、算學、經學、音韻學，樣樣精通。按當代南匯縣志的統計，他著有舒藝室雜著、鼠壤餘蔬、周初朔望考、懷舊雜記、索笑詞、舒藝室隨筆、古今樂律考、春秋朔閏考、駁義餘編、湖樓校書記和詩存、詩續存、尺牘偶存等著作,實在是清末「西學」普及之前少見的「經世」型學者。

一八四三年,上海開埠以後,浦東地區的學者得風氣之先,來上海學習「西學」,成爲中國最早的一批精通西方學術的學者。李杕(一八四〇—一九一一),名浩然,字問漁,幼年在川沙鎮從鎮人莊松樓經師學習儒家經學。一八五一年,李杕來上海,入徐家匯依納爵公學,學習法文、文學和科學。一八六二年加入耶穌會,一八七二年按立爲神父,一九〇六年繼馬相伯之後,擔任震旦學院哲學教授和教務長。李杕創辦和主編益聞報、格致彙報、聖心報等現代刊物,傳播西方科學、哲學和神學,著有理窟、古文拾級、新經譯義、宗徒大事録等,還編輯有徐文定公集、墨井集等。這樣一位貫通中西的複合型學者,在清末只有他的同班同學馬相伯等寥寥數人堪與之比。如果説明、清時期的浦東士人還是在追步江南,與蘇、松、太、杭、嘉、湖學風「和其光,同其塵」的話,那開埠以後的浦東學者在「西學」方面確是脱穎而出,顯山露水。

「且頑老人」李平書(一八五一—一九二七)是高橋鎮人,父親爲寶山縣諸生,太平天國佔領江蘇時以難民身份逃到上海。十七八歲時,纔獲得本邑學生資格,進入龍門書院學習。這位浦東學子聰明好學,進步神速,不久就擔任字林報、滬報主筆,在城廂内外宣導「改良」,開設自來水廠。一八八五年,經清廷考試,破格録用他爲知縣,在廣東、臺灣、湖北等地爲張之洞辦理洋務，樣樣「事體」做得出色，且一心維護清朝利益。李鴻章遇見他後，酸溜溜地説「君從上海來，不像上海人」，算是對他的肯定與表揚。李平書確是少見的洋務人才，他奉行「中體西用」，一手創建了上海城廂工程局、警察局、救火會、醫院、陳列所等。最後，他還從張之洞手中要到了「地方自治權」，擔任上海自治公所的總董（市長）。李平書在一九一一年辛亥革命高潮中轉而支持革命黨，可見「且頑老人」是一位深明大義的上海人——浦東人。在仍然提倡士宦合一、知行合一的清末，李平書也有重要著述，他的新加坡風土記、且頑老人七十自述、上海自治志都是上海社會變革的佐證。

浦東地區的文人士大夫，經歷了明清易代，又看到了清朝覆滅，還親手創建了中華民國，所謂「歷代」，愈來愈精彩，浦東人參與的歷史也愈來愈重要。孫元化、陳于階（康橋鎮百曲村）等浦東人，爲抗禦清朝獻出生命；李平書、黄炎培、穆湘玥一代浦東人，參與締造了中華民國；黄自、傅雷這樣的浦東人，爲中國的現代藝術做出了獨特貢獻；還有像張聞天、宋慶齡這樣的浦東人，厠身於中國的共産主義運動。這些浦東人都有著述存世，品類繁多，卷帙浩瀚，選擇起來頗費斟酌。我們以爲，刊印浦東歷代要籍選刊應該本著「厚古薄今」的原則，對那些本來數量不多，且又較少流傳的古籍，包括在上海圖書館、復旦大學圖書館收藏的刻本、稿本和鈔本，盡可能地借此機會搶救和印製出來，以饗讀者。至於在民國期間，直到現在經常用平裝書、精裝書形式大量出版的近現代浦東人的著作，則選擇性收入。

出版一部完善的地方文獻叢書，還會遇到很多諸如資金、體例、版式、字體、設計等人力、物力方面的問題。好在有浦東新區政協文史委員會和地方志辦公室的鼎力支持，復旦大學出版社的精心組織，加上全國和復旦大學歷年畢業的學者，以及相關專業的博士後、博士生的積極參與，浦東歷代要籍選刊一定能圓滿完成。受浦東新區政協文史委員會和地方志辦公室，以及復旦大學出版社的邀請，由我擔任本叢書主編，感到榮幸的同時，也覺得有不少責任。因教學、研究事務繁鉅，不能從事更多工作，但一定會承擔相應的策劃、遴選、審讀、校看和復核任務，做出一部能夠流傳、方便使用的文獻集刊，傳承浦東精神，接續上海文化。

二〇一四年八月十五日

暑假，於上海徐匯陽光新景寓所

浦東歷代要籍選刊　編纂凡例

一、地域範圍。選刊所稱之浦東，其地域範圍爲今黄浦江以東浦東新區和閔行區浦江鎮所屬區域。

二、人物界定。祖籍浦東並居住在浦東的人物，祖籍浦東但寓居於外地（包括今上海其他地區）的人物，長期寓居於浦東的外地籍（包括今上海其他地區）人物，其撰寫的著作均在選刊範圍之内。清初浦東地區行政設置前，人物籍貫以浦東地區鄉鎮爲準。

三、年代時限。所選著作的形成時間範圍，爲南宋至國民政府時期（一一二七—一九四九）。

四、選録標準。南宋至清嘉慶時期（一一二七—一八二〇）浦東人物所撰寫的著作原則上均予刊録；清道光至民國末年（一八二一—一九四九）浦東人物所撰寫的著作擇要選刊。本籍人士所撰經、史、子、集四部著作，或日記、年譜、回憶録等近代著述，不分軒輊，擇其影響重大者刊印。

五、編纂方式。依據古籍整理的通行規則，刊印文獻均用新式標點，直排繁體。選擇較早的底本，參照各本，並撰寫整理説明，編輯附録。除附書影外，凡有人物像和手跡者亦附録。尊重原著標題、卷次及文字，以存原始。

六、版本來源。所選各底本，力求原始。底本多據上海圖書館、復旦大學圖書館藏本，絕大多數著作爲首次整理和刊佈。

整理説明

李中梓（一五八八—一六五五），字士材，號念莪，南匯縣惠南鎮（今屬浦東）人，著名中醫學家，温補學派著名代表學者。對古典中醫文獻及金元四大家著書頗有研究，治病多奇效，與徐子瞻、沈元裕、劉道琛同被民間稱作「上海四大醫家」。一生著書甚多。其中内經知要頗爲醫家所推重。診家正眼本草通玄與病機沙篆三書合稱爲士材三書。還有醫宗必讀鐫補雷公炮製藥性解傷寒括要删補頤生微論醫案銅人穴經外科點化女科微論居士傳燈録道火録等。療疾注重脾腎治理，注重實踐總結與臨床施治，影響極大。門人衆多，顧開熙、沈朗仲、馬元儀、蔣示吉及其侄延昰等盡傳其術。

兄中立、侄延昰皆爲著名醫家。中立，字士强，號正字。萬曆二十三年進士，曾任公安知縣、浙江按察使、大理寺評事。於本草有精深研究，代表作爲本草原始。

延昰（？—一六九七），原名彦貞，字我生，後改名延昰。又改字辰山，又字期叔，又稱寒村，號漫庵。明亡，至桂林投唐王，失敗後避居浙江嘉興，後入平湖祐聖宫，以醫自給。治病多奇效，醫名大盛。著有脉訣彙辨十卷，校正重刊賈所學藥品化義十三卷，並附撰本草論、君臣佐使論、藥有真僞論、藥論，刊於卷首；另著有痘疹全書、醫學口訣兩書，今未見。文學著作有南吴舊話録、放鵰亭集等。

一、李中梓集

（一）内經知要，二卷。

此書是黄帝内經著名研讀作品。李氏從内經中精選臨床切用的經文，參考楊上善、王冰、滑壽、張介賓等人的注釋，作了必要的校勘和大量的注釋工作，又在每章之末，以「愚按」標誌加上按語，編成此書。全書分爲道生、陰陽、色診、脉象、經絡、治則、病能等八篇，基本上體現了中醫理論體系的概况。本書流佈甚廣，版本繁多，有明金閶傳萬堂刻本、清乾隆二十九年南園掃葉莊刻本、道光五年趙道南校刻本等。

（二）傷寒括要，二卷。

此書爲研討傷寒論、論外感病之書。卷上爲傷寒總論、各經證治總論、各症總論，扼要地闡析了傷寒六經病諸種證候及傷寒診法；卷下除介紹傷寒部分雜病、風温、濕温、温瘧、婦人傷寒等内容外，重點列述六經諸篇方論及霍亂方、雜方。該書現存版本有清順治六年刻本、清嘉慶朱陶性活字本等數種。

（三）醫宗必讀，十卷。

此書是李氏苦心經營三十餘年的經典作品。卷一爲醫論及圖説，其中醫論十四篇，詳述醫學源流及李氏學術思想，圖説論述臟腑、經絡的生理病理。卷二爲脉診、色診。卷三、卷四爲本草徵要，論述常用藥物三百五十餘種，分草、木、果、穀等十類。卷五，論傷寒。卷六至卷十，論内科雜病三十五種，對病因、病機、症狀、治法、方藥均詳細論述，均先取黄帝内經，次採各家名論，並參以己見和醫案舉例。此書深入淺出，博採衆長，通俗易懂，是初學者登堂入室的經典學習讀物。現存版本有明崇禎十年刻本、金閶王漢沖刻本、清順治六年盛德堂刻本、康熙二十五年瀛經堂刻本、乾隆四十七年金相堂刻本、嘉慶二十年敷潤堂刻本、光緒二十四年宛委山莊刻本等。

（四）删補頤生微論，四卷。

全書共二十四篇。系統論述醫學源流、養生氣功、臟腑經絡、診法治則、病症治驗、五運六氣等内容。書中首重預防攝生思想，同時闡述了臨證注重調養脾腎的學術思想，最後輯録疑難雜病醫案三十例，以作辨證施治的範例。本書原名頤生微論，經門人沈朗仲删補修訂後，更名删補頤生微論。現存版本有明萬曆書林葉仰峰刻本、崇禎十五年傳萬堂刻本、清康熙十五年刻本、康熙四十七年士材三書刻本、雍正六年大典堂刻本、光緒十三年刻本等數種。

（五）診家正眼，二卷。

此書爲著名脉學專著。撰於崇禎十五年（一六四二），是李氏以黄帝内經、難經爲主，兼採各家之論，以按語或注釋形式，闡述脉學基本理論及臨床應用的著作。其内容包括脉象機理、切脉部位、時間和方法、切脉注意事項、正常脉象、病理脉象以及婦人、小兒脉法等，並以四言歌訣的形式，重點論述了二十八脉的體象、主病、兼脉、疑似脉如何鑒别等，且均附按語。李氏提出，不能過度依賴脉診，「不問其症之所由起，先與切脉，未免模糊揣度，必不能切中病情者矣」。應望、聞、問、切四者互爲參考，並簡述望、聞、問三診。最後附脉法總論，以表裏、陰陽、氣血、虛實爲綱進行歸納。該書現存版本有清順治十七年二雅堂刻本、康熙六年尤乘士材三書本、乾隆三十二年承德唐刻本、道光二十九年抄本、掃葉山房石印本等種。

（六）增補病機沙篆，二卷。

此書爲内科著名作品。全書分别論述中風、虛勞、噎膈、頭痛、狂症等五十種内科雜病，每證摘録歷代醫書，名家名論。結合臨床，參以己見，予以闡釋發揮。對每種病症的病因、病機、病狀、分類、鑒别、治則、治法、急救、預防等均予詳論。李氏重視脾腎的學術思想，亦充分體現在辨證論治中。現存版本有清康熙十五年刻本、清宣統二年石印本等數種。

（七）本草通玄，二卷。

此書爲李氏所纂本草學作品。全書抄輯前人各類本草著作，將藥物分草、穀、木、菜、果、寓木、苞木、蟲、鱗、介、禽、獸、人、金石等十四部，共收藥物三一六種，説明藥物性味、歸經、功用、主治、配伍、炮製、煎服法、禁忌、真僞等，還重點叙述了每種藥物的臨床應用。書中還指出部分用藥訛誤。所附食物性鑒賦四首，分析寒凉、温熱、平性的食物功用和禁忌，並介紹部分有毒動植物藥，以及解毒藥物和方法。末附「用藥機要」，指出用藥要分辨寒熱虚實，要因時因地因人因病制宜；指出用藥的君臣佐使、配伍、禁忌、七方、十劑、治則、藥物氣味厚薄和升降浮沉與臟腑的關係，以及藥物的炮製、煎服法、劑型等。現存版本有清康熙十七年吴三桂雲南刻本，清善成堂刻本等數種。

（八）鐫刻雷公炮製藥性解，二卷。

本書爲本草藥物炮製學著名作品。共收藥三三三味，分金石、果、穀、木、菜、人、禽獸、蟲、魚九部，各藥簡述性味、歸經、功治，又附作者按語，注解藥性及提示用藥特點，簡潔明瞭。藥性解原書本爲作者早年之作，由於當時尚未見本草綱目，故多取金元本草，予以辨正。後由姑蘇錢允治訂補，以李中梓二卷之藥性解爲本，增入雷公炮製論一三五條文於相應條之後，增爲六卷，名爲鐫補雷公炮製藥性解，於明天啓二年（一六二二）刊刻問世。本書與李東垣珍珠囊指掌補遺藥性賦合刻本流傳更廣，有清康熙刻本、嘉慶九年蘇州古講堂刻本、道光三年武林五德堂刻本等。該書現存版本有明天啓二年翁氏刻本、清乾隆十一年古講堂刻本、清光緒二十三年金陵刻本等。

（九）里中醫案，一卷。

此書爲李氏醫案作品之彙集。内容皆「摘其朱紫易淆者，聊録一二，以傳後世」，由李氏舊交于磐公據李中梓家藏醫案抄録，復經其四世孫于升庵將凋落不堪的抄本續全。現存清抄本。

二、李中立集

（十）本草原始，十二卷。

此書爲中梓長兄中立本草學作品。有藥圖四二〇幅，其中三六〇幅是據實物親臨寫生所繪。全書資料主要取自證類本草、本草蒙荃和本草綱目。藥品分類採用本草集要的十部分類法。論藥體例沿用本草綱目而加以簡化，重在藥圖與圖注，突出藥材的形態特征。藥圖中，不僅繪出正品，還常繪出僞品，以作對照，首創出真的藥材同給的方法。爲減少藥名混亂，中立對當時一些藥材的俗名、慣用名等，用證類本草、本草綱目的正名注明，如縯砂密即砂仁，鱧腸即旱蓮草等。同時以別名、商品名注正名，如高良薑俗呼良薑、茜草根俗呼茜根等。本草原始對前代著作有載，但無形態描述者，此書多詳加論述，以補前人之不足。對古人記載有誤者，通過直接叙述糾正之。李中立對藥物的品質、規格、産地等也有深入研究，提出一些新見解，對通過藥物形態鑒別藥物産地也提供了不少例證，本草原始可謂另闢路徑，總結辨識藥材的經驗，是在中藥鑒定、炮製等方面做出貢獻的一部藥材學著作。

三、李延昰集

（十一）脉訣彙辨，十卷。

延昰纂輯是書，以其叔父中梓診家正眼、删補頤生微論、醫宗必讀爲藍本，彙集明及之前各類脉學經典及名家言論，包括脉論、四言脉訣、二十八脉、脉證、運氣、醫案、經絡等方面，從理論至臨床，搜羅豐富。與其叔中梓相近，延昰在辨析五代高陽生脉訣之僞方面着墨較多。文中所附中梓醫案五十七篇，價值巨大，值得參考。現有清康熙五年李氏刻本、康熙六十一年刻本等。

（十二）藥品化義，十三卷。

是書原爲明人賈所學所纂，延昰加以增補，後易名辨藥指南多次再版。卷首一卷，爲李延昰所補本草論、君臣佐使論、藥有真僞論、藥論等四篇藥物理論。卷一爲總論，述藥母訂例、辨藥八法、藥性所主等内容。卷二至卷十三爲藥物各論，論藥一六一種，按其藥性主治分爲氣、血、肝、心、脾、肺、腎、痰、火、燥、風、濕、寒等，共計十三門。本書以藥母八法（體、色、氣、味、形、性、能、力）統領藥性理論，辨别藥性，有很大的創新，對清代本草學有較大影響。現存版本有清康熙年間刻本、滇南朱氏光緒三十年刻本。

（十三）南吴舊話録，二卷。

此書倣世説新語之體，載文四十四則，皆爲上海鄉邦前賢軼事，不詳細分類，讀之趣味盎然，引人入勝；所載明末滬上風土人情也具有史料價值。

（十四）靖海志，四卷（此録末卷）。

此書最後一卷，爲延昰補正之文，此選載最後一卷。此書用編年體記鄭氏四世之事，起明熹宗天啓七年丁卯（一六二七），迄清聖祖康熙二十二年癸亥（一六八三），凡五十七年。其自天啓七年六月迄崇禎十七年（一六四四）正月之文字，多與谷應泰明史紀事本末卷七十六「鄭芝龍受撫」相同；而自崇禎十七年三月迄康熙二十二年之文字，又多與阮旻錫海上見聞録相同。

四、底本使用及有關情況

爲便於讀者參閱，現將各書所用整理底本情況簡介如下：

（一）内經知要一書，以日本中醫學家森立之所藏刻本爲底本，並將森立之跋語附後，以誌日本學者藏書研究之實。

（二）傷寒括要一書，以「珍本醫書集成（四）『傷寒類』」（上海科學技術出版社）所收鉛字排印本爲底本，並將順治六年刻本所附之諸序、「校閱姓氏」一併置於卷首，以成全璧。

（三）醫宗必讀一書，以續修四庫全書所收光緒年間宛委山莊複刻崇禎年間本爲底本。整理過程中，參閱徐榮齋先生點校整理本（上海科學技術出版社，一九八七年）、蔣士生整理本（中華醫書集成第二十七册「綜合類」）、顧宏平校注本（李中梓醫學全書之一種）等。

（四）删補頤生微論一書，以四庫存目叢書所收崇禎十五年刻本爲底本，所闕第二十四篇，則以明萬曆戊午葉仰峰刻本補之。

（五）診家正眼一書，以續修四庫全書所收順治十七年秦卿胤等刻印本爲底本整理而成。整理過程中，還參考周小青整理本（中華醫書集成第四册「診斷類」）、李曉君等注解診家正眼四言脉訣白話解等作品。

（六）增補病機沙篆一書，採用湖南科學技术出版社「中醫古籍珍本集成（續）」所收之清刻本爲底本，加以整理而成。其中，卷下「疝」部分，「丹溪發明醫理頗多……且日趨於危而不覺者，豈不悖哉」重出，我們整理時，將其直接予以删除，並在此加以説明。

（七）本草通玄一書，以續修四庫全書所收之康熙十七年崑明刻本爲底本，部分版本訛脱不清之處，參閲張寧校注、包來發審閲整理本（李中梓醫學全書之一種）。

（八）鐫刻雷公炮製藥性解一書，版本雖留存較多，但保存情況均不理想。據此，此次整理過程中，卷一至卷六「蟲魚部・牡蠣」部分，用續修四庫全書所收明末唐鯉飛校刻爲底本；「蟲魚部・真珠」至卷末部分，則用四庫存目叢書所收天啓二年刻本相應内容補之。

（九）里中醫案一卷，以李中梓醫學全書所收于磐公抄録、李升庵續補抄本爲底本，部分内容，參閲中梓醫宗必讀、删補頤生微論及李延昰脉訣彙辨等作品。

（十）李中立本草原始一書，以續修四庫全書所收萬曆年間刻本爲底本。整理過程中，一併參校張衛生校注本（學苑出版社，二〇一一年）、鄭金生整理本（人民衛生出版社，二〇〇七年）。

（十一）脉訣彙辨一書，以「中醫文獻大成續集」所録爲底本，王大淳、黄英志所撰後記及校勘表皆附録於後，以供參考。

（十二）藥品化義一書，以續修四庫全書所收康熙年間刻本爲底本。整理過程中，參閲張瑞賢校注本（學苑出版社，二〇一一年）、王小崗校注本（中醫古籍出版社，二〇一二年）、陸拯校點本（中國中醫藥出版社，二〇一三年）、楊金萍整理本（中國中醫藥出版社，二〇一五年）等材料。

（十三）南吴舊話録一書，以謝國楨先生北京天祥市場所購舊鈔本爲底本，鈔本眉批之語，亦皆以脚注形式，附録於當頁之末，以見其實。卷中「稗史類編」之「稗」訛誤，皆隨文正之，未出校記。

（十四）靖海志卷四部分，以續修四庫全書所收「清鈔本」爲底本，「壬戌（康熙二十一年）」一版刻挖删所闕部分文字，以阮旻錫海上見聞録補之，並用［ ］標示，以存版刻之實，以現延昰所撰原貌。

五、其他

此書正文之後，還置「附録」，共列人物傳記、作品著録、詩文補遺及其他三目，將整理過程中，所集各類重要材料附録於後，以供讀者參閲。而各書有關之前序後跋等内容，皆隨文置於相應作品首尾，不再拆分，列於此附録之中。

又，李中梓門人尤乘輯録其師觀點，而成壽世青編一書，附録於士材三書之後。如書名所示，此書全面論述清初養生、保健的重要知識。尤氏博採内經、老子、莊子、孫思邈等各家養生論述，自飲食起居、四時調攝至勞逸情志、氣功、按摩等均詳盡闡發。收載了一百五十餘種藥物炮製方法，總結病後食療方、飲食宜忌，尤氏提出清心寡慾、修養性情是「卻病良方、延年好法」等，皆有重要價值。但無從區分何者爲中梓觀點，何者爲尤氏所纂，未收録此書，僅存名目，以見其實。

另外，李氏一門三人，尚有其他作品，如中梓之居士傳燈録道火録，延昰之醫學口訣痘疹全書放鵬亭集明季諸臣傳，或幾無存世，或無緣得見，衹能付之闕如；待此書增補之時，如緣得見，再行補入，以存李氏三人之作，以廣醫學大家之風。

整理過程中，得岳陽醫院侯文光兄相助頗多，感激之情，無可言表。復旦大學出版社張旭輝兄目光如炬，心細如髮，確定李氏中梓、中立、延昰兄弟父子叔侄三人作品，共入「文庫」，使明末滬上中醫大家李氏三人作品，首次結集出版，欣喜無量，胡欣軒先生爲本書編輯加工，付出艱辛勞動，上海中醫藥大學于業禮先生校閲書稿並致謝忱。書中必有不當訛誤之處，責任全在於吾，敬請大方之家不吝正之。

歲次丁酉仲春二月廿一日，

長清何立民草於滬上伏雲精舍。

參考資料：

何立民整理：（雍正）分建南匯縣誌（乾隆）南匯縣新誌，上海古籍出版社，二〇〇九年。

王蓓蓓：李中梓現存著作及版本考證，雲南中醫藥雜誌，二〇〇一年第七期。

職延廣：李中梓先生及其傳人與著作初考，中國中醫基礎醫學雜誌，二〇〇〇年第二期。

汪劍、和中浚：明末清初醫家李延昰及脉訣彙辨考，中醫藥文化，二〇一二年第三期。

李禾：李中梓醫宗必讀明清版本系統考，廣州中醫學院學報，一九八八年第一期。

謝國楨：南吴舊話録跋，南吴舊話録卷首，上海古籍出版社，一九八五年。

何立民整理：雲間志略，上海古籍出版社，二〇一一年。

朱國禎撰，何立民整理：涌幢小品，中華書局，待刊本。

陳志傑：李中梓醫學學术思想研究，河北醫科大學，二〇〇七年碩士學位論文，牛兵占教授指導。

包來發：李中梓醫學學术思想研究，載李中梓醫學全書，中國中醫藥出版社，二〇一五年，第七八五—八〇八頁。

徐榮齋：談談點校醫宗必讀，醫宗必讀卷首，上海科學技术出版社，一九八七年。

周貽謀：尤乘與壽世新編，一、二、三、四，長壽，二〇〇四年十一月—二〇一五年二月。

總目

李中梓

内經知要

内經知要卷上

道生

上古天真論曰：夫上古聖人之教下也，皆謂之虚邪賊風，避之有時。教下者，教民避害也。風從衝後來者，傷人者也，謂之虚邪賊風。如月建在子，風從南來，對衝之火反勝也；月建在卯，風從西來，對衝之金尅木也；月建在午，風從北來，對衝之水尅火也；月建在酉，風從東來，對衝之木反勝也。必審其方，隨時令而避之也。恬憺虚無，真氣從之，精神内守，病安從來？恬者，内無所營。憺者，外無所逐。虚無者，虚極静篤，即恬憺之極，臻於自然也。真氣從之者，曹真人所謂「神是性兮氣是命，神不外馳氣自定」。張虚静曰：「神一出，便收來；神返身中，氣自回。」又曰：人能常清静，天地悉皆歸，真一之氣皆來從我矣。精無妄傷，神無妄動，故曰内守。如是之人，邪豈能犯，病安從來乎？有真人者，提挈天地，把握陰陽，呼吸精氣，獨立守神，肌肉若一。真，天真也。不假修爲，故曰真人。心同太極，德契兩儀。提挈，把握也。全真之人，呼接天根，吸接地脉，精化爲氣也；獨立守神，氣化爲神也。精氣皆化，獨有神存，故曰獨立。肌肉若一者，神還虚無，雖有肌肉，而體同虚空也。仙家所謂「抱元守一」，又曰「了得一，萬事畢」，即形與神俱之義也。故能壽敝天地，無有終時，此其道生。天地有質，劫滿必敝，真人之壽，前乎無始，後乎無終，天地有敝，吾壽無終矣。此非戀戀于形生，蓋形神俱微妙，與道合真，故曰「此其道生」者，明非形生也。有至人者，淳德全道，和于陰陽，調于四時。至者，以修爲而至者也。淳者，厚也。德厚道全，不忿于陰陽，不逆于四時，庶幾奉若天時者矣。去世離俗，積精全神。去世離俗，藏形隱跡也。積精全神者，煉精化氣，煉氣化神也。遊行天地之間，視聽八遠之外。全神之後，便能出隱顯之神，故遊行天地之間；塵紛不亂，便能徹耳目之障，故視聽八遠之外。此蓋益其壽命而强者也，亦歸于真人。前之真人，則曰道生；此言至人，則曰壽命、曰强，但能全形而已。亦歸于真人者，言若能煉神還虛，亦可同于真人，此全以修爲而至者也。有聖人者，處天地之和，從八風之理。聖者，大而化之，亦人中之起類者。與天地合德，四時合序，故能處天地之和，而氣賴以養；從八風之理，而邪弗能傷也。○八風者，靈樞九宫八風篇云：風從所居之鄉來者爲實風，主生長，養萬物；從其衝後來者爲虚風，傷人者也，主殺主害。從南方來，名曰大弱風；從西南方來，名曰謀風；從西方來，名曰剛風；從西北方來，名曰折風；從北方來，名曰大剛風；從東北方來，名曰凶風；從東方來，名曰嬰兒風；從東南方來，名曰弱風。適嗜慾于世俗之間，無恚嗔之心，行不欲離于世，被服章，舉不欲觀于俗。食飲有節，起居有常。適嗜慾也；攝情歸性，無恚嗔也；和光混俗，不離世也。被服章者，臯陶謨曰：天命有德，五服五章哉。聖人之心，不磷不淄，雖和光混俗，而未嘗觀效于俗也。外不勞形于事，内無思想之患，以恬愉爲務，以自得爲功，形體不敝，精神不散，亦可以百數。外不勞形，則身安；内無思想，則神静。恬愉者，調伏七情也。自得者，素位而行，無入不自得也。如是者，形不受賊，精神不越，而壽可百矣。有賢人者，法則天地，象似日月，辨列星辰，逆從陰陽，分別四時。賢人者，精于醫道者也。法天地陰陽之理，行針砭藥石之术。智者能調五臟，斯人是已。將從上古，合同于道，亦可使益壽，而有極時。將從者，有志慕古，未能與之同其歸也。合同于道者，醫道通仙道也。調攝營衛，培益本元，勿干天地之和，自無夭札之患，故曰「亦可益壽」。亦者，次別上文之聖人也。有極時者，天癸數窮，形體衰憊，針砭藥餌，無可致力矣。○真人者，無爲而成；至人者，有爲而至。聖人治未病，賢人治已病。修詣雖殊，尊生則一也。〇按，有物渾成，先天地生，强名曰道，無跡象之可泥，豈形質之能幾？白玉蟾所以有「四大一身皆屬陰，不知何物是陽精」之説也。返本還元，湛然常寂，名之曰道；積精全神，益壽强命，名之曰术。文始經云「忘精神而超生，見精神而久生」是也。忘精神者，虚極静篤，精自然化氣，氣自然化神，神自然還虚也。見精神者，虚静以爲本，火符以爲用，鍊精成氣，鍊氣成神，鍊神還虚也。嗟！吾人處不停之運，操必化之軀，生寄死歸，誰其獲免？貪求者忘殆，自棄者失時。即有一二盲修瞎鍊，皆以身内爲工夫，獨不聞胎息經云：胎從伏氣中結，氣從有胎中息，氣入身來謂之生，神去離形謂之死，知神氣者可以長生。氣有先天、後天之别。後天者，呼吸往來之氣也；先天者，無形無象，生天生地，生人生物者也。康節云：「乾遇巽時觀月窟，地逢雷處見天根。天根月窟閒來往，三十六宫都是春。」真既醉于先天之説也，惜乎下手無訣，訛傳錯教，妄以兩目爲月窟，陽事爲天根，令人捧腹。若得訣行持，不過一時辰許，先天祖氣，忽然來歸，鼻管如迎風之狀，不假呼吸施爲，不事閉氣數息，特須一言抉破，可以萬古長存。若非福分深長，鮮不聞而起謗，甚有俗醫，笑其迂妄，不知醫道通仙，自古記之，亦在乎人而已矣。四氣調神論曰：

春三月，此謂發陳。發，生發也。陳，敷陳也。發育萬物，敷佈寰區，故曰發陳。天地俱生，萬物以榮。敷和之紀，木德週行。俱生者，絪緼之氣也。天地絪緼，萬物化醇。榮者，顯也，發也。夜卧蚤起，廣步於庭。此言在天主發生之令，在人須善養之方。夫人卧與陰俱，起與陽併；卧既夜矣，起復蚤焉。令陽多而陰少，以象春升之氣也。廣步者，動而不休，養陽之道也。被髮緩形，以使志生。被髮者，舒在頭之春氣也。緩者，和緩以應令也。如是，則神志調適，肖天氣之生矣。生而勿殺，予而勿奪，賞而勿罰。尚書緯曰：「東方青帝，好生不賊。」禹禁云：「春三月，山林不登斧。」管子云：「解怨赦罪。」皆所以奉發生之德也。此春氣之應，養生之道也。四時之令，春生夏長，秋收冬藏。已上諸則，乃養生氣之道也。逆之則傷肝，夏爲寒變，奉長者少。逆者，不能如上養生之道也。奉者，禀承也。肝木旺子春，春逆其養，則肝傷，而心火失其所奉，故當夏令火不足而水侮之，因爲寒變。寒變者，變熱爲寒也。春生之氣既逆，夏長之氣不亦少乎？夏三月，此謂蕃秀。佈葉曰蕃，吐華曰秀，萬物亨嘉之會也。天地氣交，萬物華實。即司天在泉，三四氣之交。六元正紀大論所謂「上下交互，氣交主之」是也。陽氣生長于前，陰氣收成于後，故萬物華實。夜卧蚤起，毋厭於日。卧起同于春令，亦養陽之物也。按，荀子云：「夏不宛暍。」言當避赫曦之暍，毋爲日所厭苦。使志無怒，使華英成秀，使氣得泄，若所愛在外。怒則氣上，助水亢炎，故使志無怒，則生意暢遂，譬如華英，漸至成秀也。氣泄者，膚腠宣通，法暢遂之時令也。發舒之極，遍滿乾坤，其用外而不內，人奉之以養生，故所愛若在外，不知正所以調其中也。此夏氣之應，養長之道也。逆之則傷心，秋爲痎瘧，奉收者少。夜卧以下，皆順夏令養長之道也。否，則與令爲逆，乘時秉政之心王，不亦拂其性乎？心傷則暑乘之，秋金收肅，暑邪內鬱，必爲痎瘧。夏長既逆，則奉長氣而秋收者少矣。冬至重病。心火受傷，綿延至冬，則水來尅火，病將重矣。秋三月，此謂容平。陰升陽降，天火西行，萬物之容，至此平定，故曰容平。天氣以急，地氣以明。風氣勁疾曰急，物色清肅曰明。蚤卧蚤起，與鷄俱興。蚤卧以避初寒，蚤起以從新爽。使志安寧，以緩秋刑。陽德日減，陰慘日增，故須神志安寧，以緩肅殺之氣。收斂神氣，使秋氣平，無外其志，使肺氣清。此秋氣之應，養收之道也。曰收斂，曰無外，皆秋氣之應，養收之道。逆之則傷肺，冬爲飧泄，奉藏者少。肺金主秋，秋失其養，故傷肺。肺傷則腎失其王，故當冬令而爲飧泄。飧泄者，水穀不分，腎主二便，失封藏之職故也。冬三月，此謂閉藏。陽氣伏藏，閉塞成冬也。水冰地坼，無擾乎陽。陰盛陽衰，君子固密，則不傷於寒，即無擾乎陽也。蚤卧晚起，必待日光。所以避寒也，即養藏也。使志若伏若匿，若有私意，若已有得。曰伏曰匿，曰私曰得，皆退藏于密，法閉藏之本也。去寒就温，無泄皮膚，使氣亟奪。去寒就温，所以養陽；無使泄奪，所以奉藏。真氏曰：閉藏不密，温無霜雪，則來年陽氣無力，五穀不登。人身應天地，可不奉時耶？此冬氣之應，養藏之道也。逆之則傷腎，春爲痿厥，奉生者少。水歸冬旺，冬失所養，則腎傷而肝木失主。肝主筋，故當春令，筋病爲痿。冬不能藏，則陽虚爲厥。冬藏既逆，承氣而爲春生者少矣。

天氣，清静光明者也。「静」當作「净」，清陽之氣，净而不雜，天之體也；居上而不允，下濟而光明，天之用也。藏德不止，故不下也。藏德者，藏其高明，而不肯自以爲高明也。不止者，健運不息也。惟藏而不止，雖下降而實未之下，曷嘗損其居上之尊乎？故曰「不下」也。天明，則日月不明，邪害空竅。惟天藏德，不自爲用，故日月顯明，以襄造化。使天不藏德，而自露其光明，則日月無以藉之生明。大明見者，小明滅矣。此喻身中元本不藏，發皇于外，明中空而邪湊也。陽氣者閉塞，地氣者冒明。天氣自用，則孤陽上亢，而閉塞乎陰氣；地氣隔絶，而冒蔽乎光明矣。雲霧不精，則上應白露不下。地氣上爲雲霧，天氣下爲雨露。上下否隔，則地氣不升，而雲霧不得輸精于上；天氣不降，而雨露不得施佈于下。○人身上焦如霧，膻中氣化，則通調水道，下輸膀胱。氣化不及州都，則水道不通，猶之白露不降矣。交通不表，萬物命故不施，不施則名木多死。獨陽不生，獨陰不成。若上下不交，則陰陽乖而生道息，不能表見于萬物之命，故生化不施，而名木多死。惡氣不發，風雨不節，白露不下，則菀藳不榮。惡氣不發，濁氣不散也；風雨不節，氣候乖亂也；白露不下，陰精不降也。即不表不施之義也。菀藳不榮，言草木抑菀枯藳，不能發榮，即名木多死之義也。上文言天地不交，此則專言天氣不降也。賊風數至，暴雨數起，天地四時不相保，與道相失，則未央絶滅。陰陽不和，賊風暴雨，數爲侵侮，生長收藏，不保其常，失陰陽慘舒，自然之道矣。央，中半也。未及中半，而蚤已絶滅矣。惟聖人從之，故身無奇病，萬物不失，生氣不竭。從之者，法天地四時也，存神葆真，以從其藏德；勇猛精勤，以從其不止；收視返聽，以從其不自明；通任會督，以從其陰陽之升降，則合乎常經，尚安得有奇病？萬物不失，與時偕行，生氣滿乾坤也。不竭者，無未央絶滅之患也。○愚按，四時者，陰陽之行也；刑德者，四時之合也。春凋秋榮，冬雷夏雪，刑德易節，賊氣至而災。夫德始于春，長于夏，刑始于秋，流于冬。刑德不失，四時如一。刑德離鄉，時乃逆行，故不知奉若天時，非尊生之典也。是以天真論曰「調于四時」，曰「分別四時」。四氣者，天地之恒經；調神者，修煉之要則。故春夏養陽，秋冬養陰，以從其根。根者，人本于天，天本于道，道本自然，此皆治未病之方，養生者所切亟也。

陰陽應象論曰：能知七損八益，則二者可調；不知用此，則蚤衰之節也。二者，陰陽也。七爲少陽之數，八爲少陰之數。七損者，陽消也；八益者，陰長也。陰陽者，生殺之本始，生從乎陽，陽懼其消也；殺從乎陰，陰懼其長也。能知七損八益，察其消長之機，用其扶抑之术，則陽常盛而陰不乘。二者可以調和，常體春夏之令，永獲少壯之强，是真把握陰陽者矣。不知用此，則未央而衰。用者，作用也。如復卦一陽生，聖人喜之，則曰不遠復，無祇悔，元吉。姤卦一陰生，聖人惡之，則曰繫于金柅，貞吉；有攸往，見凶，羸豕孚蹢躅。此即仙家進陽火、退陰符之妙用也。朱紫陽曰：老子言：治人事天莫若嗇。夫惟嗇，是謂早服，早服是謂重積德。早服者，言能嗇則不違，而復便在此也。重積德，言先有所積，而復養以嗇，是又加積之也。此身未有所損，而又加以嗇養，是謂早服而重積。若損而後養，僅足以補其所損，不得謂之重積矣。知此，則七陽將損，八陰將益，便早爲之所；陽氣不傷，陰用不張，庶調燮陰陽、造化在手之神用也。○華元化曰：陽者生之本，陰者死之基。陰宜常損，陽宜常益，順陽者生，順陰者滅。語可作「七損八益」注疏。**年四十，而陰氣自半也，起居衰矣。**二十爲少陽，三十爲壯陽。東垣云：行年五十以上，降氣多而升氣少。降者，陰也；升者，陽也。由是，則四十之時，正升陽之氣與降陰之氣相半，陽勝陰則强，陰勝陽則衰，陰陽相半，衰兆見矣。**年五十，體重，耳目不聰明矣。**陽氣者輕而善運，陰氣者重而難舒。五十陰盛，故體重也。陽主通達，陰主閉塞，故耳不聰；陽爲顯明，陰爲幽暗，故目不明。**年六十，陰痿，氣大衰，九竅不利，下虛上實，涕泣俱出矣。**陽氣大衰，所以陰痿也。九竅不利者，陽氣不充，不能運化也。下虛者，少火虛也；上實者，陰乘陽也。涕泣俱出，陽衰不能攝也。故曰知之則强，不知則老。知七損八益而調之，則强；不知，則陰漸長而衰老。故同出而異名耳。同出者，陰與陽也；異名者，强與老也。智者察同，愚者察異。智者調明陰陽之故，故曰察同；愚者徒知强老之形，故曰察異。愚者不足，智者有餘。有餘則耳目聰明，身體輕强，老者復壯，壯者益治。愚者陰長，日就衰削，故不足；智者陽生，日居强盛，故有餘。有餘則聰明輕健，雖既老而復同于壯，壯者益治，即老子早服重積之説也。是以聖人爲無爲之事，樂恬憺之能。無爲者，目勝之道也。恬憺者，清静之樂也。老子之無爲而無不爲，莊子之樂全得大是也。從欲快志於虛無之守，故壽命無窮，與天地終。從欲者，如孔子之從心所欲也。快志，即大學之自慊也。至虛極，守静篤，虛無之守也。天下之受傷者，實也，有也，與虛無同體，不受壞矣。故壽命無窮，與天地終。○愚按，陽者輕清而無象，陰者重濁而有形。長生之術必曰虛無，得全於陽也。故仙真之用，在陰盡陽純，仙真之號曰純陽、全陽，皆以陽爲要也。中和集云：大修行人，分陰未盡則不仙；一切凡人，分陽未盡則不死。明乎此，而七損八益，灼然不疑矣。

遺篇刺法論曰：腎有久病者，可以寅時面嚮南，净神不亂思，閉氣不息七遍，以引頸嚥氣順之，如嚥甚硬物。如此七遍後，餌舌下津無數。腎爲水藏，以肺金爲母，肺金主氣。嚥氣者，母來顧子之法也；嚥津者，同類相親之道也。人生于寅，寅爲陽旺之會；陽極于午，午爲嚮明之方。神不亂思者，心似太虛，静定凝一也。閉氣不息者，止其呼吸，氣極則微微吐出，不令聞聲。七遍者，陽數也。引頸者，伸之使直，氣易下也。如嚥甚硬物者，極力嚥之，汩汩有聲，以意目力，送至丹田氣海，氣爲水母，氣足則精自旺也。餌舌下津者，爲命門在兩腎之間，上通心肺，開竅于舌下，以生津液。古人數「活」字，從「水」、從「舌」者，言舌水可以活人也。舌字從「千」、從「口」，言千口水成活也。津與腎水，原是一家，嚥歸下極，重來相會，既濟之道也。○仙經曰：「氣是添年藥，津爲續命芝。世上漫忙兼漫走，不知求我更求誰。」氣爲水母，水爲命根，勤而行之，可以長生。悟眞篇曰：「嚥津納氣是人行，有藥方能造化生。爐内若無眞種子，猶將水火煮空鐺。」此言虛極靜篤，精養靈根氣養神，眞種子也。

愚按，素問、靈樞各九卷，何字非尊生之訣？茲所摘者，不事百草而事守一，不尚九候而尚三奇。蓋觀天之道，執天之行，進百年爲萬古尊生之道，于是爲大矣。因知不根于虛靜者，即是邪術；不歸于易簡者，即是旁門。誠能于此精求，則道德五千，丹經萬卷，豈復有餘蘊哉！

陰陽

陰陽應象論曰：陰陽者，天地之道也。太極動而生陽，靜而生陰，天主於動，地主於靜。易曰：「一陰一陽之謂道。」陰陽者，本道體以生；道者，由陰陽而顯。萬物之綱紀。總之爲綱，大德敦化也；紛之爲紀，小德川流也。變化之父母。經曰：「物生謂之化，物極謂之變。」易曰：「在天成象，在地成形，變化見矣。」朱子曰：變者化之漸，化者變之成。陰可變爲陽，陽可變爲陰。然變化雖多，靡不統于陰陽，故爲父母。生殺之本始。陰陽交則物生，陰陽隔則物死；陽來則物生，陰至則物死。萬物之生殺，莫不以陰陽爲本始也。神明之府也。變化不測之謂神，品物流形之謂明。府者，言變化流形，皆從此出也。治病必求于本。人之疾病，雖非一端，然而或屬虛，或屬實，或屬寒，或屬熱，或在氣，或在血，或在臟，或在腑：皆不外于陰陽，故知病變無窮，而陰陽爲之本。經曰「知其要者，一言而終」是也。但明虛實，便別陰陽，然疑似之間，大難剖別。如至虛有盛候，反瀉含冤；大實有羸狀，誤補益疾。陰症似陽，清之者必敗；陽症似陰，温之者必亡。氣主煦之，血主濡之。氣藥有生血之功，血藥無益氣之理。病在腑而誤攻其臟，謂之引賊入門；病在臟而誤攻其腑，譬之隔靴搔痒。洞察陰陽，直窮病本，庶堪司命。若疑似之際，混而弗明；攻補之間，畏而弗敢。實實虛虛之禍，尚忍言哉！故積陽爲天，積陰爲地，陰靜陽躁。積者，彙萃之稱也。合一切之屬于陽者，莫不本乎天；合一切之屬于陰者，莫不本乎地。陰主靜，陽主躁，其性然也。陽生陰長，陽殺陰藏。陽之和者爲發育，陰之和者爲成實，故曰「陽生陰長」，此陰陽之治也。陽之亢者爲焦枯，陰之凝者爲封閉，故曰「陽殺陰藏」。此陰陽之亂也。○天元紀大論曰：天以陽生陰長，地以陽殺陰藏。夫天爲陽，陽主于升，升則嚮生，故曰「天以陽生陰長」，陽中有陰也。地爲陰，陰主于降，降則嚮死，故曰「地以陽殺陰藏」，陰中有陽也。此言歲紀也。上半年爲陽升，天氣主之，故春生夏長；下半年爲陰降，地氣主之，故秋收冬藏。○陽不獨立，得陰而後成，如發生賴于陽和，而長養由乎雨露，故曰「陽生陰長」。陰不自專，因陽而後行，如閉藏因于寒冽，而肅殺出乎風霜，故曰「陽殺陰藏」。○按，三説俱通，故並存之。第二則本乎經文，尤爲確當。愚意萬物皆聽命于陽，而陰特爲之順承者也。陽氣生旺，則陰血賴以長養；陽氣衰殺，則陰血無由和調，此陰從陽之至理也。陽化氣，陰成形。陽無形，故化氣；陰有質，故成形。寒極生熱，熱極生寒。冬寒之極，將生春夏之熱，冬至以後，自復而之乾也；夏熱之極，將生秋冬之寒，夏至以後，自姤而之坤也。寒氣生濁，熱氣生清。寒屬陰，故生濁；熱屬陽，故生清。清氣在下，則生飧泄；濁氣在上，則生䐜脹。清陽主升，陽陷于下而不能升，故爲飧泄，完穀不化也。濁陰主降，陰逆于上而不能降，故爲䐜脹，胸膈脹滿也。清陽爲天，濁陰爲地。地氣上爲雲，天氣下爲雨。此以下明陰陽之升降，天人一理也。陰在下者爲精，精即水也，精升則化爲氣，雲因雨而出也；陽在上者爲氣，氣即雲也，氣降則化爲精，雨由雲而生也。自下而上者，地交于天，故地氣上爲雲；自上而下者，天交于地，故天氣下爲雨。就天地而言，謂之雲雨；就人身而言，謂之精氣。人身一小天地，詎不信然？故清陽出上竅，濁陰出下竅。上有七竅，耳、目、口、鼻也。下有二竅，前陰、後陰也。清陽發腠理，濁陰走五臟；清陽實四肢，濁陰歸六腑。陽位乎外，陰位乎内。腠理四肢，皆在外者，故清陽居之；五臟六腑，皆在内者，故濁陰居之。水爲陰，火爲陽。水潤下而寒，故爲陰；火炎上而熱，故爲陽。炎上者，欲其下降；潤下者，欲其上升。謂之水火交而成既濟；火不制其上炎，水不禁其就下，謂之水火不交而成未濟。腎者，水也。水中生氣，即真火也。心者，火也。火中生液，即真水也。陰中有陽，陽中有陰，水火互藏，陰陽交體，此又不可不知者也。陽爲氣，陰爲味。味歸形，形歸氣。氣無形而升，故爲陽；味有質而降，故爲陰。味歸形者，五味入口，生血成形也；形歸氣者，血皆依賴于氣，氣旺則自能生血，氣傷而血因以敗也。氣歸精，精歸化。氣者，先天之元氣與後天之穀氣，併而充身者也。肺金主之，金施氣以生水，水即精也。精者，坎府之真鉛，天一之最先也。精施則能化生，萬化之本元也。精食氣，形食味。氣爲精母，味爲形本。食者，子食母乳之義也。化生精，氣生形。萬化之生，必本于精；形質之生，必本于氣。味傷形，氣傷精。味本歸形，味或不節，反傷形也；氣本歸精，氣或不調，反傷精也。精化爲氣，氣傷于味。氣本歸精，氣爲精母也。此云精化爲氣者，精亦能生氣也。如不好色者，氣因以旺也。水火互爲之根，即上文天地雲雨之義也。味不節則傷形，而氣不免焉。如味過于酸，肝氣以津，脾氣乃絶之類。陰味出下竅，陽氣出上竅。味爲陰，故下；氣爲陽，故上。味厚者爲陰，薄爲陰之陽；氣厚者爲陽，薄爲陽之陰。味屬陰，味厚爲純陰，味薄爲陰中之陽。氣屬陽，氣厚爲純陽，氣薄爲陽中之陰。味厚則泄，薄則通；氣薄則發泄，厚則發熱。陰味下行，味厚者能泄于下。味薄者，能通利也。陽氣上行，故氣薄者能泄于表，氣厚者能發熱也。壯火之氣衰，少火之氣壯。壯火食氣，氣食少火，壯火散氣，少火生氣。火者，陽氣也。天非此火，不能發育萬物；人非此火，不能生養命根。是以物生，必本于陽；但陽和之火則生物，亢烈之火則害物。故火太過則氣反衰，火和平則氣乃壯。壯火散氣，故云食氣；少火生氣，故云食火。○陽氣者，身中温煖之氣也。此氣絶，則身冷而斃矣。連行三焦，熱腐五穀，疇非真火之功，是以内經諄諄反覆，欲人善養此火。但少則壯，壯則衰，特須善爲調劑。世之喜用苦寒，好行疎伐者，詎非岐黄之罪人哉！陰勝則陽病，陽勝則陰病。陽勝則熱，陰勝則寒。陰陽和則得其平，一有偏勝，病斯作矣。重寒則熱，重熱則寒。陰陽之變，水極則似火，火極則似水。陽盛則隔陰，陰盛則隔陽。故有内真寒而外假熱，内真熱而外假寒之症。不察其變，妄輕投劑，如水益深，如火益熱，雖有智者，莫可挽救矣。寒傷形，熱傷氣。寒屬陰，形亦屬陰，故寒則形消也；熱爲陽，氣亦爲陽，故熱則氣散也。氣傷痛，形傷腫。氣喜宣通，氣傷則壅閉而不通，故痛。形爲質象，形傷則稽留而不化，故腫。故先痛而後腫者，氣傷形也；先腫而後痛者，形傷氣也。氣先傷而後及于形，氣傷爲本，形傷爲標也；形先傷而後及于氣，形傷爲本，氣傷爲標也。喜怒傷氣，寒暑傷形。舉喜怒而悲、恐、憂統之矣。内傷人情，如喜則氣緩，怒則氣上，悲則氣消，恐則氣下，憂則氣結，故曰傷氣。舉寒暑而風、濕、燥統之矣。外傷天氣，如風勝則動，熱勝則腫，燥勝則乾，寒勝則浮，濕勝則瀉，故曰傷形。天不足西北，故西北方陰也，而人右耳目不如左明也；地不滿東南，故東南方陽也，而人左手足不如右强也。天爲陽，西北陰方，故天不足西北；地爲陰，東南陽方，故地不滿東南。日月星辰，天之四象，猶人之有耳、目、口、鼻，故耳目之左明于右，以陽勝于東南也。水火金木，地之四體，猶人之有皮肉筋骨，故手足之右强于左，以陰强于西北也。陽之汗，以天地之雨名之。汗出從表，陽也，而本于陰水之屬，故以天地之雨應之。雨雖屬陰，非天之陽氣降，則不雨也。知雨之義者，知汗之故矣。陽之氣，以天地之疾風名之。氣爲陽，陽勝則氣逆喘急，如天地之疾風，陽氣鼓動也。

金匱真言論曰：平旦至日中，天之陽，陽中之陽也；日中至黃昏，天之陽，陽中之陰也；合夜至鷄鳴，天之陰，陰中之陰也；鷄鳴至平旦，天之陰，陰中之陽也。子、午、卯、酉，天之四正也。平旦至日中，自卯至午也；日中至黃昏，自午至酉也；合夜至鷄鳴，自酉至子也；鷄鳴至平旦，自子至卯也。以一日分四時，則子、午當二至，卯、酉當二分。日出爲春，日中爲夏，日入爲秋，夜半爲冬也。夫言人之陰陽，則外爲陽，內爲陰。以表裏言。言人身之陰陽，則背爲陽，腹爲陰。以前後言。言人身之臟腑中陰陽，則臟者爲陰，腑者爲陽。肝、心、脾、肺、腎五臟皆爲陰，膽、胃、大腸、小腸、膀胱、三焦、六腑皆爲陽。五臟屬裏，藏精氣而不瀉，故爲陰；六腑屬表，傳化物而不藏，故爲陽。故背爲陽，陽中之陽，心也；背爲陽，陽中之陰，肺也；腹爲陰，陰中之陰，腎也；腹爲陰，陰中之陽，肝也；腹爲陰，陰中之至陰，脾也。老子曰：「負陰而抱陽。」是以腹爲陽，背爲陰也。內經乃以背爲陽、腹爲陰，何也？邵子曰：天之陽在南，故日處之；地之剛在北，故山處之。然則老子之說言天象也，內經之說言地象也。況陽經行于背，陰經行于腹，人身臟腑之形體，本爲地象也。第考伏羲六十四卦方、圓二圖，其義顯然。夫圓圖象天，陽在東南，方圖象地，陽在西北。可以洞然無疑矣。心、肺爲背之陽，肝、脾、腎爲腹之陰，何也？心、肺在膈上，連近于背，故爲背之二陽臟。肝、脾、腎在膈下，附近于腹，故爲腹之三陰臟。然陽中又分陰陽者，心象人身之日，故爲陽中陽；肺象人身之天，天體雖陰，色玄而不自明，包藏陰德，比之太陽有間，故肺爲陽中之陰。陰中又分陰陽者，腎屬水，故爲陰中之陰；肝屬木，故爲陰中之陽；脾屬坤土，故爲陰中之至陰也。

六十四卦方圓二圖

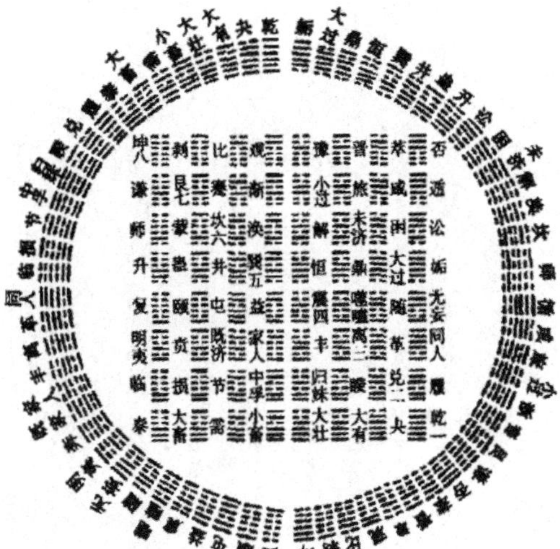

圓圖象天
乾居東南
坤居西北
方圖象地
乾居西北
坤居東南

生氣通天論曰：陽氣者，若天與日，失其所，則折壽而不彰。故天運當以日光明。此明人生全賴乎陽氣也。日不明，則天爲陰晦；陽不固，則人爲夭折。皆陽氣之失所也。故天不自明，明在日月；月體本黑，得日乃明。此天運當以日光明也。太陽在午則爲晝，而日麗中天，顯有象之神明，離之陽在外也。太陽在子則爲夜，而火伏水中，涵無形之元氣，坎之陽在内也。天之運行，惟日爲本。天無此日，則晝夜不分，四時失序，晦冥幽暗，萬物不彰矣。在于人者，亦惟此陽氣爲要。苟無陽氣，孰分清濁，孰佈三焦，孰爲呼吸，孰爲運行？血何由生，食何由化？與天之無日等矣。欲保天年，其可得乎？內經一百六十二篇，惟此節發明天人大義，最爲切要，讀者詳之。凡陰陽之要，陽密乃固。兩者不和，若春無秋，若冬無夏，因而和之，是謂聖度。陰主內守，陽主外護。陽密于外，則邪不能侵，而陰得以固于內也。不和者，偏也。偏于陽，若有春而無秋；偏于陰，若有冬而無夏。和之者，瀉其太過，補其不足，俾無偏勝，聖人之法度也。故陽强不能密，陰氣乃絶。陽密則陰固，陽强而亢，豈能密乎？陰氣被擾，將爲煎厥而竭絶矣。陰平陽秘，精神乃治。陰血平静于內，陽氣秘密于外。陰能養精，陽能養神，精足神全，命之曰治。

五常政大論曰：陰精所奉，其人壽；陽精所降，其人夭。岐伯本論東南陽方，其精降下而多夭；西北陰方，其精奉上而多壽。余嘗廣之，此陰陽之至理，在身中者亦然。血爲陰，雖肝藏之，實腎經真水之屬也。水者，先天之本也。水旺則陰精充而奉上，故可永年，則補腎宜急也。氣屬陽，雖肺主之，實脾土飲食所化也。土者，後天之本也。土衰則陽精敗而下陷，故當夭折，則補脾宜亟也。先哲云：水爲天一之元，土爲萬物之母。千古而下，獨薛立齋深明此義，多以六味地黃丸壯水，爲奉上之計；兼以補中益氣湯扶土，爲降下之防。蓋洞窺升降之微，深達造化之旨者歟。

愚按，醫經充棟，不越于陰陽。誠于體之臟腑、腹背、上下、表裏，脉之左右、尺寸、浮沉、遲數，時令之春夏秋冬，歲運之南政北政，察陰陽之微而調其虛實，則萬病之本，咸歸掌握；萬卷之富，祇在寸中。不亦約而不漏，簡而可據乎？

色診

夫精明五色者，氣之華也。精明見于目，五色顯于面，皆氣之華也，言氣而血在其中矣。赤欲如白裹朱，不欲如赭；白欲如鵝羽，不欲如鹽；青欲如蒼璧之澤，不欲如藍；黄欲如羅裹雄黄，不欲如黄土；黑欲如重漆色，不欲如地蒼。五色之欲者，皆取其潤澤；五色之不欲者，皆惡其枯槁也。五色精微象見矣，其壽不久也。此皆五色精微之象也，凶兆既見，壽不久矣。夫精明者，所以視萬物，别白黑，審短長。以長爲短，以白爲黑，如是則精衰矣。臟腑之精氣，皆上朝于目而爲光明，故曰精明。若精氣不能上奉，則顛倒錯亂，豈能保其生耶？

靈樞五色篇曰：明堂者，鼻也。闕者，眉間也。庭者，顔也。蕃者，頰側也。蔽者，耳門也。其間欲方大，去之十步，皆見于外。如是者，壽必中百歲。庭者，天庭也。俗名額角。蕃蔽者，屏蔽四旁也。十步之外，而部位顯然，則方大可知，故壽可百歲也。明堂骨高以起，平以直，五臟次于中央，六腑挾其兩側，首面上于闕庭，王宫在于下極，五臟安于胸中。真色以致，病色不見，明堂潤澤以清。五臟之候，皆在鼻中；六腑之候，皆在四旁。次者，居也。挾者，附也。下極居兩目之中，心之部也。心爲君主，故稱王宫。若五臟安和，正色自顯，明堂必清潤也。五色之見也，各出其色部。部骨陷者，必不免于病矣；其色部乘襲者，雖病甚，不死矣。五色之見，各有部位。若有一部骨弱陷下之處，則邪乘之而病。若色部雖有變見，但得彼此生王，有乘襲而無尅賊者，病雖甚，不死矣。

青黑爲痛，黄赤爲熱，白爲寒。此言五色之所主也。其色粗以明，沉夭者爲甚；其色上者，病益甚；其色下行，如雲徹散者，病方已。粗者，明爽之義。沉夭者，晦滯之義。言色貴明爽，若晦滯者，爲病甚也。色上行者，濁氣方升，故病甚；下行者，濁氣已退，故病已。五色各有藏部，有外部、有内部也。色從外部走内部者，其病從外走内；其色從内走外者，其病從内走外。病生于内者，先治其陰，後治其陽；反者益甚。其病生于陽者，先治其外，後治其内；反者益甚。五色各有藏部，言臟而腑在其中矣。外部者，六腑之表，六腑挾其兩側也；内部者，五臟之裏，五臟次于中央也。凡病色，先起外部，而後及内部者，其病自表入裏，是外爲本而内爲標。當先治其外，後治其内。若先起内部，而後及外部者，其病自裏出表，是陰爲本而陽爲標。當先治其陰，後治其陽。若反之者，皆爲誤治，病必轉甚矣。常候闕中，薄澤爲風，冲濁爲痺，在地爲厥，此其常也，各以其色言其病。闕中，眉間也，肺之部也。風病在陽，皮毛受之，故色薄而澤；痺病在陰，肉骨受之，故色冲而濁。厥逆爲寒濕之變，病起于下，故色之先于地。地者，相家所謂地閣，即巨分、巨屈之處也。大氣入于臟腑者，不病而卒死。大氣者，大邪之氣也。如水色見于火部，火色見于金部之類。此元氣大虚，賊邪已至，雖不病，必卒然而死矣。赤色出兩顴，大如拇指者，病雖小愈，必卒死。黑色出于庭，大如拇指，必不病而卒死。形如拇指，最凶之色。赤者出于顴，顴者應在肩，亦爲肺部，火色剋金，病雖愈，必卒死。大庭處于最高，黑者于之，是腎絶矣，雖不病，必卒死也。

庭者，首面也。天庭居于最高，應首面之有疾。闕上者，咽喉也。闕上者，眉心之上也，應咽喉之有疾。闕中者，肺也。闕中者，正當兩眉之中也。色見者，其應在肺。下極者，心也。下極者，眉心之下也，相家謂之山根。心居肺下，故下極應心。直下者，肝也。下極之下爲鼻柱，相家謂之年壽。肝在心之下，故直下應肝。肝左者，膽也。膽附于肝之短葉，故肝左應膽，而在年壽之左右也。下者，脾也。年壽之下，相家謂之準頭，亦名土星，本經謂之面王，又名明堂。準頭居面之中央，故屬土，應脾。方上者，胃也。準頭兩旁爲方上，即迎香之上，鼻隧是也。相家謂之蘭臺廷尉，與胃爲表裏，脾居中而胃居外，故方上應胃。中央者，大腸也。人中外五分迎香穴，大腸之應也，亦在面之中，故曰中央。挾大腸者，腎也。挾大腸迎香穴者，頰之上也。四臟皆一，惟腎有兩；四臟居腹，惟腎附脊。故四臟次于中央，而腎獨應于兩頰。當腎者，臍也。腎與臍對，故當腎之下應臍。面王以上者，小腸也。面王，鼻準也。小腸爲府，應挾兩側，故面王之上，兩顴之內，小腸之應也。面王以下者，膀胱、子處也。面王以下者，人中也，乃膀胱、子處之應。子處者，子宫也。凡人人中平淺而無髭者，多主無子；婦人亦以人中深長者，善産育。此以上，皆五臟六腑之應也。顴者，肩也。此下皆言肢節之應也。顴爲骨之本，居中部之上，故以應肩。顴後者，臂也。臂接于肩，故顴後以應臂。臂下者，手也。目内眥上者，膺乳也。目内眥上者，闕下兩旁也。胸兩旁高處爲膺，膺乳者，應胸前也。挾繩而上者，背也。頰之外曰繩，身之後曰背，故背應于挾繩之上。循牙車以上者，股也。牙車，牙床也。牙車以下主下部，故以應腹。中央者，膝也。中央，兩牙車之中央也。膝以下者，脛也。當脛以下者，足也。脛次于膝，足接于脛，以次而下也。巨分者，股裏也。巨分者，口旁大紋處也。股裏者，股之内側也。巨闕者，膝臏也。巨闕，頰下曲骨也。膝臏者，膝蓋骨也。此蓋統指膝部而言。

靈樞臟腑肢節應于面之圖

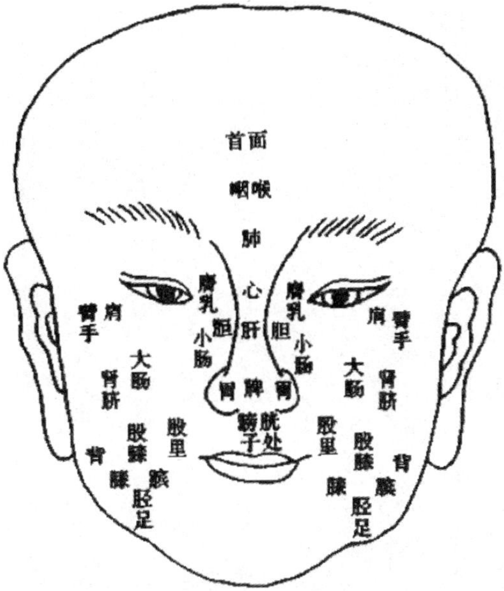

各有部分，有部分，用陰和陽，用陽和陰。當明部分，萬舉萬當。部分既明，陰陽不爽。陽亢則滋其陰，謂之用陰和陽；陰寒則補其火，謂之用陽和陰。故明部分而施治法，萬舉萬當也。能別左右，是謂大道；男女異位，故曰陰陽。審察澤天，謂之良工。陽左陰右。左右者，陰陽之道路也。故能別左右，是謂大道。男女異位者，男子左爲逆、右爲從，女子右爲逆、左爲從，故曰陰陽。陰陽既辨，然後審其色之潤澤枯夭，以決死生，醫之良也。沉濁爲内，浮澤爲外。色之沉濁晦滯者爲裏，色之浮澤光明者爲表。黄赤爲風，青黑爲痛。白爲寒，黄爲膏潤，爲膿。赤甚者爲血，痛甚爲攣，寒甚爲皮不仁。凡五色之見于面者，可因是而測其病矣。痛甚，即青黑之極也；寒甚，即白之極也。五色各見其部，察其浮沉，以知淺深；察其澤夭，以觀成敗；察其散摶，音團。以知遠近；視色上下，以知病處。色之浮者病淺，色之沉者病深。潤澤者有成，枯夭者必敗。散而不聚者病近，摶而不散者病遠。上下者，即前臟腑肢節之見于面者也。色明不粗，沉夭爲甚；不明不澤，其病不甚。粗者，顯也。言色之光明不顯，但見沉滯枯夭，病必甚也。若雖不明澤，而不至于沉夭者，病必不甚也。其色散，駒駒然未有聚，其病散而氣痛，聚未成也。駒，馬之小者，未裝鞍轡，散而不聚也。譬色之散而無定者，病亦散而無堅積聚也。即有痛者，不過因無形之氣耳。腎乘心，心先病，腎爲應，色皆如是。腎乘心者，水邪尅火也。心先病于内，而腎之色則應于外，如黑色見于下極是也。不惟心腎，諸臟皆然，此舉一以例其餘也。男子色在于面王，爲小腹痛，下爲卵痛，其圜直爲莖痛，高爲本，下爲首，狐疝、㿗陰之屬也。面王上，應有「上」字。面王上爲小腸，下爲膀胱、子處。卵者，睾丸也。圜直，指人中水溝穴也。人中有邊圜而直者，故人中色見，主陰莖作痛。在人中上半者曰高，爲莖根痛；在人中下半者，爲莖頭痛。凡此皆狐疝、㿗陰之病也。㿗，即癩也。女子在于面王，爲膀胱、子處之病。散爲痛，摶爲聚，方圓左右，各如其色形。其隨而下至胝，爲淫；有潤如膏狀，爲暴食不潔。面王下，宜有「下」字，面王下爲人中，主膀胱、子處。色散爲痛，無形之氣滯也；色摶爲聚，有形之血凝也。積之或方或圓，或左或右，各如其外見之形。若其色從下行而至尾骶，則爲浸淫帶濁，有潤如膏之物，此症多因暴食不潔所致。不潔，猶言不節，非污穢之謂也。或多食冷物，或多食熱物，一切非宜之物皆是也。色者，青、黑、赤、白、黄，皆端滿有別鄉。別鄉赤者，其色亦大如榆莢，在面爲不日。五色皆宜端滿。端者，正色也。滿者，充潤也。別鄉，猶言它鄉，即別部位也。如赤者心色，應見于兩目之間，是其本鄉。今見于面王，是別鄉矣。不日者，不日而愈也。火色見于土位，是其相生之鄉也。此舉赤色爲例，而五色繆見者，皆可類推矣。其色上鋭，首空上嚮，下鋭下嚮，在左右如法。邪色之見，各有所嚮。其尖鋭之處，是乘虚所犯之方，故上鋭者以首虚，故上嚮也。下鋭亦然。其在左右者，皆同此法。

五臟生成論曰：面黄目青，面黄目赤，面黄目白，面黄目黑者，皆不死。黄者，中央土之正色。五行以土爲本，胃氣猶在，故不死也。面青目赤，面赤目白，面青目黑，面黑目白，面赤目青，皆死也。色中無黄，則胃氣已絶，故皆死也。

愚按，望、聞、問、切，謂之四診。而望色居四診之先，未有獨憑一脉，可以施療者。經曰：切脉動静，而視精明，察五色，觀五臟有餘、不足，六腑强弱，形之盛衰，以此參伍，决死生之分。又曰：形氣相得，謂之可治；色澤以浮，謂之易已。又曰：能合色脉，可以萬全。仲景嘗以明堂、闕庭盡不見察，爲世醫咎。好古嘗論治婦人，不能行望色之神，爲病家咎，則色固不要歟，而醫顧可忽歟？

脉診

脉要精微論曰：診法常以平旦，陰氣未動，陽氣未散，飲食未進，經脉未盛，絡脉調勻，氣血未亂，乃可診有過之脉。人身營衛之氣，晝則行于陽分，夜則行于陰分，至平旦皆會于寸口，故診脉當以平旦爲常也。陰氣正平而未動，陽氣將盛而未散。飲食未進，虛實易明。經脉未盛，絡脉調勻，氣血未常因動作而擾亂，乃可診有過之脉。過者，病也。切脉動静而視精明，察五色；觀五臟有餘、不足，六腑强弱，形之盛衰，以此參伍，决死生之分。切者，切近也，手按近體也。切脉之動静，診陰陽也；視日之精明，診神氣也。察五色，以觀臟腑之虛實；審形體，以别病勢之盛衰。以此數者，與脉參伍推求，則陰陽表裏，虛實寒熱，自無遁狀，可以决死生之分矣。不齊之謂參，剖其異而分之也；相類之謂伍，比其同而合之也。脉惟一端，診有數法，此醫家之要道也。尺內兩傍，則季脇也。關前曰寸，關後曰尺。季脇，小肋也，在脇之下，爲腎所近。故自季脇之下，皆尺內主之。尺外以候腎，尺裏以候腹。尺外，尺脉前半部也；尺裏，尺脉後半部也。前以陽，故後以候陰。人身以背爲陽，腎附于背，故外以候腎；腹爲陰，故裏以候腹，而大、小腸、膀胱、命門皆在其中矣。諸部言左右，此獨不分者，以兩尺皆主乎腎也。中附上，左外以候肝，內以候膈。中附上者，言附尺之上而居乎中，即關部也。左外，言左關之前半部。內者，言左關之後半部也。肝爲陰中之陽，而亦附近于背，故外以候肝。內以候膈，舉膈而中焦之膈膜、膽腑，皆在其中矣。右外以候胃，內以候脾。右關前半候胃，右關後半候脾。脾胃皆處中州，而以表裏言之，則胃爲陽，脾爲陰，故「外以候胃，內以候脾」。

上附上，右外以候肺，内以候胸中。上附上者，上而又上，則寸部也。五臟之位，肺處至高，故右寸前以候肺，右寸後以候胸中，言胸中而膈膜之上皆是矣。左外以候心，内以候膻中。左寸之前以候心，左寸之後以候膻中。膻中者，即心胞絡也。○按，靈蘭秘典有膻中而無胞絡，以膻中爲臣使之官，喜樂出焉。靈樞叙經脉，有胞絡而無膻中，而曰「動則喜，笑不休」，正與喜樂出焉之句相合。夫喜笑屬火之司，則知膻中與心應，即胞絡之别名也。

平人氣象論曰：人一呼脉再動，一吸脉亦再動，呼吸定息，脉五動，閏以太息，命曰平人。平人者，不病也。動，至也。一呼再動，一吸再動，一呼一吸合爲一息，是一息四至也。呼吸定息，脉五動者，當其閏以太息之時也。曆家三歲一閏，五歲再閏，人應天道，故三息閏一大息，五息再閏一太息。太息者，長息也。此言平人無病之脉，當以四至爲準。若五至便爲太過，惟當閏以太息之時，故得五至。苟非太息，仍四至也。人一呼脉一動，一吸脉一動，曰少氣。呼吸各一動，是一息二至也。二至爲遲，遲主寒疾。夫氣爲陽，氣虚則陽虚，故曰少氣。人一呼脉三動，一吸脉三動而躁，尺熱曰病温，尺不熱、脉滑曰病風，脉濇曰痺。呼吸各三動，是一息六至也。六至爲數，躁者，數之義也。尺熱者，尺中六至也。病温，猶言患熱，非傷寒之温病也。左尺爲水，而數則水涸而熱也；右尺爲火，而數則火炎而熱也，故咸曰病温。尺不數而諸脉滑者，陽邪盛也，故當病風；濇爲血凝氣滯，故當病痺也。人一呼脉四動以上曰死，脉絶不至曰死，乍疎乍數曰死。一呼四動，則一息八至矣，况以上乎？故知必死。脉絶不至，則營衛已絶；乍疎乍數，則氣血潰亂。不死安待？

靈樞根結篇曰：一日一夜五十營，以營五臟之精，不應數者，名曰狂生。營者，運也。人之經脉運行于身者，一日一夜凡五十週，以運五臟之精。凡週身上下、前後左右，計二十七脉，共長十六丈二尺。人之宗氣，積于胸中，主呼吸而行經絡。一呼氣行三寸，一吸氣行三寸。呼吸定息，脉行六寸。以一息六寸推之，則一晝一夜凡一萬三千五百息，通計五十週于身，脉八百一十丈。其有太過、不及，則不應此數矣。狂生者，妄生也，其生未可保也。所謂五十營者，五臟皆受氣。持其脉口，數其至也。五十營者，五臟所受之氣。持寸口而數其至數，則虛實可考也。五十動而不一代者，以爲常也，以知五臟之期。當作「氣」。予之短期者，乍數乍疎也。以爲常者，經常之脉也，可因以知五臟之氣也。若乍數乍疎，則陰陽乖亂，死期近矣。短者，近也。

三部九候論曰：獨小者病，獨大者病。獨疾者病，獨遲者病。獨熱者病，獨寒者病。獨陷下者病。此言七診之法也。獨者，謂于三部九候之中，簡其獨異于諸部者，而推其病之所在也。

方盛衰論曰：形氣有餘，脉氣不足，死；脉氣有餘，形氣不足，生。此言脉重于形氣也。形氣有餘，外貌無恙也。脉氣不足，内臟已傷也，故死。若形雖衰而脉未敗，根本猶存，尚可活也。及三部九候論曰：形肉已脱，九候雖調，猶死。蓋脱則大肉去盡，較之不足，殆有甚焉。脾主肌肉，肉脱者脾絶，决無生理。

脉要精微論曰：持脉有道，虛静爲保。虛者，心空而無雜想也。静者，身静而不喧動也。保而不失，此持脉之道也。春日浮，如魚之游在波。春陽雖動，而未全彰，故如魚之游在波也。夏日在膚，泛泛乎萬物有餘。夏氣暢達，萬物皆備，而無虧欠也。泛泛，盛滿之貌。秋日下膚，蟄蟲將去。秋金清肅，盛者漸斂，如蟄蟲之將去而未去也。冬日在骨，蟄蟲週密，君子居室。冬令閉藏，沉伏在骨，如蟄畏寒，深居密處。君子法天時而居室，退藏于密也。故曰：知内者按而紀之，知外者終而始之。此六者，持脉之大法。内言藏氣，藏象有位，故可按而紀之也；外言經氣，經脉有序，故可終而始也。明此四時内外六法，則病之表裏陰陽，皆可灼然明辨，故爲持脉之大法。

玉機真藏論曰：春脉者，肝也，東方木也，萬物之所以始生也。故其氣來，耎弱輕虛而滑，端直以長，故曰弦，反此者病。端直以長，狀如弓弦，則有力矣。然軟弱輕虛而滑，則弦不至于太勁，宛然春和之象也。其氣來實而强，此謂太過，病在外；其氣來不實而微，此謂不及，病在中。實而强大，則不能耎弱輕虛矣，不實而微，不能端直以長矣。皆弦脉之反也。故上文曰「反此者病」。外病多有餘，內病多不足，大抵然也。太過，則令人善忘，忽忽眩冒而巔疾；其不及，則令人胸痛引背，下則兩脇胠滿。忘，當作「怒」。本神篇曰：肝虛則恐，實則怒。氣交變大論曰：歲木太過，忽忽善怒，眩冒巔疾。眩者，冒花也。冒者，神昏也。足厥陰之脉會于巔，貫鬲佈脇，故見症乃爾。夏脉者，心也，南方火也，萬物之所以盛長也，故其氣來盛去衰，故曰鉤，反此者病。鉤，義如木之垂枝，即洪脉也。其來則盛，其去則衰，陽盛之象。其氣來盛，去亦盛，此謂太過，病在外；其氣來不盛，去反盛，此謂不及，病在中。來盛去盛，鉤之過也；來不盛，去反盛，鉤之不及也。去反盛者，非强盛也。凡脉自骨出膚謂之來，自膚入骨謂之去。太過，則令人身熱而膚痛，爲浸淫；其不及，則令人煩心，上見咳唾，下爲氣泄。太過，則陽有餘而病在外，故身熱膚痛。浸淫者，濕熱之甚也。不及，則君火衰而病在內，故爲心不足而煩，火乘金而咳。氣泄者，陽氣下陷也。秋脉者，肺也，西方金也，萬物之所以收成也，故其氣來輕虛以浮，來急去散，故曰浮，反此者病。浮者，輕虛之別名也。來急去散，亦是狀浮之象也，即毛也。其氣來毛，而中央堅，兩旁虛，此謂太過，病在外；其氣來毛而微，此謂不及，病在中。毛而有力爲中央堅，毛而無力爲微。太過，則令人逆氣而背痛，慍慍然；其不及，則令人喘，呼吸少氣而咳，上氣見血，下聞病音。肺主氣，故太過則氣逆背痛。慍慍者，氣鬱貌。不及，則氣短而咳。氣不歸原，故上氣；陰虚内損，故見血。下聞病音者，腸鳴泄氣也。冬脉者，腎也，北方水也，萬物之所以合藏也，故其氣來沉以搏，故曰營，反此者病。營者，退藏于密之義也，即沉石之義也。其氣來如彈石者，此謂太過，病在外；其去如數者，此謂不及，病在中。彈石者，堅强之象也。如數者，非真數也，言去之速也。太過，則令人解㑊，脊脉痛而少氣，不欲言；其不及，則令人心懸如病饑，䏚中清，脊中痛，少腹滿，小便變。解者，懈怠而肢體不收也。㑊者，形跡困倦也。脊痛者，腎脉所過也。邪氣太過，則正氣少而不欲言矣。心腎不交，故心中如饑。䏚中者，季脇下空軟處，腎之所居也。腎脉貫脊，屬腎，絡膀胱，故爲脊痛、腹痛、便變諸症。脾脉者，土也，孤藏以灌四旁者也。脾屬土，土爲萬物之母，運行水穀，變化精微，以灌溉于南心、北腎、東肝、西肺，故曰四旁也。孤藏者，位居中央，寄旺四時之末，各十八日，四季共得七十二日。每季三月，各得九十日，于九十中除去十八日，則每季止七十二日，而爲五行分旺之數。總之，五七三百五，二五一十，共得三百六十日，以成一歲也。善者不可得見，惡者可見。善者，脾之平脉也。脾何以無平脉可見乎？土無定位，亦無定象，古人强名之曰不浮不沉，不大不小，不疾不徐，意思欣欣，悠悠揚揚，難以名狀。此數語者，未嘗有定象可指，定形可見也。不可得見者，即難以名狀也。惡者，即太過、不及之病脉也。其來如水之流者，此謂太過，病在外；如烏之喙者，此謂不及，病在中。按，平人氣象論曰：堅鋭如烏之喙，如水之流，曰脾死。夫如烏之喙者，硬而不和，如水之流者，散而無紀。土德有慚，病在不治，即所謂惡者可見也。

平人氣象論曰：夫平心脉來，累累如連珠，如循琅玕，曰心平，夏以胃氣爲本。連珠、琅玕，喻其盛滿温潤，即微鈎之義也，即胃氣之脉也，故曰心平。病心脉來，喘喘連屬，其中微曲，曰心病。喘喘、連屬，急數之象也。其中微曲，鈎多胃少之義也。死心脉來，前曲後居，如操帶鈎，曰心死。前曲者，輕取之而堅大；後居者，重取之而牢實。如持革帶金鉤，而冲和之意失矣，故曰心死。平肺脉來，厭厭聶聶，如落榆莢，曰肺平，秋以胃氣爲本。厭厭聶聶，濇之象也。如落榆莢，毛之象也。輕浮和緩，爲有胃氣，此肺之平脉也。病肺脉來，不上不下，如循鷄羽，曰肺病。不上不下，亦濇也；如循鷄羽，亦毛也。但毛多胃少，故曰肺病。死肺脉來，如物之浮，如風吹毛。如物之浮，則無根矣；如風吹毛，則散亂矣。但毛無胃，故曰肺死。平肝脉來，耎弱招招，如揭長竿末梢，曰肝平，春以胃氣爲本。招招，猶迢迢也。揭，高舉也。高揭長竿，梢必和軟，和緩弦長，弦而有胃氣者也，爲肝之平脉。病肝脉來，盈實而滑，如循長竿，曰肝病。盈實而滑，弦之大過也。長竿無梢，則失其和緩之意，此弦多胃少，故曰肝病。死肝脉來，急益勁，如新張弓弦，曰肝死。勁，强急也。新張弓弦，弦而太過，但弦無胃者也，故曰肝死。平脾脉來，和柔相離，如鷄踐地，曰脾平，長夏以胃氣爲本。和柔者，悠悠揚揚也。相離者，不糢糊也。如鷄踐地，緩而不迫，胃氣之妙也，是爲脾平。病脾脉來，實而盈數，如鷄舉足。實而盈數，强急不和也。如鷄舉足之象，比即弱多胃少，爲脾之病。死脾脉來，鋭堅如烏之喙，如烏之距，如屋之漏，如水之流，曰脾死。如烏之喙，硬也；如烏之距，急也；如屋之漏，亂也；如水之流，散也。脾氣已絶，見此必死。平腎脉來，喘喘累累如鈎，按之而堅，曰腎平，冬以胃氣爲本。喘喘累累如鈎，皆心脉之陽也，兼之沉石，則陰陽和平，腎脉之有胃氣者。病腎脉來，如引葛，按之益堅，曰腎病。引葛者，牽連蔓引也。按之益堅，石多胃少也。死腎脉來，發如奪索，辟辟如彈石，曰腎死。索而曰奪，則互引而勁急矣。辟辟如彈石，但石無胃矣，腎死之診也。

脉要精微論曰：夫脉者，血之府也。營行脉中，故爲血府。然行是血者，實氣爲之司也。逆順篇曰：脉之盛衰者，所以候血氣之虛實，則知此舉一血而氣在其中，即下文氣治、氣病，義益見矣。長則氣治，短則氣病。氣足則脉長，氣虛則脉短。數則煩心，大則病進。心爲丙丁之原，故數則煩心。邪盛則脉滿，故大則病進。上盛則氣高。上盛者，寸脉盛也。氣高者，火亢氣逆也。下盛則氣脹。下盛者，關尺脉盛也。邪實于下，故爲脹滿。代則氣衰，細則氣少。代脉見而氣將絶，細脉見而氣不充。曰衰，則少之甚者也。濇則心痛。血凝氣滯則脉濇，故主心痛。渾渾革至如湧泉，病進而色弊；綿綿其去如弦絶，死。渾渾者，汹湧之貌。革脉之至，如皮革之堅急也。湧泉，狀其盛滿也。見此脉者，病漸增進，而色夭不澤也。綿綿弦絶，則胃氣絶無，真臟脉見，故死。

大奇論曰：脉至浮合，浮合如數，一息十至以上，是經氣予不足也。微見，九十日死。此以下，皆定死期也。浮合者，如浮波之合，後浪催前，泛泛無紀。如數者，似數而非數也。數不過爲血熱也，如數者血敗也，浮合者氣敗也。一息十至以上，死期大迫。此云九十日者，誤也，「十」字直衍。微見者，初見也。初見此脉，九日當死。脉至如火薪然，是心精之予奪也，草乾而死。脉如火然，是火旺過極之脉，心經之精氣奪盡矣。夏令火旺，尚可强支；水令草乾，陽盡而死矣。脉至如散葉，是肝氣予虛也，木葉落而死。散葉者，浮泛無根，肝氣虛極也。木葉落，則金旺而未絶，其死宜矣。脉至如省客。省客者，脉塞而鼓，是腎氣予不足也。懸去棗華而死。省客，省問之客，時來時去者也。塞者，濇而代也。鼓者，堅且摶也。濇代爲精敗，堅摶爲胃少，至于棗華吐，則土旺水衰立盡矣。脉至如泥丸，是胃精予不足也。榆莢落而死。泥丸者，泥彈之狀，動短之脉也，主胃中精氣不足。榆莢至春深而落，木旺之時，土必敗矣。脉至如横格，是膽予不足也，禾熟而死。横格者，長大堅勁，木之真臟脉也，膽之衰敗也。禾熟于秋，金旺而木乃絶矣。脉至如弦縷，是胞精予不足也。病善言，下霜而死，不言可治。弦者，喻其勁急；縷者，喻其細小。胞者，心胞絡也。舌爲心苗，火動則善言。冬月飛霜，水來尅火而死矣。不言，則所傷猶淺，故可救也。脉至如交漆。交漆者，左右旁至也。微見，三十日死。交漆者，糢糊而大，即瀉漆之義也。左右旁至，大可知也。微者，初也。月令易，而死期至矣。脉至如涌泉，浮鼓肌中，太陽氣予不足也。少氣，味韭英而死。涌泉者，如泉之涌，有升無降，而浮鼓于肌表之間，是足太陽膀胱氣不足也。膀胱爲三陽而主表也，今表實裏虛，故爲少氣。韭英，韭花也，發于長夏，土來尅水，故死。脉至如頽土之狀，按之不得，是肌氣予不足也。五色先見黑，白壘發死。土下虛則頽，脉來虛大，按之不可得，正下虛之象也。脾主肌肉，肌氣即脾氣也。黑爲水色，土敗而水反侮之。壘，蘽同，即蓮蘽也。蘽有五，而白者發于春，木旺之時，土其絶矣。脉至如懸雍。懸雍者，浮揣切之益大，是十二俞之予不足也，水凝而死。懸雍者，喉間下垂肉乳也，俗名喉嚨花。浮揣之而大，是有陽無陰，孤陽亢上之象。十二俞者，臟腑十二經所輸也。水凝而死者，陰氣盛而孤陽絶也。脉至如偃刀。偃刀者，浮之小急，按之堅大急，五臟菀熱，寒熱獨併于腎也，如此，其人不得坐，立春而死。偃刀，卧刀也。浮之小急，如刀口也。按之堅大急，如刀背也。重按之，腎之慮也。腎虛則陰消，而五臟咸熱，雖五臟有鬱菀之熱，而發爲寒熱，其原則獨歸併于腎也。腎因虧損，腰脊痠疼，不能起坐。冬令水旺，未即敗絶，遇春乃死也。脉至如丸，滑不直手。不直手者，按之不可得也，是大腸氣予不足也。棗葉生而死。如丸者，流利之狀，正滑脉也。不直手者，滑而不應手，按之則無也。大腸與肺金，相爲表裏。棗葉生于初夏，火盛則金絶，故當死。脉至如華者，令人善恐，不欲坐卧，行立常聽，是小腸氣予不足也，季秋而死。如華者，盛滿而輕浮也。小腸與心，相爲表裏，小腸虛則心下虛，故善恐，不得坐卧也。行立常聽，恐懼多而狐疑也。丙火墓于戌，故當季秋死。

三部九候論曰：形盛脉細，少氣不足以息者死。形盛者，脉亦盛其常也。形盛脉細，脉不應形矣。甚而少氣，難以佈息，死不旋踵。形瘦脉大，胸中多氣者死。形小脉小，其常也。形瘦脉大，既不相應，甚而胸中多逆上之氣，陰敗陽孤，不死安待？形氣相得者生。身形與脉氣相得，如形小脉小、形大脉大是也。參伍不調者病。三以相參，伍以相類。謂之不調者，或大或小，或遲或疾，或滑或濇，不合常度，皆病脉也。三部九候皆相失者死。三部者，上、中、下三部，分天、地、人，分胸、膈、腹也。九候者，每部有浮、中、沉三候，三部各三，合而爲九候也。或應浮大而反沉細，應沉細而反浮大，謂之相失，而不合于揆度也。形肉已脱，九候雖調猶死。脾主肌肉，爲臟之本。若肌肉脱，則脾絶矣，九候雖調，無益也。七診雖見，九候皆從者不死。七診者，獨大、獨小、獨疾、獨遲、獨熱、獨寒、獨陷下也。從，順也，合也。脉順四時之令，及合諸經之體者，雖見七診之脉，不至于死。

凡持真脉之臟脉者，肝至懸絶急，十八日死。懸絶者，真臟脉見，胃氣已無，懸懸欲絶也。十八日者，爲木金成數之餘，金勝木而死也。心至懸絶九日死。九日者，爲火水生成數之餘，水勝火也。肺至懸絶，十二日死。十二日者，爲金火生成數之餘，火勝金也。腎至懸絶，七日死。七日者，爲水土生數之餘，土勝水也。脾至懸絶，四日死。四日者，爲木生數之餘，木勝土也。

婦人手少陰脉動甚者，妊子也。手少陰，心脉也。動甚者，流利滑動，血旺而然也，故當妊子。陰搏陽別，謂之有子。陰搏陽別，言陰脉搏動，與陽脉迴別也。陰陽二字，所包者廣。以左右言，則左爲陽，右爲陰。以部位言，則寸爲陽，尺爲陰。以九候言，則浮爲陽，沉爲陰。舊説以尺脉洪實爲陰，與寸陽脉迴別，似矣。然則手少陰脉動甚，亦在寸也，何取于陽別之旨乎？故必會通諸種陰陽而後可決也。

徵四失論曰：診病不問其始，憂患飲食之失節，起居之過度，或傷于毒，不先言此，卒持寸口，何病能中？妄言作名，爲粗所窮。此言臨脉者，必先察致病之因，而後參之以脉，則陰陽虛實，不致淆訛；若不問其始，是不求其本也。如憂患飲食，内因也；起居過度，外因也；傷于毒者，不内外因也。不先察其因，而卒持寸口，自謂脉神，無假于問，豈知真假逆從？脉病原有不合者，倉卒一診，安能盡中病情？妄言作名，欺世賣俗，誤治傷生，損德不小矣！

愚按，脉者，血氣之徵兆也。病態萬殊，盡欲以三指測其變化，非天下之至巧者，孰能與于斯？許叔微云：脉之理幽而難明。吾意所解，口莫能宣也；可以筆墨傳，口耳授者，皆粗跡也。雖然，粗者未諳，精者從何而出？析而言之，二十四字，猶嫌其略；約而歸之，浮沉遲數，已握其綱。所以脉不辨陰陽，愈索而愈惑也。陰陽之義，已見于前「陰搏陽別」之條。又，滑伯仁曰：察脉須辨上、下、來、去、至、止，不明此六字，則陰陽不別也。上者爲陽，來者爲陽，至者爲陽；下者爲陰，去者爲陰，止者爲陰。上者，自尺上于寸，陽生于陰也；下者，自寸下于尺，陰生于陽也。來者，自骨肉而出于皮膚，氣之升也；去者，自皮膚而還于骨肉，氣之降也。應曰至，息曰止。此義至淺而至要，行遠自邇，登高自卑，請事斯語矣。

藏象

靈蘭秘典論曰：心者，君主之官也，神明出焉。心者，一身之主，故爲君主之官。其藏神，其位南，有離明之象，故曰「神明出焉」。肺者，相傅之官，治節出焉。位高近君，猶之宰輔，故爲相傅之官。肺主氣，氣調則臟腑諸官聽其節制，無所不治，故曰治節出焉。肝者，將軍之官，謀慮出焉。肝爲震卦，壯勇而急，故爲將軍之官。肝爲東方龍神，龍善變化，故爲謀慮所出。膽者，中正之官，決斷出焉。膽性剛直，爲中正之官。剛直者，善決斷。肝雖勇急，非膽不斷也。膻中者，臣使之官，喜樂出焉。脹論云：膻中者，心主之宫城也。貼近君主，故稱臣使。臟腑之官，莫非王臣。此獨泛言臣，又言使者，使令之臣如内侍也。按，十二臟内，有膻中而無胞絡；十二經内，有胞絡而無膻中，乃知膻中即胞絡也。況喜笑屬火，此云「喜樂出焉」，其配心君之府，較若列眉矣。脾胃者，倉廩之官，五味出焉。胃司納受，脾司運化，皆爲「倉廩之官」。五味入胃，脾實轉輸，故曰「五味出焉」。大腸者，傳道之官，變化出焉。大腸居小腸之下，主出糟粕，是名「變化」「傳道」。小腸者，受盛之官，化物出焉。小腸居胃之下，受盛胃之水穀，而分清濁，水液滲于前，糟粕歸于後，故曰「化物」。腎者，作强之官，伎巧出焉。腎處北方而主骨，宜爲「作强之官」。水能化生萬物，故曰「伎巧出焉」。三焦者，決瀆之官，水道出焉。上焦如霧，中焦如漚，下焦如瀆。三焦氣治，則水道疏通，故名「決瀆之官」。膀胱者，州都之官，津液藏焉，氣化則能出矣。膀胱位居卑下，故名「州都之官」。經曰：水穀循下焦，而滲入膀胱。蓋膀胱有下口而無上口，津液之藏者，皆由氣化滲入，然後出焉。○舊説膀胱有上口而無下口者，非也。凡此十二官者，不得相失也。失則不能相使，而疾病作矣。故主明則下安，以此養生則壽，歿世不殆，以爲天下則大昌。主明則十二官皆奉令承命，是以壽永。推此以治天下，則爲明君而享至治。主不明，則十二官危，使道閉塞而不通，形乃大傷。以此養生則殃，以爲天下者，其宗大危。戒之，戒之。君主不明，則諸臣曠職，或謀不軌，自上及下，相使之道，皆不相通，即不奉命也。在人身，則大傷而命危；在朝廷，則大亂而國喪矣。心爲陽中之陽，獨尊重之者，以陽爲一身之主，不可不奉之，以爲性命之根蒂也。

六節藏象論曰：心者，生之本，神之變也。其華在面，其充在血脈，爲陽中之太陽，通于夏氣。根本發榮之謂生，變化不測之謂神。心爲太陽，生身之本也；心主藏神，變化之原也。心主血，屬陽而升，是以華在面，充在血脈也。心居上，爲陽藏，又位于南離，故爲陽中之太陽，而通于夏也。肺者，氣之本，魄之處也。其華在毛，其充在皮，爲陽中之太陰，通于秋氣。肺統氣，氣之本也；肺藏魄，魄之舍也。肺輕而浮，故其華其充，乃在皮毛也。以太陰之經，居至高之分，故爲陽中之太陰，而通于秋氣也。腎者，主蟄封藏之本，精之處也。其華在髮，其充在骨，爲陰中之少陰，通于冬氣。位居亥子，職司閉藏，猶之蟄蟲也。腎主水，受五臟六腑之精而藏之，精之處也。髮色黑而爲血之餘，精足者血充，髮受其華矣。腎之合，骨也，故充在骨。以少陰之經，居至下之地，故爲陰中之少陰，通于冬也。肝者，罷極之本，魂之居也。其華在爪，其充在筋，以生血氣，其味酸，其色蒼，此爲陽中之少陽，通于春氣。筋勞曰罷，主筋之□□，爲罷極之本。肝主藏魂，非魂之居乎？爪者筋之餘，充其筋者，宜華在爪也。肝爲血海，自應生血；肝主春升，亦應生氣。酸者木之味，蒼者本之色。水旺于春，陽猶未壯，故爲陽中之少陽，通于春氣。脾、胃、大腸、小腸、三焦、膀胱者，倉廩之本，營之居也，名曰器。能化糟粕，轉味而入出者也。其華在唇四白，其充在肌，其味甘，其色黄，通于土氣。六經皆受水穀，故均有倉廩之名。血爲營，水穀之精氣也，故爲營之所居。器者，譬諸盛物之器也。胃受五穀，名之曰入。脾與大、小腸、三焦、膀胱，皆主出也。唇四白者，唇之四圍白肉際也。唇者脾之榮，肌者脾之合。甘者土之味，黄者土之色。脾爲陰中之至陰，分旺四季，故通于土。六經皆爲倉廩，皆統于脾，故曰至陰之類。凡十一臟，取决于膽也。五臟六腑，其爲十一臟，何以皆取决于膽乎？膽爲奇恒之府，通全體之陰陽。况膽爲春升之令，萬物之生、長、化、收、藏，皆于此托初稟命也。

靈樞本輸篇曰：肺合大腸。大腸者，傳道之府。心合小腸。小腸者，受盛之府。肝合膽。膽者，中清之府。脾合胃。胃者，五穀之府。腎合膀胱。膀胱者，津液之府也。少陽屬腎，腎上連肺，故將兩藏。此言臟腑各有所合，爲一表一裏也。將，領也。獨腎將兩藏者，以手少陽三焦正脉指天，散于胸中，而腎脉亦上連于肺。三焦之下，腧屬膀胱，而膀胱爲腎之合，故三焦者，亦合于腎也。夫三焦爲中瀆之府，膀胱爲津液之府，腎以水藏而領水府，故腎得兼將兩藏。本藏論曰「腎合三焦、膀胱」是也。三焦者，中瀆之府也，水道出焉，屬膀胱，是孤之府也。中瀆者，身中之溝瀆也。水之入于口而出于便者，必歷三焦，故曰「中瀆之府，水道出焉」。在本篇曰屬膀胱，在血氣形志篇曰少陽與心主爲表裏。蓋在下者爲陰，屬膀胱而合腎水；在上者爲陽，合胞絡而通心火。三焦所以際上極下，象同六合，而無所不包也。十二臟中，惟三焦獨大，諸臟無與匹者，故稱「孤府」。惟經及叔和、啓玄，皆以三焦有名無形，已爲誤矣。陳無擇創言，三焦有形如脂膜，更屬不經。靈樞曰：密理厚皮者，三焦厚；粗理薄皮者，三焦薄。又曰：勇士者，三焦理横；怯士者，其焦理縱。又曰：上焦出于胃上口，並咽以上，貫膈而佈胸中。中焦亦併胃中，出上焦之後，泌糟粕，蒸津液，化精微而爲血。下焦者，别迴腸，注于膀胱而滲入焉。水穀者，居于胃中，成糟粕，下大腸而成下焦。又曰：上焦如霧，中焦如漚，下焦如瀆。既曰「無形」，何以有厚薄，何以有縱有横，何以如霧、如漚、如瀆，何以有氣血之别耶？

金匱真言論曰：東方青色，入通于肝，開竅于目，藏精于肝。其病發驚駭，其味酸，其類草木，其畜鷄。易曰：巽爲鷄，東方風木之畜也。其穀麥，麥成最早，故應東方春氣。其應四時，上爲歲星，是以春氣在頭也。春氣上升。其音角，其數八。易曰：天三生木，地八成之。是以知病之在筋也，其臭臊。禮月令云其「臭羶」。羶即臊也。南方赤色，入通于心，開竅于耳。陰陽應象論曰：心在竅爲舌，腎在竅爲耳。此云開竅于耳，則耳兼心、腎也。藏精于心，故病在五臟。心爲五臟之君，心病則五臟應之。其味苦，其類火，其畜羊。五常政大論曰：其畜馬。此云羊者，或因午、未俱在南方耳。其穀黍。黍色赤，宜爲心家之穀。五常政大論云：其穀麥。二字相似，疑誤也。其應四時，上爲熒惑星，是以知病之在脉也。其音徵，其數七。地二生火，天七成之。其臭焦。焦爲火氣所化。中央黄色，入通于脾，故病在舌本。脾之脉連舌本，散舌下。其味甘，其類土，其畜牛。牛屬丑而色黄。易曰：坤爲牛。其穀稷。稷，小米也。粳者爲稷，糯者爲黍。爲五穀之長，色黄，屬土。其應四時，上爲鎮星，是以知病之在肉也。其音宫，其數五，其臭香。西方白色，入通于肺，開竅于鼻，藏精于肺，故病在背。肺雖在胸中，實附于背也。其味辛，其類金，其畜馬。肺爲乾象。易曰：乾爲馬。其穀稻。稻色白，故屬金。其應四時，上爲太白星，是以知病之在皮毛也，其音商，其數九。地四生金，天九成之。其臭腥。北方黑色，入通于腎，開竅于二陰，藏精于腎，故病在谿。氣穴論云：肉之大會爲谷，肉之小會爲谿。谿者，水所流注也。其味鹹，其類水，其畜彘。易曰：坎爲水。其穀豆。黑者屬水。其應四時，上爲辰星，是以知病之在骨也。其音羽，其數六。天一生水，地六成之。其臭腐。腐爲水氣所化。禮月令云：其臭朽。朽即腐也。

陰陽應象大論曰：東方生風，風生木，木生酸，酸生肝，肝生筋，筋生心。木生火也。肝主目。其在天爲玄，玄者，天之本色。此總言五臟，不專指肝也。在人爲道，道者，生天、生地、生物者也。肝主生生之令，故比諸道。

在地爲化。化，生化也。自無而有，自有而無，總名曰化。肝主春生，故言化耳。化生五味，道生智，生意不窮，智所由出。玄生神。玄冥之中，不存一物，不外一物，莫可名狀，强名曰神。○按，「在天爲玄」至此六句，以下四藏皆無，獨此有之，以春貫四時，元統四德，蓋兼五行六氣而言，非獨指東方也。觀天元紀大論，有此數語，亦總貫五行，義益明矣。神在天爲風，飛揚散動，週流六虚，風之用也，六氣之首也。在地爲木，在體爲筋，在臟爲肝，在色爲蒼，在變動爲握，握者，筋之用也。在竅爲目，在味爲酸，在志爲怒。怒傷肝，悲勝怒。悲爲肺志，金勝木也。風傷筋，燥勝風。燥爲肺氣，金勝木也。酸傷筋，辛勝酸。辛爲肺味，金勝木也。南方生熱，熱生火，火生苦，苦生心，心生血，血生脾。火生土也。心主舌。舌爲心之官也。其在天爲熱，在地爲火，在體爲脉，在藏爲心，在色爲赤，在音爲徵，在聲爲笑，在變動爲憂，心有餘則笑，不足則憂。在竅爲舌，在味爲苦，在志爲喜。喜傷心，恐勝喜。恐爲腎志，水勝火也。熱傷氣，壯火食氣。寒勝熱。水勝火也。苦傷氣，苦爲心味，氣屬金家，火尅金也。苦爲大寒，氣爲陽主，苦則氣不和矣。鹹勝苦。鹹爲腎味，水尅火也。中央生濕，濕生土，土生甘，甘生脾，脾生肉，肉生肺。土生金也。脾主口，其在天爲濕，在地爲土，在體爲肉，在藏爲脾，在色爲黄，在音爲宫，在聲爲歌，在變動爲噦，在竅爲口，在味爲甘，在志爲思。思傷脾，怒勝思。木勝土也。濕傷肉，風勝濕。木勝土也。

甘傷肉，酸勝甘。木味勝土。西方生燥，燥生金，金生辛，辛生肺，肺生皮毛，皮毛生腎。金生水也。肺主鼻，其在天爲燥，在地爲金，在體爲皮毛，在藏爲肺，在色爲白，在音爲商，在聲爲哭，悲哀則哭，肺之聲也。在變動爲咳，在竅爲鼻，在味爲辛，在志爲憂。金氣燥悽，故令人憂，憂甚則悲矣。憂傷肺，悲憂則氣消。喜勝憂。熱傷皮毛，寒勝熱。水制火也。辛傷皮毛，苦勝辛。火制金也。北方生寒，寒生水，水生鹹，鹹生腎，腎生骨髓，髓生肝。水生木也。腎主耳，其在天爲寒，在地爲水，在體爲骨，在藏爲腎，在色爲黑，在音爲羽，在聲爲呻，在變動爲慄，寒則戰慄，恐則戰慄，腎水之象也。在竅爲耳，在味爲鹹，在志爲恐。恐傷腎，恐則足不能行，恐則遺尿，恐則陽痿，是其傷也。思勝恐。土制水也。寒傷血，陰陽應象大論云：寒傷形。血爲有形，形即血也。燥勝寒。燥則水涸，故勝寒。若五行之常，宜土濕勝水寒，然濕與寒同類，不能制也。鹹傷血，甘勝鹹。土勝水也。新校正云：在東方曰風，傷筋，酸傷筋。中央曰濕，傷肉，甘傷肉。是自傷也。南方曰熱，傷氣，苦傷氣。北方曰寒，傷血，鹹傷血。是傷我所勝也。西方云熱，傷皮毛，是所不勝傷已也。辛傷皮毛，是自傷也。五方所傷，有此三例不同。

靈樞本神篇曰：天之在我者，德也；地之在我者，氣也。德流氣薄而生者也。理賦于天者，德也；形成于地者，氣也。天地絪緼，德下流而氣上薄，人乃生焉。故生之來謂之精。來者，所從來也。生之來，即有生之初也。陰陽二氣，各有其精。精者，即天一生水，地六成之，爲五行之最初，故萬物初生，其來皆水。易曰「男女媾精，萬物化生」是也。兩精相搏謂之神。兩精者，陰陽也。相搏者，交媾也。易曰：天數五，地數五，五位相得，而各有合。周子曰：二五之精，妙合而凝。即兩精相搏也。神者，至靈至變，無形無象，奈何得之精搏之後乎？天元紀大論曰：陰陽不測之謂神。易曰：知變化之道者，其知神之所爲乎？神者，即虛極之本，生天、生地者也。瀰滿乾坤，無之非是，故易曰「神無方」，即天之所以爲天、地之所以爲地者也。二五妙合之後，宛然小天地矣，故云。隨神往來者，謂之魂；並精而出入者，謂之魄。陽神曰魂，陰神曰魄。人之生也，以氣養形，以形攝氣。氣之神曰魂，形之靈曰魄。生則魂載于魄，魄檢其魂；死則魂歸于天，魄歸于地，魂喻諸火，魄喻諸鏡。火有光焰，物來便燒；鏡雖照見，不能燒物。夫人夢有動作，身常靜定。動者魂之用，靜者魄之體也。夫精爲陰，神爲陽，魂爲陽，魄爲陰。故隨神往來，並精出入，各從其類也。所以任物者謂之心。神雖藏于心，神無形而體虛，心有形而任物，君主之官，萬物皆任也。心有所憶謂之意。心已起而未有定屬者，意也。意之所存謂之志。意已決而確然不變者，志也。因志而存變謂之思。志雖定而反覆計度者，思也。因思而遠慕謂之慮。思之不已，必遠有所慕。憂疑展轉者，慮也。因慮而處物謂之智。慮而後動，處事靈巧者，智也。五者各歸所主之藏，而總統于心，故諸藏爲臣使，而心爲君主也。

心怵惕思慮則傷神，神傷則恐懼自失，破䐃脱肉，毛悴色夭，死于冬。神藏于心，心傷則神不安，失其主宰也。心者，脾之母。心虛則脾亦薄，肉乃消瘦也。毛悴者，憔悴也。色夭者，心之色赤，赤欲如白裹朱，不欲如赭。火衰畏水，故死于冬。

脾愁憂而不解則傷意，意傷則悗亂，四肢不舉，毛悴色夭，死于春。憂本傷肺，今以屬脾者，子母相通也。憂則氣滯而不運，故悗悶也。四肢禀氣于胃，而不得至經，必因于脾，乃得禀也，故脾傷則四肢不舉。脾之色黃，黃欲如羅裹雄黃，不欲如黃土，土衰畏木，故死于春。

肝悲哀動中則傷魂，魂傷則狂忘不精，不精則不正，當人陰縮而攣筋，兩脇骨不舉，毛悴色天，死于秋。悲哀亦肺之志，而傷肝者，金伐木也。肝藏魂，魂傷則或爲狂亂，或爲健忘。不精者，失其精明之常，則邪妄而不正也。

肝主筋，故陰縮攣急。兩脇者，肝之分，肝敗則不舉。肝色青，青欲如蒼璧之澤，不欲如藍。木衰畏金，故死于秋。

肺喜樂無極則傷魄，魄傷則狂，狂者意不存人，皮革焦，毛悴色夭，死于夏。喜樂屬心，而傷肺者，火乘金也。肺藏魄，魄傷則不能鎮静而狂。意不存人者，旁若無人也。肺主皮，故皮革焦也。肺色白，白欲如鵝羽，不欲如鹽。金衰畏火，故死于夏。

腎盛怒而不止則傷志，志傷則喜忘其前言，腰脊不可以俯仰屈伸，毛悴色夭，死于季夏。怒者肝志，而傷腎者，子母相通也。腎藏志，志傷則喜忘其前言。腰爲腎之府，脊爲腎之路，腎傷則不可俯仰屈伸。腎色黑，黑欲如重漆色，不欲如地蒼。水衰畏土，故死于季夏。恐懼而不解則傷精，精傷則骨痠痿厥，精時自下。此亦腎傷也，特傷于本臟之志，爲異于前耳。恐則氣下，故精傷。腎主骨，精傷則骨痠。痿者陽之痿，厥者陽之衰。閉藏失職，則不因交感，精自下矣。

經脉别論曰：食氣入胃，散精于肝，淫氣于筋。精者，食之輕清者也。肝主筋，故胃家散佈于肝，則浸淫滋養于筋也。食氣入胃，濁氣歸心，淫精于脉。濁者，食之厚濁者也。心主血脉，故食氣歸心，則精氣浸淫于脉也。脉氣流經，經氣歸于肺。肺朝百脉，輸精于皮毛。淫于脉者，必流于經；經脉流通，必由于氣。氣主于肺，而爲五臟之華蓋，故爲百脉之朝會。皮毛者，肺之合也，是以輸精。毛脉合精，行氣于肺。脉主毛，心主脉；肺藏氣，心生血。一氣一血，奉以生身；一君一相，皆處其上，而行氣于氣府，即膻中也。府精神明，留于四臟，氣歸于權衡。膻中，即心胞絡，爲心之腑。腑所受之精，還禀命于神明，神明屬心，五臟之君主。「留」當作「流」。流其精于四臟，則四臟之氣，咸得其平，而歸于權衡矣。權衡者，平也，故曰主明則下安，主不明則十二官危。權衡以平，氣口成寸，以决死生。臟腑既平，必朝宗于氣口，成一寸之脉，以决死生也。飲入于胃，遊溢精氣，上輸于脾。脾氣散精，上歸于肺。水飲入胃，先輸于脾，是以中焦如漚也。脾氣散精，朝于肺部，象地氣上升，而蒸爲雲霧，是以上焦如霧也。通調水道，下輸膀胱。肺氣運行，水隨而注，故通調水道，下輸膀胱，是以下焦如瀆也。若氣不能下化，則小便不通，故曰：膀胱者，州都之官，津液藏焉，氣化則能出矣。水精四佈，五經並行，合于四時，五臟陰陽，揆度以爲常也。脉化氣以行水，分佈于四臟，則五臟並行矣。合于四時者，上輸象春夏之升，下輸象秋冬之降也。五臟陰陽者，即散精、淫精、輸精是也。如是，則不愆于道揆法度矣，故以爲常也。

五運行大論：帝曰：病之生變，何如？岐伯曰：氣相得則微，不相得則甚。相得者，彼此相生，則氣和而病微；不相得者，彼此相尅，則氣乖而病甚。帝曰：主歲何如？岐伯曰：氣有餘，則制己所勝，而侮所不勝；其不及，則己所不勝侮而乘之，己所勝輕而侮之。主歲，謂五運六氣，各有所主之歲也。己所勝，我勝彼也；所不勝，彼勝我也。假令木氣有餘，則制己所勝，而土受其尅，濕化乃衰。侮所不勝，則反受木之侮也。木氣不足，則己所不勝者，金來侮之。己所勝者，土亦侮之。侮反受邪，侮而受邪，寡于畏也。恃我能勝，侮之太甚，則有勝必復，反受其邪。如木來尅土，侮之太甚。則脾土之子，實肺金也；乘木之虚，來復母讐。如吴王起傾國之兵，與中國争，越乘其虚，遂入而滅吴矣。此因侮受邪，五行勝復之自然者也。

靈樞決氣篇曰：兩神相搏，合而成形，常先身生，是謂精。兩神相搏，即陰陽交媾，精互而成形，精爲形先也。本神篇曰：「兩精相搏謂之神。」此又曰「兩神」云云者，蓋神爲精宰，精爲神用，神中有精，精中亦有神也。益以見神之虚靈，無在不有，精且先身而生，神復先精而立，前乎無始，後乎無終。知此者，可與言神矣。上焦開發，宣五穀味，熏膚充身澤毛，若霧露之溉，是謂氣。氣屬陽，本乎天者親上，故在上焦，開發宣佈，上焦如霧者是也。邪客篇云：宗氣積于胸中，出于喉嚨，以貫心肺，而行呼吸焉。刺節真邪論曰：真氣受于天，與穀氣並而克身者也。營衛篇曰：人受氣于穀。穀入于胃，以傳于肺，五臟六腑，皆以受氣，故能熏膚，充身澤毛。腠理發泄，汗出溱溱，是謂津。津者，陽之液。汗者，津之發也。穀入氣滿，淖澤注于骨，骨屬屈伸；泄澤，補益腦髓，皮膚潤澤，是謂液。液者，陰之津。穀入于胃，氣滿而化液，故能潤骨。骨受潤，故能屈伸；經脉流，故能泄澤。內而補腦髓，外而潤皮膚，皆液也。中焦受氣取汁，變化而赤，是謂血。水穀必入于胃，故中焦受穀，運化精微，變而爲汁，又變而赤，以奉生身，是名爲血。壅遏營氣，令無所避，是謂脉。壅遏者，隄防也，猶道路之界、江河之岸也。俾營氣無所避，而必行其中者，謂之脉。脉者，非氣非血，所以行氣行血者也。精脱者，耳聾。耳爲腎竅，精脱則耳失其用矣。氣脱者，目不明。臟腑之陽氣，皆上注于目，氣脱則目失其用矣。津脱者，腠理開，汗大泄。汗，陽津也。汗過多，則津必脱，故曰「汗多亡陽」。液脱者，骨屬屈伸不利，色夭，腦髓消，脛痠，耳數鳴。液脱，則骨髓枯，故屈伸不利，腦消脛痠，色亦枯夭也。耳鳴者，液脱則腎虛也。血脱者，色白，夭然不澤。色之榮者，血也；血脱者，色必枯白也。

愚按，臟腑攸分，固微渺也，指而列之，則有象可按矣。古之至神者，若見垣，若内照，咸用此耳。然變變化化，有不可以常法律者，則象也而神矣，故曰：廢象者暗行，膠象者待兔。

内經知要卷下

經絡

靈樞經脉篇曰：肺手太陰之脉，起于中焦。手之三陰，從臟走手，故手太陰肺脉起于中焦，當胃之中脘也。十二經者，營也，故曰「營行脉中」。首言肺者，肺朝百脉也。循序相傳，盡于肝經，終而復始，又傳于肺，是爲一週。下絡大腸。肺與大腸爲表裏，故絡大腸。凡十二經相通，各有表裏，在本經者曰屬，他經者曰絡。還循胃口。還，復也。循，繞也。下絡大腸，還上循胃口。上膈，屬肺，身中膈膜，居心肺之下，前齊鳩尾，後齊十一椎，週圍相着，以隔濁氣，不使熏于肺也。從肺系，横出腋下。肺系，喉嚨也。腋下者，膊下脇上也。下循臑内，臑者，膊之内側，上至腋，下至肘也。行少陰心主之前。少陰者，心也。心主者，胞絡也。手之三陰，太陰在前，厥陰在中，少陰在後。下肘中，循臂内。膊與臂之交曰肘。内者，内側也。上骨下廉，入寸口。骨，掌後高骨也。下廉，骨下側也。寸口，即動脉也。上魚，循魚際。手腕之上，大指之下，肉隆如魚，故曰魚。寸口之上，魚之下，曰魚際穴。出大指之端。端，指尖也。手太陰肺經止于此。其支者，從腕後，直出次指内廉，出其端。支者，如本之枝也。正經之外，復有旁分之絡。此本經别絡從腕後，直出次指之端，交商陽穴，而接手陽明經也。

大腸手陽明之脉，起于大指、次指之端。次指，食指也。手之三陽，從手至頭。循指上廉，出合谷兩骨之間。上廉，上側也。凡諸經脉，陽行于外，陰行于内，後諸經皆同。合谷，穴名。兩骨，即大指、次指後岐骨也。俗名虎口。上入兩筋之中。腕中上側，兩筋陷中，陽谿穴也。循臂上廉，入肘外廉，上臑外前廉，上肩，出髃骨之前廉。肩端骨罅爲髃骨。上出于柱骨之會上。背之上頸之根，爲天柱骨。六陽皆會于督脉之大椎，是爲會上。下入缺盆絡肺，下膈，屬大腸。自大椎而前，入缺盆絡肺，復下膈，當臍旁，屬于大腸。其支者，從缺盆，上頸貫頰，入下齒中。其下曲處爲頰。還出挾口，交人中，左之右，右之左，上挾鼻孔。人中，即督脉之水溝穴。由人中而左右互交，上挾鼻孔，手陽明經止于此，自山根交承泣，而接足陽明經也。

胃足陽明之脉，起于鼻交頞中。頞，鼻莖也，又名山根。足之三陽，從頭至足。旁納太陽之脉。納，入也。足太陽起于目内眥，與頞交近。下循鼻外，入上齒中，還出挾口，環唇，下交承漿。環，遶也。承漿，任脉穴。卻循頤後，下廉，出大迎。腮下爲頷，頷中爲頤。循頰車上耳前，過客主人，循髮際，至額顱。頰車在耳下，本經穴也。客主人在耳前，足少陽經穴也。髮之前際爲額顱。其支者，從大迎前下人迎，循喉嚨，入缺盆，下膈，屬胃絡脾。絡脾者，胃與脾爲表裏也。其直者，從缺盆下乳内廉，下挾臍，入氣街中。氣街，即氣衝也，在毛際兩旁鼠鼷上一寸。其支者，起于胃口，下循腹裏，下至氣街中而合。胃口者，胃之下口，即幽門也。支者與直者，會合于氣街。以下髀關，抵伏兔，下膝臏中，下循胻外廉，下足跗，入中指内間。抵，至也。髀關、伏兔，皆膝上穴也。膝蓋曰臏，骭骨曰胻，足面曰跗。由跗而入足之中指内間，足陽明經止于此。其支者，下廉三寸而別，下入中指外間；其支者，别跗上，入大指間，出其端。陽明别絡，入中指外間。又其支者，别行入大指間，斜出足厥陰行間之次，循大指出其端，而接足太陰經也。

脾足太陰之脉，起于大指之端。足之三陰，從足走腹，故足太陰脉發于此。循指内側白肉際，過核骨後，上内踝前廉。核骨，在足大指本節後内側圓骨也。滑氏誤作孤拐骨。上踹。音傳。内循胻骨後，交出厥陰之前。足肚曰踹。交出厥陰之前，即地机、陰陵泉也。上膝股内前廉。股，大腿也。前廉者，上側也。當血海、箕門之次。入腹，屬脾絡胃。脾胃爲表裏，故屬脾絡胃。上膈挾咽，連舌本，散舌下；其支者，復從胃别上膈，注心中。足太陰外行者，由腹上府舍、腹結等穴，散于胸中，而止于大包。其内行而支者，自胃脘上膈注心，而接手少陰經也。

心手少陰之脉，起于心中，出屬心係。心當五椎之下，其繫有五，上繫連肺，肺下繫心，心下三繫連脾、肝、腎，故心通五臟，而爲之主也。下膈絡小腸。心與小腸爲表裏，故下膈當臍上二寸，下脘之分絡小腸也。其支者，從心係上挾咽，繫目係，其直者，復從心係卻上肺，下出腋下。出腋下，上行極泉穴，手少陰經行于外者始此。下循臑内後廉，行太陰、心主之後。臑内後廉，青靈穴也。手之三陰，少陰居太陰、厥陰之後。下肘内，循臂内後廉，抵掌後鋭骨之端。手腕下踝爲鋭骨，神門穴也。入掌内後廉，循小指之内，出其端。手少陰經止于此，乃交小指外側，而接手太陽經也。滑氏曰：心爲君主，尊于他臟，故其交經授受，不假支别云。

小腸手太陽之脉，起于小指之端，循手外側，上腕，出踝中。前谷、後谿、腕骨等穴。直上，循臂骨下廉，出肘内側兩筋之間。循臂下廉，陽谷等穴，出肘内側兩骨尖陷中，小海穴也。上循臑外後廉。行手陽明、少陽之外。出肩解，遶肩胛，交肩上。肩後骨縫曰肩解。肩胛者，臑腧、天宗等處。肩上者，秉風、曲垣等穴。左右交于兩肩之上，會于督脉之大椎。入缺盆，絡心。心與小腸爲表裏。循咽下膈，抵胃，屬小腸。循咽下膈，抵胃，當臍上二寸，屬小腸。此本經之行于内者。其支者，從缺盆循頸上頰，至目鋭眥，卻入耳中。其支行于外者，出缺盆，循頸中之天窗、上頰後之天容，由顴髎以入耳中聽宫穴也，手太陰經止于此。其支者，別循頰上䪼，抵鼻，至目内眥，斜絡于顴。目下爲䪼，目内角爲内眥。顴，即顴髎穴。手太陽自此交目内眥，而接足太陽經也。

膀胱足太陽之脉，起于目内眥，上額交巔。由攢竹上額，歷曲差、五處等穴。自絡卻穴左右斜行，而交于巔頂之百會。其支者，從巔至耳上角。支者，由百會旁行，至耳上角，過足少陽之曲鬢、率谷、天衝、浮白、竅陰、完骨，故此六穴者皆足太陽少陽之會。其直者，從巔入絡腦。自百會、通天、絡郄、玉枕，入絡于腦。還出別下項，循肩髆内，挾脊抵腰中。腦後復出別下項，由天柱而下，會督脉之大椎、陶道，却循肩髆内，作四行而下，挾脊抵腰。入循膂，絡腎屬膀胱。腎與膀胱爲表裏也。夾脊兩旁之肉曰膂。其支者，從腰中下挾脊，貫臀，入膕中。尻旁大肉曰臀，膝後曲處曰膕。其支者，從髆内左右，別下貫胛，挾脊内。此支言肩髆内，大杼下，外兩行也。左右貫胛，去脊各三寸別行，歷附分、魄户、膏肓等穴，挾脊下，過髀樞。過髀樞，循髀外，從後廉下合膕中。會于足少陽之環跳，循髀外後廉，去承扶一寸五分之間下行，復與前之入膕中者相會合。以下貫踹内，出外踝之後，循京骨至小指外側。小指本節後大骨曰京骨，足太陽經穴止此，乃交于小指之下，而接足少陰經也。

腎足少陰之脉，起于小指之下，邪走足心，出于然谷之下，循内踝之後，別入跟中。然谷在内踝前、大骨下。內踝之後，別入跟中，即太谿、太鍾等穴。以上踹內，出膕內廉，上股內後廉，貫脊，屬腎，絡膀胱。上股內後廉，結于督脉之長强。以貫脊而後屬于腎，前當關元、中極，而絡于膀胱，相爲表裏也。其直者，從腎上貫肝膈，入肺中，循喉嚨，挾舌本。其直行者，從肓俞屬腎處上行，循商曲、石關、陰都、通谷諸穴，貫肝上，循幽門，上膈，歷于步廊，入肺中，循神封、靈墟、神臟、彧中、俞府，而上循喉嚨，併人迎，挾舌本而終。其支者，從肺出，絡心，注胸中。支者，自神臟之際，從肺絡心至胸，以上俞府諸穴，足少陰經止于此，而接手厥陰經也。

心主手厥陰心胞絡之脉，起于胸中。心主者，心之所主也。胞絡爲心之腑，故名。出屬心胞絡，下膈，歷絡三焦。包絡爲心君之外衛，三焦爲臟腑之外衛，故爲表裏而相絡。諸經皆無「歷」字，獨此有之，達上、中、下也。其支者循胸出脇下腋三寸。腋下三寸天池，手厥陰經穴始此。上抵腋，下循臑內，行太陰、少陰之間。上抵腋下之天泉，循臑內，行太陰、少陰之間，以手之三陰，厥陰在中也。入肘中，下臂，行兩筋之間。入肘中，曲澤也。下臂行兩筋之間，郄門、間使、内關、大陵也。入掌中，循中指，出其端。掌中，勞宮也。中指端，中衝也。手厥陰經止于此。其支者，別掌中，循小指，次指，出其端。次指者，無名指也。支者，自勞宮別行無名指端，而接乎手少陽經也。

三焦手少陽之脉，起于小指、次指之端，上出兩指之間。即小指、次指之間，液門、中渚穴。循手表腕，出臂外兩骨之間。手表腕，陽池也。臂外兩骨間，外關、支溝等穴。上貫肘，循臑外上肩，而交出足少陽之後。上貫肘之天井，循臑外，歷清冷淵、消濼、臑會，上肩髎，自天髎而交出足少陽之後也。入缺盆，佈膻中，散絡心包，下膈，循屬三焦。內行者入缺盆，復由足陽明之外，下佈膻中，散絡心包，相爲表裏。自上焦下膈，循中焦以約下焦。其支者，從膻中，上出缺盆，上項，繫耳後，直上出耳上角，以屈下頰至䪼。其支行于外者，自膻中上缺盆，會于督脉之大椎，循天牖，繫耳後之翳風、瘈脉、顱息，出耳上角，過足少陽之懸釐、頷厭，下行耳煩，至䪼。其支者，從耳後入耳中，出走耳前，過客主人，前交頰，至目鋭眥。此支從耳後翳風入耳中，過手太陽之聽宮，出走耳前，過足少陽之客主人，交頰上絲竹空，至目鋭眥，會于童子髎，手少陽經止于此，而接足少陽經也。

膽足少陽之脉，起于目鋭眥，上抵頭角，下耳後。由聽會、客主人抵頭角，下耳後，行天衝、浮白、竅陰、完骨。循頸行手少陽之前，至肩上，卻交出手少陽之後，入缺盆。循頸，過手少陽之天牖，行少陽之前，下至肩上，循肩井，復交出手少陽之後，過督脉之大椎，而入于足陽明缺盆之外。其支者，從耳後入耳中，出走耳前，至目鋭眥後。從耳後顳顬，過手少陽之翳風，過手太陽之聽宮，出走耳前，後自聽會至目鋭眥。其支者，別鋭眥，下大迎，合于手少陽，抵于䪼。支者，別自目外眥，下足陽明大迎，由手少陽之絲竹、和髎，而抵于䪼。下加頰車，下頸合缺盆。自頰車下頸，循本經之前，與前之入缺盆者會合。以下胸中，貫膈絡肝，屬膽，循脇裏，出氣街，遶毛際，横入髀厭中。下胸，當手厥陰天池之分貫膈。足厥陰期門之分絡肝，本經日月之分屬膽，而相爲表裏。乃循脇裏，由足厥陰章門下行，出足陽明氣街，遶毛際，合于足厥陰，以横入髀厭中、環跳穴。其直者，從缺盆下腋，循胸過季脇，下合髀厭中。直而行于外者，從缺盆下行，復與前之入髀厭者會合。以下循髀陽，出膝外廉，下外輔骨之前。髀陽，髀之外側也。輔骨，膝兩旁高骨也。由髀陽歷中瀆、陽關，出膝外廉，下外輔骨之前，自陽陵泉以下陽交等穴。直下抵絶骨之端，下出外踝之前，循足跗上，入小指、次指之間。外踝上骨際曰絶骨，陽輔穴也。下行懸鍾，循足面，入小指、次指之間，至竅陰穴，足少陽經止于此。其支者，別跗上，入大指之間，循大指岐骨内，出其端。還貫爪甲，出三毛。足大指、次指本節後骨縫爲岐骨，大指爪甲後二節間爲三毛，自此接足厥陰經。

肝足厥陰之脉，起于大指叢毛之際。叢毛，即三毛也。上循足跗上廉，去内踝一寸。足面上，行間、太衝也。内踝一寸，中封也。上踝八寸，交出太陰之後，上膕内廉。上踝，過足太陰之三陰交，歷蠡溝、中都，交出太陰之後，上膕内廉，至膝關、曲前也。循股陰，入毛中，過陰器。股陰，内側也。循股内之陰包、五里、陰廉，上會于足太陰之衝門、府舍，入陰毛中急脉，左右相交，環遶陰器，而會于任脉之曲骨。抵小腹，挾胃，屬肝，絡膽。入小腹，會于任脉之中極、關元，循章門至期門，挾胃，屬肝，下足少陽日月之所絡膽，肝膽相爲表裏也。上貫膈，佈脇肋。貫膈，行足太陰食竇之外，大包之裏，佈脇肋，上足少陽淵液、手太陰雲門，足厥陰經穴止此。循喉嚨之後，上入頏顙，連目係，上出額，與督脉會于巔。頏顙，咽顙也。目内深處爲目係，其内行而上者，循喉嚨後，入頏顙，行足陽明大迎、地倉、四白之外，内連目係，上出足少陽陽白之外臨泣之裏，與寸脉會于巔之百會穴。其支者，從目係下頰裏，環唇内。從目係下行任脉之外，本經之裏，下頰環唇。其支者，復從肝別貫膈，上注肺。從前期門屬肝之所，行足太陰食竇之外，本經之裏，別貫膈，上注肺。下行挾中脘之分，復接手太陰肺經，十二經一週已盡也。

任脉者，起于中極之下，以上毛際，循腹裏，上關元，至咽喉，上頤，循面入目。以下任、督、衝、蹻，皆奇經也。無表裏配合，故謂之奇。中極，任脉穴也，在曲骨上一寸。中極之下爲胞宮，任、督、衝三脉，皆起于胞宮，而出于會陰。任由會陰而行腹，督由會陰而行背，衝由會陰出，併少陰而散胸中。

衝脉者，起于氣者，併少陰之經，挾臍上行，至胸中而散。起者，外脉所起，非發源也。氣街，即氣衝，在毛際兩旁。起于氣街，併足少陰之經，會于横骨、大赫等十一穴，挾臍上行，至胸中而散，此衝脉之前行者也。然少陰之脉，上股内後廉，貫脊屬腎，衝脉亦入脊内伏衝之脉。然則衝脉之後行者，當亦併少陰無疑也。

任脉爲病，男子内結七疝，女子帶下瘕聚。任脉自前陰上毛際，行腹裏，故男女之爲病若此也。

衝脉爲病，逆氣裏急。衝脉挾臍，上行至胸，氣不順則逆，血不和則急也。

督脉爲病，脊强反折。督脉貫脊，故病如此。

督脉起于少腹以下骨中央，女子入繫廷孔。少腹乃胞宫之所居。骨中央者，横骨下近外之中央也。廷，正也，直也。廷孔，溺孔也。

其孔，溺孔之端也。女人溺孔在前陰中横骨之下，孔之上際謂之端，乃督脉外起之所。雖言女子，然男子溺孔亦在横骨下中央，第爲宗筋所函，故不見耳。

其絡循陰器，合篡間，遶篡後。篡者，交篡之義，即前後二陰之間也。

别遶臀，至少陰，與巨陽中絡者合，少陰上股内後廉，貫脊屬腎。足少陰之脉，上股内後廉。足太陽之脉，外行者過髀樞，中行者挾脊貫臀，故此督脉之别遶臀，至少陰之分。與巨陽中絡者，合少陰之脉併行，而貫脊屬腎也。

與太陽起于目内眥，上額交巔，上入絡腦，還出别下項，循肩髆内，挾脊抵腰中，入循膂絡腎。此亦督脉之别絡，併足太陽經上頭下項，挾脊抵腰，復絡于腎。

其直行者，自尻上脊下頭，由鼻而至人中也。

其男子循莖下至篡，與女子等，其少腹直上者，貫臍中央，上貫心，入喉，上頤環脣，上繫兩目之下中央。此自小腹直上者，皆任脉之道，而此列爲督脉。啓玄子引古經云：任脉循背，謂之督脉。自少腹直上者，謂之任脉。亦謂之督脉。

此生病，從少腹上衝心而痛，不得前後，爲衝疝。此督脉自臍上貫心，故爲病如此，名爲衝疝，實兼衝、任而爲病也。

其女子不孕、癃痔、遺溺、嗌乾。女子諸症，雖由督脉所生，實亦任、衝之病。王氏曰：任脉者，女子得之以妊養也。衝脉者，以其氣上衝也。督脉者，督領諸脉之海也。

三脉皆由陰中而上，故其病如此。督脉生病，治督脉，治在骨上，甚者在臍下營。骨上，謂曲骨上毛際中。臍下營，謂臍下一寸陰交穴也，皆任脉之穴，而治腎脉之病，正以脉雖有三，論治但言督脉，而不云任、衝；所用之穴，亦以任爲督。可見三脉同體，督即任、衝之綱領，任、衝即督之別名耳。

蹻脉者，少陰之別，起于然谷之後。蹻脉有二：曰陰蹻，曰陽蹻。少陰之別，腎經之別絡也。然谷之後，照海也。此但言陰蹻，未及陽蹻，惟繆刺論曰：邪客于足陽蹻之脉，刺外踝之下半寸所。蓋陽蹻爲太陽之別，故難經曰：陽蹻脉起于跟中，循外踝上行入風池。陰蹻者，亦起于跟中，循內踝，上行至咽喉，交貫衝脉。故陰蹻爲足少陰之別，起于照海；陽蹻爲足太陽之別，起于申脉，庶得其詳也。上內踝之上，直上循陰股入陰，上循胸裏，入缺盆，上出人迎之前，入頄，屬目內眥，合于大陽、陽蹻而上行，氣並相還則爲濡目，氣不榮則目不合。自內踝直上，入陰循胸，皆並足少陰上行也。然足少陰之直者，循喉嚨而挾舌本，此則入缺盆，上出人迎之前，入頄，屬目內眥，以合于足太陽之陽蹻，是蹻脉有陰陽之異也。陰蹻、陽蹻之氣，並行迴還，而濡潤于目，若蹻氣不榮，則目不能合。

○按，陰維脉起于諸陰之交，其脉發于足少陰築賓穴，爲陰維之郄，在內踝上五寸腨肉分中。上循股內廉，上行入少腹，會足太陰、厥陰、少陰、陽明于府舍，上會足太陰于大横、腹哀，循脇肋，會足厥陰于期門，上胸膈，挾咽，與任脉會于天突、廉泉，上至頂泉而終。陽維脉起于諸陽之會，其脉發于足太陽金門穴，在足外踝下一寸五分，上外踝七寸，會足少陽于陽交，爲陽維之郄。循膝外廉，上髀厭，抵小腹側，會足少陽于居髎，循脇肋，斜上肘，上會手陽明、足太陽于臂臑，過肩前，與手少陽會于臑會、天髎，却會手足少陽、足陽明于肩井，入肩後，會手太陽、陽蹻于臑俞，上循耳後，會手、足少陽于風池，上腦空、承靈、正營、目窗、臨泣，下額，與手足少陽、陽明五脉，會于陽白，循頭入耳，上至本神而止。帶脉起于季脇足厥陰之章門穴，同足少陽循帶脉，圍身一週，如束帶然，又與足太陽會于五樞、維道。二蹻爲病，苦癲癇寒熱，皮膚淫痺，少腹痛，裏急，腰及髖窌下相連，陰中痛，男子陰痛，女人漏下。二維爲病，陰陽不能相維，則悵然失志，溶溶不能自收持。陽維爲病，苦寒熱；陰維爲病，苦心痛。陽維主表，陰維主裏。帶脉爲病，腹滿，腰溶溶如坐水中，婦人小腹痛，裏急後重，瘛瘲，月事不調，赤白帶下。李瀕湖云：奇經八脉者，陰維也，陽維也，陰蹻也，陽蹻也，衝也，任也，督也，帶也。陽維起于諸陽之會，由外踝而上行于衛分。陰維起于諸陰之交，由内踝而上行于營分，所以爲一身之綱維也。陽蹻起于跟中，循外踝上行于身之左右，陰蹻起于跟中，循内踝上行于身之左右，所以使機關之蹻捷也。督脉起于會陰，循背而行于身之後，爲陽脉之總督，故曰陽脉之海。任脉起于會陰，循腹而行于身之前，爲陰脉之承任，故曰陰脉之海。衝脉起于會陰，挾臍而行，直衝于上，爲諸脉之衝要，故曰十二經之海。帶脉則横圍于腰，狀如束帶，所以總約諸脉者也。是故陽維主一身之表，陰維主一身之裏，以乾坤言也。陽蹻主一身左右之陽，陰蹻主一身左右之陰，以東西言也。督主身後之陽，任、衝主身前之陰，以南北言也。帶脉横束諸脉，以六合言也。是故醫而知乎八脉，則十二經、十五絡之大旨得矣。

愚按，直行曰經，旁支曰絡。經有十二，手之三陰三陽、足之三陰三陽也。絡有十五者，十二經各有一別絡，而脾又有一大絡，并任、督二絡爲十五絡也。合計二十七氣，如泉之流，不舍晝夜。陰脉營于五臟，陽脉營于六腑。終而復始，如環無端。其流溢之氣，入于奇經，轉相灌溉，八脉無表裏配合，不成偶，故曰奇也。正經猶溝渠，奇經猶湖澤，譬之雨降溝盈，溢于湖澤也。臟腑者，經絡之本根。經絡者，臟腑之枝葉。諳于經絡，則陰陽表裏、氣血虚實，了然于心目。初學者必先于是，神良者亦不外于是。第粗工昧之，詆其迂遠不切，智士察之，謂其應變無窮耳。

治則

陰陽應象大論曰：陰陽者，天地之道也。萬物之綱紀，變化之父母，生殺之本始，神明之府也。治病必求其本。此明天地萬物，變化生殺，總不出于陰陽，察乎此者，可以當神明矣。故治病者，萬緒紛然，必求于本，或本于陰，或本于陽，陰陽既得，病祟焉逃？芩、連、薑、附，盡可回春；參、术、硝、黄，並能起死。此之未辨，畏攻畏補，憂熱憂寒，兩歧必至于誤生，廣絡遺譏于聖哲，本顧可弗求乎哉！

謹守病機，各司其屬。有者求之，無者求之；盛者責之，虚者責之。必先五勝，疏其血氣，令其調達而致和平。此言病狀繁多，各宜細察，然總不外于虛實也。謹守者，防其變動也。病而曰機者，狀其所因之不齊，而治之不可不圓活也。屬者，有五臟之異、六腑之異、七情之異、六氣之異、貴賤之異、老少之異，禀畀有虛實之異，受病有標本之異，風氣有五方之異，運氣有勝復之異，情性有緩急之異，有常貴後賤之脱營，常富後貧之氣離守，各審其所屬，而司其治也。「有者求之」二句，言一遇病症，便當審其所屬之有無也。「盛者責之」二句，是一章之大綱，于各屬有無之間，分別虛實而處治也。然至虛似實，大實似虛，此又不可不詳爲之辨也。必先五勝者，如木欲實，金當平之之類是也。疎其血氣，非專以攻伐爲事，或補之而血氣方行，或温之而血氣方和，或清之而血氣方治，或通之而血氣方調，正須隨機應變，不得執一定之法，以應無窮之變也。此治虛實之大法，一部内經之關要也。

至真要大論曰：君一臣二，奇之制也；君二臣四，偶之制也；君二臣三，奇之制也；君二臣六，偶之制也。君者，品味少而分兩多；臣者，品味多而分兩少。奇制從陽，偶制從陰。故曰：近者奇之，遠者偶之。汗者不可以偶，下者不可以奇。病在上者爲近，屬陽，故用奇方，取其輕而緩也；病在下者爲遠，屬陰，故用偶方，取其重而急也。汗者不以偶，陰沉不能達表也；下者不以奇，陽升不能降下也。補上治上制以緩，補下治下制以急，急則氣味厚，緩則氣味薄，適其至所，此之謂也。上藥宜緩，欲其曲留上部；下藥宜急，欲其直達下焦。欲急者，須氣味之厚；欲緩者，須氣味之薄。緩急得宜，厚薄合度，則適其病至之所，何患劑之弗靈乎？病所遠而中道氣味之者，食而過之，無越其制度也。病之所在遠，而藥則必由于胃，用之無法，則藥未達病所，而中道先受其氣味矣。當于食爲度，而使遠近適宜，是過之也。過，猶達也。欲其近者，藥在食後，則食載藥而留止于上；欲其遠者，藥在食前，則食墜藥而疾走于下。服藥有疾徐，根梢有升降，氣味有緩急，藥劑有湯、丸、膏、散，各須合法，無越其度也。是故平氣之道，近而奇偶，制小其服也。遠而奇偶，制大其服也。大則數少，小則數多。多則九之，少則二之。近病遠病，各有陰陽表裏之分；故遠方近方，各有奇偶相兼之法。或方奇而分兩偶，或方偶而分兩奇，此奇偶互用也。近而奇偶，制小其服。小則數多，而盡于九。蓋數多則分兩輕，性力緩而僅及近病也。遠而奇偶，制大其服，大則數少，而止于二。蓋數少則分兩重，性力專而直達遠病也，是皆奇偶互用法之變也。奇之不去則偶之，是謂重方；偶之不去，則反佐以取之。所謂寒熱温凉，反從其病也。此變通之法也。始用藥奇而病不去，變而爲偶，奇偶迭用，是曰重方。重者，複也。若偶之而又不去，則當求其微甚真假，反佐以取之。反佐者，順其性也。如以熱治寒而寒拒熱，則反佐以寒而入之；以寒治熱而熱格寒，則反佐以熱而入之。又如寒藥熱服，熱藥冷服，皆變通之妙用也。王太僕曰：熱與寒背，寒與熱違。微上之熱，爲寒所折；微小之冷，爲熱所消。大寒大熱，必能與違性者爭，與異氣者格，是以聖人反其佐以同其氣，令聲應氣求也。

至真要大論曰：辛甘發散爲陽，酸苦涌泄爲陰。鹹味涌泄爲陰，淡味滲泄爲陽。六者或收或散，或緩或急，或燥或潤，或耎或堅，以所利而行之，調其氣使其平也。涌，吐也。泄，瀉也。滲泄，利小便也。辛主散、主潤，甘主緩，酸主收、主急，苦主燥、主堅，鹹主耎，淡主滲泄。各因其利而行之，氣可平矣。寒者熱之，熱者寒之。微者逆之，甚者從之。義見上。堅者削之，客者除之。勞者温之，結者散之。留者攻之，燥者濡之。急者緩之，散者收之。損者益之，逸者行之。驚者平之，上之下之。摩之浴之，薄之劫之。開之發之，適事爲故。温之，甘温能除大熱也。逸，即安逸也。饑飽勞逸，皆能成病。過于逸，則氣脉凝滯，故須行之。上者，吐也。摩者，按摩也。薄者，即薄兵城下之義。適事爲故，猶云中病爲度，適可而止，毋太過以傷正，毋不及以留邪也。

逆者正治，從者反治，從少從多，觀其事也。從少，謂一從而二逆；從多，爲二從而一逆也。事即病也，觀其病之輕重，而爲之多少也。熱因寒用，寒因熱用。塞因塞用，通因通用。必伏其所主，而先其所因，其始則同，其終則異。可使破積，可使潰堅。可使氣和，可使必已。寒病且熱，然寒甚者格熱，須熱藥冷服，此熱因寒用也。熱病宜寒，然熱甚者格寒，須寒藥熱服，此寒因熱用也。塞因塞用者，如下氣虛乏，中焦氣壅，欲散滿則更虛其下，欲補下則滿甚于中。治不知本而先攻其滿，藥入或減，藥過依然，氣必更虛，病必轉甚。不知少服則壅滯，多服則宣通，峻補其下，則下自實，中滿自除矣。通因通用者，或挾熱而利，或凝寒而泄。寒者以熱下之，熱者以寒下之。伏其所主，利病之本也；先其所因者，求病之由也。其始則同，言正治也；其終則異，言反治也。明于反治，何病不愈。

諸寒之而熱者，取之陰；熱之而寒者，取之陽。所謂求其屬也。用寒藥治熱病，而熱反增，非火有餘，乃陰不足也。陰不足則火亢，故當取之陰，但補陰則陽自退耳。用熱藥治寒症，而寒反增，非寒有餘，乃陽不足也。陽不足則陰寒，故當取之陽，但補水中之火，則寒自消耳。求其屬者，求于本也。一水一火，皆于腎中求之，故王太僕曰：益火之源，以消陰翳；壯水之主，以制陽光。六味、八味二丸是也。

夫五味入胃，各歸所喜攻。酸先入肝，苦先入心，甘先入脾，辛先入肺，鹹先入腎。久而增氣，物化之常也；氣增而久，夭之由也。增氣者，助其氣也。如黄連之苦，本入心瀉火，多服黄連，反助心火。故五味各歸，久而增氣，氣增必夭折，可不慎歟？

陰陽應象大論曰：因其輕而揚之，因其重而減之，因其衰而彰之。輕者在表，宜揚而散之；重者在内，宜減而瀉之。衰者不補，則幽潛沉冤矣。補則再生，故曰彰。形不足者，温之以氣；精不足者，補之以味。此彰之之法也。陽氣衰微，則形不足，温之以氣，則形漸復也。陰髓枯竭，則精不足，補之以味，則精漸旺也。其高者因而越之。高者，病在上焦。越者，吐也。越于高者之上也。其下者，引而竭之。下者，病在下焦。竭者，下也，引其氣夜就下也，通利二便皆是也。

或云引者，蜜導、膽導之類。竭者，承氣、抵當之類。中滿者瀉之于內。中滿，非氣虛中滿也，如脹滿而有水、有積，傷寒而結胸便閉是也。「內」字與「中」字照應。其有邪者，漬形以爲汗。漬，浸也。如布桃枝以取汗，或煎湯液以薰蒸。或表輕邪重，藥不能汗。或冬月天寒，發散無功，非漬形之法不能汗也。其在皮者，汗而發之。邪在皮則淺矣，但分經汗之可也。其慓悍者，按而收之。慓者，急也。悍者，猛也。怒氣傷肝之症也。按者，制伏酸收，如芍藥之類是也。其實者，散而瀉之。陰實者，以丁、薑、桂、附散其寒；陽實者，以芩、連、梔、栢瀉其火。審其陰陽，以別柔剛。審病之陰陽，施藥之柔剛。陽病治陰，陰病治陽。陽勝者陰傷，治其陰者，補水之主也；陰勝者陽傷，治其陽者，補水中之火也。定其血氣，各守其鄉。或血或氣，用治攸分，各不可紊也。血實宜決之。導之下流，如決江河也。氣虛宜掣引之。提其上升，如手掣物也。

五常政大論曰：病有久新，方有大小，有毒無毒，固宜常制矣。病久者宜大劑，病新者宜小劑。無毒者宜多用，有毒者宜少用。大毒治病，十去其六；常毒治病，十去其七；小毒治病，十去其八；無毒治病，十去其九。藥不及則病不痊，藥太過則正乃傷。大毒治病，十去其六，便當止矣。毒輕則可任，無毒則可久任也。穀肉果菜，食養盡之。無使過之，傷其正也。病雖去而有未盡去者，當以飲食養正，而餘邪自盡；若藥餌太過，便傷正氣。不盡，行復如法。食養而猶不盡，再用藥如前法以治之。必先歲氣，毋伐天和。五運有紀，六氣有序，四時有令，陰陽有節，皆歲氣也。人氣應之，以生長收藏，此天和也。于此未明，則犯歲氣、伐天和矣。

六元正紀大論：黄帝問曰：婦人重身，毒之何如？岐伯曰：有故無殞，亦無殞也。有孕曰重身。毒之，用毒藥也。故者，如下文大積大聚之故。有是故而用是藥，所謂有病則病當之，故孕婦不殞，胎亦不殞也。帝曰：願聞其故何謂也？岐伯曰：大積大聚，其可犯也，衰其大半而止。大積大聚，非毒藥不能攻，然但宜衰其大半，便當禁止，所謂「大毒治病，十去其六」者是也。

愚按，論治之則，載由經籍；圓通之用，妙出吾心。如必按圖索驥，則後先易轍，未有不出者矣。子輿氏曰：梓匠輪輿，能與人以規矩，不能使人巧。故夫揆度陰陽，奇恒五中，决以明堂，審于終始，其亦巧于規矩者乎？

病能

至真要大論曰：諸風掉眩，皆屬于肝。諸風者，風病不一也。掉，摇動也。眩，昏花也。風木善動，肝家之症也。掉、眩雖同，而虚實有别，不可不察焉。諸寒收引，皆屬于腎。收，斂束也。引，牽急也。筋脉攣急，本是肝症，而屬于腎者，一則以腎肝之症同一治，一則腎主寒水之化，腎虚則陽氣不充，營衛凝泣，肢體攣踡，所謂寒則筋急也。諸氣膹鬱，皆屬于肺。膹者，喘急上逆。鬱者，痞塞不通。肝主氣，氣有餘者，本經自伏之火；氣不足者，則火邪乘之。虚實之分，極易殺誤，所當精辨。近世庸者，概指爲肺熱，而攻其有餘，虚虚之禍，良可嗟悼！諸濕腫滿，皆屬于脾。脾司濕化，又主肌肉，内受濕淫，肌體腫滿，故屬于脾。土氣太過，則濕邪盛行，其病驟至，法當分疏。土氣不及，則木乘水侮，其病漸成，法當培補。二者易治，比于操刃。諸熱瞀瘛，皆屬于火。昏悶曰瞀，抽掣曰瘛。邪熱傷神則瞀，亢陽傷血則瘛。雖皆屬火，亦有虚實之分。丹溪曰：「實火可瀉，芩、連之屬；虚火可補，參、芪之屬。」仁人之言哉！**諸痛癢瘡，皆屬于心。**熱甚則瘡痛，熱微則瘡癢，心主熱火之化，故痛癢諸瘡，皆屬于心也。**諸厥固泄，皆屬于下。**厥者，自下而逆上也。陰衰于下，則爲熱厥；陽衰于下，則爲寒厥。固者，二便不通也。陽虛則無氣，而清濁不化，寒也；火盛則水衰，而精液乾枯，熱也。泄者，二便不固也。命門火衰，則陽虛失禁，寒也；腎宫水衰，則火迫注泄，熱也。腎開竅于二陰，腎主二便，居下故也。**諸痿喘嘔，皆屬于上。**痿廢應屬下部而屬于上者，何也？肺熱葉焦，發爲痿躄。氣急曰喘，病在肺也。有聲無物曰嘔，肺、胃司之，總屬在上之症。**諸禁鼓慄，如喪神守，皆屬于火。**禁，即噤也，寒厥咬牙曰噤。鼓，鼓頷也。慄，戰慄也。寒戰而神不自持，如喪神守，皆火也。心火亢極，反兼勝已之化，此火實也；陽虛陰盛，氣不衛外而寒戰者，此火虛也。**諸痙項强，皆屬于濕。**痙者，風濕而屈伸不利也。項屬足太陽寒水，水即濕也，故皆屬于濕。**諸逆衝上，皆屬于火。**喘咳嘔吐，氣滿逆急，皆衝逆之症，火性炎上，故皆屬于火。**諸腹脹大，皆屬于熱。**熱氣内淫，變爲煩滿，故曰皆屬于熱。近世執此一句，因而殺人，不可勝數。獨不聞經曰：寒水太過，腹大脛腫；歲火不及，脇滿腹大。流衍之紀，病脹；水鬱之發，善脹。太陽之勝，腹滿；陽明之復，腹脹。又曰：適寒凉者脹。又曰：臟寒生滿病。又曰：胃中寒則脹滿。此九者，皆言寒脹也。故東垣曰：大抵寒脹多，熱脹少。良有本夫。**諸躁狂越，皆屬于火。**躁者，煩躁也。狂者，妄亂也。越者，如登高而歌之類。火入于肺則煩，火入于腎則躁。又有陰盛發躁。成無已曰：陰躁欲坐井中，但欲飲水，不得入口。東垣曰：陰躁欲坐井中，陽已先亡，醫猶不悟，重以寒藥投之，其死何疑？故曰：内熱而躁者，有邪之熱也，屬火；外熱而躁者，無根之火也，屬寒。經之論狂屢見，屬虛寒者凡四條，是狂亦有寒熱之辨矣。**諸暴强直，皆屬于風。**暴，猝也。强者，筋强。直者，體直而不能屈伸也。肝主筋，其化風，故曰屬風，非天外八風也。内風多燥，若用風劑則益躁，故有治風先治血、血行風自滅之説也。輕與疎風則益躁，且腠理開張，反招風矣。**諸病有聲，鼓之如鼓，皆屬于熱。**有聲，謂腸鳴也。鼓之如鼓，謂腹脹也。皆陽氣逆壅，故曰屬熱。二症多有屬于寒者，盡信不如無書，其是之謂耶？諸病胕腫，疼酸驚駭，皆屬于火。胕腫者，浮腫也。疼酸者，火在經也。驚駭者，火在臟也。然胕腫、酸疼，屬于寒濕者，不少；驚駭不寧，屬于不足者，常多也。諸轉反戾，水液渾濁，皆屬于火。筋轉攣踡，燥熱所致，小便渾濁，清化不及，故皆屬熱，然而寒則筋急，喻如冬月嚴寒，則角弓增勁。心腎不足，多有便濁。經云：中氣不足，溲便爲之變。讀者蓋通之可耳。諸病水液，澄澈清冷，皆屬于寒。澄澈清冷者，寒水之本體，故皆屬寒。諸嘔吐酸，暴注下迫，皆屬于熱。嘔逆者，火炎之象。吐酸者，肝木之實。暴注者，火性疾速。下迫者，火能燥物，此特道其常耳。虛寒之變，數症常作，不可不知也。按，經言十九條，道其常也；余每舉其反者，盡其變也。王太僕深明病機之變，其所注疏，真内經畫龍點睛手也。啓玄曰：如大寒而甚，熱之不熱，是無火也，當助其心。又如大熱而甚，寒之不寒，是無水也；熱動復止，倏忽往來，時動時止，是無水也。當助其腎。内格嘔逆，食不得入，是有火也；病嘔而吐，食入反出，是無火也。暴速注下，食不及化，是無水也；溏泄而久，止發無恒，是無水也。故心盛則熱，腎盛則寒。腎虛則寒動于中，心虛則熱收于内。又熱不得寒，是無水也；寒不得熱，是無火也。夫寒之不寒，責其無水；熱之不熱，責其無火。熱之不久，責心之虛；寒之不久，責腎之少。方有治熱以寒，寒之而火食不入；攻寒以熱，熱之而昏躁以生。此爲氣不疏通，壅而爲是也。余以太僕此語爲岐黄傳神，常自誦憶，并勉同志。

生氣通天論曰：因于寒，欲如運樞，起居如驚，神氣乃浮。陽氣不固，四時之邪，乃能干之。經曰：冬三月，此謂閉藏。水冰地坼，無擾乎陽。又曰：冬日在骨，蟄蟲周密，君子居室。皆言冬令宜閉藏也。因者，病因也。因寒而動者，内而慾心妄動，如運樞之不停；外而起居不節，如驚氣之震動。則與天令相違，神氣不能内斂，皆浮越于外矣。因于暑汗，煩則喘喝，靜則多言。此言動而得之，爲中熱之候也。炎蒸勞役，病屬于陽，故多汗而煩，氣高喘喝。即感之輕而靜者，亦精神内亂，言語無倫也。體若燔炭，汗出而散。此言靜而得之，爲中暑之候也。納涼飲冷，病屬于陰，熱氣抑遏，體如燔炭，必得發汗，而陰鬱之氣始散也。香薷一味，爲夏月發汗之要藥，其性溫熱，止宜于中暑之人。若中熱者悞服之，反成大害，世所未知。因于濕，首如裹，濕熱不攘，大筋緛短，小筋弛長。緛短爲拘，弛長爲痿。土旺四季之末，發無常期。首如裹者，濕傷則頭面壅重也。濕久成熱，須藥以攘奪之，苟爲不奪，則熱傷陰血，筋無以榮，大筋拘而不伸，小筋弛而無力矣。因于氣，爲腫，四維相代，陽氣乃竭。肺金主氣，病因于氣者，秋令之邪也。腫者，氣化失宜，乃爲腫脹也。四維者，四肢也。相代者，言足腫不能行，手代之以扶倚也。氣不能治，終歸于竭矣。陽氣者，煩勞則張，精絶，辟積于夏，使人煎厥。陽春主生發之氣，此言春令之邪也。氣方生而煩勞太過，則氣張于外，精絶于內。春令邪辟之氣，積久不散，至夏未痊，則火旺而真陰如煎，火炎而虛氣逆上，故曰煎厥。按，脉解篇曰：肝氣失治，善怒者，名曰煎厥。則此節指春令無疑。舊疏從未及之，豈非千慮一失？

大怒則形氣絶，而血菀菀，茂也，結也。于上，使人薄厥。怒氣傷肝，肝爲血海，怒則氣上，氣逆則絶，所以血菀上焦。相迫曰薄，氣逆曰厥。氣血俱亂，故爲薄厥。蓄積于上者，勢必厥而吐也。薄厥者，氣血之多而盛者也。有傷于筋，縱，其若不容。怒傷而至于血厥，則筋無以榮，緩縱不收，若不能容矣。汗出偏沮，使人偏枯。偏者，或左或右，止出半邊也。沮者，言此既偏出，彼即阻滯矣。久則衛氣不固，營氣失守，當爲偏枯，即半身不遂也。汗出見濕，乃生痤音鋤。疿。音沸。汗出則玄府開張，若涼水浴之，即見濕矣。留于膚腠，甚者爲痤，微者爲疿。痤，小癤也。疿，暑疹也。膏粱之變，足生大疔，受如持虛。膏粱，即肥甘也。變，病也。足，能也。厚味不節，蓄爲灼熱，能生大疔。日積月累，感發最易。如持虛空之器以受物也。勞汗當風，寒薄爲皶，音渣。鬱乃痤。形勞汗出，坐卧當風，寒氣薄之，液凝爲皶，即粉刺也。若鬱而稍重，乃成小癤，其名曰痤。

開闔不得，寒氣從之，乃生大僂。夏則腠理開而發泄。冬則腠理闔而閉藏，與時偕行也。若當開不開，當閉不閉，不得其宜，爲寒所襲，留于筋絡之間，緛急不舒，形爲俯僂矣。**陷脉爲瘻，留連肉腠。**陷脉者，寒氣自筋絡而陷入脉中也。瘻，鼠瘻之屬，邪久不散，則漸深矣。**俞氣化薄，傳爲善畏，及爲驚駭。**寒氣漸深，自脉而流于經俞，侵及臟腑，故爲恐畏驚駭也。**營氣不從，逆于肉理，乃生癰腫。**營行脉中，邪氣陷脉，則營氣不從，故逆于肉，而癰腫生焉。**魄汗未盡，形弱而氣爍，穴俞已閉，發爲風瘧。**肺主皮毛，汗之竅也。肺實藏魄，故名魄汗。汗出未透，則熱鬱于內，形氣俱爍，俞穴以閉，留止之邪，必爲風瘧矣。

春傷于風，邪氣留連，乃爲洞泄。春傷于風，則肝木侮土，故爲洞泄。**夏傷于暑，秋爲痎瘧。**夏傷于暑，伏而不發。秋氣收束，寒鬱爲熱，故寒熱交争，而成痎瘧。痎者，瘧之通稱，非有别義。**秋傷于濕，上逆而咳，發爲痿厥。**土旺于四季之末，秋末亦可傷濕，秋氣通于肺，濕鬱成熱，上乘肺金，氣逆而咳，曰上逆者，濕從下受故也。**冬傷于寒，春必温病。**冬傷于寒，寒毒藏于陰分，至春始發，名爲温病。以時令得名也。春不發而至于夏，即名熱病矣。

味過于酸，肝氣以津，脾氣乃絶。曲直作酸，肝之味也。遇于食酸，久而增氣，木乘土位，脾氣乃絶。**味過于鹹，大骨氣勞，短肌，心氣抑。**鹹爲腎味，過食則傷腎。腎主骨，故大骨氣勞。鹹走血，血傷，故肌肉短縮。鹹從水化，水勝則火囚，故心氣抑。**味過于甘，心氣喘滿，色黑，腎氣不衡。**甘歸土味，過食則緩滯上焦，故心氣喘滿。甘從土化，土勝則水病，故黑色見，而腎氣不衡矣。衡，平也。**味過于苦，脾氣不濡，胃氣乃厚。**苦味太過，則心傷而脾失其養，且苦者性燥，故不濡也。五味論曰：苦入于胃，穀氣不能勝苦，苦入下脘，三焦之道閉而不通，故變嘔。可見苦寒損中，令脾之正氣不濡，胃之邪氣乃厚。厚者，脹滿之類也。味過于辛，筋脉沮弛，精神乃央。味過于辛，則肺氣乘肝，肝主筋，故筋脉沮弛。辛味多散，則精耗神傷，故曰央。央當作「殃」。

陰陽別論曰：二陽之病發心脾，有不得隱曲，女子不月。陽明爲二陽，胃傷而心、脾受病者，何也？脾與胃爲夫妻，夫傷則妻亦不利也。心與胃爲子母，子傷則母亦不免焉。不得隱曲，陽事病也。胃爲水穀氣血之海，化營衛而潤宗筋。厥論曰：前陰者，宗筋之所聚，太陰、陽明之所合也。痿論曰：陰陽總宗筋之會，而陽明爲之長。故胃病則陽事衰也。女子不月者，心主血，脾統血，胃爲血氣之海，三經病而血閉矣。其傳爲風消，其傳爲息賁者，死不治。胃家受病，久而傳變，則肝木勝土，風淫而肌體消削，胃病則肺失所養，故氣息奔急。隱曲害者精傷，精傷則火亢乘金，元本敗而賊邪興，死不治矣。三陽爲病發寒熱，下爲癰腫，及爲痿厥腨痛，其傳爲索澤，其傳爲頹疝。太陽爲三陽，屬表，故發寒熱與癰腫。足太陽之脉從頭下背，貫臀入膕，循腨抵足，故足膝無力而痿，逆冷而厥，足肚酸疼而爲腨痛。表有寒熱，則潤澤之氣必皆消索。頹疝者，小腹控引睾丸而痛也。一陽發病，少氣，善咳善泄，其傳爲心掣，其傳爲膈。少陽爲一陽，膽與三焦也。膽屬木，三焦屬火，壯火食氣，相火刑金，故少氣善咳。木旺則侮土，故善泄。三焦火動，則心掣而不寧。膽氣乘脾，則隔塞而不利。二陽一陰發病，主驚駭背痛，善噫善欠，名曰風厥。二陽，胃與大腸也。一陰，肝與心主也。肝、胃二經，皆主驚駭。經曰：東方通于肝，其病發驚駭。又曰：足陽明病，聞木音則惕然而驚是也。手陽明之筋皆夾脊，故背痛。噫，噯氣也。其主在心。經曰：上走心爲噫者，陰盛而上走于陽明。陽明絡屬心也。欠雖主于腎，而經云「足陽明病爲數欠」，則胃亦病欠也。肝主風，心包主火，風熱相搏，故病風厥。二陰一陽發病，善脹，心滿善氣。二陰，心與腎也。一陽，膽與三焦也。膽乘心則脹，腎乘心則滿，三焦病則上下不通，故善氣。三陰三陽發病，爲偏枯痿易，四肢不舉。三陽，膀胱、小腸也。三陰，脾、肺也。膀胱之脉，自頭背下行兩足；小腸之脉，自兩手上行肩胛。且脾主四肢，肺主氣，四經俱病，當爲偏枯等症。易，變易也。强者，變而爲痿也。

所謂生陽死陰者，肝之心謂之生陽。得陽則生，失陽則死，故曰「生陽死陰」也。自肝傳心，以木生火，得之生氣，是謂生陽，不過四日而愈。心之肺謂之死陰。心傳肺者，爲火剋金，故曰死陰。不過三日，死。肺之腎謂之重陰。肺金腎水，雖曰子母相傳，而金水俱病，則重陰而陽絶矣。腎之脾謂之辟陰，死不治。土木制水，而水反侮脾，是謂辟陰。辟者，放僻也。

結陽者，腫四肢。陽，六陽也。四肢爲諸陽之本，故云。結陰者，便血一升，再結二升，三結三升。陰，六陰也。陰主血，邪結陰分，故當便血。病淺者，一升即愈。若不愈而再結，邪甚于前矣，故便血二升。更不愈爲尤甚，故便血三升。

陰陽結斜，多陰少陽，曰石水，少腹腫。斜，當作「邪」。六陰、六陽諸經，皆能結聚水邪，若多在陰經，少在陽經，病生石水。沉堅在下，症則少腹腫也。二陽結謂之消。胃與大腸經也。陽邪結于腸胃，則成三消之症。多飲而渴不止爲上消，多食而饑不止爲中消，多溲而膏濁不止爲下消。三陽結謂之隔。膀胱、小腸二經也。邪結膀胱，則氣化不行，津液阻絶。小腸居大腸之上、胃之下，盛水穀而分清濁者也。邪乘之，則水液不前，糟粕不後，二者皆痞隔之象也。三陰結謂之水。脾、肺二經也。脾土制水，土受邪則水反侮之。肺金生水，金氣病則水不能輸，故寒結三陰，而水脹之症作矣。一陰一陽結，謂之喉痺。一陰，肝與心主也。一陽，膽與三焦也。肝、膽屬木，心主三焦，屬火，四經皆亢下。其脉並絡于喉，陽邪内結，痺症乃生。痺者，閉也。

靈樞經脉篇曰：肺手太陰也，是動則病肺脹滿，膨膨而喘咳。動者，變也，變常而病也。肺脉起中焦，循胃上膈，屬肺，故病如此。缺盆中痛，甚則交兩手而瞀，此謂臂厥。缺盆近肺，肺病則痛。瞀，麻木也。肺脉出腋下，行肘臂，故臂厥。是主肺所生病者，咳，上氣喘渴，煩心，胸滿，臑臂内前廉痛厥，掌中熱。喘者，氣上而聲粗息急也。渴者，金令燥也。太陰之别，直入掌中，故爲痛厥掌熱。氣盛有餘，則肩背痛，風寒汗出中風，小便數而欠。肺之筋結于肩背，故氣盛則痛。肺主皮毛，風寒在表，故汗出中風。母病傳子，故腎病而小便數且久也。氣虚則肩背痛，寒，少氣不足以息，溺色變。肩背處上焦，爲陽分，氣虚則陽病，故爲痛，爲寒，爲少氣。金衰則水涸，故溺色變爲黄赤。大腸手陽明也，是動則病齒痛，頸腫。陽明支脉，從缺盆上頸貫頰，入下齒中。是主津液所生病者，大腸或泄、或閉，皆津液病也。目黄，口乾，鼽衄，喉痺，肩前臑痛，大指、次指痛，不用。皆本經之脉所過，故如此。氣有餘，則當脉所過者熱腫，虚則寒慄不復。不復，不易温也。胃足陽明也，是動則病灑灑振寒，善呻，數欠，顔黑。振寒者，肝風勝也。呻者，胃之鬱也。欠與顔黑，腎象也，上虚水侮，故腎之象。見病至，則惡人與火，聞木音則惕然而驚，心欲動，獨閉户塞牖而處，甚則欲上高而歌，棄衣而走。陽明熱甚，則惡人與火。驚聞木音者，土畏木也。欲閉户者，火動則畏光明也。上高而歌者，火性上越且陽盛，則四肢實也；棄衣而走者，中外皆熱也。賁響腹脹，是爲骭厥。賁響者，腹如雷鳴也。骭，足脛也。陽明之脉，自膝下脛，故脛骭厥逆。是主血所生病者。陽明爲受穀而多血之經。狂瘧温淫汗出，鼽衄，口喎，唇胗，頸腫，喉痺。熱甚則狂，風甚則瘧，且汗出衄血、口喎唇瘡等症，皆本經經脉之所過也。大腹，水腫，膝臏，腫痛，循膺、乳、氣街、股、伏兔、骭外廉、足跗上皆痛，中指不用。陽明脉從缺盆下乳，挾臍腹，前陰，由股下足，以入中指，故病狀如右。氣盛則身以前皆熱，其有餘于胃，則消穀善饑，溺色黄。此陽明實熱，在經在臟之辨也。氣不足則身以前寒慄，胃中寒則脹滿。此陽明虚寒在經在臟之辨也。脾足太陰也，是動則病舌本强，食則嘔。脉連舌本，故强；脾虚不運，故嘔。胃脘痛，腹脹善噫。脾脉入腹，絡胃，故爲痛爲脹。陰盛而上走陽明，故氣滯爲噫。得後與氣，則快然如衰，後，大便也。氣，轉矢氣也，氣通故快。身體皆重。脾主肌肉，脾主濕，濕傷則體重。是主脾所生病者，舌本痛，體不能動揺，食不下，煩心，心下急痛，溏瘕泄，水閉，黄疸，不能卧，强立股膝内腫厥，足大指不用。支者，上膈注心，故爲順心與痛。溏者，水泄也。瘕者，痢疾也。水閉者，土病不能治水也。水閉則濕熱壅而爲疸，爲不卧。脾脉起于足拇，以上膝股，腫與厥之所由生也。

心手少陰也，是動則病嗌乾心痛，渴而欲飲，是爲臂厥，是主心所生病者。支者，從心繫上咽，故嗌乾心痛，火炎故渴。脉循臂内，故爲臂厥。目黄，脇痛，臑臂内後廉痛，厥掌中熱痛。脉繫目係，故目黄。出腋下，故脇痛。循臂入掌，故有熱痛等症。

小腸手太陽也，是動則病嗌痛，頷腫，不可以顧，肩似拔，臑似折。經脉循咽下膈，支者循頸上頰，循臑繞肩，故爲病如右。是主液所生病者。小腸分水穀，故主液。耳聾目黄，頰腫，頸、頷、肩、臑、肘、臂外後廉痛。皆經脉所及也。

膀胱足太陽也，是動則病衝頭痛。本經脉上額入腦，故邪氣衝而頭痛。目似脱，項如拔，脊痛，腰似折，髀不可以曲，膕如結，踹如裂，是爲踝厥。皆經脉所及之病也。是主筋所生病者。週身之筋，惟足太陽至多至大，故凡筋症，皆足大陽水虧也。痔、瘧、狂、癲疾。脉入肛，故爲痔。經屬表，故爲瘧。邪入于陽，故爲狂癲。頭顖項痛，目黄淚出，鼽衄，項、背、腰、尻、膕、踹、脚皆痛，小指不用。皆本經所過之症。

腎足少陰也，是動則病饑，不欲食。水中有火，爲脾之母，真火不生土則脾虚，雖饑不能食矣。面如漆柴，咳唾則有血，喝喝而喘。腎之本色見者，精衰故也。吐血與喘，水虚而火刑金也。坐而欲起，目䀮䀮，如無所見。坐而欲起，陰虚則不能静也。腎虚則瞳神昏眩，故無所見也。心如懸，若饑狀。相火不寧，君主亦不自安也。如懸若饑，心腎不交也。氣不足則善恐，心惕惕如人將捕之，是爲骨厥。腎志恐，故如捕也。腎主骨，故爲骨厥。是主腎所生病者，口熱，舌乾，咽腫，上氣，嗌乾及痛，煩心，心痛。經脉之病也。黄疸，腸澼。黄疸、腸澼，咎由濕熱，水虚者多有之。脊股内後廉痛，痿厥嗜卧，足下熱而痛。皆經脉所及之病。精竭者神疲，故嗜卧。身半以下腎所主也，故足痛。心主手厥心包絡也，是動則病手心熱，臂肘攣急，腋腫，甚則胸脇支滿，心中憺憺大動。皆經脉之所及。面赤目黄，喜笑不休。心之華在面，在聲爲笑，故見症如上。是主脉所生病者。心主血脉。煩心，心痛，掌中熱。經脉病也。三焦手少陽也，是動則病耳聾，渾渾焞焞，嗌腫喉痺。經脉所過之病。是主氣所生病者。三焦爲水府，水病必由于氣。汗出，目鋭眥痛，頰痛，耳後、肩臑、肘臂外皆痛，小指、次指不用。三焦出氣，以温肌肉，充皮膚，故爲汗出諸病，皆經脉所過也。膽足少陽也，是動則病口苦，善太息。膽病汁溢故口苦，膽鬱則太息。心脇痛，不能轉側。別脉貫心循脇。甚則面微有塵，體無膏澤。別脉散于面，膽受金殘，則燥症見矣。足外反熱，是爲陽厥。本經脉出外踝之前，故足外反熱。熱上逆，名陽厥。是主骨所生病者。膽而主骨病者，乙癸同元也。頭痛，頷痛，目鋭眥痛，缺盆中腫痛，腋下腫，馬刀挾癭。馬刀，瘰癧也。挾癭，挾頸之瘤也。汗出振寒，瘧。少陽居二陽之中，半表半裏，故陽勝則汗出，風勝則振寒，而爲瘧也。胸脇、肋髀、膝外，至脛絶骨外踝前，及諸節皆痛。小指、次指不用。皆經脉所過之病。肝足厥陰也，是動則病腰痛，不可以俯仰。支別者，與太陰少陽之脉同結腰髁，故腰痛。丈夫癀疝，婦人少腹腫。脉遶陰器，故控睾而痛，爲疝症。婦人少腹腫，亦疝也。甚則嗌乾，面塵脱色。脉循喉上額，支者從目係下頰，故其病如此。是肝所生病者，胸滿嘔逆，飧泄狐疝，遺溺閉癃。上行者挾胃貫膈，下行者過陰器，故爲是諸病。

通評虚實論曰：邪氣盛則實，精氣奪則虚。此二語爲醫宗之綱領，萬世之準繩。其言若淺而易明，其旨實深而難究。夫邪氣者，風、寒、暑、濕、燥、火。精氣，即正氣，乃穀氣所化之精微。盛則實者，邪氣方張，名爲實症；三候有力，名爲實脉。實者瀉之，重則汗吐下，輕則清火降氣是也。奪則虚者，忘精失血，用力勞神，名爲内奪；汗之下之，吐之清之，名爲外奪。氣怯神疲，名爲虚症；三候無力，名爲虚脉。虚者補之，輕則温補，重則熱補是也。無奈尚子和、丹溪之説者，輒曰瀉實；尚東垣、立齋之説者，輒曰補虚。各成偏執，鮮獲圓通。此皆頼病合法耳，豈所爲法治病乎？精于法者，止辨虚實二字而已。其中大實大虚，小實小虚，似實似虚，更貴精詳。大虚者，補之宜峻宜温，緩則無功也；大實者，攻之宜急宜猛，遲則生變也。小虚者，七分補而三分攻，開其一面也；小實者，七分攻而三分補，防其不測也。至于似虚似實，舉世殺訛，故曰至虚有盛候，反瀉含冤；大實有羸狀，誤補益疾。辨之不可不精，治之不可不審也。或攻邪而正始復，或養正而邪自除。千萬法門，祇圖全其正氣耳。嗟乎！實而誤補，固必增邪，尚可解救，其禍猶小；虚而誤攻，真氣立盡，莫可挽回，其禍至大。生死關頭，良非渺小，司命者其慎之哉！

調經論：帝曰：陽虚則外寒，陰虚則内熱；陽盛則外熱，陰盛則内寒，不知其所由然也。岐伯曰：陽受氣于上焦，以温皮膚分肉之間，今寒氣在外，則上焦不通；上焦不通，則寒氣獨留于外，故寒慄。陽氣者，衛外而爲固者也。陽虚則無氣以温皮膚，命曰無火。上焦所以不通，獨有寒氣而已矣。帝曰：陰虚生内熱，奈何？岐伯曰：有所勞倦，形氣衰少，穀氣不盛，上焦不行，下脘不通，胃氣熱，熱氣薰胸中，故内熱。陰氣營于内者也。有所勞倦，則脾胃受傷。脾主肌肉，亦主運化穀氣，以生真氣。土衰則形肉與中氣俱衰，穀氣減少；脾虛下陷，則上焦不行，下脘不通矣。脾陰不足則胃熱，肺居胸中，熱上薰肺則內熱也。○此言勞倦傷脾，故見症如上。若色慾所傷，真水耗竭，火無所畏，亢而刑金，此之內熱，尤爲難療。帝曰：陽盛則外熱，奈何？岐伯曰：上焦不通，則皮膚緻密，腠理閉塞，玄府不通，衛氣不得泄越，故外熱。陽主在上，又主在表，故陽亢則上壅而表熱，此傷寒之候也。帝曰：陰盛生內寒，奈何？岐伯曰：厥氣上逆，寒氣積于胸中而不瀉，不瀉則溫氣去，寒獨留，則血凝泣，凝則脉不通。其脉盛大以濇，故中寒。寒氣入臟，則陽氣去矣。寒獨留者，如冬令嚴寒，萬物閉蟄之象，故脉不通而濇，此內傷之候也。

調經篇云：因飲食勞倦，損傷脾胃，始受熱中，末傳寒中。始受者，病初起也。末傳者，久而不愈也。初起病時，元氣未虛，邪氣方實，實者多熱；及病之夕，邪氣日退，正氣日虛，虛者多寒。古人立法，于始受熱中者，實則瀉其子。夫肺金爲脾土之子，而實主氣，氣有餘便是火，故凡破氣清火之劑，皆所以瀉其子也。于末傳寒中者，虛則補其母。夫少火爲脾土之母，而實主運行三焦，熟腐五穀，故凡溫中益火之劑，皆所以補其母也。每見近世不辨虛實，一遇脾病，如脹滿，如停滯，如作痛，如發熱之類，概以清火疏氣之藥投之。虛虛之禍，可勝數哉！

玉機真藏論曰：脉盛，皮熱，腹脹，前後不通，悶瞀，此謂五實。實者，邪氣實也。心受邪則脉盛，肺受邪則皮熱，脾受邪則腹脹，腎受邪則前後不通，肝受邪則悶瞀，肝脉貫膈，氣逆上也。脉細，皮寒，氣少，泄利前後，飲食不入，此謂五虛。虛者，正氣虛也。心虛則脉細，肺虛則皮寒，肝虛則氣少，腎虛則泄利前後，脾虛則飲食不入。五實五虛，皆死候也。漿粥入胃，泄注止，則虛者活。治虛之法，先扶根本。漿粥入胃，則脾土將復；泄注既止，則腎水漸固。雖犯虛死，自可回生也。身汗得後利，則實者活。治實之法，汗下爲要。身既得汗，則表邪解；後既得利，則裏邪去。雖犯實死之條，邪退則活矣。

舉痛論：帝曰：余知百病生于氣也，怒則氣上，喜則氣緩，悲則氣消，恐則氣下，寒則氣收，熱則氣泄，驚則氣亂，勞則氣耗，思則氣結。九氣不同，何病之生？岐伯曰：怒則氣逆，甚則嘔血及飧泄，故氣上矣。肝木主春升之令，怒傷之，如雷奮九天，故氣逆也。血屬陰，主静定而潤下，肝逆而上，且爲血海，則陰血不得安其静定之常，故嘔逆也。木旺侮脾，脾傷則不化穀而飧泄，是以氣逆而上也。喜則氣和志達，榮衛通利，故氣緩矣。和達通利，若不爲病矣。不知大喜則氣散而不收，緩慢不能攝持，故本神篇曰「喜樂者，神憚散而不藏」是也。悲則心係急，肺布葉舉，而上焦不通，榮衛不散，熱氣在中，故氣消矣。悲生于心，故心係急，并于肺則肺葉舉，不通不散，則氣壅而爲火，火主刑金，金主氣，故氣消也。恐則精却，却則上焦閉，閉則氣還，還則下焦脹，故氣不行矣。恐傷腎則精却。却者，退而不能上輸也。上焦閉則失上升之路，還而下陷。夫氣以上升爲行，下陷則不行矣。寒則腠理閉，氣不行，故氣收矣。寒束其外，則腠理閉密，陽氣不舒，束而收斂矣。炅則腠理開，榮衛通，汗大泄，故氣泄矣。炅者，熱也。如天行夏令，腠理開通，氣從汗散，故曰「氣泄」。驚則心無所倚，神無所歸，慮無所定，故氣亂矣。卒然驚駭，則神志飄蕩，動而不寧。主不明則天下亂，即氣亂之旨也。勞則喘息汗出，外内皆越，故氣耗矣。用力太過，則疲勞而氣動，内則奔于肺而爲喘，外則達于表而爲汗，故曰「外内皆越，而氣自耗矣」。思則心有所存，神有所歸，正氣留而不行，故氣結矣。思則志凝神聚，氣乃留而不散，故名爲結。

風論曰：風者，善行而數變，腠理開則灑然寒，閉則熱而悶。風屬陽而性動，故善行數變。其寒也，則衰食飲；其熱也，則消肌肉。故使人怢慄而不能食。寒則胃氣不能健運，故食衰；熱則津液不能潤澤，故消瘦。怢慄，即戰慄也。風氣與陽明入胃，循脉而上至目内眥。其人肥，則風氣不得外泄，則爲熱中而目黄；人瘦，則外泄而寒，則爲寒中而泣出。風氣入胃，胃脉上行目係，人肥則腠密而邪不得泄，故熱中而目黄；人瘦則腠疏而邪氣易泄，故寒中而泣出。風氣與太陽俱入，行諸脉俞，散于分肉之間，與衛氣相干，其道不利，故使肌肉憤䐜而有瘍；衛氣有所凝而不行，故其肉有不仁也。五臟六腑之俞，皆附于背，故風由太陽經入者，邪必行諸脉俞而散于分肉。分肉者，衛氣之所行也。衛氣晝行于陽，自太陽始。風與衛相搏，故氣道澀而不利；風氣凝結，故憤䐜腫脹而爲瘡瘍。衛氣因風，時或不行，則痺而不仁也。癘者，有營氣熱胕，其氣不清，故使鼻柱壞而色敗，皮膚瘍潰。風寒客于脉而不去，名曰癘風。風寒客于血脉，則營氣熱而胕潰。氣者，肺所治也，不清則金化不行，鼻與皮毛皆肺主之，故鼻柱壞。色敗者，皮毛槁也。脉要精微論曰：脉風成爲癘也。癘者，惡也。風中五臟六腑之俞，亦爲臟腑之風，各入其門户所中，則爲偏風。風入于臟腑之俞，隨俞左右而偏中之，則爲偏風，即偏枯也。風氣循風府而上，則爲腦風。風府，督脉穴名。風入繫頭，則爲目風，眼寒。太陽之脉，起于目内眥，故目風、眼寒。飲酒中風，則爲漏風。酒性温散，善開玄府，故醉後易于中風。漏者，言汗漏而風客也。入房汗出中風，則爲内風。内耗其精，外開腠理，風乘虚犯，名爲内風。新沐中風，則爲首風。久風入中，則爲腸風飧泄。風久而傳入腸胃，熱則爲腸風下血，寒則爲飧泄瀉利。外在腠理，則爲泄風。偶當汗泄，而風客于腠，名爲泄風。故風者百病之長也，至其變化，乃爲他病也，無常方，然致有風氣也。長者，始也。骨空論曰：風爲百病之始，風之始入，自淺而深。至于變化，乃爲他病，故爲百病之長。無常方者，言風病變化，無常方體，而其致之者，則皆因于風耳。

評熱病論曰：邪之所凑，其氣必虚。元氣充週，病無從入。氣虚則不能衛外而爲固，玄府不閉，風邪因而客焉。

厥論曰：陽氣衰于下，則爲寒厥；陰氣衰于下，則爲熱厥。厥者，逆也。下氣逆上，忽眩仆，不知人事，輕者漸甦，重則即死。陰陽之氣衰于下，則寒熱二厥，由之而生也。前陰者，宗筋之所聚，太陰、陽明之所合也。宗筋者，衆筋之所聚也，足之三陰、陽明、少陽及衝、任、督、蹻筋脉，皆聚于此。獨言太陰、陽明之合，重水穀之臟也。胃爲水穀之海，主潤宗筋，又陰陽總宗筋之會，會于氣街，而陽明爲之長也。春夏則陽氣多而陰氣少，秋冬則陰氣盛而陽氣衰。此人者質壯，以秋冬奪于所用，下氣上争不能復，精氣溢下，邪氣因從之而上也。秋冬之令，天氣收藏，恃壯而喜内，則與令違，此奪于所用也。精竭于下，必上争而求救于母氣，腎所去者太過，肺所生者不及，故不能復也。既已不足，精氣復下，則陽虚而陰邪勝之，故寒氣逆上也。氣因于中。上則肺主氣，下則腎納氣，上下之氣皆因穀氣所化，水穀在胃，土居中州，故曰「氣因于中」。陽氣衰，不能滲營其經絡，陽氣日損，陰氣獨在，故手足爲之寒也。四肢皆禀氣于胃，胃中之陽氣虚，不能充滿其經絡，陽虚則陰勝，故手足寒也。酒入于胃，則絡脉滿而經脉虚。經脉在内，深而不見，屬陰者也；絡脉在外，浮而可見，屬陽者也。酒者，熱穀之液，其氣悍疾，爲陽，故先充絡脉。酒熱傷陰，故陽脉滿而經脉虚也。脾主爲胃行其津液者也。陰氣虚則陽氣入，陽氣入則胃不和，胃不和則精氣竭，精氣竭則不營其四肢也。胃受水穀，脾則行其津液，濕熱傷脾，則陰虚陽亢，胃乃不和，水穀之精氣竭矣，豈能營四肢乎？此人必數醉，若飽以入房，氣聚于脾中不得散，酒氣與穀氣相薄，熱盛于中，故熱遍于身，内熱而溺赤也。夫酒氣盛而慓悍，腎氣日衰，陽氣獨勝，故手足爲之熱也。醉飽入房，脾腎交傷，陰日竭而陽日亢，故手足熱也。按，厥有寒熱，未有不本于酒色，故知慎飲食、遠房幃者，厥其免夫。

刺熱篇曰：肝熱病者，左頰先赤；心熱病者，額先赤；脾熱病者，鼻先赤；肺熱病者，右頰先赤；腎熱病者，頤先赤。肝應東方，故左頰先赤；心應南方，故額庭先赤；脾應中央，故鼻先赤；肺應西方，故右頰先赤；腎應北方，故兩頤先赤。

熱論篇：帝曰：今夫熱病者，皆傷寒之類也。或愈或死，其死皆以六七日間，其愈皆以十日以上者，何也？傷寒者，受冬月寒邪也。冬三月病者，爲正傷寒；至春，變爲温病；至夏，變爲熱病。不曰至秋變爲凉病者，太陽寒水之邪，遇長夏之土而勝也。岐伯對曰：巨陽者，諸陽之屬也。巨陽者，太陽也。大陽爲六經之長，總攝諸陽。其脉連于風府，故爲諸陽主氣也。人之傷于寒也，則爲病熱，熱雖盛不死。寒鬱于内，皮膚閉而爲熱，寒散即愈，故曰不死。其兩感于寒而病者，必不免于死。兩感者，一日太陽與少陰同病，在膀胱則頭痛，在腎則口乾煩滿；二日陽明與太陰同病，在胃則身熱讝語，在脾則肢滿不欲食；三日少陽與厥陰同病，在少陽則耳聾，在厥陰則囊縮。三日傳遍，再三日則死，不待言矣。一日，巨陽受之，故頭項痛，腰脊强。太陽爲三陽之表，而脉連風府，故傷寒多從太陽始。太陽經脉從頭項下肩，挾脊抵腰，故其病如此。二日陽明受之，陽明主肉，其脉俠鼻絡于目，故身熱，目疼而鼻乾，不得卧也。胃不和，則卧不安是也。三日少陽受之，少陽主膽，其脉循脇絡于耳，故胸脇痛而耳聾。邪傳少陽者，三陽已盡，將傳太陰，故爲半表半裏。邪在陰則寒，在陽則熱，在半表半裏，故寒熱往來也。三陽經絡皆受其病，而未入于臟者，故可汗而已。三陽爲表，屬府，故可汗而愈也。未入于臟者，深明入臟，則不可輕汗也。四日太陰受之，太陰脉佈胃中，絡于嗌，故腹滿而嗌乾。邪在三陽，失于汗解，則傳三陰，自太陰始也。五日少陰受之，少陰脉貫腎，絡于肺，繫舌本，故口燥舌乾而渴。腎本屬水，而熱邪耗之，故燥渴也。六日厥陰受之，厥陰脉循陰器，而絡于肝，故煩滿而囊縮。傳至厥陰，而六經遍矣，邪熱已極，故爲煩滿。三陰三陽、五臟六腑皆受病，榮衛不行，五臟不通，則死矣。六經傳遍而邪不解，臟腑皆受病矣。氣血乏竭，營衛不行，則五臟之經脉不通，不死安待？其未滿三日者，可汗而已；其滿三日者，可泄而已。已者，愈也。未滿三日，其邪在表，發汗則病已；滿三日者，邪已傳裏，攻下則病已。此言大概也。日數雖多，脉浮而有三陽證者，當汗之；日數雖少，脉沉而有三陰證者，當下之。此至要之法也。

瘧論：帝曰：夫痎瘧皆生于風，其畜作有時者，何也？凡秋瘧皆名痎，即其皆生于風，「皆」字知諸瘧之通稱也。岐伯對曰：瘧之始發也，先起于毫毛，伸欠乃作，寒慄鼓頷，腰脊俱痛；寒去，則內外皆熱，頭痛如破，渴欲冷飲。陰陽上下交争，虛實更作，陰陽相移也。陽主上行，陰主下行，邪乘之則争矣。陽虛則外寒，陰虛則內熱；陽盛則外熱，陰盛則內寒。邪入于陰，則陰實陽虛；邪入于陽，則陽實陰虛。故曰「更作」、曰「相移」也。陽併于陰，則陰實而陽虛；陽明虛，則寒慄鼓頷也。陽明虛，則陽虛而陰實，故寒慄也。脉循頤頰，故鼓頷也。巨陽虛，則腰、背、頭、項痛；三陽俱虛，則陰氣勝；陰氣勝，則骨寒而痛。終始篇曰：病痛者，陰也。陰盛故頭痛，骨亦痛也。寒生于內，故中外皆寒。陽盛則外熱，陰虛則內熱。外內皆熱則喘而渴，故欲冷飲也。邪在陽分，則內外皆熱，故喘渴而冷飲。此皆得之夏，傷于暑熱氣盛，藏于皮膚之內，腸胃之外，此營氣之所舍也。夏暑汗泄，何病之有？或悽愴水寒，或乘風納涼，是熱大盛，不能發越，邪氣以營爲舍矣。此令人汗孔疏，腠理開。此明風邪易客也。因得秋氣，汗出遇風，及得之以浴，水氣舍于皮膚之内，與衛氣并居。暑邪既伏，秋風收之。又因浴水而瘧作矣。衛氣者，晝日行于陽，夜行于陰，此氣得陽而外出，得陰而内薄。内外相薄，是以日作。衛氣之行于身也，一日一週。邪氣與衛氣并居，與衛氣同行，故瘧亦一日一作，此衛受邪，淺而易治也。其氣之舍深，内薄于陰，陽氣獨發，陰邪内著，陰與陽争，不得出，是以間日而作也。邪之所居者，深入于臟，是内薄于陰分矣。陽氣獨發者，衛陽之行猶故也；而邪之薄于陰者，遲而難出，故間日而作。邪氣客于風府，循膂而下。風府，督脉穴也。膂者，脊兩旁也。下者，下行至尾骶也。衛氣一日一夜，大會于風府，其明日下一節，故其作也晏。衛氣之行也，每日一會于風府。若邪客風府，必循膂而下，其氣漸深，則日下一節，自陽就陰，其會漸遲，故其作漸晏也。其出于風府，日下一節。二十五日，下至骶骨。二十六日，入于脊内，注于伏膂之内。項骨三節，脊骨二十一節，共二十四節。邪自風府日下一節，故二十五日，下至尾骶。復自後而前，二十六日入于脊内，注伏膂之脉。其氣上行，九日出于缺盆之中，其氣日高，故作日益蚤也。邪在伏膂，循脊而上，無關節之阻，故九日而出缺盆。其氣日高，則自陰就陽，其邪日退，故作漸蚤也。夫寒者，陰氣也；風者，陽氣也。先傷于寒而後傷于風，故先寒而後熱也。病以時作，名曰寒瘧。先傷于風，而後傷于寒，故先熱而後寒也。亦以時作，名曰温瘧。時作者，或一日，或間日，不愆其期也。其但熱而不寒者，陰氣先絶，陽氣獨發，則少氣煩冤，手足熱而欲嘔，名曰癉瘧。

邪氣與衛氣客于六臟，有時相失，不能相得，故體數日乃作也。此即三日瘧也。邪氣深重，病在三陰，邪氣不能與衛並出，故休數日乃發。「數」字當作「三」字。

温瘧者，得之冬中于風，寒氣藏于骨髓之中。至春，則陽氣大發，邪氣不能自出。因遇大暑，腦髓爍，肌肉消，腠理發泄，或有所用力，邪氣與汗皆出，此病藏于腎，其氣先從内出之于外也。腎主冬令，其應在骨，故冬受風寒，邪伏骨髓，至春夏有觸而發，自内而達于外者也。如是者，陰虚而陽盛，陽盛則熱矣；衰則氣復反入，入則陽虚，陽虚則寒矣。故先熱而後寒，名曰温瘧。此冬受寒邪，至春發爲温瘧，即傷寒也。故傷寒論有「温瘧」一症，蓋本諸此。癉瘧者，肺素有熱氣盛于身，厥逆上衝，中氣實而不外泄，因有所用力，腠理開，風寒舍于皮膚之内、分肉之間而發。發則陽氣盛，陽氣盛而不衰，則病矣。其氣不及于陰，故但熱而不寒，氣内藏于心，而外舍于分肉之間，令人消爍脱肉，故命曰癉瘧。肺素有熱，氣藏于心，即此二語。火來乘金，陰虚陽亢，明是不足之症，挾外邪而然，故温瘧、癉瘧皆非真瘧也。

咳論曰：皮毛者，肺之合也。皮毛先受邪氣，邪氣以從其合也。其寒飲食入胃，從肺脉，上至于肺則肺寒；肺寒，則外内合邪，因而客之，則爲肺咳。五臟各以其時受病，非其時，各傳以與之。人與天地相參，故五臟各以時治，時感于寒則受病，微則爲咳，甚則爲泄、爲痛。乘秋則肺先受邪，乘春則肝先受之，乘夏則心先受之，乘至陰則脾先受之，乘冬則腎先受之。五臟六腑，皆能成咳，然必肺先受邪，而傳之于各經也。邪，寒邪也。所謂「形寒飲冷則傷肺」是也。五臟各以其時受病，輕者淺而在皮毛，重者深而在腸胃。故咳，外症也；泄，裏症也。寒在表則身痛，寒在裏則腹痛。曰先受之者，次必及乎肺而爲咳也。肺咳之狀，咳而喘息有音；甚則唾血。肺主氣而司呼吸，故喘息有音。心咳之狀，咳則心痛，喉中介介如梗狀；甚則咽腫喉痹。心脉上挾于咽，故喉中如梗，至于痹則痛矣。肝咳之狀，咳則兩脇下痛，甚則不可以轉，轉則兩胠下滿。肝之脉布脇肋，故脇下痛。胠，脇之下也。脾咳之狀，咳則右胠下痛，陰陰引肩背；甚則不可以動，動則咳劇。脾脉上膈挾咽，其支者，復從胃別上膈，脾處右，故右胠下痛，痛引肩背也。脾土喜静，動則違其性，故增劇也。腎咳之狀，咳則腰背相引而痛；甚則咳涎。腎脉貫脊，繫于腰背，故相引而痛。腎屬水，主涎，故爲咳涎也。五臟之久咳，乃移于六腑。脾咳不已，則胃受之。胃咳之狀，咳而嘔，嘔甚則長蟲出。胃者，脾之妻也，故脾咳必傳于胃，而爲嘔吐。長蟲處于胃，嘔甚則隨氣而出也。肝咳不已，則膽受之。膽咳之狀，咳嘔膽汁。膽汁者，苦汁也。肺咳不已，則大腸受之。大腸咳狀，咳而遺矢。遺矢者，大便不禁也。心咳不已，則小腸受之。小腸咳狀，咳而矢氣，氣與咳俱失。大腸之氣，由于小腸之化，故小腸咳則氣達于大腸，而轉矢氣也。腎咳不已，則膀胱受之。膀胱咳狀，咳而遺溺。膀胱爲津液之府，故遺溺。久咳不已，則三焦受之。三焦咳狀，咳而腹滿，不欲食飲。久咳則上、中、下三焦俱病，一身之氣皆逆，故腹滿不能食飲也。此皆聚于胃，關于肺，使人多涕唾而面浮腫氣逆也。聚于胃者，胃爲五臟六腑之本也。關于肺者，肺爲皮毛之合也。涕唾者，肺與胃司之。面浮腫者，氣上逆而急也。

經脉別論曰：夜行則喘出于腎，淫氣病肺。夜屬于陰，行則勞其身半以下，且夜行多恐，故喘出于腎也。腎水傷，則無以禁火之炎，而肺金受賊矣。有所墮恐，喘出于肝，淫氣害脾。墮而恐者，傷筋損血，故喘出于肝，肝木伐土，故害脾也。有所驚恐，喘出于肺，淫氣傷心。且驚且恐，則氣衰而神亂。肺主氣，心藏神，故二臟受傷也。度水跌仆，喘出于腎與骨。水氣通于腎，跌仆傷其骨，故喘出焉。當是之時，勇者氣行則已，怯者着而爲病也。勇者氣足神全，故一時所動之氣，旋即平復；不足之人，隨所受而成病矣。

腹中論曰：心腹滿，旦食則不能暮食，名爲鼓脹。脹甚則腹皮綳急，中空無物，鼓之如鼓，故名鼓脹。治之以鷄矢醴，一劑知，二劑已。鷄胃能消金石，其矢之性，等于巴磠，通利二便，消積下氣，但宜于壯實之人；虚者服之，禍不旋踵。即經云「一劑便知其效，二劑便已其病」，亦狀其猛利也。用乾羯鷄矢一升，炒微焦，入無灰酒三碗，煎至减半，取清汁。五更熱飲，即腹鳴，辰、巳時行二三次，皆黑水也。飲一劑，覺足有縐紋，飲二次即愈矣。

靈樞脹論曰：夫心脹者，煩心短氣，卧不安；肺脹者，虚滿而喘咳；肝脹者，脇下滿而痛引小腹；脾脹者，善噦，四肢煩俛，體重不能勝衣，卧不安；腎脹，腹滿引背，央央然腰髀痛。此五臟之脹也。悶亂曰俛。央央者，困苦之貌。胃脹者腹滿，胃脘痛，鼻聞焦臭，妨于食，大便難；大腸脹者，腸鳴而痛濯濯，冬日重感于寒，則飧泄不化；小腸脹者，小腹䐜脹，引腰而痛；膀胱脹者，少腹滿而氣癃；三焦脹者，氣滿于皮膚中，輕輕然而不堅；膽脹者，脇下痛脹，口中苦，善太息。此六腑之脹也。濯濯，腸鳴水聲也。飧泄，完穀不化也。氣癃者，小便不利也。厥氣在下，營衛留止，寒氣逆上，真邪相攻，兩氣相搏，乃合爲脹也。厥逆之氣，自下而上，則營衛之行，失其常度，真氣與邪氣相攻，合而爲脹也。

靈樞水脹篇曰：目窠上微腫，如新卧起之狀。目之下爲目窠，如新卧起者，形如卧蠶也。其頸脉動，時咳。頸脉，足陽明人迎也。陽明之脉，自人迎下循腹裏，而水邪乘之，故爲頸脉動。水之標在肺，故時咳。陰股間寒，足脛腫，腹乃大，其水已成矣。以手按其腹，隨手而起，如裹水之狀，此其候也。此上皆言水腫之候。膚脹者，寒氣客于皮膚之間，𪔵𪔵然不堅，腹大，身盡腫，皮厚。𪔵𪔵，鼓聲也。寒氣客于皮膚，陽氣不行，病在氣分，故有聲如鼓。氣本無形，故不堅；氣無所不至，故腹大、身盡腫而皮厚也。按其腹，窅而不起，腹色不變，此其候也。氣在膚間，按散者不能猝復，故窅而不起。皮厚，故腹色不變也。鼓脹者，腹脹身皆大，大與膚脹等也，色蒼黄，腹筋起，此其候也。鼓脹、膚脹，大同小異，祇以色蒼黄、腹筋起爲别耳。腸覃者，寒氣客于腸外，與衛氣相搏，氣不得榮，因有所繫，癖而内着，惡氣乃起，瘜肉乃生。覃之爲義，延佈而深也。寒氣薄衛，滯而不行，留于腸外，故癖積起、瘜肉生也。其始生也，大如鷄卵，稍以益大；至其成，如懷子之狀。久者離歲，控之則堅，推之則移，月事以時下，此其候也。離歲，越歲也。邪在腸外，不在胞中，故無妨于月事。皆由汁沫所聚，非血病可知也。石瘕生于胞中，寒氣客于子門，子門閉塞，氣不得通，惡血當瀉不瀉，衃音丕。以留止，日以益大，狀如懷子，月事不以時下，皆生于女子，可導而下。衃，敗血凝聚也。子門閉塞，衃血留上，其堅如石，故名石瘕。月事不以時下，無經可至也，可以導血之劑下之。按，腸覃、石瘕，皆言月事。則此二症，惟女人有之，故曰「皆生于女子」也。

平人氣象論曰：頸脉動，喘疾咳，曰水。頸脉，乃結喉旁動脉，足陽明之人迎也。水氣上逆，則侵犯陽明，故頸脉動；水溢于肺，則喘而咳。目裹微腫，如卧蠶起之狀，曰水。目之下胞曰目裹，胃脉之所至，脾脉之所主。若微腫如卧蠶狀，是水氣犯脾胃也。溺黄赤，安卧者，黄疸。溺色黄赤而安卧自如，必成黄疸也。已食如饑者胃疸。胃熱善消穀，故雖食常饑，此名胃疸。面腫曰風。風爲陽邪，故曰高巔之上，惟風可到，此面腫所以屬風也。足脛腫曰水。水爲陰邪，潤下之品，故足腫。腫者，爲水也。曰黃者曰黃疸。諸經有熱，皆上薰于目，故黃疸者目黃。

舉痛論曰：經脉流行不止，環周不休，寒氣入經而稽遲，泣而不行，客于脉外則血少，客于脉中則氣不通，故卒然而痛。泣者，濇而不利也。寒氣客于脉外則脉寒，脉寒則縮綣，縮綣則脉絀急，絀急則外引小絡，故卒然而痛，得炅則痛立止。經脉受寒則縮，縮則急，故卒痛。然客于脉外者，其邪淺，故纔得炅氣，則立止也。因重中于寒，則痛久矣。重者，重復受寒也。傷之深，故不易愈也。寒氣客于經脉之中，與炅氣相薄則脉滿，滿則痛而不可按也。營行脉中，血不足者，脉中常熱，新寒與故熱相薄，則邪實而脉滿，按之則痛愈甚，故不可按也。寒氣客于腸胃之間，膜原之下，血不得散，小絡急引故痛。按之則血氣散，故按之痛止。膜，脂膜與筋膜也。原者，肓之原，即腹中空隙之處。血凝則小絡急痛，按着空處，則寒散絡緩故痛止。非若經脉之無罅隙者，按之愈痛也。寒氣客于俠脊之脉則深，按之不能及，故按之無益也。俠脊者，足太陽經也。其最深者，則伏衝、伏膂之脉，故手按不能及其處也。寒氣客于衝脉，衝脉起于關元，隨腹直上，寒氣客則脉不通，脉不通則氣因之，故喘動應手矣。衝脉起于胞中，即關元也。其脉并足少陰腎經夾臍上行，會于咽喉，而腎脉上連于肺，犯寒則脉不通，而氣因以逆，故喘。曰應手者，動之甚也。寒氣客于背俞之脉則脉泣，脉泣則血虛，血虛則痛。其俞注于心，故相引而痛，按之則熱氣至，熱氣至則痛止矣。背俞，五臟俞也，皆足太陽經穴。太陽之脉，循膂當心，上出于項，故寒氣客之，則脉濇血虛，背與心相引而痛，因其俞注于心也。血虛而痛，故按之而痛止。寒氣客于厥陰之脉，厥陰之脉者，絡陰器，繫于肝，寒氣客于脉中，則血泣脉急，故脇肋與少腹相引痛矣。少腹脇肋，皆肝之部分也。厥氣客于陰股，寒氣上及少腹，血泣在下相引，故腹痛引陰股。厥氣，寒而上逆之氣也。陰股、少腹，乃足三陰衝脈所由行也。寒氣客于小腸膜原之間，絡血之中，血泣不得注于大經，血氣稽留不得行，故宿昔而成積矣。小腸爲受盛之府，化物出焉。寒氣客于膜原及小絡，則血濇不得注于大經，化物失職，久而成積矣。寒氣客于五臟，厥逆上泄，陰氣竭，陽氣未入，故卒然痛死不知人，氣復返則生矣。五臟皆受邪，厥逆而泄越于上，陰氣暴竭，陽氣未能遽入，故卒然痛死。或得炅則氣復，反而生矣。寒氣客于腸胃，厥逆上出，故痛而嘔也。胃爲水穀之海，腸爲水穀之道，皆主行下者也。寒邪傷之，則逆而上出，故痛而嘔。寒氣客于小腸，小腸不得成聚，故後泄腹痛矣。小腸與丙火爲表裏。成聚，即受盛之義也。寒邪侮之，則失其受盛之常，故泄而腹痛。熱氣留于小腸，腸中痛，癉熱焦渴，則堅乾而不得出，故痛而閉不通矣。大抵營衛、臟腑之間，得熱即行，遇冷即凝，故痛皆因于寒也。此一條獨言熱痛，却由于便閉不通，故痛。仍非火之自爲痛也，故曰通則不痛，痛則不通。

痺論曰：風、寒、濕三氣雜至，合而爲痺也。痺者，閉也，不仁也。六氣之中，風、寒、濕爲陰邪。陰氣合病，則閉塞成冬之象。故血氣不流，經絡壅閉，而痺斯作矣。其風氣勝者，爲行痺。風屬陰中之陽，善行而數變，故爲行痺。凡走注歷節疼痛之類，俗名「流火」是也。寒者勝者，爲痛痺。陰寒之氣，乘于肌肉筋骨，則疑泣稽留，閉而不通，故爲痛痺，即痛風也。濕氣勝者，爲着痺也。着痺者，重着不移，濕從土化，故病在肌肉，不在筋骨也。肺痺者，煩滿，喘而嘔。肺在上焦，脉循胃口，故爲煩滿，喘而且嘔。心痺者，脉不通。煩則心下鼓，暴上氣而喘，嗌乾善噫，厥氣上則恐。脉者，心之合也。心受病，則脉不通。心脉支者上挾咽，直者却上肺，故其病如此。厥逆則水邪侮火，故神傷而恐。恐者，腎志也。肝痺者，夜臥則驚，多飲數小便，上爲引如懷。肝受邪則魂不安寧，故夜臥多驚。閉而爲熱，故多飲數小便也。上爲引者，引飲也。如懷者，腹大如懷物也，木邪侮土，故爲病如此。腎痺者，善脹，尻以代踵，脊以代頭。腎者，胃之關。腎痺則邪并及胃，故腹善脹。尻以代踵者，足攣不能伸也；脊以代頭者，身僂不能直也。脾痺者，四肢解惰，發咳嘔汁，上爲大塞。脾主四肢，又主困倦，故爲解惰。土傷則金亦傷，故咳。妻病，故夫亦病，故嘔。坤土不升，乾金不降，大塞之象也。腸痺者，數飲而出不得，中氣喘争，時發飧泄。腸痺，則下焦之氣閉而不行，故數飲而溺不得出，氣化不及州都，返而上逆，故喘争也。小便不利，則水液混于大腸，故飧泄也。胞痺者，少腹、膀胱，按之内痛，若沃以湯，濇于小便，上爲清涕。胞，溺之脬也。膀胱氣閉則水液壅滿，故按之内痛也；氣閉則熱，如湯之沃也。膀胱之脈，從巔絡腦，故小便下濇，清涕上出也。痛者，寒氣多也，有寒故痛也。寒則血氣凝泣，故痛。終始篇曰：病痛者，陰也。病久入深，營衛之行濇，經絡時疏，故不痛。此言病則營衛濇而必痛；其不痛者，經絡有疏散之時，則不濇，故不痛也。皮膚不營，故爲不仁。皮膚之間，無血以和之，故不仁也。陽氣少，陰氣多，與病相益，故寒也。痺病本屬陰寒，若陽氣不足之人，則寒從内起，與外病相助益，故寒也。陽氣多，陰氣少，病氣勝，陽遭陰，故爲痺熱。其人陽氣素盛，而遭陰寒之氣，病氣反爲陽氣勝矣，故爲熱痺。其多汗而濡者，此其逢濕甚也。陽氣少，陰氣盛，兩氣相感，故汗出而濡也。兩氣者，身中之氣與外客之氣。兩氣皆陰，互相感召，故汗出。脉要精微論曰「陰氣有餘，爲多汗身寒」是也。凡痺之類，逢寒則急，逢熱則縱。寒則筋攣，故急；熱則筋弛，故縱。

痿論曰：肺熱葉焦，則皮毛虚弱急薄，着則生痿躄也。火來乘金，在内爲肺葉焦枯，在外爲皮毛虚薄。熱氣着而不去，則爲痿躄。躄者，足不能行也。心氣熱，則下脉厥而上，上則下脉虚，虚則生脉痿，樞折挈，脛縱而不任地也。心火上炎，則三陰在下之脉，亦厥逆而上，上盛則下虚，乃生脉痿。四肢關節之處，如樞紐之折，而不能提挈，足脛縱緩，而不能任地也。肝氣熱，則膽泄口苦，筋膜乾，筋膜乾，則筋急而攣，發爲筋痿。肝熱則膽亦熱，故汁溢而口苦。血海乾枯，筋無以榮，則攣急而痿。脾氣熱，則胃乾而渴，肌肉不仁，發爲肉痿。脾與胃爲夫妻，而開竅于口，故脾熱則胃乾而渴。脾主肌肉，熱淫于内，則脾陰耗損，故肉不仁而爲痿。腎氣熱，則腰脊不舉，骨枯而髓減，發爲骨痿。腰者，腎之府。脊者，腎之所貫也。腎主骨，故骨枯爲痿。

肺者，藏之長也，爲心之蓋也。肺位至高，故謂之長。覆于心上，故謂之蓋。有所失亡，所求不得，則發肺鳴，鳴則肺熱葉焦。有志不遂，則鬱而生火。火來乘金，不得其平則自鳴。肺鳴者，其葉必焦。大經空虚，發爲肌痺，傳爲脉痿。血不足則大經空虚，無以充養肌肉，故先爲肌痺，而後傳于心，爲脉痿也。思想無窮，所願不得，意淫于外，入房太甚，宗筋弛縱，發爲筋痿，及爲白淫。思而不得，則意淫于外；入房太過，則精傷于内。陰傷而筋失所養，故爲縱、爲痿。火動于中，水虧于下，乃爲白淫。白淫者，男濁女帶也。有漸于濕，以水爲事，若有所留，居處相濕，肌肉濡漬，痺而不仁，發爲肉痿。漸，染也。以水爲事，常近水也，久于水則有所留矣。居處之地又當卑濕，則肌肉受濕而濡漬，故頑痺而成肉痿也。有所遠行勞倦，逢大熱而渴，渴則陽氣内伐，内伐則熱舍于腎。腎者，水藏也。今水不勝火，則骨枯而髓虚，故足不任身，發爲骨痿。遠行勞倦，則所傷在骨。逢大熱者，或逢天令之熱，或陰不足而本熱。火則氣太過，水液必耗，故骨枯髓虚而爲痿也。治痿者，獨取陽明，何也？陽明者，五臟六腑之海，主潤宗筋，宗筋主束骨而利機關也。足陽明胃，主納水穀，變化氣血，以充一身，故爲五臟六腑之海，而下潤宗筋。宗筋者，前陰所聚之筋，爲諸筋之會，一身之筋皆屬于此，故主束骨而利機關。衝脉者，經脉之海也。主滲灌谿谷，與陽明合于宗筋。衝脉爲十二經之血海，故主滲灌谿谷。衝脉起于氣街，併少陰之經夾臍上行，陽明脉亦夾臍旁下行，故皆合于宗筋。陰陽總宗筋之會，會于氣街，而陽明爲之長，皆屬于帶脉，而絡于督脉。宗筋聚于前陰。前陰者，足之三陰及陽明、少陽、衝、任、督、蹻九脉之所會也。九脉之中，惟陽明爲臟腑之海，衝脉爲經脉之海，此一陰一陽總之，故曰「陰陽總宗筋之會」。會于氣街者，氣街爲陽明之正脉，故陽明獨爲之長。帶脉起于季脇，圍週一身。督脉起于會陰，分三岐爲任、衝，而上行腹背，故諸經皆聯屬于帶脉，支絡于督脉也。故陽明虛，則宗筋縱；帶脉不引，故足痿不用也。

靈樞大惑論曰：不得卧而息有音者，是陽明之逆也。足三陽者下行，今逆而上行，故息有音也。足之三陽，其氣皆下行；足之三陰，其氣皆上行。此天氣下降、地氣上升之義，故陽明以上行爲逆，逆則冲肺，故息有音也。陽明者，胃脉也。胃者，六腑之海，其氣亦下行，陽明逆不得從其道，故不得卧也。胃不和則卧不安，此之謂也。凡人之寤寐，由于衛氣。衛氣者，晝行于陽，則動而爲寤；夜行于陰，則靜而爲寐。胃氣逆上，則衛氣不得入于陰，故不得卧。

厥氣客于五臟六腑，則衛氣獨衛其外，行于陽，不得入于陰。行于陽，則陽氣盛；陽氣盛，則陽蹻陷，不得入于陰。陰虛故目不瞑，調其虛實，以通其道而去其邪，飲以半夏湯一劑，陰陽已通，其卧立至。不卧之病，有心血不足者，法當養陰；自邪氣逆上者，法當祛邪。半夏湯者，去邪之法也。以流水千里以外者八升，揚之萬遍，取其清五升煮之，炊以葦薪。千里流水，取其流長源遠，有疏通下達之義也。揚之萬遍，令水珠盈溢，爲甘瀾水，可以調和陰陽。炊以葦薪者，取其火烈也。火沸，置秫米一升，治半夏五合，徐炊，令竭爲一升半。火沸，言未投藥而水先沸也。秫米，糯小米也，北人呼爲小黄米。味甘，性平，能養胃和中，用以爲君。治半夏，猶言製過半夏也。味辛性温，能下氣化痰，用以爲臣。去其滓，飲汁一小杯，日三，稍益，以知爲度。知者，病愈也。故其病新發者，覆杯則卧，汗出則已矣。久者，三飲而已也。

方盛衰論曰：肺氣虛，則使人夢見白物，見人斬血籍籍。得其時，則夢見兵戰。金色本白，故夢白物。斬者，金之用也。虛者多畏怯，故見斬血籍籍也。得其時者，得金王之時也。腎氣虛，則使人夢見舟船溺人。得其時，則夢伏水中，若有畏恐。腎屬水，故夢應之。得水旺之時，夢水益大也。畏恐，腎之志也。肝氣虛，則夢見菌香生草。得其時，則夢伏樹下，不敢起。肝之應在木，雖當木旺之時，亦夢伏樹下也。心氣虛，則夢救火、陽物。得其時，則夢燔灼。心令火。陽物，即火之屬也。得火旺之令，夢火益大也。脾氣虛，則夢飲食不足。得其時，則夢築垣蓋屋。倉廩空虛，故思飲食；得土旺之令，則夢高土也。

陽氣盛，則夢大火而燔灼。陰陽俱盛，則夢相殺。俱盛則争。上盛則夢飛，下虛則夢墮。本乎天者親上，本乎地者親下。盛饑則夢取，甚飽則夢予。肝氣盛，則夢怒。肺氣盛，則夢恐懼，哭泣飛揚。肺主氣，故夢飛揚。心氣盛，則夢喜笑恐畏。脾氣盛，則夢歌樂，身體重不舉。腎氣盛，則夢腰脊兩解不屬。

厥氣客于心，則夢見丘山烟火。客于肺，則夢飛揚，見金鐵之奇物。客于肝，則夢山林樹木。客于脾，則夢見丘陵大澤，壞屋風雨。客于腎，則夢臨淵，没居水中。客于膀胱，則夢遊行。客于胃，則夢飲食。客于大腸，則夢田野。大腸曲折納污，類田野也。客于小腸，則夢聚邑衝衢。小腸爲受盛之官，類衝衢也。客于膽，則夢鬪訟、自刳。膽性剛猛。自刳者，自剖其腹也。客于陰器，則夢接内。客于項，則夢斬首。客于頸，則夢行走而不能前，及居深地窌苑中。客于股肱，則夢禮節拜起。

客于胞䐈，則夢泄便。胞，即脬也。䐈，大腸也。在前則夢泄，在後則夢便。短蟲多，則夢聚衆；長蟲多，則夢相擊毀傷。

靈樞癰疽篇曰：血脉營衛，週流不休，上應星宿，下應經數。寒邪客于經絡之中則血泣，血泣則不通，不通則衛氣歸之，不得復反，故癰腫。寒氣化爲熱，熱勝則腐肉，肉腐則爲膿，膿不瀉則爛筋，筋爛則傷骨，骨傷則髓消，不當骨空，不得泄瀉，血枯空虚，則筋骨肌肉不相榮，經脉敗漏，薰于五臟，臟傷故死矣。始受寒邪，血脉凝泣，久而不去，寒化爲熱，癰疽乃成。傷于臟者，死不治。癰發于嗌中，名曰猛疽。猛疽不治，化爲膿，膿不瀉，塞咽，半日死。其化爲膿者，瀉則合豕膏，冷食三日，已。猛疽，言其凶惡猛厲也。若膿已瀉潰，當服豕膏，即猪脂之煉净者也。萬氏方：治肺熱暴瘖，用猪脂一斤，去筋，入白蜜一斤，再煉少頃，濾净冷定，不時挑服一匙，即愈。發于頸，名曰天疽。其癰大以赤黑，不急治，則熱氣下入淵液，前傷任脉，内薰肝肺，十餘日而死矣。天疽者，在天柱也，俗名對口。赤者，心之色；黑者，熱極反兼勝己之化也。急須治之，可活；若治之稍遲，或治之失宜，則毒流肺肝而死矣。陽氣大發，消腦留項，名曰腦爍。其色不樂，項痛而如刺以鍼，煩心者死，不可治。陽大發者，毒太甚也。色不樂者，神傷而色變，即所謂「色天」也。毒深，故痛如針刺。邪犯心君，故煩心而死。發于肩及臑，名曰疵癰。其狀赤黑，急治之，此令人汗出至足，不害五臟，癰發四五日逞焫之。肩膊下軟白肉曰臑。此肺脉之病，肺主玄府，故遍身得汗也。毒從汗减，且非要害之所，故不害五臟也。逞者，急也。焫者，艾炷也，言宜急灸也。發于腋下，赤堅者，名曰米疽。治之以砭石，欲細而長，疏砭之。塗以豕膏，六日已，勿裹之。砭石欲細者，恐傷肉也；欲長者，用在深也。故宜疏不宜密。勿裹之者，欲其氣疏泄也。豕膏者，即猪油煎當歸，以蠟收者也。其癰堅而不潰者，爲馬刀挾纓，急治之。挾，當作「俠」。纓，當作「瘦」。馬刀者，瘰癧也。俠瘦者，俠頸之瘤屬也。發于胸，名曰井疽。其狀如大豆，三四日起，不蚤治，下入腹，不治，七日死矣。井者，喻其深而惡也。發于胸者，近犯心王，治之宜蚤，下入腹，則五臟俱敗，死期速矣。發于膺，名曰甘疽。色青，其狀如穀實菰𤬋，常苦寒熱。急治之，去其寒熱，十歲死，死後出膿。膺在胸旁高肉處，逼近在乳上也。穴名膺窗，足陽明胃之脉也。土味甘，故曰甘疽。色青者，肝木尅土也。層房纍纍，狀如穀實瓜蔞，軟而不潰，中有所蓄，如瓜子也。十歲死者，綿延難愈也。發于脇，名曰敗疵。敗疵者，女子之病也。灸之，其病大癰膿。治之，其中乃有生肉，大如赤小豆。剉陵、翹草根各一升，以水一斗六升，煮之，竭爲取三升。則强飲，厚衣，坐于釜上，令汗至足已。脇者，肝之部也。婦人多鬱怒，故患此瘡。陵，芰也。翹，連翹也。二草之根，俱能解毒。强飲者，乘其熱而强飲之，復厚衣坐于熱湯之釜，薰蒸取汗，汗出至足乃透。已者，愈也。發于股脛，名曰股脛疽。其狀不甚變，而癰膿搏骨；不急治，三十日死矣。股脛，大股也。狀不甚變，外形不顯也。癰膿搏骨，即所謂貼骨癰也。毒盛而深，能下蝕三陰、陽明之大經，故不爲急治，法當三十日死矣。發于尻，名曰銳疽。其狀赤堅大，急治之；不治，三十日死矣。尻，尾骶骨也。穴名長强，爲督脉之絡。一名氣之陰郄，故不治則死。發于股陰，名曰赤施。不急治，六十日死。在兩股之内，不治，十日而當死。股陰，大股内側也。當足太陰箕門、血海及足厥陰五里，陰包之間，背陰氣所聚之處，故不治則死。若兩股俱病，則傷陰之極，其死尤速。赤施者，想其當血海，穴故名。發于膝，名曰疵癰。其狀大癰，色不變，寒熱如堅石；勿石，石之者死。須其柔，乃石之者生。石之者，砭也。色不變者，不紅赤也。硬者禁用砭，軟者方可用砭也。諸癰之發于節而相應者，不可治也。發于陽者，百日死；發于陰者，三十日死。諸節者，神氣所遊行出入也。相應者，發于上而應于下，發于左而應于右，法在不治。發于三陽之分，毒淺在腑，其死緩；發于三陰之分者，毒深在臟，不出一月也。發于脛，名曰兔齧。其狀赤至骨，急治之；不治，害人也。脛，足脛也。兔齧，如兔之所齧傷也，爲其在下，高低等于兔也。發于内踝，名曰走緩。其狀癰也，色不變，數石其輸，而止其寒熱，不死。數石者，屢屢砭之也。其輸，即腫處也。發于足上下，名曰四淫。其狀大癰。急治之，百日死。陽受氣于四末，而大癰淫于其間，陽毒之甚也，時氣更易，則真陰日敗，踰三月而死矣。發于足旁，名曰厲癰。其狀不大，初如小指。發急治之，去其黑者，不消輒益；不治，百日死。去其黑者，而猶不消，反益大焉，則百日必死矣。發于足指，名曰脱癰。其狀赤黑，死不治；不赤黑，不死；不衰，急斬之，不則死矣。六經原腧，皆在于足，所以癰發于足者，多爲凶候。至于足指，又皆六井所出，色赤黑者，其毒尤甚。若不衰退，急斬去其指，庶可保生；若稍緩，毒發傷藏而死。榮衛稽留于經脉之中，則血泣而不行，不行則衛氣從之而不通，壅遏而不得行，故熱。大熱不止，熱勝則肉腐，腐則爲膿。然不能陷，骨髓不爲焦枯，五臟不爲傷，故命曰癰。熱氣淳盛，下陷肌膚，筋髓枯，內連五臟，血氣竭，當其癰下，筋骨良肉皆無餘，故命曰疽。癰字從壅，疽字從阻，總是氣血稽留、營衛不通之症。大而淺者爲癰。〇腑受傷，可無大患，深而惡者爲疽；五臟受傷，大可憂畏，治之者顧可緩乎？顧可忽乎？疽者，上之皮夭以堅，上如牛領之皮。癰者，其皮上薄以澤。夭者，色枯暗也。牛皮，喻其厚也。澤者，光亮也。白眼青，黑眼小，是一逆也。內藥而嘔者，是二逆也。腹痛渴甚，是三逆也。肩項中不便，是四逆也。音嘶聲脱，是五逆也。

寒熱病篇曰：身有五部：伏兔一，腓二，背三，五臟之腧四，項五。此五部有癰疽者死。伏兔者，胃之穴名。在膝上六寸，陰市上五寸。腓者，足肚也，即腨也。腎之脉上腨內之築賓穴。背者，五臟之所繫也。腧者，五臟之所主也。項者，諸陽之要道也。犯此五者，亦名五逆。

靈樞玉板篇曰：腹脹，身熱，脉大，是一逆也。身熱脉大而又腹脹，表裏之邪俱盛也。腹鳴而滿，四肢清泄，其脉大，是二逆也。腹滿而清泄，陰症也。脉大者，是脉與症反也。衄而不止，脉大，是三逆也。鼻衄在陰，脉大爲陽，陽實陰虛，死不治。咳且溲血脱形，其脉小勁，是四逆也。咳而溲血脱形，正氣傷也。脉雖小而勁，邪仍在也。咳脱形身熱，脉小以疾，是謂五逆也。脱形，真氣已衰；身熱邪氣未化。細小疾數，氣血兩敗之診也。如是者，不過十五日而死矣。十五日交一節，言不能踰節也。其腹大脹，四末滿，脱形泄甚，是一逆也。腹大脹者，邪正甚也。四肢冷而脱形泄甚，脾已絶矣。腹脹便血，脉大時絶，是二逆也。腹脹便血，陰脱也。脉大時絶，陽脱也。咳，溲血，形肉脱，脉搏，是三逆也。咳而溲者，氣血俱損。形肉脱者，脾已絶。脉搏者，真臟見矣。嘔血，胸滿引背，脉小而疾，是四逆也。嘔血而至胸滿背曲，病已極矣。脉小屬氣敗，脉疾屬血敗。咳嘔腹脹，且飧泄，其脉絶，是五逆也。上爲咳嘔，中爲脹滿，下爲飧泄，三焦俱病，六脉已絶。如是者，不及一時而死。不及一時者，不能週一日之時也。

標本論曰：夫病傳者，心病先心痛。病在心者，先心痛。一日而咳。心病傳肺，火尅金也。三日脇支痛。肺復傳肝，金尅木也，故脇支痛。五日閉塞不通，身痛體重。肝傳脾，木尅土也，脾病則閉塞不通。脾主肌肉，故身體重痛。三日不已死。再三日不已，則脾又傳腎，土尅水也，五臟俱傷，故死。冬夜半，夏日中。冬月夜半，水旺之極也；夏月日中，火旺之極也。火畏水，故冬則死于夜半；陽邪亢極，故夏則死于日中。蓋衰極亦死，盛極亦死也。肺病喘咳。肺主息，故病喘咳。三日而脇支滿痛。三日而之肝，金尅木也。一日身體重痛。一日之脾，木尅土也。五日而脹。五日而之胃，臟傳腑也。十日不已，死。十日不已，胃復傳腎，五行之數已極，故死。冬日入，夜日出。此卯、酉二時，屬燥金之化。肝病頭目眩，脇支滿。肝開竅于目，而經脉佈于脇肋。三日體重身痛。三日傳脾。五日而脹。脾傳胃也。三日腰、脊、少腹，脛痠。三日傳腎也。三日不已，死。三日不已，腎復傳心，故死。冬日入，夏早食。亦卯、酉時也。燥金主之，木所畏也。脾病，身痛體重。脾主肌肉。一日而脹。脾傳胃也。二日少腹、腰、脊痛，脛痠。胃傳腎也。三日背䏶筋痛，小便閉。三日而胃傳膂、膀胱也。十日不已，死。十日不已，復傳于心，故死。冬人定，夏晏食。此己亥時也。司風水之化，脾病畏之。腎病，少腹、腰、脊痛，胻痠。腎主下部，經脉行于少腹、腰脊、胻骨之間。三日背胆筋痛，小便閉。三日而傳膂膀胱也。三日腹脹。三日而傳小腸。三日兩脇支痛。三日而上傳心，手心主之正，別下淵腋三寸入胸中，故兩脇支痛。三日不已，死。復傷肺金也。冬大晨，夏晏晡。此辰、戌時也，土旺四季，爲水所畏，故腎病絶焉。胃病脹滿，五日少腹、腰脊痛，胻痠。五日之腎也。三日背胆筋痛，小便閉。三日之膂、膀胱也。五日身體重。病傳論曰：五日而上之心。此云「體重」，疑誤。六日不已，死。心復傳肺。冬夜半後，夏日昳。丑、未司濕土之化，氣通于胃，失守則死。膀胱病，小便閉。五日少腹脹，腰脊痛，胻痠。五日而之腎也。一日腹脹。一日而之小腸。一日身體痛。一日而之心腑傳臟也，心主血脉，故爲身體痛。二日不已，死。心病不已，必復傳金，故死。冬鷄鳴，夏下晡。丑、未時也。土能制水，故膀胱畏之。相傳死期，各有遠近，蓋臟有要害不同也，以次相傳者必死。間一二臟或三四臟者，可以治矣。

靈樞經脉篇曰：手太陰氣絶，則皮毛焦。太陰者，行氣温于皮毛者也。故氣不榮則皮毛焦，皮毛焦則津液去皮節；津液去皮節者，則爪枯毛折；毛折者，則毛先死，丙篤丁死，火勝金也。肺屬金，主氣，爲水之母，故其氣絶，則津液去，而爪枯毛折也。手少陰氣絶，則脉不通，脉不通則血不流，血不流則毛色不澤，故其面黑如漆柴者，血先死。壬篤癸死，水勝火也。心主血脉，故心絶則血先死。其症在毛色不澤，面黑如漆，水化見也。足太陰氣絶，則脉不榮肌肉。唇舌者，肌肉之本也。脉不榮則肌肉軟，肌肉軟則舌萎、人中滿；人中滿則唇反，唇反者肉先死。甲篤乙死，木勝土也。脾主肌肉，故脾絶則肉先死，其症在舌萎、人中滿、唇反也。足少陰氣絶，則骨枯。少陰者，冬脉也。伏行而濡，骨髓者也。故骨不濡則肉不能着也。骨肉不相親，則肉軟却；肉軟却，故齒長而垢，髮無澤。髮無澤者，骨先死。戊篤己死，土勝水也。腎屬水，故爲冬脉。腎主骨，故腎絶則骨先死。其症在骨肉不相親附，則齒長而垢，精枯故髮無澤也。足厥陰氣絶，則筋絶。厥陰者，肝脉也。肝者，筋之合也。筋者，聚于陰氣。當作「器」。而脉絡于舌本也，故脉弗榮則筋急，筋急則引舌與卵，故唇青、舌卷、卵縮，則筋先死。庚篤辛死，金勝木也。肝絶者筋先死，其症在唇舌卷而卵縮囊拳也。五陰氣俱絶，則目係轉，轉則目運。目運者，爲志先死；志先死，則遠一日半死矣。五臟之精，上注于目，故五陰氣絶，則目轉而運，志先死矣。志藏于腎，真陰已竭，死在週日間耳。六陽氣絶則陰與陽相離，離則腠理發泄，絶汗乃出，故旦占夕死，夕占旦死。陽氣不能衛外而爲固，則汗泄。絶汗者，其形如珠，凝而不流，或氣喘不休，汗出如洗者是也。

冬三月之病，病合于陽者，至春正月，脉有死徵，皆歸出春。冬三月陰盛之時，而見陽病者，至春初，陽氣發動之令，脉必有死徵矣。出春者，交夏也，陽病當陽盛，則亢極而不可免矣。冬三月之病，在理已盡，草與柳葉皆殺。在理已盡，謂色脉形症，皆無生理，則交春草色青、柳葉見，皆其死期也。春陰陽皆絶，期在孟春。冬月之病，甫交春而陰陽皆絶，則不待仲季，即于孟春，是其死期矣。陰絶者，脉形七至；陽絶者，脉形微細。或上不至開爲陽絶，下不至關爲陰絶。春三月之病，曰陽殺。殺音賽，陽氣衰也。陽氣方生之令，而陽氣衰敗，不能應令也。陰陽皆絶，期在草乾。春令木旺之症，而陰陽俱絶，至秋令草乾之時，金勝木而死矣。夏三月之病，至陰不過十日。金匱真言論曰：脾爲陰中之至陰，五臟六腑之本也。以至陰之臟而當陽極之時，苟犯死症，期在十日。陰陽交，期在溓音廉。水。陰陽交者，陰脉見于陽，則陽氣失守；陽脉見于陰，則陰氣失守。夏月而見此逆象，則仲秋濂水之期，不能保其生矣。秋三月之病，三陽俱起，不治自已。秋時陽氣漸衰，陰氣漸長，雖三陽之病俱起，而陽不勝陰，故自已。陰陽交合者，立不能坐，坐不能起。陰陽交合者，陰陽合病也。起坐不能者，屈伸不利也。三陽陽當作「陰」。獨至，期在石水。陰病而當陰盛，則孤陰不生矣。冰堅如石之候，不能再生，即上文「三陽俱起，不治自愈」。下文「二陰，期在盛水」，則此爲「三陰」無疑。二陰獨至，期在盛水。二陰病比之三陰病者差緩焉，故期在盛水。盛水者，正月雨水也。

診要經終論曰：太陽之脉，其終也，戴眼，反折瘈瘲，其色白，絶汗乃出，出則死矣。戴眼者，目睛仰視而不能轉也。反折者，腰脊反張也。筋急曰瘈，筋緩曰瘲。絶汗者，汗出如油也。足太陽之脉，起于目内眥，上額交巔，入絡腦，下項夾脊，抵腰中，下至足之小指。手太陽之脉，起于小指之端，循臂上肩。其支者，循頸上頰，至目之外眥，故其病如此。又太陽爲三陽之表，故主色白，汗出。少陽終者，耳聾，百節皆縱，目瞏絶係。絶係一日半死。其死也，色先青白，乃死矣。手足少陽之脉，皆入于耳中，亦皆至于目鋭眥，故爲耳聾、目瞏也。瞏者，直視如驚也。因少陽之係絶，不能旋轉也。膽應筋，故百節縱也。木之色青，金之色白，金木相賊，則青白先見矣。陽明終者，口目動作，善驚妄言，色黄。其上下經盛，不仁，則終矣。手足陽明之脉，皆挾口入目，故口目動作也。聞木音則惕然而驚，是陽明善驚也；罵詈不辨親疏，是陽明妄言也。黄者，土色外見也。上下經盛，謂頭頸手足陽明之脉，背躁動而盛，是胃之敗也。不知痛癢，謂之不仁，是肌肉之敗也。少陰終者，面黑，齒長而垢，腹脹閉，上下不通而終矣。手少陰氣絶則血敗，足少陰氣絶則色如炲，故面黑也。腎主骨，齒者骨之餘，故齒不固而垢也。手少陰之脉下膈絡小腸，足少陰之脉絡膀胱貫肝膈，故爲腹脹閉、上下不通，是心腎不交也。太陰終者，腹脹閉不得息，善噫善嘔，嘔則逆，逆則面赤，不逆則上下不通，不通則面黑，皮毛焦而終矣。足太陰脉入腹屬脾，故爲腹脹閉。手太陰脉上鬲屬肺，而主呼吸，故不得息。惟脹閉不得息，故爲噫爲嘔。氣逆于上，故面赤。不逆，則脾之地不上升，肺之天不下降。上下不通者，天地不交也。脾敗無以制水，故面黑；肺敗不能主氣，故皮毛焦也。厥陰終者，中熱嗌乾，善溺心煩，甚則舌卷卵上，縮而終矣。手厥陰心主之脉，起于胸中，出屬心包絡，下膈，歷絡三焦。足厥陰肝脉，循喉嚨之後，上入頏顙，其下者循股陰，入毛中，過陰器，故爲中熱嗌乾、善溺心煩等症。舌者，心之司也。肝者，筋之合也。筋者，聚于陰器，而脉絡于舌本，故甚則舌卷卵縮也。

愚按，人之有病，猶樹之有蠹也；病之有能，猶蠹之所在也。不知蠹之所在，遍樹而斫之，蠹未必除，而樹先槁矣；不知病之所在，廣絡而治之，病未必去，而命先盡矣。故病能至賾，即較若列眉，猶懼或失之。病能未彰，而試之藥餌，吾不忍言也。世醫矜家傳之秘，時醫誇歷症之多，悻悻賣俗而不知其非，叩之三因之自與其所變，翻以爲贅，是不欲知蠹之所在，而第思斫樹以爲功者。嘻！亦慘矣。

傷寒括要

李中梓

傷寒括要自序

傷寒證治，自古難之。始於仲景，後賢纂述無慮百家，而在人耳目間者，十有餘種。不患其不備，患其多而眩也。寡聞者無問，即漁獵甚富，而玄英未辨，祇如侏儒觀場，隨衆喧喝，疇能千支萬派，彙歸一源，而有張長沙。若合符節耶？自非丹鉛幾遍，而髓竭心枯者，未易語也。余髮始燥，便讀仲景書，今且雪盈巔矣。上下南陽、易水間，紙敗墨渝，始成授珠十帙。乙酉春，杪集甫竣，而毀於兵火。己丑春孟，謀梓之而艱于費。且念多則惑，少則得，古語諄切。今授珠雖備於義，而後學或苦其繁，曷若以一莖筆，現丈六紫金，俾入門徑而登高捷乎？遂以授珠删繁去複，簡邃選玄，僅得十之二，而竟無漏義矣，顏曰「括要」，謂括義詳而徵詞簡也。及門之能諳其義，而噓枯振槁，獨有許名子，一見頷之，且汲汲於壽世，乃捐金付諸剞劂。或謂傷寒多緒，易於舛誤，是刻帙不盈寸，遂足指南乎？余應之曰：擬登泰山，非徑奚爲；欲指扶桑，無舟莫適。非謂執此可以盡廢百家，謂諳此可以折衷千古也。夫病機繁雜，變遷無窮，如珠走盤，縱横不可測；雖縱横不可測，而終不出此盤也。是帙者，其珠之盤乎；審是帙者，其持盤者乎？操通靈之法，以應無窮之變。惟變取適而不膠於法，斯善讀括要者矣。

順治六年歲次己丑上元日，盡凡居士李中梓士材甫識。

《傷寒括要》序

昔賢有云：欲治方术活人者，須先精研六經子史，然後參究素問、靈樞家言。意謂必先透脱精一之旨，洞明古今之變，方能役使百靈，爲一切老幼驅除二豎爾。李先生士材，奇士也，于書無所不讀，兼識内外丹，受向上旨訣于雪嶠大師，又何待飲上池水，然後見垣一方哉！所著述甚多，其高弟許生名子，雅志學易，先將傷寒括要，爲之流通，猶之禦寒者，必先狐貉也。余幼誦仲景之言，有曰：人心當使如斗光，常炎炎不滅。真菩薩語。鄢陵鄭中丞敦復先生，常按其方活人，有疑南北之風氣或異，古今之藥性亦殊，至許叔微稱仲景之書可讀，仲景之方不可用，妄人哉！鄭翁以百十三方，于各方下通其精意，于八十餘品疏其藥性，最爲的刻，惜乎兵燹之後，散軼不存。今士材之括要，尤爲精義入神，使中丞見之，必且下拜矣。嗟乎！人之學問，固各有本，材翁之尊人，爲震瀛先生。旻髫時，聞我師董彦方先生云：震瀛高自負，每稱所遜讓者，惟尼山一席；若子輿氏，恐便當并駕而驅，汾湖坤儀氏，亦往往心折其人。昔乎不究其用，今材翁用之以刀圭度世，學术淵源，信有自夫。余至泖上，括要刻成，暉兒亦獲與較讎之末，名子索余數言弁之，不敢辭也。因口占記其緣起云。

己丑長至後，那谷遺民旻老夫題於壽補堂，時年七十有五。

《傷寒括要》序

善乎黄帝之言曰：知其要者，一言而終。陸士衡論文曰：立片言而居要，乃一篇之驚策。老氏曰：玄之又玄，衆妙之門。蘇東坡曰：一已陋矣，何妙之有？苦審妙也，雖衆可也。此即括要之旨也，括要之義大矣哉！吾友士材李先生，以金剛眼，行菩薩心，施班史手，著成此書。暢仲景厥旨，總千萬於一貫，啓先聖扃鑰，醒後世聾瞶，真千古視傷寒之青鏡矣。今業醫者，動稱醫耳。夫不通群儒之典籍，不窺靈樞之淵源，不究本草之情性，不明臟腑之根株，不測陰陽之消息，不察運氣之精微，不晰十二經、八脉之條貫。不精舉按，不詳脉證，開口已非，舉手便錯，凡病皆然，而况傷寒乎？余曰：風爲萬化之長，寒爲百病之首，或中於陽，或中於陰，或三陽傳變三陰，或陰陽兩感，或藥石、導引之舛訛，或病家調理之悖戾，殆超乎諸證之外，萃成群邪之輻輳。醫家但言汗、吐、下，徒云表裏和，似乎異常，而實多曲折。蓋虚實殊禀，表裏殊感，補泄異宜，温凉異致，前後戰守，一失毫芒，乖違尋丈。故雜證如微風細雨，傷寒如疾風暴雷。或始微而終盛，或疑似而天淵。雜證輕重遲速，日月遷延；傷寒旦暮安危，倏忽變滅。忽焉水火稽天，忽爾塵沙卷地，目不及瞬，手不及措，人鬼崇朝，死生反掌。庸流誤而盧、扁却走，形氣離而神氣莫恃。知其要者，若庖丁運肘；絶其紐者，同師冕入座。彼徇名嗜利之徒，挾妄术以幸投，視人命如兒戲，肆焉惑人，不知顧忌。間有泥於章句，則有索駿按圖；膠柱鼓瑟，以盲瞽而就道，爲方書之誤人。未知先聖立言，自有根宗，深藏妙理，原以訓顔、孟，開私淑，非以示遇述，滋魯鈍也。俗云：半路出家，秀才作奩，豈爲聰明特達靈慧人云爾哉！惟士材夙禀英姿，家承孔孟，蚤歲力可飛天，乃息鯤鵬之翼；道心超乎倫賴，廣耕芝术之田。三墳五典之涵濡，六氣七情之悟徹，能如淮陰之將兵，幻如壺公之縮地。衆議紛紜，拘攣立破；沉疴綿邈，春至冰融。程之者既無敗着，神受者必挾真髓，奇术已厭於群情，令名常垂於海内，遂有高足許名子，曾推余一日之長，進爲先生入室之英。括其要者前茅，承其解者後起，青藍相宣，水火既濟，是書成，良苦心哉！將使枉死城中，長宵鬼寂；聚窟洲内，寒蛩蟲鳴。與三象以光昭，拔九幽而盡起。禪鐙智殊，絶續不斷；前聖後賢，功施草殫。既析千家之疑義，永爲大海之慈航，士材爲千百聖之功臣，名子爲高門之法嗣矣。經云：爲之醫藥，濟其夭枉。旨哉言乎！從是本草群方，俱爲有用，寧獨傷寒哉！

荔庵宋咸題。

《傷寒括要》序

傷寒括要，士材李先生所著也。先生家學淵源，能讀震瀛公遺書。弱冠，文名大起，騰玉價，走珠聲，其於巍科猶掇之也。以性好活人，旁通醫藥，求者屨日滿户外，遂妨先生青雲之業，於是精研内經，博覽群籍，著書數十種行世。念傷寒一證，爲人鬼關頭，讀仲景書，奚啻韋編三絶！初成授珠十卷，曾以兵火故失，去皮而肉，去肉而骨，去骨而得髓，書成題曰括要。思之思之，鬼神通之，雖長沙復生，亦當斂衽矣。一日，出以視余，余爲心開目明，阿咸名子，好讀書，立雪于先生之門，一見珍爲異寶，遂以較讎事相屬。秘之帳中，不忍也，謀付剞劂，嘉與同志者共之。今先生寓居東浦，樂道著書，弢光鏟採，若將終身焉者。或曰：先生其殆古之高隱歟？余謂：以先生學問經濟，假少壯登朝，揚歷中外。丁兹世運，將四三十年，功名富貴，轉眄成空，何如先生手活萬人？以其餘力，纂成傷寒括要，大生廣生。行見下民頌德，上帝紀功，勝於中書二十四考遠甚，是豈隱者而能之乎？至括要之行今傳後，具眼者當自知之，毋俟余饒舌也。

同邑友弟張安苞題。

《傷寒括要》序

神農嘗百草，軒轅著内經，醫道始立。然無方也，有方自漢張仲景始，故醫家以仲景爲方書之祖。議仲景者，謂其長於傷寒，短於雜症，不知素問熱論一篇，重言傷寒。仲景謂六氣皆足傷人，而寒邪最爲殺厲，傳變難明，陰陽易惑，非若他病，可從容治療。於是立三百九十七法，一百一十三方，著論成一家言。至治雜症，則有金匱要略，可考而得也，獨傷寒則表而出之耳。吾師士材李公，總持三教，才堪八面，深嗜醫道，今之仲景也。手輯經方，幾于等身，尤殫精傷寒，補往哲之未備，誘來彦於大成，近來海内名手，誰非私淑者？友緒少攻帖括，志頹進取，每得我師一書，輒奉爲高僧規矩，間疏方立案，或不悖吾師之旨，季父再庵慫恿曰：「子有志斯道，何不遂成之？」來相勸勉，委贄師門。兵燹時，戢影菰蘆，念傷寒爲萬病關津，得仲景論參以成，聊攝陶節庵數書，辨謬删繁，輯爲知要。會再庵以一編見寄，啓視之，則吾師所著傷寒括要也。日月光高，爝火頓熄，莊誦一過，爽然自失。舉所輯盡付祖龍，亟謀所以流傳括要者。空囊羞澀，不名一錢，集同社較讎，歷葛與裘，始克竣事。我師活人苦心，至是少展，更有仲景注疏，尚爲帳秘，安得點鐵成金，盡刊全書，方酬洪願也？竊怪世衰道微，醫流龐雜，徒事入宫之妒，未聞出類之英。我師孤行今古，與長沙公紙上商確，如印印泥。兹括要具在，緒猶誦事未能解也，負師教不已深乎？若夫神而明之，吾師函文中人人龍象，拈花微笑，自有承當者，非友緒所敢望也。

順治六年己丑冬仲，門人許友緒名子甫敬書於壽補堂。

同郡較閱姓氏

宋　咸有懷父。
陸文麟仲蔚父。
童夢熊台峰父。
沈時榆仲材父。
王昌祚益淳父。
王爾成如雲父。
湯　璘公璇父。
張　候畯工父。

衛　毅士可父。
張　露經子父。
徐應高原植文。
楊時泰定生父。
周世奇宗明父。
顧開熙蒙生父。
戴　履南有父。
宋　褒及申父。

同郡較較：同「校」。閱姓氏

門人校閲姓氏

沈　頲朗仲父。蘇州府。
朱天定道力父。湖州府。
楊時明亮生父。華亭縣。
富日章伯含父。上海縣。
董宏度君節父。蘇州府。
傅持容元厚父。上海縣。
許友緒名子父。松江府。
陸智嚴毅生父。長洲縣。
李廷傑弘雅父。上海縣。
包時化象蕃父。華亭縣。
徐化鰲神諸父。紹興府。

徐廷圭君執父。吳　縣。
陸　蓨臣如父。上海縣。
朱景暘玄賓父。上海縣。
邵德延公遠父。杭州府。
江　青子巽父。徽州府。
徐　復雪凡父。蘇州府。
薛　暉曇孚父。上海縣。
徐以榮山友父。華亭縣。
戴期騰景升父。華亭縣。
吳國奇君正父。休寧縣。
程懋績介眉父。徽州府。
葉挺秀天生父。青浦縣。
王克劭叔雲父。華亭縣。
男允恒壽臣父。松江府。
董　廙晉臣父。

王兆麟聖生父。
侄果瑛朗潤父。

傷寒括要凡例

一，仲景爲傷寒鼻祖，雖後賢蜂起，莫能越其範圍。然有發仲景之奥旨、補仲景之未備者，無不採收。更附以一得之愚，使學者一覽無餘，不致遺珠之嘆耳。

一，釋仲景書者，惟成無已最爲詳明。然智者一失，時或有之。必本諸經文，要諸至理，詳爲條辨，用正千古之訛。非敢以臆見，妄肆譏評也。

一，仲景立方，動以觔計，或稱升、合者，何其多也！及考其用末藥，只服方寸匕。圓藥如梧桐子大者，多不過三十粒，又何其少也。丸散湯液，豈得如此懸絶耶？千金、本草皆以古三兩爲今一兩，古三升爲今一升，可爲準則。蓋衡數以二十四銖爲兩。漢制六銖錢，四箇爲一兩，宋制開元錢，十箇爲一兩。大約差三分之二耳。且仲景湯液，並分三次服，則輕重止得三分之一，而服法又得三分之一。豈非古之一兩，僅得今之一錢乎？局方、綱目概以今之五錢，作爲一劑，則失之太少。陶氏、吴氏各以意爲重輕，盡變古法，則其失更甚。兹刻方藥，悉選仲景古本，不敢輕於變古也。但世有古今，時有寒暑，地有南北，藥有良獷，人有强弱。惟明達者，隨在變通爲得耳。

一，前輯授珠，每一症先列仲景全文，次列後賢續論，次列管窺總釋。兹刻欲其簡便，不能盡遵全文，有複字及不緊要字，稍稍節去，然其要旨固已摭拾無剩矣。

一，仲景傷寒論例，凡曰「太陽病」者，皆謂脉浮惡寒、頭項强痛也。凡曰「陽明病」者，皆謂胃家實也。凡曰「少陽病」者，皆謂口苦、咽乾、目眩也。凡曰「太陰病」者，皆謂腹滿痛、吐利也。凡曰「少陰病」者，皆謂脉微細但欲寐也。凡曰「厥陰病」者，皆謂氣上冲、心痛、吐蚘也。如少陰病，反發熱脉沉，用麻黄附子細辛湯者，謂脉沉細，但欲寐，而又反發熱者，用是方也。後人不解其意，不察少陰病。所括脉微細、但欲寐之症，第見發熱脉沉，便用麻黄附子細辛湯，大失仲景之旨，姑舉一以例其餘。

一，後賢以慎重太過，凡仲景重劑，輒以輕劑代之。如以冲和湯代麻黄湯之類，不可枚舉，而仲景之微奥隱矣。殊不知有是病，則服是藥，如鑰之配鎖，不可移易者也。其禍人者，皆藥不對症耳。彼易以輕劑者，是欲以柔士任强弓，安望其中的哉！兹刻悉遵古法，第詳别脉症，自無妄投之失矣。

一，仲景傷寒論暨金匱要略，誠爲千古醫宗。但文辭簡古，義味深玄，非熟讀深思，未易明了。不揣膚俚，將以註疏，暢其言外之旨，開其晦蝕之光。客嗣布之，以就正有道。

傷寒括要卷上

傷寒總論

冬令嚴寒，萬類閉藏，君子固密，則不傷於寒。觸犯其邪，名曰「傷寒」。夫四時之氣，皆能爲病，而傷寒獨甚者，以其殺厲之氣也。冬月感而即病者，爲正傷寒。冬不即病，寒邪藏于肌膚，至春而發，名爲温病。至夏而發，名爲熱病。獨不言至秋爲凉病者，何也？寒水之氣，與火爲仇，遇仇不發，已爲火勝。而長夏濕土，又制水邪，况逢金令，金得寒而愈堅，故秋月無傷寒也。秋病之似傷寒者，皆夏月納凉之邪，或時行不正之氣，或秋令凉氣之邪耳。仲景方法，爲冬月即病之正傷寒設也。後世混將冬月傷寒之方，通治春夏温熱之病，遺禍至今，未有能改。陶節庵以麻黄、桂枝，難以輕投，竟以冲和代之，施於時疫之病，猶或可也；用於傷寒之症，不亦悖乎？深嗟！今之治傷寒者，在一二日，不問屬虚屬實，便汗之。在三四日，不問在經在腑，便和之。在五六日，不問在表在裏，便下之。投劑一差，幽泉沉冤矣！人之表裏、虚實不同，邪之傳變、異氣各别，奈何拘於日數，不審形證耶？且寒邪傷人，原無定體。或自太陽始，日傳一經，六日傳至厥陰而愈者；或不罷，而留滯一經者；或間經而傳者；或但傳二三經而止者；或始終只在一經者；或越經而傳者；或陽經一齊合病者，或陽經後先併病者。或初入太陽，不作鬱熱，便入少陰，而成陰症者；或直中陰經，而爲真寒者；或傷生冷，而爲内傷寒者。必審脉驗症，辨名定經，確然無疑，然後投劑。日數雖多，但見表症，脉浮者，猶宜汗之。日數雖少，但見裏症，脉沉者，即當下之。若表裏症俱見，或表裏症俱無，此屬半表半裏，禁汗、禁下、禁吐，但當和之。若日久不愈，脉虚神困者便當補之。果能辨陰陽，審表裏，察虚實，譬之善射，莫不中的矣。

腎虚人易犯傷寒論

腎屬寒水，主令在冬，故内經以爲閉蟄封藏之本。以慾耗其精，則不能奉若天時，封藏固密，遂致太陽疏滲，寒邪易侵。若腎臟堅固，即使迫於寒威，受邪輕淺，治之即痊。腎臟虚衰，略冒寒邪，便爾深重，醫藥難療，故曰「傷寒偏死腎虚人」，良非虚語。

不服藥爲中醫論

傷寒傳變淆訛，症端錯雜。且肅殺之氣，最爲毒烈。醫者不能博古衡今，漫投湯劑，鮮不夭枉，致令憤激之説，以不服藥爲中醫，豈其然哉！惟正氣實而邪氣輕者，或可俟其經盡而愈。若正氣虚而邪氣重者，非按法施治，何由得痊？譬如人溺洪濤，命在呼吸，不爲援手，而聽其自渡，恐全活者幾希矣。

兩感論

一日太陽受之，即與少陰俱病，則頭痛，太陽。口乾，煩滿而渴。少陰。二日陽明受之，即與太陰俱病，則身熱譫語，陽明。腹滿不欲食。太陰。三日少陽受之，即與厥陰俱病，則耳聾，少陽。囊縮而厥。厥陰。病至六日，腑臟之氣俱盡，營衛之氣俱絶，則死矣。仲景既論兩感爲必死之症，而復曰治有先後者，蓋不忍坐視，而覬其萬一之活也。如下利身痛，則先救裏；不利身痛，則先救表。表症多者，發表爲急；裏症多者，攻裏爲先。東垣曰：虚而感之深者必死，實而感之淺者或生。

用大羌活湯，十救一二。

時行疫症

春應暖而反寒，夏應熱而反凉，秋應凉而反熱，冬應寒而反温。非其時而有其氣，觸冒之者，沿門遍户，長幼相似，此時行疫症也。春感寒邪，升麻葛根湯。夏感凉邪，調中湯。秋感熱邪，蒼术白虎湯。冬感温邪，萎蕤湯。表不愈者，芎蘇散；裏不愈者，調胃承氣湯。或成大頭瘟者，當辨其經。先於鼻額紅腫，以致面目腫盛，陽明也。壯熱氣喘，口乾咽痛，脉數而大，普濟消毒飲。耳旁及頭角紅腫，少陽也。往來寒熱，潮熱，口苦咽乾，目痛脇痛，小柴胡湯，加花粉、芩、翹。發于項上及腦後項下，目後赤腫者，太陽也，荆芥敗毒散。三陽俱受邪，普濟消毒飲。不可峻攻，恐邪氣内陷也。虚人兼扶正氣，便結者，微下之。

傷寒十六症

傷寒者，寒傷營血，脉浮而緊，頭痛發熱，無汗惡寒。　傷風者，風傷衛氣，脉浮而緩，頭痛發熱，有汗惡風。傷寒見風者，既傷于寒，復感風邪，惡寒不躁，其脉浮緩。傷風見寒者，既傷于風，復感寒邪，惡風煩躁，其脉浮緊。以上四症，皆冬月即病者。温病者，冬受寒邪，交春乃發。發熱頭痛，不惡寒而渴，脉浮數。温瘧者，冬受寒邪，復感春寒，脉陰陽俱盛，症寒熱往來。風温者，冬受寒邪，復感春風，頭痛身熱，自汗身重，默默欲眠，語濇鼻鼾，四肢不收，尺寸俱浮。又發汗後，身猶灼熱者，亦名風温。温疫者，冬受寒邪，復感春温時行之氣。温毒者，冬受寒邪，春有非時之熱，復感其邪。或有發瘢者。已上五症，冬傷於寒，病發於春，故皆有温之名也。熱病者，冬傷于寒，至夏乃發。頭疼、身熱、惡寒，其脉洪盛。傷暑者，暑熱爲邪，自汗煩渴，身熱脉虛。傷濕者，感受濕邪，身重而痛，自汗微熱，兩足逆冷，四肢沉重，胸腹滿悶。風濕者，既受濕氣，復感風邪，肢體重痛，額汗脉浮。痓者，身熱足寒，頭項强急，面紅目赤，口噤頭摇，角弓反張。若先受風邪，復感於寒，無汗惡寒爲剛痓；先受風邪，復感於濕，惡風有汗爲柔痓。仰面而卧，開口爲陽；合面而卧，閉目爲陰。浮緊口渴屬陽，沉細口和屬陰。

類傷寒六症

一曰痰症。停痰留飲，自汗胸滿，發寒熱，但頭不痛，項不强，與傷寒異。二曰食積。胸腹滿悶，發熱頭痛，但身不痛，氣口脉盛，與傷寒異。　三曰虚煩。氣血俱虚，煩躁發熱，但身不痛，頭不痛，不惡寒，不浮緊，與傷寒異。　四曰脚氣。足受寒濕，頭痛身熱，肢節作痛，便閉嘔逆。但脚腫痛，或枯細，與傷寒異。　五曰瘀血，跌觸損傷，胸脇腹痛，手不可近，但頭不痛，脉不浮緊，與傷寒異。　六曰内癰。發熱惡寒，胸痛而咳，濁唾腥臭，右寸數大，爲肺癰。小腹重痛，便數如淋，皮膚甲錯，腹皮腫急，脉滑而數，爲腸癰。胃脘大痛，人迎脉盛，胃腕癰也。但無頭痛項强，與傷寒異。

内傷外感辨

内傷外感，頗相疑混，誤治必死，極當詳辨。外感則人迎大於氣口，内傷則氣口大於人迎。外感則寒熱齊作而無間，内傷則寒熱間作而不齊。外感惡寒，雖近烈火不除；内傷惡寒，得就温暖即解。外感惡風，乃惡一切風寒；内傷惡風，惟惡些小賊風。外感症顯在鼻，故鼻塞不利，而壅盛有力；内傷症顯在口，故口不知味，而腹中不和。外感邪氣有餘，故發言壯厲，先輕而後重；内傷元氣不足，故出言懶怯，先重而後輕。外感頭痛，常常而痛；内傷頭痛，時作時止。外感手背熱，手心不熱；内傷手心熱，手背不熱。若内外相兼而病者，尤當細辨。以内症多者，是内傷重於外感，補養爲先；外症多者，是外感重於内傷，解散爲急。此東垣未發之旨也。

治傷寒宜蚤

仲景曰：傷寒初起，即時求治，凡作湯藥，不避晨夜，醫之稍遲，病即傳變，必難爲力矣。凡作汗藥，雖言一日三服，若病劇者，半日中可盡三服。一日一夜，當時時觀之，如救焚拯溺，不容少息。

視傷寒宜詳

凡看傷寒，自頂至踵，最宜詳察，一有不到，錯誤匪輕。仲景云：觀今之醫，各承家技，始終順舊。省疾問病，務在口給；相對斯須，便處湯劑。按寸不及尺，握手不及足，人迎、趺陽，三部不參，動數發息，不滿五十。明堂闕庭，盡不見察。夫欲視死別生，實爲難矣。嗟乎！業已稱醫，人之司命，孟浪至此，嗚呼可哉！

辨成氏再傳之訛

傷寒傳經，自表入裏，由淺漸深，故六經以次受之。六經傳盡，無出而再傳之理也。太陽爲三陽，最在于外；陽明爲二陽，在太陽内；少陽爲一陽，在陽明内。此三陽爲表也。太陰爲三陰，在少陽内；少陰爲二陰，在太陰内；厥陰爲一陰，在少陰内。此三陰爲裏也。皆由内以數至外，故一、二、三之次第如此。一、二日始於太陽，二、三日傳於陽明，三、四日少陽，四、五日太陰，五、六日少陰，六、七日厥陰。此論其常耳。若論其變，或間經，或越經，或始終一經，不可以次第拘，不可以日數限也。大抵傳至厥陰，爲傳經已盡，不復再傳矣。乃成氏云：「六日厥陰，爲傳經盡，七日當愈。七日不愈者，再自太陽，傳至十二日，復至厥陰，爲傳經盡，十三日當愈。十三日不愈者，謂之過經。」其説謬矣。善哉！馬仲化曰：「自太陽以至厥陰，猶人從户外，而升堂、而入室也。厥陰復出，而傳于太陽，奈有少陰、太陰、少陽、陽明以隔之，豈有遽出，而傳太陽之理乎？」仲景太陽篇云：「太陽病，頭痛七日以上自愈者，以行其經盡故也。若欲作再經者，針足陽明，使經不傳則愈。」此言始終只在太陽一經者也。故太陽篇曰：「發於陽者七日愈。陽數七故也。若七日不愈，欲再傳陽明矣，當針足陽明，迎而奪之也。」試玩「行其經盡」，不曰

「傳其經盡」，則仲景之意顯然矣。成氏誤認「行其經盡」爲「傳遍六經」，乃有自太陽再傳之說耳。或問曰：霍亂篇云：十三日愈者，經盡故也。此非六日傳遍六經，後六日再傳經盡，十三日當愈者歟？仲景云：十三日不解，過經譫語者，當下之。此非十二日傳盡，十三日不愈，爲過經者歟？答曰：經盡者，行其經盡之謂也。如太陽受病於一日，至七日爲行，太陽經盡之例推之，則諸經皆可屈指而期矣。陽明受病於二日，至八日自愈者，行陽明經盡也。少陽受病於三日，至九日自愈者，行少陽經盡也。四、五、六日至三陰經，次第至十二日愈者，行厥陰經盡也。十三日大氣皆去，精神爽慧之期，故曰：「過十三日以上不間，尺寸陷者大危。」何嘗有再傳經盡，謂之過經之旨哉？詳考仲景所謂過經，或言過太陽經成裏症者，或泛言過經者。陽明篇曰：「汗出譫語，燥屎在胃，此爲風也。過經乃可下之。」謂燥屎在胃而譫語，風邪在表而汗出，須過太陽經無表症，乃可下之。此言過太陽經成裏症者也，果如成氏十三日再傳經盡，謂之過經，則燥屎在胃，必待十三日乃下乎？於此條則注曰：「過太陽經無表症，乃可下之。」則自相矛盾矣。霍亂篇曰：下利後當便鞕，音硬。鞕則能食者愈。今反不能食，到後經中，頗能食。復過一經能食，過之一日當愈。不愈者，不屬陽明也。此泛言過經者也，何嘗有再傳經盡，謂之過經之旨哉！蘊要祖成氏之說，其「過經不解」例曰：「經言十三日不解，謂之過經。」仲景實無此語，誤以成注爲經矣。千古承訛，後學聾瞽，故表而出之。

六經七日病愈論

六經以次受病，其愈皆以七日爲期。王叔和曰：「其不兩感於寒，更不傳經、不加異氣者，至七日太陽病衰，頭痛少愈。八日陽明病衰，身熱小歇。九日少陽病衰，耳聾微聞。十日太陰病衰，腹減如故，則思飲食。十一日少陰病衰，渴止舌乾，已而嚏。十二日厥陰病衰，囊縱，少腹微下，大氣皆去，精神爽慧也。」此論本于素問。從來注疏不能無誤，請更疏之。「不兩感」者，非表裏雙傳也。「更不傳經」者，邪在此經，更不傳彼經也。「不加異氣」者，不復感寒、感風、感温、感熱，感濕而變爲他病也。如是，則可以期六經病愈之日矣。太陽篇曰：「發於陽者，七日愈。」以是計之，乃知六經之病，自一日受者，七日當衰。二日受者，八日當衰。故七日邪在太陽，不傳陽明，更無變症，則至七日，「太陽病衰，頭痛少愈」。二日傳陽明，更不傳變。至八日「陽明病衰，身熱少歇」。三日傳少陽，更不傳變。至九日「少陽病衰，耳聾微聞」。四日傳太陰，更不傳變。至十日「太陰病衰，腹減如故，則思飲食」。五日傳少陰，更不傳變。至十一日「少陰病衰渴止，舌乾，已而嚏」。六日傳厥陰，至十二日「厥陰病衰，頭痛少愈，大氣皆去，精神爽慧」。明乎此，而上章成氏之誤，不辨自見矣。

仲景三百九十七法一百一十三方論

仲景傷寒論，三百九十七法，一百一十三方，醫者但能誦之，欲條分縷析，以實其數者，未之前聞也。余考太陽上篇六十六法，中篇五十六法，下篇三十八法，陽明篇七十七法，少陽篇九法，太陰篇九法，少陰篇四十六法，厥陰篇五十四法，來病篇二十法，霍亂篇九法，陰陽易瘥後勞復篇七法。又據舊本，太陽中篇不可汗六法，移在條辨十五篇内。共得三百九十七法。太陽篇七十三方，陽明篇十方，少陽篇一方，太陰篇二方，少陰篇十四方，厥陰篇六方，霍亂篇三方，陰陽易瘥復四方。共得一百一十三方。

統而論之，方者，定而不可易者也；法者，活而不可拘者也。非法無以善其方，非方無以療其症。學者先以方法熟習之，後以方法融會之，則方可以隨時變，而不踰仲景之法；法可以隨症立，而不外仲景之方。由是則超於方，亦方也；逸於法，亦法也。若拘拘於一定之軌則，而不思變通，不惟膠柱鼓瑟，抑且浩漫靡窮矣。

陶氏辨差認十六條删去原文十二條。

非時感冒，誤作傷寒。非時者，四時不正之氣。傷寒者，冬月殺厲之氣。直中陰經，誤作傳經熱症。稍辨傷寒者，即無此誤也。夾陰傷寒，夾陰中寒，誤作正傷寒。夾陰者，因房勞腎虚，必有足冷、脉沉之異。內傷於寒，誤作外傷寒。內傷生冷，法當温中；外感寒邪，理宜發表。如狂之症，誤作發狂。蓄血症，每見如狂而發狂者，熱邪深重也。血症發狂，誤作濕熱發黄。腹滿，小便利，此蓄血發黄也。色如烟薰，一身盡痛，小便不利，此温熱發黄。蚊跡，誤作發癍。發癍多見于胸腹，蚊跡只見于手足。脉洪大，煩躁昏憒，先紅後赤者，癍也。脉不大，安静清爽，先紅後黄者，蚊跡也。蚊跡，因腎虚誤服凉藥，逼其無根之火，薰肺而然。動少陰血，誤作鼻衄。少陰病，但厥無汗而强發之，血從口鼻出，名下厥上竭者死。鼻衄不過，火邪薰肺耳。譫語，誤作狂言。譫語者，數數更端；狂言者，叫號怒駡。獨語，誤作鄭聲。獨語者，無人則言；鄭聲者，頻頻諄復。女勞復，誤作陰陽易。女勞復者，愈後交合也；陰陽易者，女病易於男，男病易於女也。痞滿，誤作結胸。不痛爲滿，痛爲結胸。噦逆，誤作乾嘔。噦者，呃也；乾嘔者，有聲無物也。併病，誤作合病。合病者，二三經齊病也；併病者，一經未盡，又過一經之傳。正陽明腑病，誤作陽明經病。府病在裏，宜下；經病在表，宜汗。陰躁，誤作陽狂。陰躁，脉沉足冷，飲水不下咽也；陽狂脉實，大渴飲水。

察色法

青屬肝木，主風，主寒，主痛，面青、唇青，舌卷囊縮，急温之。青而黑，青而紅，相生者吉；青而白，枯燥者死。赤屬心火，主熱。太陽面赤，當汗。陽明面赤，惡熱，不惡寒，便閉譫語，可下。表裏俱熱，燥渴脉洪，未可下。少陽面赤，脉弦，小柴胡和之。少陰下利清穀，裏寒外熱，面赤，四逆湯加葱白。此陰寒逼其浮火上行，服寒凉必死。赤而青，赤而黄，相生則吉；赤而黑，相尅則凶。黄屬脾土，主濕。黄而明者，熱也；黄而暗者，濕也。黄而白，黄而紅，相生則吉；黄而青，相尅則凶。黄色明潤，病將愈；枯夭者凶。白屬肺金，主氣血虚。白而黑，白而黄，相生者吉；白而赤，相尅者凶。黑屬腎水，主寒，主痛。黑而白，黑而青，相生則吉；黑而黄，相尅則凶。黑氣自魚尾入太陰者死，自法令人中入口者死。

察目法

目明者吉，昏者凶。開目欲見人，陽症也；閉目不欲見人，陰症也。目中不了了，睛不和，熱甚也。目赤痛者，陽明熱也。瞑目者，將衄血也。白睛黄，將發黄。目睛微定，暫時稍動者，痰也。目眥黄，病將愈。或反目上視，或瞪目直視，或目睛正圓，或戴眼反折，或眼胞陷下，皆死症也。

察鼻法

鼻青腹痛，冷者死。微黑者水氣，黄者小便難，白者氣虚，赤者肺熱，鮮明者有留飲也。鼻孔乾燥，陽明熱將衄。鼻孔燥黑，如烟煤，陽毒也；冷滑而黑，陰毒也。鼻鼾者，風温也；鼻塞者，風熱也；鼻煽者，肺風難治。

察口唇法

唇焦黑爲脾熱，腫赤爲熱甚，青黑爲冷極。口苦爲膽熱，口甜爲脾熱，口燥咽乾爲腎熱，舌乾燥渴爲胃熱，口噤爲痙風。上唇有瘡，狐蟲食臟；下唇有瘡，惑蟲食肛。唇青舌卷，唇吻反青，環口黧黑，魚口氣促，唇口顫摇，氣出不返。皆死症也。

察舌法

在表則無苔，在半表半裏，白苔而滑，在裏則黄苔。熱甚則黑苔。芒刺，不熱，不渴。黑苔，有津爲寒。舌乃心苗，紅爲本色，故吉；黑爲水色，故凶。凡舌硬、舌腫、舌卷、舌短、舌强者，十救一二。舌縮神昏，脉脱者死。陰陽易、舌出數寸者，死。夏月黑苔可治，冬月黑苔難治。黑苔刮不去，易生刺裂者死。凡見舌苔，以井水浸青布，擦净舌苔，薄荷細末，蜜調敷之。吐舌者，摻冰片末，即收。

察耳法

耳輪紅潤者吉；或黄或白，或黑或青，枯燥者凶。耳聾腫痛，屬少陽，可治；耳聾舌卷唇青，屬厥陰，難治。

察身法

身輕能轉側吉，身重難轉側凶。凡陰症，手足冷，踡卧惡寒，好向壁卧，閉目惡明，懶見人，陰毒身如被杖，重難轉側。凡陽症，身輕手足暖，開目喜見人。皮膚潤澤者生，枯燥者死。頭重視深，天柱骨倒者死。循衣摸床，兩手撮空，神去而魂亂也。脉浮而洪，身汗如油，喘而不休，形體不仁，乍静乍亂，此爲命絶。

察聲

少陰，咽中有瘡則不語；太陰，火來乘金則無聲。

出言壯厲，先輕後重，爲外感有餘之症；語言懶怯，先重後輕，爲内傷不足之症。怒罵叫號，奔走不定，謂之狂言；無人則言，見人則止，謂之獨言。語無倫次，數數更端，謂之譫語；一事一語，頻頻諄復，謂之鄭聲。睡則多言，唤醒則止，謂之睡中呢喃；出言不正，旋自知非，謂之錯語。鼻塞聲重爲傷風，唇瘡聲啞爲狐惑。口噤攣搐爲痓症，鼻鼾語濇爲風温。笑爲心聲，呼爲肝聲，哭爲肺聲，歌爲脾聲，呻爲腎聲。

察脉 浮、大、動、數、滑爲陽，沉、濇、弱、絃、微爲陰。

浮候　舉指於皮膚之上，輕手得之曰浮，主在表之症。浮緊有力，無汗惡寒，爲寒傷營；浮緩無力，有汗惡風，爲風傷衛。

中候　尋指於肌肉之間，不重不輕而得曰中，主半表半裏之症。洪而長者，陽明胃脉也；弦而數者，少陽膽脉也。

沉候　按指於筋骨之下，重手得之曰沉，主在裏之症，沉數有力，爲熱邪傳裏；沉遲無力，爲直中陰經。

浮爲表，屬陽；沉爲裏，屬陰。遲則爲寒，數則爲熱。數大無力，爲陽中伏陰；浮數有力，爲純陽；浮緊有力，爲寒在表。沉實有力，爲陰中伏陽；沉細無力，爲純陰；沉數有力，爲熱邪傳裏。浮而遲濇，浮而軟散，皆虛；浮而緊數，浮而洪滑，皆實。沉而細弱，沉而遲伏，皆虛；沉而滑數，沉而堅大，皆實。乍大乍小，乍數乍疏，此爲死脉，亦爲祟脉。

細察浮、中、沉三候，而别其有力、無力，則陰陽、表裏、虛實，自無遁情，但能於此精求，臨症萬無一失。

陽症之脉，以大則病進，小則病退；陰症之脉，以沉伏病進，遲緩病退。汗後脉當安静，躁亂者死；温後脉當漸出，歇止者死。表症而脉伏者，有邪汗也。昏沉而脉静者，欲戰汗也。

陰症見陽脉者生，真陽來復之象，任受補也。陽症見陰脉者死，正氣衰微之象，不任受攻也。

足脉二條。一曰趺陽，又名衝陽，又名會源，陽明胃脉也。在足面大指間，五寸骨間動脉是也。病勢危篤，當診趺陽，以察胃氣之有無。蓋土爲萬物之母，後天之根本也。經曰：「衝陽絶，死不治。」一曰太谿，少陰腎脉也。在足内踝，後跟骨上陷中動脉是也。病勢危篤，當診太谿，以察腎氣之有無。蓋水爲天一之元，先天之根本也。經曰：「太谿絶，死不治。」

太陽脉似少陰，少陰症似太陽辨

太陽脉似少陰，少陰症似太陽，雖曰相似，治法不同。脉沉發熱，同也。以其有頭疼，故名太陽病。陽症脉當浮，今反不浮而沉，裏必虚寒也。身體疼痛，但宜救裏，使正氣内强，逼邪出外，用乾薑、生附出汗而解。若裏不虚寒，則必脉浮，正屬太陽麻黄湯症矣。脉沉發熱，同也。以其無頭疼，故名少陰病。陰症當不熱，今反發熱，寒邪在表，未傳於裏，但皮膚鬱閉而爲熱。

如在裏無熱，用麻黄附子細辛湯。麻黄發表間之汗，附子温少陰之經。假使寒邪在裏，則外必無熱，當見吐利、厥逆等症，正屬少陰四逆症矣。蓋少陰表邪浮淺，發熱反爲輕；太陽正氣衰微，脉沉反爲重。熟附配麻黄，發中有補；生附配乾薑，補中有發，仲景之旨微矣。

從症不從脉四條

脉浮爲表，治宜汗之。若脉浮大，心下硬有熱，屬臟者攻之，不令發汗。脉沉爲裏，治宜下之。若少陰病，始得之，反發熱脉沉者，麻黄附子細辛湯微汗之。脉促爲陽，治宜清之。若脉促而厥冷，灸之温之，此又非促爲陽盛之論矣。脉遲爲寒，治宜温之。若陽明脉遲，不惡寒，身體濈濈汗出，用大承氣下之。此又非遲爲陰寒之論矣。四者，皆從症不從脉也。

從脉不從症四條

表症宜汗，此其常也。然發熱頭痛，脉反沉，身體疼痛，當救其裏，用四逆湯。裏症宜下，此其常也。日晡發熱，屬陽明，脉浮者宜汗，用桂枝湯。結胸症具，宜陷胸湯下之；然脉浮大者不可下，下之則死，當治其表。　身疼痛者，宜桂枝麻黄解之；然尺中遲者不可汗，營血不足故也，當調其營。　四者，皆從脉不從症也。

合病併病論

合病者，兩陽經、或三陽經齊病，不傳者也。　併病者，一陽經先病未盡，又過一經而傳者也。　太陽、陽明併病，若併未盡，所謂太陽症不罷，面赤怫鬱，煩躁短氣。　是傳未盡，尚有表症，當麻黄桂枝各半湯汗之，若併已盡，所謂太陽症罷，潮熱，手足汗出，便硬譫語，當承氣湯下之。　三陽合病，皆自下利。　太陽、陽明合病，葛根湯；太陽、少陽合病，黄芩湯；少陽、陽明合病，調胃承氣湯。

陽厥陰厥辨

陽厥者，初得病，身熱頭疼，以後傳入三陰，大便閉，小便赤，譫渴躁亂。　見諸熱症而發厥者，熱極反兼勝已之化也。　熱微，厥亦微，宜四逆散；熱深，厥亦深，宜承氣湯。　陰厥者，初得病，無身熱頭疼，面寒肢冷，引衣踡卧。見諸寒症而發厥者，輕則理中湯，重則四逆湯。二厥之脉皆沉，陰厥沉遲而弱，指頭常冷；陽厥沉而滑，指頭常温。

傷寒禁忌

誤投麻黄，汗多亡陽；誤投承氣，下多亡陰。老弱虚人，但當微利，或猪膽，或煉蜜導之。尺脉弱者禁下，寸脉弱者禁吐。吐蚘一症，雖有熱症，大忌寒凉，誤服必死。初愈，勿驟進參、芪，邪氣得補即復；脉虚神倦者，不在禁例，宜隨機活變。傷寒欲飲水爲欲愈，不可禁絶，不可多與。初愈，勿過飽，勿勞動，勿憂怒，勿行房，勿食羊肉，勿多飲酒，勿輕見風。

死症歌

兩感傷寒不須治，陰陽毒過七朝期。黑瘢下厥與上竭，陽症見陰脉者危。舌卷耳聾囊更縮，陰陽交及摸尋衣。重暍除中皆不治，唇吻青兮面黑黧。咳逆不已并臟結，溲屎遺失便難醫。汗出雖多不至足，口張目陷更何爲！喘不休與陰陽易，離經脉見死當知。結胸症具煩躁甚，直視摇頭是死時。少陽症與陽明合，脉弦長大救時遲。汗後反加脉躁疾，須知臟厥死無疑。

用火法

服發表藥，汗不得出，用薪火燒地，良久掃去，以熱水灑之，取蠶沙、柏葉、桃葉，少加糠麩，皆鋪燒地上，約厚三寸。鋪席，令病人卧，多被密覆，汗即至矣。候周身至脚心俱透，用温粉白术、藁本、川芎、白芷、米粉各等分，爲細末。撲之，汗止上床。最得力者，蠶沙、桃、柏葉也，糠麩乃助其厚耳。

用水法

水七碗，燒鍋令赤，投水待沸，取起。再燒鍋赤，又以水投之，如此七次，取湯一碗，乘熱飲之，温覆取汗，神效。　熱甚者，以青布浸新汲水中，貼病人胸前，熱則易之。或置病人於水中，或浸手足，或漱口。表未解，及陰症似陽者，忌之。

摘陶氏七法

發狂難制，醋炭氣入鼻，即定，方可察其陰陽，以脉之有力、無力爲辨。腹痛有陰、有陽，將凉水半碗，與病入飲之，痛减者屬熱，痛增者屬寒，更參脉來有力、無力。

寒症脉伏，或吐瀉脱而無脉，以薑汁、好酒各半盞，與病人服。脉出者生，不出者死。更覆手取之而無脉，則絶矣。

鼻衄不止，山梔炒黑爲末，吹入鼻中，外用濕紙搭于鼻冲，其血自止。吐血不止，韭汁磨墨呷之，如無韭汁，雞子清亦可。赤屬火，黑屬水，有相制之理。

陰毒昏憒，唇青、肢冷、甲黑，藥不得入。將葱一握，束緊，切去根葉，留白三寸如餅。將麝半分，填臍内，後加葱餅，以火熨之，爛即易。約三餅可醒。先灌薑汁，後服薑附湯。未醒，灸關元穴三十壯。不醒者必死。

服藥即吐者，生薑汁半盞，熱飲，吐即止。大抵寒藥熱飲，熱藥冷飲，中和之劑温飲。補湯須用熟，慢火久煎。利藥不嫌生。猛火急煎。

足太陽經症治

太陽膀胱經爲諸經之首，四通八達之衢，故多傳變。其經起於目内眥，從頭下後項，連風府，行身之背，終于足小指。其症頭項痛，腰脊强，惡心拘急，體痛、骨節痛，發熱惡寒，此表症標病。脉浮緊有力，無汗爲表實，寒傷營血，宜麻黄湯，發表；浮緩無力，有汗爲表虚，風傷衛氣，宜桂枝湯，實表散邪。身疼熱甚而煩，脉浮而緊，此傷風見寒脉也；身不疼，熱少不煩，脉浮而緩，此傷寒見風脉也，俱用大青龍湯發之。脉静爲不傳，脉躁盛爲欲傳。如脉浮，發熱煩渴，小便不利，此太陽傳本病，宜五苓散利之。小便如常者，不可利也，恐引邪入裏，爲熱結膀胱。又不可下，恐表邪乘虚入裏，爲痞滿結胸，協熱下利。雖當汗者，亦勿太過，恐其亡陽，肉瞤筋惕，故有汗禁麻黄，無汗禁桂枝。有汗勿再汗，汗多則小便不利。

足陽明經症治

陽明胃經乃兩陽合明於前後，腑居中土，萬物所歸。其經起於鼻交頞中，絡目，循于面，行身之前，終於足大指。其症目痛鼻乾，不眠，頭額痛，身微熱，惡寒，脉洪長，此陽明標病，宜葛根湯解肌。身熱渴飲，汗出惡熱，脉洪數，此陽明本病，宜白虎湯清熱。潮熱自汗、譫渴，不惡寒，反惡熱，揭去衣被，揚手擲足，癍黄狂閉，或手足乍冷乍温，腹滿硬痛，喘急，脉沉數，此正陽明腑病，調胃承氣湯下之。自汗者，勿利小便，恐津液枯竭也。

足少陽經症治

少陽膽經，膽無出入，主半表半裏。其經起於目鋭眥，上頭角，絡耳中，循胸胃脇，行身之側，終于足小指。其症頭角痛，目眩，胸脇痛，耳聾，寒熱，嘔，口苦胸滿，脉絃數，此經不從標本，從乎中治，只用小柴胡湯和解，别無他藥。禁汗，禁吐，禁下，禁利小便。

足太陰經症治

太陰脾經乃三陰之首，故名太陰。其經起于足大指，上行至腹，絡於咽，連舌本，循身之前。其症身熱、腹痛、咽乾，手足温，或自利，不渴，此熱邪傳入太陰標病，柴胡桂枝湯。腹滿痛，口渴，發黄，茵陳湯。小便赤，大便閉，是太陰本病，桂枝大黄湯。初病起，不熱不渴，頭不痛，便怕寒，胸腹滿痛，或吐瀉，手足冷，小便清白，或嘔呃，是本經直中寒邪，宜理中湯。初病起，不熱不渴，胸腹滿痛，手足冷，氣口沉細，此内傷生冷，宜治中湯。

足少陰經症治

少陰腎經，人之根蒂也。三陰交中名曰少陰。其經起于足心湧泉穴，上行貫脊，循喉，絡舌本，下注心胸，行身之前。其症引衣踡卧，惡寒，口燥咽乾，譫語，口渴便閉，脉沉有力，此熱邪傳入少陰本病，大承氣湯急下之。初起身熱，面赤足冷，本經自受夾陰傷寒，標本俱病也，麻黄附子細辛湯，温經散寒。若陰躁，欲坐泥水井中，雖欲飲而不受，面赤足冷，脉沉或脉雖大，按之如無，此陰極發躁，本病也，宜四逆合生脉散退陰回陽。身熱煩躁，面赤足冷，脉數大無力，此虚陽伏陰，標本俱病，宜加減五積散温解表裏。初病起，頭不痛，口不渴，身不熱，便厥冷踡卧，腹痛吐瀉，或戰慄，面如刀刮，脉沉細，此少陰直中寒邪，宜四逆湯急温之。無熱惡寒，面青，小腹絞痛，足冷脉沉，踡卧不渴，或吐利昏沉，手足甲青，冷過肘膝，脹滿不受藥，此夾陰中寒，本病也，宜人參四逆湯温補之。六經之中，惟此經難辨，以燥渴便閉，脉沉實知其熱；脉沉遲別其寒。

足厥陰經症治

厥陰肝經，三陰交盡，名曰厥陰，乃六經之尾。其脉起于足大指，上環陰器，抵小腹，循脇上口唇，與督脉會于巔，行身前之側。其症煩滿囊拳，消渴舌卷，譫語便閉，手足乍温乍冷，脉沉有力，此熱邪傳入厥陰本病，大承氣湯急下之。寒熱似瘧，脉浮緩，此熱邪在經標病，柴胡桂枝麻黄各半湯。不嘔清便，不藥自愈。初病起，不熱渴，不頭疼，便怕寒厥冷，或小腹至陰痛，或吐瀉體痛，嘔涎沫，唇、面、手、足、甲俱青，冷過肘膝，舌卷囊縮，脉沉微，此直中本病，茱萸四逆湯急温之。

可汗

頭項體痛，或腰痛背强，或肢節痛，拘急，或灑灑惡寒，或翕翕發熱，或煩熱，脉浮緊或浮數，皆表症也，宜發其汗。

不可汗

無表症，或身有汗，或口燥舌乾，或口苦咽乾，或咽中閉塞；或亡血虚家，或淋瀝瀉利，或陰虚勞倦，或夢遺精滑，或臍旁動氣；或風温、濕温、中暑，或瘡痛，或厥；或産後，或經水適來適斷；或太陽與少陽併病，頭項强痛，眩冒，心下痞，頭痛而熱，脉絃細，屬少陽經；或脉沉，或脉微弱，並不可汗。

可下

蒸蒸發熱，便閉，或潮熱，腹滿痛；或潮熱譫語；或陽明自汗，胃燥譫閉；或陽明無汗，小便不利，懊憹，必發黄；或脉滑譫語；或潮熱，手足腋下汗出，譫閉；或目中不了了，便閉；或小便不利，乍難乍易，微熱喘滿，不卧有燥屎；或吐後脹滿不減；或下利，脉滑數爲宿食；或下利，臍腹硬痛；或痞滿燥實，癍黄狂閉，揭去衣被，揚手擲足；或汗吐下後，微煩，小便數，大便難；或轉矢氣；或小腹滿痛，小便利，大便黑，爲蓄血，皆可下也。

不可下

脉雖沉，有表症，或惡風寒，或頭背項腰、强痛拘急，或嘔吐，或腹脹、時滿時減，或不轉矢氣，或腹脹可按，或有動氣，或腹如雷鳴，或陽明面赤，或咽中閉塞，或夾陰面赤，或硬在心下，或小便清白，或内傷，或房勞，或胎前，或產後，或崩漏，或經水適來適斷，或脉虛，或脉浮大、或緊，皆不可下。

可吐

病在膈上，或胸滿多痰，或食在胃口，或胸滿微煩，或胸中懊憹，或胸中痛欲按，或寸口脉滑，或寒氣在胸煩滿，或寸脉沉伏，或乾霍亂、心腹刺痛，皆宜吐之。

不可吐

邪在膈下，或膈上寒、乾嘔者，宜温，忌吐；或老弱，或素虚，或陰虚，或房勞，或胎前産後、經水適來適斷，或脉虚細，皆不可吐。

可温

直中陰經，或無熱惡寒，或嘔吐不止，或冷痛泄瀉，或戰慄踡卧、面如刀括，或四肢逆冷，或夾陰面青，或下後利不止，或舌卷囊縮、厥冷，或胃寒呃逆、脉沉遲無力者，悉當温之。

不可温

燥渴咽乾，或身熱，小便赤，或喜飲冷，或大便閉，或脉數大有力，皆不可温。

急下 五症。

急者，病勢危篤，不可稍緩也。少陰舌乾口燥，恐熱消腎水，大承氣湯急下之。少陰自利純清水，心下硬痛，燥渴，大承氣湯急下之。陽明汗多熱甚，恐胃汁乾，大承氣湯急下之。目睛不明，腎水已竭，熱而便閉，大承氣湯急下之。陽明腹滿痛爲土實，急用大承氣湯下之。

急温 二症。

少陰，内寒已甚，陽氣欲絶，急用四逆湯。少陰，膈上有寒飲，乾嘔不可吐者，急用四逆湯温之。

發熱 發熱者，無休止也。潮熱者，時熱時止，如潮之有汛也。煩熱者，虚而煩躁發熱也。

太陽發熱，頭痛項强，腰脊痛，身痛，骨節痛，惡寒無汗，脉緊。麻黄湯。惡風，有汗脉浮。桂枝湯。發熱煩渴，小便不利，太陽傳本病。五苓散。陽明發熱，目痛鼻乾，不眠，微惡寒，頭額痛，脉洪長。葛根湯。表裏俱熱，口渴，脉洪數。白虎湯。譫狂渴閉，惡熱，脉沉數。承氣湯。少陽發熱，耳聾脇痛，寒熱，嘔，口苦，頭角痛，脉弦數。小柴胡湯。三陰惟少陰有表熱，但脉沉足冷。麻黃附子細辛湯。下利厥，裏寒外熱。人參四逆湯。汗後發熱，脉躁疾，下利，熱不止，皆死。

惡寒

寒邪客于榮衛，故惡寒；身雖熱，不欲去衣被也。雖裏症悉具，而微惡寒，亦表未解。當先解其外，俟不惡寒，方可攻裏。

太陽發熱，惡寒。麻黃湯。少陰無熱，惡寒。四逆湯。汗後惡寒。桂枝芍藥湯。陽明背微惡寒，口渴心煩。白虎加人參湯。少陰口中和，背惡寒。附子湯。少陰惡寒，厥冷自利，煩躁，脉不至者，死。

惡風

邪風傷衛，故惡風，悉屬于陽。三陰經症並無惡風也。

太陽無汗，惡風。麻黃湯。有汗惡風。桂枝湯。汗後不解，表裏俱熱，時時惡風，煩渴。白虎加人參湯。汗多亡陽，惡風。桂枝朮附湯。風濕相搏，骨節痛，短氣，小便不利，自汗惡風。甘草附子湯。

潮熱 一日一發，屬陽明症。如潮之有信，旺于未、申，故日晡乃發。

陽明潮熱，大便硬與。大承氣湯。不硬者不與，先與小承氣。轉矢氣者，燥糞也，可與大承氣。不轉矢氣者，初硬後必溏，慎勿攻，攻之則脹滿不食。太陽病，小有潮熱，大結胸。大陷胸湯。潮熱者，外欲解，可攻裏也。手足汗出者，大便已硬。大承氣湯。譫語，潮熱，有燥屎。大承氣湯。潮熱，大便溏，小便利，胸脇滿。小柴胡湯。

往來寒熱 邪在半表半裏，表多則寒甚，裏多則熱甚。或往或來，日二三發，非如瘧疾之止作有時也。

傷寒十餘日，熱結在裏，往來寒熱。大柴胡湯。往來寒熱，胸脇滿，心煩，喜嘔，或心下悸，小便不利。小柴胡湯。已汗復下，胸脇滿，小便不利，渴而不嘔，但頭汗出，心煩，往來寒熱。柴胡桂枝乾薑湯。

煩熱

心中熱而煩擾，亦有屬寒者。或在表，或在裏，或半表半裏，或因陰虛火動，或因氣虛，或因心虛。

太陽汗解後，復煩，脉浮數。桂枝湯。太陽汗後，脉浮數，煩渴。五苓散。太陽吐下後，表裏俱熱，惡風，煩渴。白虎加人參湯。汗吐下後，心煩不眠。梔子豉湯。下後，心煩腹滿。梔子厚朴湯。汗吐下後，微煩，小便數，大便硬。小承氣湯。悸而煩。小建中湯。陽明下利後，虛煩。梔子豉湯。下後煩，尚有燥屎。大承氣湯。少陽胸滿而煩，寒熱。小柴胡湯。兼驚，小便不利，譫語，身重。柴胡桂枝龍骨牡蠣湯。少陰欲寐而煩，自利而渴，小便白。四逆湯。服白通湯後，利不止，厥逆無脉，乾嘔而煩。白通湯加豬膽汁。心煩，不得卧。黄連阿膠湯。厥陰厥冷而煩，脉乍結乍緊，心中滿。瓜蒂散。陰虛火動而煩。生脉散。氣虛自汗，脉虛而煩。補中益氣湯。

煩躁

煩爲煩擾，心病也，故煩字從「火」。躁爲憒躁，腎病也，故躁字從「足」。有在表、在裏之分，有火劫、陽虛之異。

太陽發熱，惡寒，身痛，無汗，脉浮急。大青龍湯。太陽下後，胃乾，煩躁不眠，欲飲水者少與之。若脉浮，小便不利而渴。五苓散。煩躁不大便，小便少者，初硬後必溏，須小便利，屎硬，乃可攻。大承氣湯。下後復汗，煩躁不眠，夜則安靜，不嘔不渴，無表症，脉沉微，身無大熱。乾薑附子湯。汗下後不解，煩躁不渴，脉沉微。茯苓四逆湯。陽明病，五六日不大便，遶臍痛，煩躁，有燥屎。承氣湯。少陰吐利厥冷，煩躁者死。吴茱萸湯。厥陰脉沉而厥，膚冷而躁，無時暫安，爲臟結，死。

懊憹

憹即惱字，古人通用。鬱鬱不舒，憒憒無奈，比之煩躁，殆有甚焉。因誤下，故表邪乘虚内陷，伏于胸間，故懊憹也。

太陽脉浮動數，頭痛發熱，微汗出，惡寒，表未解也，短氣懊憹。梔子蘗皮湯。汗吐下後，不眠懊憹。梔子豉湯。陽明下後，外有熱，手足温，懊憹，頭汗出。梔子豉湯。陽病下之懊憹，尚有燥屎。大承氣湯。陽明無汗，小便不利，懊憹，必發黄。茵陳湯。

頭痛

巔頂腦後痛者，太陽也。頭額痛者，陽明也。頭角痛者，少陽也。三陰脉至頸而還，故無頭痛。惟厥陰脉會于巔，故亦有頭痛。然風温，病在少陰；濕温，病在太陰，而頭反痛，至于陰毒亦然，此痰與氣逆壅而上，氣不得降，故頭痛是又不可拘拘爲也。

太陽頭頂痛，有汗，惡風。桂枝湯。無汗，惡寒。麻黄湯。陽明頭額痛，目痛，鼻乾，不眠，脉微洪。葛根解肌湯加川芎、升麻。陽明表裏大熱，煩渴，頭痛。竹葉石膏湯。陽明頭痛，不惡寒，反惡熱，大便實。調胃承氣湯。潮熱，譫閉，渴而頭痛，脉沉數有力。小承氣湯。少陽頭角痛，脉弦數。小柴胡湯加川芎。

厥陰頭痛，吐涎沫。吴茱萸湯。太陰頭痛，氣逆有痰也。二陳湯加枳實、川芎、細辛。少陰頭痛，足寒而氣逆也。麻黄附子細辛湯。

項强

太陽項强，無汗，脉浮緊。麻黄湯。有汗，脉浮緩。桂枝湯。痓症，獨揺頭，卒口噤，項强。小續命湯。結胸項强，如柔痓狀，下之則和。大陷胸丸。

揺頭

内有痛則揺頭，裏症也。風痓，則獨揺頭；心絶，則頭揺。狀如烟煤，直視者死。風主揺動，故頭揺多屬風，風脉必弦。神术湯加天麻、羌活、防風、殭蠶。

頭眩

眩者，頭旋眼花也。因汗、吐、下後，上焦虛也。少陽發竅在目，且居表裏之間，表邪漸入于裏，表中陽虛，故目眩也。發汗過多，言亂、目眩者死。

太陽汗吐下後，表裏俱虛，必眩冒。真武湯加川芎、天麻。太陽汗後不解，心下悸，頭眩，肉瞤，振振擗地。真武湯加川芎、天麻。陽明頭眩，不惡寒，能食而咳。茯苓白术甘草生姜湯加川芎、天麻。少陽目眩運，脉弦數，小柴胡湯加川芎、天麻。挾血虛者，四物芎麻湯。有痰火者，加酒芩、竹瀝。挾氣虛者，補中益氣湯加芎、麻。少陰利止，頭眩，時時自冒者死。

身體痛

體痛乃六經俱有之症，有表裏、寒熱、風濕之分。太陽宜汗，汗後脉沉遲者，宜温中；暍者，宜白虎湯；裏寒外熱者，宜先救裏而後攻表；寒在三陰者，脉沉；風在三陽者，脉浮；中濕者，身重痛，不可轉側。陰毒者，身大痛，宛如被杖。

太陽體痛，無汗惡寒，脉浮緊。麻黄湯。體痛，有汗，惡風，脉浮緩。桂枝湯。少陰體痛，吐利肢冷。四逆湯。厥冷下利，身痛如被杖，嘔逆。茱萸四逆湯。一身盡痛，發熱面黄，熱結在裏，小便利，大便閉，爲蓄血。輕則犀角地黄湯，重則桃仁承氣湯。風濕一身盡痛，身重不可轉側，小便不利。五苓散加蒼术、羌活。霍亂體痛，脉沉。桂枝湯。表裏俱寒，下利清穀，身痛，救裏，四逆湯。後救表。桂枝湯。

無汗

有邪在表者，有邪行裏者，有水飲内畜者，有陽虚者。擣生姜，綿裹週身擦，汗自出。

太陽無汗而喘，麻黄湯。太陽無汗，煩躁。大青龍湯。陽明無汗，渴欲飲水，無表症者。白虎加人參湯。少陰脉沉，發熱無汗。麻黄附子細辛湯。少陰但厥，無汗，强發之，必動其血，或從口鼻，或從目出，名下厥上竭者死。投麻黄湯三大劑，而不得汗者死；汗雖出，不至足者死。熱病脉躁盛而不得汗者死。

自汗

不因發散，自然汗出也。傷風則發熱自汗，中暍則汗出惡風，風濕則汗多而濡。惟傷寒無汗，及傳裏而熱，亦有自汗。又有表裏、虚實之分。若惡風寒者，表未解也，宜汗之。漏不止而惡風，及發汗後而惡寒者，皆表虚也，宜温之。汗出不惡風寒，裏症也，宜下之。陽明發熱汗多，宜急下。汗出如油，如貫珠，凝而不流，皆死。將髮披水盆中，足露于外，用糯米粉、龍骨、牡蠣爲細末，周身撲之。

太陽風傷衛，脉浮緩，自汗。桂枝湯。表虚，汗不止。黄芪建中湯。太陽過汗，遂漏不止，惡風者。桂枝附子湯。陽明自汗，不惡風寒，反惡熱，譫渴，便秘。調胃承氣湯。陽明自汗，小便不利，津液竭也，急下之。大承氣湯。肢冷，額上手背汗出，脉沉細。四逆湯。自汗，小便難，身不熱，足冷脉沉。四逆湯加桂枝、苓、术。吐逆厥冷，脉沉，身痛，大汗。人參四逆湯加桂枝、芪、术。

盜汗

睡而汗出，覺即汗止，故名盜汗。睡則胃氣行裏，而表中陽氣不緻，故津液泄也，覺即氣行于表而止矣。雜病盜汗，主于陰虛。傷寒盜汗，邪在半表半裏也。

陽明潮熱，脉浮盜汗。黄芩湯。三陽合病，目合則汗，膽有熱也。小柴胡湯。

頭汗

諸陽經絡，皆循于頭，邪搏諸陽，乃爲頭汗。故三陰無頭汗也。經曰：「關格不通，不得尿，頭有汗者死。」濕家下之，額上汗出，小便不利者死。下利不止者，亦死。

太陽水結胸，無大熱，頭微汗。大陷胸湯。陽明頭汗，劑頸而還，小便不利而渴，瘀熱在裏，身必發黄。茵陳五苓散。陽明下後，懊憹，頭汗出。梔子豉湯。頭汗，額上偏多者，屬心部，爲血症。四物湯加桃仁、紅花、白术、甘草，以益脾土。

手足汗

胃主四肢，爲津液之主，手足汗出，爲熱聚于胃，是津液旁達也。經曰：手足濈然汗出，大便已硬，宜下之。陽明中寒，不能食，小便不利，手足汗，欲作痼瘕，不可下。

陽明譫渴滿閉，手足汗出。大承氣湯。中寒不能食，水穀不化，手足汗出。理中湯。

動氣

臟氣不調，肌膚間築築跳動，病人先有痞積，而後感寒。醫者不知，妄施汗下，致動其氣，隨臟所主，而見于臍之左右上下。獨不言當臍者，脾爲中州，以行四臟之津液，左右上下且不宜汗下，何況中州，其敢輕動乎？

動氣在右，誤汗則衄，煩渴，飲即吐水。先服五苓散，次服竹葉湯。誤下則津竭，咽燥鼻乾，眩悸。人參白虎湯加川芎。動氣在左，誤汗則頭眩，汗不止，筋惕肉瞤。先服防風白术牡蠣湯。汗止，服小建中湯。誤下則腹内拘急，食不下，雖身熱而踡卧。先服甘草乾薑湯，後服小建中湯。動氣在上，誤汗則氣上冲心。李根湯。誤下則掌握熱煩，身上浮冷，熱汗自泄，欲得水自灌。竹葉湯。動氣在下，誤汗則無汗，心大煩，骨節痛，目暈惡寒，食即吐。先服大橘皮湯，吐止，小建中湯。誤下則腹滿頭眩，食則下清穀。甘草瀉心湯。

渴

凡渴，問所飲欲冷欲熱，欲多欲少。飲多而欲冷者，陽渴也；飲少而喜温者，陰渴也。陽明不甚渴，太陰乃大渴。有救腎，花粉、知母是也；有利小便，茯苓、猪苓是也。太陽無汗而渴，禁白虎湯；陽明汗多而渴，禁五苓散。大抵在表渴少，在裏渴多，三陽或渴，不如三陰之甚也。渴欲飲水，稍稍與之。若不與，無以解其枯燥；若過多，恐成動悸、水結胸、咳嘔餶噦、腫滿下利等症，可不慎哉！

太陽汗後，煩渴，少少與水。若脉浮，小便不利，微熱者。五苓散。六七日不解而煩，有表裏症，渴欲飲水，水入即吐，名曰水逆。五苓散。桂枝湯汗後，煩渴，脉洪大。白虎加人參湯。陽明脉長微洪，無汗而渴。葛根解肌湯。陽明惡熱，自汗面赤，譫渴，脉洪數。人參白虎湯加花粉、黃連。陽明腑症，譫黄狂渴，脉沉數。大承氣湯。陽毒，目赤唇焦，鼻如烟煤，渴而脉實。三黄石膏湯。少陽渴。小柴胡去半夏，加天花粉、葛根。少陰渴而下利，但欲寐，小便白。四逆湯。少陰渴，自利純青色水者。大承氣湯。厥陰消渴，大熱，甚則譫閉，舌卷囊縮。大承氣湯。食少而渴，胃脉弱者，宜白术、茯苓，勿用凉藥，益傷中氣。

口燥舌乾

乾、燥俱爲熱症，有因汗下後而得者，有不因汗下而得者。或和解，或微汗，或急下，或微下，當考兼見之症而施治。《經》謂：咽乾不可汗。以其多裏症故也。

陽明便硬，舌乾口燥者。調胃承氣湯。少陽口苦舌乾。小柴胡湯加天花粉、乾葛。陽明身熱，背惡寒，口燥舌乾。白虎加人參湯。少陰口燥咽乾，下利清水，色純青，恐熱消腎汁。大承氣湯急下之。燥乾脉沉，足冷者，多死。

嘔吐

嘔者，有物有聲而漸出；吐者，無聲有物而傾出。乾嘔者，有聲而無物也。嘔則或寒或熱，吐則但寒無熱。蓋邪傳裏，多嘔症。生薑爲嘔家聖藥，散逆氣也；半夏爲嘔家要藥，去痰水也。嘔家雖有陽明症不可攻者，謂氣逆尚未收斂爲實也。熱者脉數煩渴，寒者脉遲逆冷。有水氣者，先渴後嘔，腹滿怔忡；有膿血者，吐盡自愈，不煩治也。

初病起，即嘔吐，寒傷胃也。霍香正氣散。太陽與陽明合病，不下利，但嘔者。葛根半夏湯。陽明嘔吐，得湯反劇者，屬上焦。葛根半夏湯。太陽與少陽合病，下利而嘔。黄芩加半夏生薑湯。陽明有寒而嘔。吴茱萸湯。發熱口苦，脉弦數而嘔，或心煩喜嘔，或胸脇滿痛，寒熱而嘔，或日晡發熱而嘔。並用小柴胡湯加半夏、生薑。潮熱便閉而嘔。大柴胡湯。太陰腹滿痛，脉沉。理中湯加藿香、薑、橘。少陰嘔，肢冷，脉沉細。四逆湯加橘半、生薑。厥陰吐涎沫，逆冷，脉沉微。茱萸四逆湯加橘半。少陰欲吐不吐，但欲寐，五六日利而渴，小便白。四逆湯。似嘔似喘，憒憒無奈。大橘皮湯主之。虚煩嘔吐。竹葉石膏湯加薑、橘。先嘔後渴，宜與水解；先渴後嘔，爲水停心下。茯苓半夏湯加薑、橘。嘔而脉弱，小便利，身微熱，厥冷者多難治。四逆湯加生薑。

乾嘔

熱在胃脘，心下痞結，故乾嘔。

太陽汗出，乾嘔。桂枝湯。少陰下利，乾嘔。薑附湯。表不解，心下有水氣，身微熱，乾嘔微喘，或自利。小青龍湯。太陽頭痛，心下痞，硬滿乾嘔，短氣汗出，不惡寒，此表解裏未和也。十棗湯。膈上有寒飲，乾嘔。四逆湯。少陰下利，厥逆無脉，乾嘔而煩。白虎湯加猪膽汁。

噫氣

説文云：「飽食息也，俗作噯。」因胃弱而不和，虚氣上逆也。

汗解後，心下痞硬，乾噫食臭，肋下有水氣，腹中雷鳴下利。生薑瀉心湯。汗吐下後，心下痞滿，噫氣，不下利者。旋復代赭石湯。虛而噫氣，脉弱，神困。四君子湯加枳、桔、薑。

噦

古稱噦者，即今所謂呃逆也。東垣以噦爲乾嘔者，非也。多因胃寒，亦有胃熱，不可不辨。病人煩躁，自覺熱甚，他人按其肌則冷，此無根失守之火，非實熱也，乃水極似火。若不識此，而誤用寒凉，下咽則敗矣，可不謹乎？

吐下後，虛極得噦，胃中寒也。理中湯加丁香、半夏。陽明脉弦浮大，鼻乾發黃，小便難，潮熱，時時噦。小柴胡湯。胃熱便硬。承氣湯。胃雖熱，便未硬。瀉心湯。胃虛熱而噦。橘皮竹茹湯主之。因痰而噦。半夏生薑湯。病人自覺熱，他人捫其肌則冷。附子理中湯，冷服。兼以硫黃、乳香散齅之，并灸期門、中脘、氣海、關元。有瘀血而噦者，難治。

衄血

衄者，鼻中出血也。肺開竅于鼻，血得熱則隨火上逆，故雜症以衄爲裏熱也。經曰：傷寒，失汗致衄，與黃麻湯。六七日不大便，頭痛有熱，與小承氣湯。小便清者，知不在裏，仍在表也，當發其汗。邪解則血不壅盛而迫上，故傷寒衄爲表熱也。古人以血爲紅汗，故曰奪血者毋汗，此爲衄過多，或脉微者言也。成流者，不須服藥，當與水解；點滴者，邪猶在經，當散其邪。經曰：少陰病，但厥無汗而强發之，必動其血，或從口鼻，或從目出，名下厥上竭，死症也。但頭汗而身無汗，亦衄症之逆。

太陽脉浮緊，不發汗，致衄者。麻黃湯。陽明口乾鼻燥，脉浮緊，必衄。黃芩湯。陽明漱水不欲嚥。黃芩芍藥湯。衄家脉微。犀角地黃湯。衄多不止。茅花湯加黃芩、黃連、墨汁。衄忌寒藥，凉水過多，必成畜血結胸。犀角地黄湯。重則桃仁承氣湯。

吐血

失汗、失下、蓄熱而成吐血，亦或誤汗、誤下所致。

凡服桂枝湯吐者，其後必吐膿血。黄芩湯。咽痛吐血，面赤斑斑如錦紋，爲陽毒。升麻鼈甲湯。燥渴，吐鮮血。黄連解毒湯，加丹皮、生地，呑四生丸。不渴，吐血如猪肝。理中湯加墨汁。

便膿血

便膿血，皆是傳經熱邪，或與微凉，或用疏導。陽症，血色鮮紅者，易治；陰症，血色如猪肝，遲而有力者可治，無力者難治。凡下血，脉小者生，身熱脉大者多死。

陽明下血，譫語，夜則見鬼，爲熱入血室。小柴胡湯加當歸、生地、丹皮。少陰下利膿血。桃花湯。色紫黑。理中湯主之。

畜血

當汗不汗，則爲血結胸，腹硬滿，手按則痛。若小便不利，乃水與氣也；若小便自利，爲有蓄血。許學士云：蓄血在上，其人喜忘；蓄血在下，其人如狂。屎血身黄，必蓄血。

太陽不解，熱結膀胱，其人如狂。桃仁承氣湯。陽明病喜忘，大便黑爲蓄血，在上。犀角地黄湯。

在中，桃仁承氣湯。在下，抵當湯。

胸滿脇滿腹滿少腹滿

邪氣傳裏，先自胸而脇，以次入腹也。故胸滿多帶表症，脇滿多帶半表半裏，腹滿多裏症。少腹滿，非溺即血也。蓋身半以上，同天之陽；身半以下，同地之陰。故在上滿者，無形之氣也；在下滿者，有形之物也。在上者因而越之，故胸滿宜吐；在下者引而竭之，故腹滿宜下。俱有陰陽之辨，不可不察。

下後脉促胸滿。桂枝去芍藥湯。太陽與陽明合病，喘而胸滿。麻黄湯。汗下後，煩熱胸滿。梔子豉湯。胸滿，氣上冲喉，不得息者，此胸中有寒痰。瓜蒂散。胸滿脇痛。小柴胡湯。太陽不解，傳入少陽，脇下硬滿，乾嘔寒熱，脉沉緊。小柴胡湯。太陽下利，嘔逆汗出，頭痛，胸脇硬滿，不惡寒，表解，裏未和也。十棗湯。胸脇腹滿，唇青厥冷，脉沉細，此生冷傷脾。理中湯去參、术，加香附。脇下素有痞，連在臍旁，痛引少腹，入陰筋者，名臟結，死。

腹滿不減爲裏實。大柴胡湯。腹滿時減，爲裏虚。理中湯加木香、厚朴。太陰誤下，腹滿痛。桂枝芍藥湯。痛甚。桂枝大黄湯。陽明潮熱，譫渴喘秘滿。大柴胡湯。大實大滿。承氣湯。噦而腹滿，小便難。小柴胡加茯苓。三陽合病，腹滿身痛，難轉側，譫語，口中不仁。小柴胡湯。少陰六七日不大便，腹滿脹痛，土不勝水，漉漉有聲。小半夏茯苓湯加桂。腹滿身痛。先以四逆湯温裏，後以桂枝湯攻表。

小腹痛，小水自利，膀胱血結，其人如狂。桃仁承氣湯。太陰身黄，小腹滿，小便難。五苓散。陰寒，小腹滿痛。茱萸四逆湯。甚者灸關元。厥冷，脉沉小，腹滿痛，冷結膀胱。四逆湯。生薑搗去汁，炒熱揉熨，或滿或痛，或痰或食，或寒或氣，俱用此法，神良。

結胸痞

經曰：病發于陽而反下之，熱入因作結胸；病發于陰而反下之，因作痞以下之，太早故也。成注云：無熱惡寒，發于陰，誤矣。無熱惡寒，是爲陰症，豈有誤下之理，又豈止作痞而已哉！仲景所謂陰陽者，指表裏而言，在表當汗而反下之，因作結胸。病雖在裏，尚未入腑，而輒下之，因作痞也。結胸有大小、寒熱、水血、食痰八者之異，而痞則所傳猶淺，但一味氣凝耳。若未經下者，不名結胸。或痰、或食、或熱，隨症治之。

不按自痛，爲大結胸。大陷胸湯。按之乃痛，爲小結胸。小陷胸湯。煩渴便閉，爲熱結胸。大陷胸湯加黃連。不熱渴，小便清白，爲寒結胸。枳實理中湯。怔忡頭汗，無大熱，揉之有聲，爲水結胸。半夏茯苓湯。胸滿痛，漱水不嚥，喜忘如狂，大便黑，小便利，爲血結胸。犀角地黃湯。脉滑喘嗽，爲痰結胸。黃芩半夏生薑湯加枳實。氣口脉大，爲食結胸。小陷胸湯加枳實、厚朴。結胸兼斑黃狂呃者最重，脉沉小者死。

結胸症具，煩躁甚者死。

誤下成痞，俟表症罷，而後可下。柴胡枳桔湯。惡寒，汗出痞滿。附子瀉心湯。表未解，心下滿，名支結。柴胡桂枝湯。熱甚而痞。大黃黃連瀉心湯。寒多熱少。半夏瀉心湯。

發瘢

瘢者，胃經熱毒也。下之太早，熱氣乘虛入胃，乃致發瘢；下之太遲，熱氣留中不散，亦令發瘢。胃主肌肉，故微微隱起，實無頭粒，小者如芝麻，大者如芡實。輕者如星布，重者如錦紋。鮮紅者爲胃熱，易治；紫者爲熱甚，難治；黑者爲胃爛，必死。瘢有六症：一曰傷寒，二曰時氣，三曰温毒，四曰陽毒，五曰内傷寒，六曰陰症。此外惟有發疹，頗類瘢症，但疹屬肺家，肺主皮毛，故有頭粒尖起。惟癮疹亦如錦紋，而無頭粒，尤爲難辨。然疹爲肺症，必兼鼻塞流涕、咳嗽聲重爲異耳。疹脉多浮大，斑脉多洪數。疹多發于病之首，瘢多發于病之尾，自不同也。獨有時氣發瘢，亦是病起便見，貴乎臨症精思而熟察之。嗟乎！瘢症之發，反掌生殺。余每深考，似有獨得，故以下辨論最悉爾。

一曰傷寒發瘢。固當汗不汗，當下不下，或未當下而早下，則熱蘊于胃，而發瘢也。身温足暖，脉洪數有力者，易治；脉沉足冷，挾虛者，難治。瘢欲出未出，升麻葛根湯發之。紫黑者，上方加紫草茸。脉虛者，上方加人參。瘢已出，不宜再發，恐傷其氣也。煩渴熱盛，脉洪數者，犀角大青湯。譫語便硬，大柴胡湯加芒硝。麻黄發表，則增瘢爛，承氣攻裏，則必内陷。故古有明禁也。大青爲化瘢要藥；如無，以大藍葉代之。凡發瘢，避忌香臭，與痘瘡同。凡已出、未出之時，切不可投寒凉之劑，吃生冷物，恐冰凝其毒，不得發泄也。挾虛者必先助真氣，往往拘泥，而不敢補者，多致不救。

二曰時氣發瘢。四時不正之氣，人感之則寒熱拘急，或嘔逆，或煩悶，或頭痛、鼻乾、不眠，皆瘢候也。鮮紅稀朗者吉，紫黑稠密者凶。重者發熱一二三日便出，輕者發熱三四日而出也。必察元氣虛實，脉來有力、無力爲主。如虛者，先以參胡三白湯助元氣。瘢未透者，升麻葛根湯。熱甚，加紫草。稠密咽腫，甘草、桔梗、玄參、知母、升麻、犀角、黄連。瘢出嘔逆，陳皮、半夏、茯苓、黄連、甘草、生姜。

三曰温毒發瘢。或犯春令温邪而發，或犯冬令寒邪，至春始發，或冬有非時之温，皆名温毒。治例大抵與傷寒同法，但冬令寒而閉藏，春令温而發皇，小有分别。瘢將出未出，咳悶嘔吐，葛根橘皮湯。瘢已出，宜用黑膏，或犀角大青湯化之。受邪于春，病發于夏，亦同此例。

四曰陽毒發瘢。大熱狂言，目赤鼻黑，瘢欲出未出，須凉以解之，乾葛、升麻、紫草、大青、陳皮、甘草。瘢紫煩渴，三黄石湯加犀角、大青。陽毒發瘢，或成膿瘡，蜜煎升麻塗之。

五曰内傷寒發瘢。暑月納凉太過，食冷太多，内外皆寒，逼其暑火，浮遊于外而爲瘢。瘢不過數點，身無大熱，脉來沉濇，調中湯，去麻黄、桂枝，加厚朴、乾姜、香薷、扁豆。

六曰陰症發瘢。狀如蚊跡蚤痕，手足多而胸背少，其色淡紅，稍久則爲微黄，病人安静，脉來沉細。此因元氣素虛，或多房事，或寒凉太過，遂成陰症。乃寒伏于下，逼其無根失守之火，薰灼肺胃，傳于皮膚。升麻、藿香、陳皮、甘草、人參、熟附子、生薑。得温補之劑，陽回而陰火自降，此治本不治標也。然而此症，根本既撥，吉少凶多。惟老成錬達者，拾救四五，病家醫家，臨斯症者，顧可忽乎哉！

發黃

黄者，中央土色也，故屬陽明、太陰之症。濕熱交併，必發身黄，如夏月罨麯，因濕熱而生黄也。濕勝者，一身盡痛，色如薰黄而晦；熱勝者，一身無痛，色如橘黄而明。更有蓄血，亦能發黄，但兼小腹硬，小便自利，其人如狂耳。發黄，鼻出冷氣，寸口近掌無脉者，死。黄而直視摇頭，爲心絶；黄而環口黧黑，爲脾絶。皆不可治也。

瘀熱在裏，頭汗，渴，小便難，汗不得越，如橘之黄且明。大便閉者，茵陳蒿湯；小便難者，五苓散加茵陳、山梔。濕熱發黄，一身盡痛，小發難，色如薰黄之暗。胃苓湯加茵陳。大便閉者，茵陳蒿湯。寒濕發黄，身疼發熱，頭痛鼻塞而煩，脉大。瓜蔕散。搐鼻取水，或用防風、葛根、蒼朮、茵陳、桔梗、甘草、陳皮、生薑，煎服，取微汗。痞氣發黄。半夏瀉心湯加茵陳、枳實。小便難者，茵陳五苓散加山梔。結胸發黄。陷胸湯加茵陳。蓄血發黄，小腹滿痛，小便利，大便黑，如狂，脉沉，桃仁承氣湯。内傷寒發黄。調中湯加茵陳。逆冷者，加附子。陰症發黄，脉沉遲，肢冷，氣促，嘔悶，或面赤足冷，陰躁欲坐泥水井中。輕者，用理中湯加茵陳。重者，用四逆湯加茵陳。凡治陰黄，須熱湯温之，或以盆盛湯。令病人坐于上，布醮熱水，搭其黄上，乃愈。

熱毒在胃，併于心則狂，乃邪熱之極也。狂之發作，少卧不飢，妄語笑，妄起行，登高而歌，棄衣而走。甚則殺人，不避水火，罵詈不辨親疏，悲怒號哭，踰垣上屋，皆獨陽亢極，非大下之，不能已也。狂言、目反視爲腎絶，汗出復熱，狂言不能食，皆死症也。發狂奔跳，勢不可遏，傾好醋于火盆，令氣冲于病人鼻内。又將薑汁噴其頭面及身上及手足，即定，方可察其陽狂陰躁。揭開床帳，放入爽氣，隨用銅鏡按在心胸。熱甚者，將硝一斤，研細，凉水一盆，青布方一尺者四五塊，浸于硝水中，微攪半乾，搭在病人前心、後心頓易冷者，得睡與汗，乃愈。

發狂

大渴目赤，唇焦舌乾，齒燥，脉黄，狂妄。大承氣湯急下之。脉浮無汗，醫以火逼取汗，必驚狂。桂枝湯去芍藥加蜀漆龍骨牡蠣救逆湯。汗家重發汗，必恍惚心亂，小便已，陰痛。禹餘糧丸。太陽病六七日，表症仍在，脉微而沉，反不結胸，其人發狂者，以熱在下焦，少腹當硬滿，小便自利，下血乃愈。所以然者，以太陽隨經瘀熱在裏故也。抵當湯。太陽病不解，熱結膀胱，人如狂，血自下者愈。外不解，尚未可攻，當先解外；外已解，但少腹急結者，乃可攻之。桃仁承氣湯。身黄，脉沉結，少腹硬，小便自利。其人如狂，血症諦也。抵當湯。陰症發躁，欲坐泥水井中，面赤足冷，脉沉，不能飲水。霹靂散，冷服。身微熱，面赤足冷，脉舉之數大，按之無力，此虚陽伏陰而躁。人參四逆湯，冷服。按狂之爲症，多屬實熱，非大承氣大下之，安能已乎？如脉無力者，宜三黄石膏湯清之。至于蓄血症，但如狂，非真狂也。由于當汗不汗，或汗遲，或脉盛汗微，或覆蓋不週而汗不透，太陽之邪，無從而出，故隨經入腑，血結膀胱。外症既解，方可攻下。若夫陰躁，真氣敗壞，虛陽上越，乃陰盛隔陽。庸醫不察脉之浮盛沉衰與不能飲水，見其面赤身熱，誤與凉劑，則立斃矣。大抵此症，肌表雖熱，重按之則冷透手矣。然陰躁一症，十中止救二三，惜乎昧者不識，識者憂讒，束手待盡，良可痛也。

驚悸

心之所主者，神也；神之所依者，血也。心血一虛，神氣失守，則舍空而痰水客之，此驚悸之所由作也。驚者，惕惕然不寧，觸事易驚，氣鬱生痰也。悸者，築築然跳動。蓋以心虛則停水，水居火位，心實畏之，故怔忡而不能自安也。

傷寒八九日下之，胸滿煩驚，小便不利，讝語，一身盡重。柴胡加龍骨牡蠣湯。火劫汗，亡陽驚狂。桂枝去芍藥蜀漆龍骨牡蠣救逆湯。二三日悸而煩者。小建中湯。脉代結，心動悸。炙甘草湯。汗多，叉手冒心，悸欲得按。桂枝甘草湯。汗後臍下悸，欲作奔豚。此心虛而腎氣發動，茯苓桂枝甘草大棗湯。太陽病汗出不解，發熱心悸，頭眩，身瞤動，振振欲擗地。真武湯。少陽耳聾，目赤煩滿，不可吐下，吐下則悸而驚。救逆小柴胡去黄芩，加茯苓。五六日往來寒熱，胸脇滿，嘿嘿不飲食，心煩悸，喜嘔，微熱，或咳。小柴胡湯。脉弦細，頭痛發熱，屬少陽，不可汗，汗則譫語，胃不和，則煩而悸。調胃承氣湯。少陰病，四逆而悸，或小便不利，或腹痛泄利。四逆散。厥而悸者，宜先治水。茯苓甘草湯。霍亂心悸。理中丸加茯苓。

按，驚與悸雖有分別，總皆心受傷也。因陽氣内弱，法當鎮固；因水飲停留，法當疏通。飲之爲患，甚于他邪；雖有餘邪，必先治水。蓋以水停心下，無所不入。侵于肺爲喘，傳于胃爲嘔，溢于皮爲腫，漬于腸爲利，故治不可緩也。經曰：「厥而悸者，宜先治水。」夫莫重于厥，猶先治水，况其他乎？

振戰慄

振者，身微動，正氣虚寒也。戰者，身大動，邪正相争也。慄者，心動邪氣勝也。振爲輕而戰爲重，戰在外而慄在内也。

吐下後，心下滿，氣上沖，頭眩，脉沉緊，發汗則動經，身爲振摇。茯苓桂枝白术甘草湯。太陽病，汗後仍熱，心悸頭眩，肉瞤身振。真武湯。

按，經云：「下後復發汗，及亡血家誤汗，必爲寒振，内外俱虚也。」又曰：「表氣微虚，裏氣不守，邪中于陰則慄。」乃知振摇之症，大抵屬虚。素問曰：「寒邪傷人，使人毫毛畢直，鼓頷戰慄，此素有邪，當發其汗。」仲景云：「脉浮而緊，按之反芤，此爲本虚，當戰汗而解。」又三部脉，浮、沉、遲、數同等，必戰汗而解。若脉浮數，按之不芤，其人不虚，汗自出而解，不發戰也。外不戰，但内慄者，陰中于邪也。凡傷寒欲解，則戰而汗出，此邪不勝正也。若正不勝邪，雖戰無汗，爲不可治矣。

筋惕肉瞤

汗多亡陽，津液枯而筋肉失養，故筋惕惕而跳，肉瞤瞤而動也。

脉微弱，汗出惡風，誤服大青龍湯，則厥逆，筋惕肉瞤。真武湯。太陽病，已汗仍發熱，頭眩，身瞤振。真武湯，或人參養榮湯。吐下後復發汗，虛煩脉微，心痞脇痛，氣冲眩冒，動惕，久而成痿。桂枝苓术甘草湯。

大抵此症，因于汗者十有七八，不因于汗，素禀血虛，邪熱搏血，亦見此症。又有未嘗發汗，七八日筋惕而肉不瞤，潮熱，大便閉，小便濇，臍旁硬痛，此燥屎也，大柴胡下之。一虛一實，治法相懸，臨症者可以不詳察乎？

瘈瘲

瘈者，筋脉急而縮。縱者，筋脉緩而申。一申一縮，手足牽引搐搦，風主動搖故也。

汗下後，日久瘈瘲。此虛極生風，小續命湯加減。不因汗下瘈瘲。羌、防、芩、連、天麻四物之類。汗出露風，汗不流通，手足搐搦。牛蒡根散。風温，被火劫，發微黄色，瘈瘲。萎蕤湯。肝爲風木之臟而主筋，風火搏捖，多患瘈瘲，當平肝降火，佐以和血。有痰者，二陳、竹瀝爲主；屬虚者，補中益氣爲先。如應用小續命者，有汗去麻黄，無汗去黄芩，此常法也。若戴眼上視，汗出如珠，凝而不流，太陽絶也。又有四肢蟄蟄，動而不已，似瘈瘲而無力抽搐者，肝絶也。汗下過度，日久變出者，多不可治。

胃實不大便

有大便不通，有大便難，有大便硬，皆陽明胃實之候。

六七日不大便，頭痛有熱，與承氣湯。小便清者，知不在裏，仍在表也。桂枝湯。陽明病，無汗而喘。麻黄湯。陽明病，脇下硬滿而嘔，舌上白胎。小柴胡湯。陽明病，過十日脉浮。小柴胡湯。陽明病，自汗若發汗，小便自利者，津液内竭，雖硬不可攻。蜜煎導之。陽明病，潮熱不大便，少與小承氣。不轉矢氣者，無燥屎不可攻；轉矢氣者，有燥屎可攻。大承氣湯。陽明病，不吐不下，心煩。調胃承氣湯。陽明小便不利，大便乍難乍易，時有微熱，喘冒不卧，有燥屎也。大承氣湯。傷寒六七日，目中不了了，睛不和，無表裏症大便難，身微熱。大承氣湯急下之。脉浮則胃氣强，脉濇則小便數，浮濇相搏，大便則難，其脾爲約。麻仁丸。陽明症喜忘，大便色黑，必有蓄血。抵當湯。無表裏證，下後脉數，不解善飢，六七日不大便者，有瘀血。

按，仲景或曰：陽明潮熱不大便，與小承氣。不轉矢氣者，初硬後必溏，不可攻之。此胃中初熱，未作實者也。或曰：太陽病下之腹滿，初硬後必溏，此虛熱在上，無燥屎者也。或曰：陽明病，中寒不能食，小便不利，手足濈然汗出，欲作痼瘕，初硬後必溏，以水穀不分也。或曰：小便少者，服承氣湯。若不大便六七日，小便少者，初硬後必溏，須小便利，屎必硬，乃可攻之。乃知仲景測大便法，皆以小便驗之，然小便利，屎必硬，固爲可攻；亦有小便利，大便硬，而不可攻者，何也？陽明自汗，或發汗，小便自利，此津液内竭，雖硬不可攻。待其自欲大便，與蜜煎導之。夫胃雖實，有表者汗之，半表半裏者和之，不因胃實便下也。此仲景心法，精考詳求，自無妄下之誤矣。

自利

自利者，不因攻下而自利，俗名漏底是也。六經皆有自利，表裏寒熱，治各不同。

太陽表不解，心下有水氣，乾嘔，發熱而咳，或渴或利，或小便不利，少腹滿，或喘。小青龍湯。太陽與陽明合疾，必自下利。葛根湯。太陽病外症未除，而數下之，遂挾熱而利，心下痞硬，表裏不解。桂枝人參湯。太陽與少陽合病，自利。黄芩湯。若嘔者，黄芩加半夏生薑湯。太陽、少陽併病，而反下之，成結胸，下利不止，水漿不下，其人心煩。生姜瀉心湯，或小陷胸湯。太陽病反下之，利遂不止。脉促者，表未解也，喘而汗出。葛根黄芩黄連湯。太陽病二三日，不能卧，心下必結，脉微弱者，本有寒也，反下之。若利止，必結胸；未止者，四日復下之，此協熱利也。黃芩湯。硬滿嘔煩，下之痞益甚，胃虛氣逆也。甘草瀉心湯。汗解後，心下痞，乾噫食臭，脅下有水氣，腹中雷鳴，下利。生姜瀉心湯。太陽下利，頭痛，心下痞，脅下痛，乾嘔短氣，汗出，不惡寒，此表解裏未和也。十棗湯。十三日過經譫語者，熱也，當下之。若小便利者，大便當硬，而反下利，醫以丸藥下之，非其治也。自利者，脉當微；今反和者，内實也。調胃承氣湯。下後利不止，身痛者，急當救裏。四逆湯。身痛，便調，急當救表。桂枝湯。下利心痞，復下之，利不止，治以理中，利益甚。理中者，理中焦，此利在下焦。赤石脂禹餘糧湯。過經十餘日，欲吐，胸中痛，大便反溏，微滿微煩。調胃承氣湯。已上皆太陽。陽明病，潮熱，大便溏，胸脅滿。小柴胡湯。無表裏症，發熱七八日，脉雖浮數，可下。下後脉數不解，而利不止，必便膿。黃芩湯，柏皮湯。陽明、少陽合病，必下利。其脉不滑而數，有宿食也。大承氣湯。臟結如結胸狀如故，時時下利，寸脉浮、關脉小細沉緊，舌上苔滑者，難治。已上皆陽明。十三日不解，胸脅滿而嘔，日晡潮熱，微利。此本柴胡症，下之不利，今反利者，誤以丸藥下之也。潮熱者，實也。先以柴胡解外，復以柴胡加芒硝。此條當屬「少陽」。自利不渴，屬太陰，臟有寒也。四逆輩。太陰病，脉弱自利，設當行芍藥、大黃者，宜減之，以胃弱易動故也。

脉浮而緩，手足温者，當發身黃。若小便利者，不發黃，至七八日，雖暴下利，必自止，以脾家穢腐當去故也。平胃散加穿山甲。已上皆太陰。少陰病，欲吐不吐，但欲寐，五六日自利而渴者，少陰虚，故引水自救。若小便色白者，下焦虚寒。四逆湯。少陰病，下利咽痛，胸滿心煩。猪膚湯。少陰病，四逆，泄利下重。四逆散。少陰病，下利六七日，咳而嘔渴，心煩不眠。猪苓湯。少陰病，下利清水，純青，心下痛，口乾燥。大承氣湯急下之。少陰腹痛，小便不利，下利膿血。桃花湯。少陰病，腹痛，小便不利，肢重而痛，自下利者，此爲水氣，或咳或嘔，或小便利者。真武湯。少陰病，下利清穀，裏寒外熱，厥逆脉微，反不惡寒，面赤，或腹痛，或乾嘔，或咽痛，或利止脉不出。通脉四逆湯。少陰病，下利脉微，與白通湯。利不止，厥逆無脉，乾嘔煩者，白通加猪膽汁。服湯後，脉暴出者死，微續者生。少陰病，脉緊，至七八日自利，脉微，手足反温，脉緊反去者，爲欲解也，必自愈。少陰病，脉沉微欲卧，汗出而煩，欲吐，自利，煩躁不寐者死。少陰病，利止，眩冒者死。少陰病，惡寒，身踡而利，手足逆冷者死。已上皆少陰。下利欲飲水者，熱也。白頭翁湯。厥陰病，脉浮而遲，表熱裏寒，下利清穀。四逆湯。大汗出，熱不去，内拘急，四肢疼，下利，厥逆惡寒。四逆湯。下利清穀，不可攻表，汗出必脹滿。四逆湯。下利，脉沉遲，面少赤，身微熱，下利清穀者，必鬱冒汗出而解。下虚必微厥。四逆湯。發熱下利，厥逆，躁不得卧者死。發熱下利，厥不止者死。汗不止者亦死。下利，脉反實者死。已上皆厥陰。

按，下利有寒熱之分，最宜詳辨。凡寒瀉者，口不燥渴，臍下多寒，小便清利，脉來沉遲，細軟無力。完穀不化，糞色淡白，或淡黄色，或如鶩溏。或身雖熱，手足逆冷，皆爲寒也。凡熱瀉者，口必燥渴，臍下多熱，小便黄赤，或濇而不利。脉來數大，或浮，或滑，或弦。糞色焦黄，或熱而臭，或糞出聲響。得凉藥與冷飲則減，得熱藥與熱飲則增：皆爲熱也。熱瀉亦有邪熱不殺穀者，與寒瀉之完穀不化相似，當以他症及脉色辨之。

身不熱，手足温者，屬太陰經，身體四逆，屬少陰、厥陰二經；身熱者，皆屬陽明經。然陰利有反發熱者，不可因其熱，遂以爲陽也。

未可下而早下之，内虚熱入，名爲挾熱下利。

凡胃虚脉弱，熱渴自利者，必用四君子湯。如發熱者，四君子加柴胡、黄連。若腹滿，小便不利，五苓散合理中湯。嘔則加藿香、半夏、陳皮、生薑，濕則加蒼术，脹則加厚朴，腹痛加芍藥、木香。如脉浮者，表邪未解，小青龍去麻黄，加芫化。此散表兼治水也。凡下利，不可發汗，當先治利，利止則正氣復，而邪自解。蓋因利内虚，若誤汗之。則内外皆虚，變證危殆。

腹痛

邪傳于裏，與正氣搏，則爲腹痛。太陽經無腹痛症，少陽經有胸脇痛而無腹痛，陽明經腹滿急而痛，此爲裏實。三陰下利清穀而腹痛者，此爲裏寒。太陰腹痛，當分虛實。腸鳴泄瀉而痛者，虛也；便秘按之轉痛者，實也。

傷寒陽脉濇，陰脉弦，當腹中急痛。先與小建中湯。不瘥者，與小柴胡湯。胸中有熱，胃中有邪，腹痛嘔吐。黄連湯。往來寒熱，胸脇滿，煩嘔腹痛。小柴胡湯。陽明病，不大便五六日，繞臍痛，煩躁，此有燥屎。大承氣湯。大下後，六七日不大便，煩而腹痛，有宿食也。大承氣湯。發汗不解，腹滿痛，急下之。大承氣湯。少陰病，二三日不已，至四五日，腹痛，小便不利，肢重自利，此有水氣。真武湯。少陰病，下利清穀，裏寒外熱，厥逆脉微，反不惡寒，面赤腹痛。通脉四逆湯。少陰病，四逆，或咳或悸，或小便不利，腹痛泄利。四逆散。少陰病，腹痛，便膿血。桃花湯。厥陰四五日腹痛，若轉氣下趨少腹者，欲下利也。四逆湯。

按，腹痛有虚有實，有寒有熱，有食有血，當詳辨之。可按可揉而軟者，虚也；不可揉按而硬者，實也。身無大熱，口中不渴，喜飲熱湯者，寒也；身熱口渴，喜飲凉水者，熱也。噫氣惡食，氣口脉實者，食也；痛有定處，而不動移，或脇，或小腹硬滿，小便利，大便黑者，血也。大抵脉大而有力者，可凉可下；脉沉而無力者，宜補宜温。更以症參之，百不失一矣。

譫語

譫語者，妄有所見，呢喃而語，不倫于理也。多言稍有次第者，獨語如見鬼者，睡中呢喃者，皆熱之輕也；音聲高厲，言之不休者，熱之重也。狂言叫喊，罵詈不辨親疏，神明昏亂，熱之最甚也。皆因胃中熱盛，上乘于心，心爲熱冒故也。脉短則死，脉和則愈。又身微熱，脉浮大者生，逆冷脉沉者死。或氣逆喘滿，或氣下奪而自利，皆爲逆也。

陽明病，譫語，潮熱，脉滑而疾，與小承氣湯。轉矢氣者，更服，不轉矢氣者，勿服。陽明病，譫語，潮熱，反不能食，必有燥屎。大承氣湯。陽明病，汗多胃燥，便硬則譫語。小承氣湯。脉浮自汗，微惡寒，攣急，誤與桂枝攻表，胃不和而譫語。調胃承氣湯。三陽合病，腹滿身重，口中不仁，面垢遺尿，自汗譫語。白虎湯。傷寒四五日，脈沉喘滿，沉爲在裏，反發其汗，津液越出，大便爲難，表虛裏實，久則譫語。大承氣湯。脈弦，頭痛發熱，屬少陽，不可汗，汗則譫語。汗多亡陽，譫語，不可下。柴胡桂枝湯，和營衛以通津液，自愈。下後胸滿煩驚，小便不利，譫語，一身盡痛。柴胡加龍骨牡蠣湯。熱入血室，在男子，陽明病，下血譫語。小柴胡湯加黄連、栝蔞。婦人中風，發熱惡寒，經水適來，晝則明了，暮則譫語。小柴胡湯加生地黄、丹皮、當歸。十三日，過經不解，譫語者，熱也，當以湯下之。小便利者，大便當硬，而反下利，脈調和者，知以丸藥下之，非其治也。若自利者，脈當微厥，今反和者，内實也。調胃承氣湯。下利譫語，脈滑數，有燥屎也。此湯飲旁流，所利皆稀水，可下之。承氣湯。氣虛獨言，脈無力者。補中益氣湯。虛則鄭聲，蓋鄭重頻繁，語言諄復也，謂止將一事，頻繁諄復，不能如譫語之數數更端也。成註爲鄭衛之聲，誤矣。四逆脈微，鄭聲。四君子湯。甚者參附湯，送黑錫丹。

按，實則譫語，虛則鄭聲。二者本不難辨，但陽盛裏實，與陰盛隔陽，皆致錯語，須以他症別之。如身熱煩渴，大便閉，小便赤，乃陽盛裏實也；小便清白，大便洞泄，煩躁，乃陰盛隔陽也。

小便不利

因汗而小便不利者，津液亡于外也；因下而小便不利者，津液耗于内也。痞症或發黄，及熱病而小便不利者，皆熱鬱所致也。

傷寒表不解，心下有水氣，乾嘔，發熱而咳，小便不利，少腹滿，或喘。小青龍湯去麻黄，加茯苓。太陽病，大汗後，胃乾，煩躁不眠，欲飲，小便不利。脉浮者五苓散，不浮者猪苓湯。太陽病，飲水多，心下悸，小便少。茯苓甘草湯。太陽發汗，遂漏不止，則惡風，小便難，四肢難屈伸。桂枝加附子湯。身黄，小腹硬，脉沉結。茵陳湯。表未解，反下之，不結胸，但頭汗出，小便不利，必發黄。茵陳湯，或梔子柏皮湯。小便不利，大便乍難乍易，微熱，喘冒不能卧，有燥屎也。大承氣湯。少陽往來寒熱，胸脇滿，不欲食，心煩喜嘔，或心下悸，小便不利。小柴胡湯。八九日下之，胸滿煩驚，小便不利，譫語身重。柴胡加龍骨牡蠣湯。少陰小便不利，大便自利，腹痛，四肢沉重，有水氣也。真武湯。厥陰小便不利，關節疼痛，汗出惡風。身腫者，屬風濕。甘草附子湯。厥陰、少陰寒閉，或灸氣海，或行葱熨法。

按，仲景大法在太陽症，脉浮用五苓散，不浮用猪苓湯。二方皆以猪苓、茯苓、澤瀉爲主。但五苓散加白术與桂，辛甘爲陽也；猪苓湯加阿膠、滑石，甘寒爲陰也。陽明熱黄，與梔子柏皮湯。脇痛身黄，與小柴胡湯。少陰有水，則行真武；厥陰寒秘，則行四逆。其汗多亡陽者，以桂枝加附子湯。後世以渴者與八正散，不渴者與知栢地黄，補仲景之未備也。大都汗多者，津液外泄，小便因難，不可利之，恐重亡其津液，待汗止，小便自行也。又有熱甚而小便仍利者，勿妄利之，恐引熱入于膀胱，往往變爲蓄血也。

小便自利　小便數

小便自利，有在表者，有在裏者，有因熱者，有因寒者，六經俱有此症，宜詳考而條分之。小便數者，頻欲去而不多也。在三陽經有表裏之分，在三陰經並無此症，不可不詳辨也。

太陽病六七日，表症仍在，脉微而沉，反不結胸，其人發狂，以熱在下焦，小腹硬滿，小便自利。抵當湯。傷寒有熱，應少腹滿，小便不利，今反利者，爲有血也。宜抵當丸，不宜他藥。十三日，過經譫語，小便利，大便亦利，脉反和。調胃承氣湯。不大便六七日，小便少者，初硬後溏，未可攻，如小便已利。大承氣湯。陽明自汗，更發汗，小便自利，爲津液内竭，屎雖硬，不可攻。蜜煎導。小便自利而大汗，下利清穀，内寒外熱，脉微欲絶。四逆湯。脉浮自汗，小便數，心煩，微惡寒，脚攣急，慎不可行桂枝湯。甘草乾薑湯，芍藥甘草湯。脉浮而濇，浮則胃氣强，濇則小便數，浮濇相搏，大便則難，其脾爲約。麻仁丸。太陽汗吐下後，微煩，小便數，大便因硬。小承氣湯，和之則愈。

按，小便不利者，初硬後溏，未可下。小便已利而汗多，津液已竭，不可下。小便不利而小腹硬者，溺也，當滲泄之；小便利而少腹硬者，非血則屎也，當疏利之。發黄而小便利，則爲可治；腹滿而小便利，則爲欲解。濕熱而小便利，則不能發黄；發譫而至循衣摸床，小便利，爲可治。則小便之當察也，審矣。小便數者，太陽陽明治各有條。若腎虚有熱者，生脉散加知栢、蓮子。脾腎俱虚者，補中益氣加生脉、知栢，而法無遺用矣。

遺溺

遺溺者，小便自出而不知也。夫膀胱所以潴水者也，下焦虛，故不能約攝也。

三陽合病，腹滿身重，口中不仁，面垢譫語，遺尿。白虎湯。邪中下焦，陰氣爲慄，足冷遺溺。四逆湯。太陽病，火熨其背，大汗譫語，振慄下利，欲小便不得，反嘔而失溲，此爲欲解。遺溲狂言，目反直視，此爲腎絶。

按，陽症熱甚，神昏而遺尿者易治；陰症逆冷，脉微而遺尿者難治。宜益智、桂、附以温其下。若厥陰囊縮逆冷，四逆加吴茱萸。汗下後陰虛，宜參、芍、术、草、知、柏。經曰：水泉不止者，膀胱不藏也。腎虛，則膀胱之氣不能約束也。東垣又謂：遺溺屬肺虛氣陷，宜補中益氣，合生脉、知柏。更以他證及色脉詳之，則自無遁情矣。

口苦咽乾　口乾舌乾

咽通六經，口爲脾竅，舌爲心苗，津爲腎液，俱屬熱而無寒也。惟誤汗誤下，及虛人久病者，方與温經耳。有因汗下者，有不因汗下者，或和或解，或微汗，或微下，或急下，當考兼見之症，而爲施治也。

太陽咽乾，不可發汗。津液竭也。脉浮自汗，小便數，心煩，微惡寒，脚攣急。本桂枝附子症，反與桂枝湯攻表，便厥，咽乾煩躁，吐逆。甘草乾薑湯。吐下後不解，表裏俱熱，惡風大渴，舌乾而煩。白虎加人參湯。太陽病重發汗，復下之，不大便五六日，舌燥乾，日晡潮熱，心腹硬滿痛。大陷胸湯。陽明病，口乾燥，漱水不欲嚥，必衄。犀角地黄湯。陽明汗下後，口乾舌燥渴。白虎加人參湯。少陽口苦，咽乾目眩。小柴胡湯。少陰自利清水，色純青，心下痛，口乾燥，急下之。大承氣湯。少陰病二三日，便口燥咽乾，急下之。大承氣湯。

按，活人謂脾熱則津枯，固矣。然白虎湯症言表裏俱熱，則三陽俱矣。口燥咽乾，及自利純青，皆急下者，救少陰也。脉沉者，附子湯加知、柏、門冬、五味、花粉。汗下後，大虚脉微，古人嘗以補中益氣合生脉、知柏，安可專主脾熱一症哉！

眩

眩者，目黑暗而無常主也，腦髓空虚也。眩冒者，昏冒也。少陽口苦咽乾，目眩者，邪漸入裏而表中陽虚也。太陽少陽併病眩者，虚也。頭眩與眩冒，皆由汗吐下後，陽虚也。陽明中風，頭眩不惡寒，此爲風也。若言亂目眩，即爲死症。

吐下後，逆滿頭眩，脉沉緊，發汗則動其經，身爲振摇。茯苓桂枝白术甘草湯。吐下後脉微，心下痞硬，脇痛，氣上冲，眩冒動惕，久而成痿。真武湯。陽明病但目眩，不惡寒。葛根湯加天麻、川芎。少陽病，口苦咽乾，目眩。小柴胡湯加天麻、川芎。動氣在左，誤汗則頭眩，汗不止，筋惕肉瞤。小建中湯。少陰下利，止而眩冒者死。

咳嗽

有聲無痰者，咳也；有聲有痰者，嗽也。肺主氣，肺傷則氣逆而咳，或寒或熱，或表或裏，或半表半裏，或停飲，各當分剖。古云：咳爲肺疾，發散則愈。然亦有不可發散者，如經曰：「咳而小便，不可發汗，發汗則肢厥。」又曰「咳而發汗，蹉而苦滿，腹堅爲逆」，是也。

太陽表不解，心下有水氣，乾嘔喘咳。小青龍湯。少陽往來寒熱，胸脇滿，嘿嘿不欲飲食，心煩嘔咳。小柴胡去人參，加五味子、乾薑。少陰病，四逆而咳。四逆散加五味子、乾薑。少陰病，下利，咳而嘔渴，心煩不眠。猪苓湯。少陰病腹痛，小便不利，肢重痛，自下利，爲有水氣，其人咳者。真武湯加五味子、細辛、乾薑。

按，表寒咳嗽者，三拗、麻黄。裏熱咳嗽者，梔、芩、桑、杏。少陽咳嗽，小柴胡加五味、乾薑。胸中痞滿，枳、桔、瓜、杏。陰症脉沉，四逆加五味。細閲仲景治例，不分陰症、陽症，必用五味、乾薑。蓋乾薑辛温，散肺家逆氣；五味甘酸，收肺家浮氣故也。

喘

肺主氣，形寒飲冷則傷肺，故氣逆。上行急迫，而張口抬肩，是名爲喘。或水寒射肺者，或邪在表者，或邪在裏而喘，心腹必濡而不堅。若腹滿，即爲可下。至于汗出如油，喘而不休，及直視譫語，而喘滿者，皆死症也。

太陽病，無汗而喘。麻黄湯。太陽與陽明合病，喘而胸滿，不可下。麻黄湯。表不解，心下有水氣，乾嘔而喘。小青龍湯。汗後飲水多，必喘。小青龍湯加杏仁、猪苓。喘家有汗。桂枝湯加厚朴、杏仁。汗下後，不可更行桂枝。若汗出而喘，無大熱者。麻黄杏仁甘草石膏湯。太陽病桂枝證，醫反下之，利遂不止。脉促者，表未解也，喘而汗出。葛根黄芩黄連湯。陽明口苦咽乾，腹滿微喘，發熱惡寒，脉浮緊。麻黄湯。陽明脉浮緊，咽燥口苦，腹滿而喘，發熱汗出，不惡寒，反惡熱，身重。白虎湯、五苓散。脉沉喘滿，沉爲在裏，反發其汗，津液越出，大便爲難，表虚裏實，久則譫語。大承氣湯。陽明脉遲，汗出，不惡寒，身重腹滿而喘。手足濈然汗出，大便已硬。大承氣湯。小便不利，大便乍難乍易，微熱，喘冒不卧，有燥屎也。大承氣湯。陰症喘促，四肢逆冷。返陰丹。

按，心火刑金，肺受迫而喘呼，如人有難而叫號，故古人以諸喘爲惡。至于陰喘，則無根虚火泄越于上，根本將脱，更爲危惡。華佗曰：盛則爲喘。指邪氣盛，非肺氣盛也。所謂瀉白者，非瀉肺也，瀉邪氣以救肺也。故曰氣即是火，其義了然。

短氣

氣急而短促，不能相續，似喘而不抬肩，似呻吟則無痛苦。或爲實，或爲虚，或在表，或在裏，或屬陰，或屬陽，或飲多而水停心下，各宜詳審。

短氣，骨節痛，汗出，小便不利，惡風身腫，爲風濕。甘草附子湯。短氣腹滿，脇痛，脉弦浮大，外不解，無汗嗜卧，身黄，小便難，潮熱。小柴胡湯。表未解，短氣，手足濈然汗出，或潮熱。大承氣湯。若表解，心下痞硬，乾嘔短氣。十棗湯。下後，心中懊憹硬痛。大陷胸湯。

按，汗吐下後，脉微，氣不能續，則與異功散。陰症脉沉，逆冷，難以布息，則與四逆湯加人參。飲多水停，則與茯苓甘草湯。皆補仲景之未備也。

鬱冒

即昏迷也。鬱結而氣不舒，昏冒而神不清也。經云：虛寒則爲鬱冒。然有宜下者。

太陽下後，復汗，表裏俱虛，致冒，汗出則表和自愈。裏未和，然後復下。小承氣湯。陽明小便不利，大便乍難乍易，微熱，喘冒不卧，有燥屎也。大承氣湯。少陰但欲寐，利止而眩冒者死。厥陰下利清穀，脉沉遲，面赤，身微熱，必鬱冒汗出而解。

按，海藏謂心火薰肺，所以神昏。若下之則誤矣。宜梔子芩連湯。脉浮在丙，宜導赤散；脉沉在丁，宜瀉心湯。劉河間云：熱者脉必數，然熱甚而反致沉細，謂爲寒者，誤也。宜解毒，加大承氣下之。或失下而脉微昏冒者，若急下之，則殘陰暴絶。不下亦死，以解毒湯，養陰退陽，則脉和而生。仲景曰：血虛而厥，厥而必冒。又曰：少陰下利止，眩冒者死，蓋虛極而脱也。或虛或實，細心明辨之。

不能言

太陽發汗已，身猶灼熱，名風温。脉尺寸俱浮，自汗身重，多眠鼻鼾，語言難出。萎蕤湯。少陰病，咽中生瘡，不能言語。苦酒湯。惑病，蟲蝕咽喉，上唇有瘡，則聲嗄。甘草瀉心湯。痓症，口噤不能言。剛痓用葛根湯；柔痓用桂枝湯，加栝蔞。熱病，瘖啞不言，三四日不得汗出者死。火邪刑金，聲啞。芩、連、甘、桔、知母、黄連、麥冬、五味。風熱壅盛，咳嗽聲嗄。荆、防、甘、桔、薄荷、花粉、知母。

怫鬱

乃面赤也。陽氣怫鬱在表，故面色發赤。雖由于熱，然六經俱無可下之症，亦有陰寒症，水極似火者，須以他症別之。

太陽病，如瘧狀，脉微惡寒，面反熱色，身癢。桂枝麻黄各半湯小汗之。太陽發汗不徹，轉屬陽明，續微汗出，不惡寒。若太陽症不罷，不可下，可小發汗。設面色緣緣正赤，陽氣怫鬱在表，當汗之。麻黄湯。陽明面赤，不可攻。葛根湯。少陰小利清穀，厥逆脉微，反不惡寒。通脉四逆湯加葱白。面赤如錦紋，咽喉痛，吐膿血者，陽毒也。陽毒升麻湯。

吐蚘

氣上冲心疼，饑不欲食，吐蚘者，厥陰病。桂枝白术茯苓湯、理中安蚘散。靜而時煩，此爲臟寒，蚘上入膈，須臾復止，得食而嘔。又煩，蚘聞食臭出，當吐蚘。烏梅圓。病人有寒，復發汗，胃中冷，必吐蚘。先服理中湯，次服烏梅圓。

按，吐蚘主胃寒，人所共知。然亦有屬陽症者，如脉來洪大數實，或渴或秘，或癍或黄，皆以冷劑取效，切不可執一也。凡吐蚘症，勿服甘草，勿食甜物，蓋蚘蟲得甘則動，得苦則安，得酸則止，得辛則伏也。

循衣摸床

手弄衣被及摸床者，必兼撮空，此肝家之熱，肝將絶，故見危惡之症。

太陽中風，以火發汗，邪風被火，兩陽相薰，其身發黄，陽盛則衄，陰盛則小便難，但頭汗出，口乾咽爛，或不大便，譫語，甚者噦，捻衣摸床。小便利者，可治。吐下後不解，不大便，日晡潮熱，不惡寒，獨語如見鬼狀，劇則不識人，循衣摸床，惕而不安，微喘直視，脉弦者生，濇者死。

大承氣湯。

按，循衣摸床，必兼見撮空及怵惕。肝主筋，肝熱甚，故動惕也。脉弦，則肝木未敗，故生；脉濇則金旺，而木欲絶，故死。仲景主下者，因其不大便也。若内無燥屎，而脉重按無力者，往往以大補氣血而愈。此法外之變通也。

目直視

視物而不轉睛也。五臟六腑之氣，皆上注于目，邪氣壅盛，冒其正氣，則神識不慧。臟精之氣不能上榮于目，則直視，此邪氣已極，正氣已壞，吉少凶多者也。故曰：狂言直視爲腎絶，直視摇頭爲心絶。直視譫語喘滿者死，直視下利者死。

衄家不可汗，汗則額陷，脉緊急。直視不能眴。肝受血而能視，亡血則肝虚。又發汗亡陽，則陰陽俱虚。此症雖逆，尚可以補劑，救十中之一二也。風温被下，小便不利，直視失溲。仲景無治法。目中不了了，睛不和，無表裏症，大便難，微熱爲實。大承氣湯。

厥

厥者，四肢冷也；逆者，手足冷也。邪在三陽則熱，傳至太陰則温，至少陰則逆，至厥陰則厥。故成氏以爲厥甚于逆，而王履非之，似亦不必。厥有陰陽之殊，最當詳慎。

太陽脉浮，自汗，小便數，心煩，微惡寒，脚攣急，反與桂枝攻表，誤也。得之便厥，咽乾煩躁，吐逆。甘草乾薑湯。陽明脉滑而厥，裏有熱也。白虎湯。三陽合病，腹滿身重，口不仁，面垢譫語，遺尿。發汗則譫語，下之則額汗，手足逆冷。若自汗者。白虎湯。少陰吐利，手足厥冷，煩躁欲死。吴茱萸湯。少陰病，下利清穀，裏寒外熱，厥逆脉微，反不惡寒。面赤，或腹痛，或乾嘔，或咽痛，或利止脉不出。通脉四逆湯。少陰四逆，或咳或悸，或小便不利，或腹痛泄利。四逆散。厥而悸者，宜先治水，却治其厥；不爾，水漬入胃，必作利也。茯苓甘草湯。下後寸脉沉遲，厥逆，下部脉不至，咽喉不利，吐膿血，泄利，爲難治。麻黄升麻湯。厥冷，脉細欲絶。當歸四逆湯。厥冷，脉乍緊者，邪結胸中。瓜蒂散。一二日至四五日厥者，必發熱。厥深者熱亦深，厥微者熱亦微。承氣湯下之。若誤汗之，必口傷爛赤。少陰惡寒，身踡而利，逆冷者不治。少陰吐利，煩躁四逆者，死。少陰但厥無汗，强發之，必動其血，或從口鼻，或從目出，名下厥上竭，爲難治。逆厥者，不可下。發熱，下利，厥不止者死。下利厥逆，無脉，灸之不温，脉之還反微喘者死。

按，厥有陰陽，辨之宜精。陰厥者，初得病，便逆冷，脉沉遲，足攣惡寒。或引衣自蓋，或不喜飲水，或下利清穀，或清便自調。外症安静，手足心冷，指甲青冷，脉按無力，法當温之。陽厥者，初病必身熱，小便赤，大便秘，渴飲，煩躁不眠，動轉不寧。至二三日後，方發厥。其脉雖沉，按之必滑，手足心温，指甲微温，法當清之。或下症悉具，而見四逆，是因失下，血氣不通，承氣湯下之。其曰逆冷不可下者，爲真寒者言也。若夫火極似水而厥，則手足心温，指甲亦温，非下何以救乎？

不得卧

不得眠者，陽明病也，胃不和則卧不安也。或因汗下而心血虧損，或因煩熱而輾轉不寧，或因瘥後餘熱未盡，陰氣未復，皆令人不得卧也。

太陽病，二三日不得卧，心下必結，脉微弱者，寒也。桂枝加厚朴杏子湯。太陽脉浮數，身疼無汗，煩躁不眠，汗之。麻黄湯。下後復汗，晝日煩躁，不得眠，夜而安静，不嘔不渴，無表症，脉沉微，身無大熱。乾薑附子湯。衄家不可汗，汗則額上陷，脉緊急，直視不眴。黄芩芍藥湯。下後心煩復滿，卧起不安。梔子厚朴湯。汗吐下後，虚煩不得眠，心中懊憹。梔子豉湯。身熱，目痛，鼻乾，不得卧，尺、寸脉俱長，陽明病也。小便不利，大便乍難乍易，微熱，喘冒不卧，有燥屎也。大承氣湯。陽明脉浮緊，咽燥口苦，喘滿發熱，汗出，不惡寒反惡熱，煩躁不眠。梔子豉湯。少陰病欲寐，二三日後，心煩不得卧。黄連阿膠湯。少陰病，下利欲寐，六七日後，咳而嘔渴，心煩不得眠。猪苓湯。少陰病，但欲寐，脉沉細，煩欲吐，至五六日自利，復煩躁不得寐者，死。發熱下利，厥逆煩躁不得卧者，死。

按，不得眠皆爲熱症，夫心爲丙丁之主，邪火炎灼，則神不休息，魂氣飛揚，不能歸肝而卧也。其在太陽汗下後，晝日煩躁不眠一症，雖用附子乾薑湯，蓋復其汗下所亡之陽，非治其所感之寒也。若汗下後，虚煩甚而脉微弱者，加味温膽湯與梔子烏梅湯，均稱要劑。

但欲寐

衛氣者，晝則行陽，夜則行陰，行陽則寤，行陰則寐。陽氣虛、陰氣强盛，則目瞑，乃邪傳于陰、不在陽也。昏昏閉目者，陰主闔也。但欲寐，是少陰本病，然亦有熱者。

太陽病十日，脉浮細，嗜卧，外已解也。胸滿脇痛者。小柴胡湯。按，此條當是太陽、少陽合病。少陰但欲寐，口燥咽乾，急下之。大承氣湯。少陰欲吐不吐，但欲寐，五六日自利而渴，少陰虛，故引水自救，小便白者，下焦虛寒。四逆湯。若小便黄赤而渴者，白頭翁湯。風温，汗出身重，鼾睡，語言難出。萎蕤湯。

按，嗜卧亦有陰陽之殊，少陰脉微細，但欲寐，或踡卧，或向壁卧，四肢逆冷，身體沉重，皆陰症也，附子湯温之。如熱氣内伏，神氣昏倦，令人多眠，小柴胡湯誠爲要劑。

奔豚

氣從少腹上冲心而痛，如豚突之狀，必臍下築築而動。一由誤汗，一由燒針。

太陽發汗後，臍下悸者，欲作奔豚。茯苓桂枝甘草大棗湯。燒針令汗，針處被寒，核起而赤，必發奔豚，氣從少腹上冲心，灸核上各一壯。桂枝加桂湯。

按，奔豚爲少陰之氣，非肉桂能泄其邪也。

除中

脉遲厥冷，下利當不能食。若反能食者，名曰除中，不可治。其症有二。一由誤服黄芩湯，凉藥而致者，必死。一則熱少厥多，胃氣在者，可治。此不因藥故也。

肉疴

頑痺不知痛癢也。汗出太多，營與衛俱虚，血氣不和，肌肉失養故也。

汗後雖近衣絮，猶尚肉疴。羌活冲和湯，加桂枝、當歸、木香主之。

傷寒括要卷下

百合狐惑目赤黑陰毒陽毒總論

嘗讀仲景書，至金匱要略第三論，乃以陰陽二毒之症，附于百合、狐惑、目赤黑之尾，反覆玩之，而知斯五症，皆奇症也。百合之狀，欲食不食，欲卧不卧，欲行不行，如寒無寒，如熱無熱，狀如神靈，何其奇也！狐惑之狀，嘿嘿欲眠，目不得瞑，蝕喉爲惑，蝕陰爲狐，面目乍赤、乍黑、乍白，又何其奇也！目赤黑之狀，不熱而煩，嘿嘿欲卧，三四日目赤，七八日眥黑，又何其奇也！陽毒則面赤如錦，咽痛吐血；陰毒則面目俱青，咽痛，身如被杖。俱以五日可治，七日不可治。及其施治，則二症均用升麻鼈甲湯，則不可解已。在陽毒之熱，反加蜀椒；在陰毒之寒，反去蜀椒，則更不可解矣。味其叙陽毒，不過曰「面赤咽疼，唾膿血」而已，並不言亢陽極熱之狀也；其叙陰毒，不過曰「面青咽痛，身如被杖」而已，並不言至陰極寒之狀也。其所用劑，不過升麻、甘草、鼈甲、當歸而已，並不用大寒大熱之藥也。乃知仲景所謂陽毒者，感天地惡毒之異氣，入于陽經，則爲陽毒；入于陰經，則爲陰毒。故其立方，但用解毒之品，未嘗以桂、附、薑、茱治陰，芩、連、硝、黄治陽也。後世名家不深察仲景之旨，遂以陽毒爲陽症之甚者，而用寒凉；陰毒爲陰症之甚者，而用温熱。殊不知仲景論療陽症，狀極其熱，而藥極其寒，論療陰症，狀極其寒，而藥極其熱。已無餘藴，而何必别出名色乎？至其治陽毒，反投蜀椒者，椒本解毒之品，從其類而治之也。陰毒反去蜀椒者，爲升麻、鼈甲，既屬清凉，祇覺蜀椒爲贅矣。若以陽毒爲極熱，何不投凉劑而反入蜀椒耶；若以陰毒爲極寒，何不投温劑，而反去蜀椒耶？是知如上五症，皆奇異而罕覯者，此金匱總類于一條之中，良有説也。故凡學者讀前賢之書，不得草草看過，必深思而明辨之，庶乎入仲景之室耳。

百合

無分經絡，百脉一宗，悉致其病也。欲食不能食，欲卧不能卧，欲行不能行，如寒無寒，如熱無熱，口苦，小便赤，時常嘿嘿，藥不能治，得藥則吐，如有神靈，其形如和，其脉微數，每溺時頭痛者，六十日愈。溺時頭不痛淅然者，四十日愈。若溺時快然但頭眩者，二十日愈。

百合病，汗後者。百合知母湯。下後者。滑石代赭湯。吐後者。百合雞子湯。不經汗吐下者。百合地黄湯。百合病，一月不解，變成渴者。百合洗法。不瘥，栝蔞牡蠣湯。百合病，變發熱者。百合滑石湯。

狐惑

狀如傷寒，嘿嘿欲眠，目不得閉，卧起不安。蝕于喉爲惑，蝕于陰爲狐。不欲飲食，惡聞食臭，面目乍赤、乍黑、乍白。

蝕于上部，則聲喝，甘草瀉心湯。蝕于下部，則咽乾，苦參湯洗之。蝕于肛，雄黄一味爲末，取艾肭拌匀，以二瓦合之燒，向肛門薰之。

目赤黑

此症，後賢遺而不論及，或混雜于「狐惑症」中，尤爲可笑也。

脉數無熱，微煩，嘿嘿欲卧，汗出。初得之三四日，目赤如鳩眼，七八日，目四眥黑。若能食者，膿已成也。赤豆當歸散。

按，此症乃目瘍也。當其未成膿時，毒氣未出，故腹滿不能食；及膿成毒出，則腹舒，故能食也。

陽毒

面赤班班如錦紋，咽喉痛，吐膿血，五日可治，七日不可治。升麻鼈甲湯。

陰毒

面目青，身痛如被杖，咽喉痛，五日可治，七日不可治。升麻鼈甲湯，去雄黄、蜀椒。

按，後賢所論陰毒，皆陰症之重者，陽毒乃陽症之甚者，並非仲景的旨，故悉删去。

舌卷囊縮

厥陰危惡之症，扁鵲、孫真人皆斷爲死症，仲景無治法。今採南陽、海藏治法，有陰陽之殊，至于女人乳頭縮者，即同此症。

厥陰病，尺、寸俱沉短者，必舌卷囊縮，毒氣入腹。大承氣湯。煩滿囊縮，二便不通，發熱引飲，邪在裏也。大承氣湯。厥逆爪青，二便不通，地道塞也。正陽散，或回陽丹。

漱水不欲嚥

内有熱者，必喜飲水；今欲水而不欲嚥，是熱在經而裏無熱也。此症屬在陽明經，此經氣血俱多，經中熱甚，逼血妄行，必將衄也。蓄血症，燥而不渴，多見此症。陰症發躁，煩渴，不能飲水，或勉强嚥下，少頃即吐出，或飲下便嘔逆，皆内真寒而外假熱也。蓋無根失守之火，遊于咽嗌之間，假作燥渴，故不能飲也。

陽明身熱，頭痛口燥，漱水不欲入咽，必衄血。脉微。犀角地黄湯，茅花湯。無表症，不寒熱，胸腹滿，唇口燥，漱水不嚥，小便多，此爲瘀血，必發狂。輕者桃仁承氣湯，甚者抵當丸。少陰脉沉細，厥逆，漱水不欲嚥。四逆湯。下利厥逆，無脉，乾嘔煩渴，漱水不欲嚥。白通湯加猪膽汁、人尿。吐蚘，口燥舌乾，但欲凉水浸舌，及唇，不欲嚥。理中湯加烏梅。

過經不解

傷寒十三日不解，謂之過經。脉尺寸陷者，大危。

過經不解，柴胡症未罷。小柴胡湯和之。嘔不止，心下鬱鬱微煩。大柴胡湯。形弱脉虚。參胡三白湯。虚煩不眠。温膽湯加人參、柴胡。

壞病

汗吐下後仍不解者，此名壞病。桂枝不中與也，審其脉症，知犯何逆，隨症治之。或因誤汗，或因誤吐，或因誤下，皆不順于理，故曰「逆」也。

太陽病不解，轉入少陽，脇下硬滿，乾嘔，往來寒熱，未吐下，脉沉緊。小柴胡湯。汗吐下後，柴胡症罷，此爲壞症。知犯何逆，以法治之。

按，傷寒既久，汗吐下後，邪氣漸平，正氣漸薄，陽亡于外，陰竭于内，自非大補，寧有生機！蘇韜光云：好參一兩，作一服。鼻梁上涓涓微汗，是其應也。未效，當更與之。古人以治壞症，屢屢回生，如有兼症，必以人參爲主，隨症調之，真良法也。

身熱惡寒身寒惡熱

身大熱，反欲近衣者，熱在皮膚，寒在骨髓也，身大寒，反不欲近衣者，寒在皮膚，熱在骨髓也。

按，丹溪云：大熱當喜冷，反欲得衣者，表氣虚不足以自温，其人陰弱，陽無所附，飛越而出，發爲大熱，宜作陰虚治之。大寒反不欲衣者，邪鬱膚腠，表氣大實，宜作邪鬱治之。趙嗣真云：虛弱表寒之人，感邪發熱，熱邪浮淺，不勝沉寒，故外怯而欲衣也，治宜辛温。壯盛素熱之人，感邪之初，寒未變熱，陰邪閉于伏熱，陰凝于外，熱鬱于内，故内煩而不欲衣也，治宜辛凉。二説雖殊，各有至理，學者當因症察之。

表熱裏寒表寒裏熱

傷寒脉浮，此表有熱，裏有寒。白虎湯。少陰下利清穀，裏寒外熱，手足厥逆，脉微，反不惡寒，面赤，或腹痛，或嘔，或咽痛，或利止，脉不出。通脉四逆湯。既吐且利，小便復利，大汗出，下利清穀，内寒外熱，脉微。四逆湯。下利清穀，裏寒外熱，汗出而厥。通脉四逆湯。脉浮而遲，表熱裏寒，下利清穀。四逆湯。

熱多寒少

太陽病，發熱惡寒，熱多寒少，脉微弱者，無陽也，不可汗。桂枝二越婢一湯。太陽病七八日，如瘧狀，發熱發寒，熱多寒少，不嘔，清便欲自可，一日二三度發，脉微緩爲欲愈。脉微惡寒，此陰陽俱虚，不可汗吐下也。面色反熱者，未欲解也，以其不得小汗出，身必癢。桂枝麻黄各半湯。

風濕相搏

須知此症，脉必浮虚而濇，若沉實滑大數者，非也。

傷寒八九日，風濕相搏，身體煩疼，不能轉側，不嘔不渴，脉浮虚而濇。桂枝附子湯。若大便硬，小便自利，桂枝去桂，加白术。風濕相搏，骨節煩疼，掣痛，不得屈伸，近之則痛劇，汗出短氣，小便不利，惡風，不欲去衣，或身微腫。甘草附子湯。

陰陽易病

傷寒未全瘥，因于交接，而無病之人反得病也。易者，邪毒之氣，交相易換也。男子病新瘥，婦人與之交而得病，名曰陽易；婦人病新瘥，男子與之交而得病，名曰陰易。其候身重，氣乏，百節解散，頭重不舉，目中生花，熱上衝胸，火浮頭面，憎寒壯熱。在男子，則陰腫，小腹絞痛；在婦人，則裹急，連腰胯内痛，甚者手足冷攣踡。男子卵陷入腹，婦人痛引陰中，皆難治也。若吐舌出數寸者，必死。

易病陽症。燒裩散，竹皮湯。陰症。猳鼠屎湯，當歸白术湯。大便不通，昏亂驚惕。妙香丸。按，陰陽易病，得離經脉者死。太過，而一呼三至，曰至；不及而一呼一至，曰損。此離于經常之脉也，惟易病有之。

房勞復

瘥後犯房事而熱，名房勞復。其候頭重眼花，腰背痛。小腹裏急，心胸煩悶。

房勞，頭重目花，小腹絞痛。赤衣散、燒裩散、竹皮湯選用。虚弱脉微。四君子湯送燒裩散。

勞復

大病新瘥，最忌思慮傷神，多言耗氣，梳浴行動太早，則因勞發熱，復病如初。

勞復發熱。小柴胡主之，脉浮汗解，脉沉下解。勞神。歸脾湯。氣弱脉細。補中益氣湯。一切勞復。鼈甲爲末，炒黄，米湯送下。

食復

凡病瘥後，先進清粥湯，次進濃粥湯，次進糜粥，亦須少少與之，切勿令任意過食也。至于酒肉，尤當禁忌，若有不謹，便復發熱，名爲食復。

食復輕者。香砂枳术湯。重者。枳實梔子豉湯。酒復。小柴胡加葛根、黄連。

遺毒

汗下不徹，餘邪熱毒結于耳後，名曰發頤。宜速消散之，稍緩即成膿矣。

餘毒發頤。可消者，用連翹敗毒散；若不可消者，不問已破、未破，俱用内托消毒散。

瘥後昏沉

瘥後數日，漸見昏沉，或錯語呻吟，如見鬼狀，皆因餘熱蘊在心胞絡。

脉浮者，微汗之。小柴胡湯加紫蘇、知母、生地。虚甚。歸脾湯加黄連、竹葉。

瘥後發豌豆瘡

餘毒發瘡。黄連、甘草、荆、防、連翹，煎服。外用赤小豆爲末，入青黛，以鷄子清和塗，神效。

瘥後發腫

水氣浮腫，壯實者。以商陸少許煮粥食之。脾虛發腫。四君子、五苓散合服。足腫。大米、茯苓、苡仁煎湯代茶。

瘥後喜唾

胃中虛寒，不納津液，故喜唾。理中湯加益智仁。

臟結

臟氣閉結，不能流通也。外症如結胸狀，但飲食如故，時時下利爲異耳，寸脉浮，關脉沉細而緊，陰筋引臍腹而痛也。

脇下有痞氣，連在臍旁，痛引小腹陰筋，此冷臟結，必死。臟結無陽症，不往來寒熱，其人反靜，舌上苔滑，不可攻也。茱萸四逆湯，宜灸關元穴。

痓

俗作痙，誤也，今正之。

痙病

身熱足冷，項强，惡寒頭痛，面目赤，頭摇口噤，手足攣搐，角弓反張。太陽先傷風，復感寒，無汗爲剛痙；先傷風，復感濕，有汗爲柔痙。脉浮緊，口渴，仰面開目爲陽，易治；脉沉不渴合而閉目爲陰，難治。或風淫爲實，或血枯爲虚也。

太陽病，身體强，脉反沉遲。栝蔞桂枝湯。太陽無汗，小便反少，氣上衝，口噤不語。葛根湯。剛痙，胸滿口噤，卧不着席，脚攣急，必齘齒。大承氣湯。血枯，筋無所養。十全大補湯。

大頭瘟

天行疫毒，邪犯高巔，分别三陽經而施治。

發于項上，并腦後、目後赤腫，太陽也。荆芥敗毒散。發于鼻頞，以至面目閉，陽明也。通聖消毒散。發于耳之上下前後，并頭角者，少陽也。小柴胡湯加荆芥、芩、連。三陽俱受邪。普濟消毒飲。

風温

汗後熱，名曰風温。脉浮自汗，身重多眠，鼻鼾不語，此先受温熱，復感于風也。

風温忌汗。萎蕤湯。熱加知母、乾葛，渴加瓜蔞。身重汗出。防己湯。

傷濕身重痛，小便不利，與太陽傷寒相似，但脉沉細爲異耳。

一身盡痛，日晡發熱，風濕也。麻黄杏仁苡仁甘草湯。頭汗出，背强，欲得被覆向火者，寒濕。理中湯，合胃苓湯。關節痛而煩，脉沉細，當利小便。甘草附子湯。

濕温先傷于濕，復傷于暑，名曰濕温。腹滿目痛，多汗妄言，足冷，寸脉浮弱，尺小而急。

濕温。白虎加蒼术湯。不可發汗。汗之名重暍，必死。

温瘧此傷寒壞病也。前熱未除，復感寒邪，變爲温瘧。

寒熱往來，口苦胸滿。小柴胡加桂枝芍藥湯。煩渴，用人參白虎湯。

中暑中暍

納凉于廣廈凉亭，乘風揮扇，多食冰冷瓜果，静而得之，名爲中暑。奔役于赤日炎盛之中，負重遠行，不得休息，動而得之，名爲中暍。脉虚汗多，身熱煩渴。

中暑，面垢，自汗，煩渴。人參白虎加蓮、薷、扁豆。心胞絡受邪，熱甚，昏而不醒。香薷湯，冷服須加黄連。足冷脉沉。理中湯。中暍，大熱煩渴。蒼术白虎湯。

按，中暑爲陰症，陽氣爲陰寒壅遏，法當辛温；中暍爲陽症，熱火薰灼，法當清凉。凡熱死，切勿便與冷水，及冷物逼其外，即不可救。須置于暖處，取路上熱土，于臍上作窩，溺熱尿于中，此爲良法。或以曬熱瓦，熨其心腹亦佳。宜蘇合香丸，湯調灌之。或熱土、大蒜同研，熱水調，去渣，灌之。

婦人傷寒

治法皆與男子相同，但熱入血室與胎前産後，則不同也。

婦人傷寒，經水適來，晝則明了，夜則譫語，此名熱入血室。小柴胡湯加生地、丹皮、歸尾、枳殼。妊娠傷寒，安胎爲主，不可過于汗下，有表者。羌活冲和湯加當歸、芍藥。燥渴便閉。小承氣湯，大黄須酒炒。直中寒症。理中湯加桂。護胎法。井底泥、青黛、伏龍肝等分，加麵少許水調，塗臍下二寸許。乾則再塗。産後傷寒，血氣空虚，勿輕汗下。有表症者。四物湯加羌活、蘇葉、蒼术、葱頭。燥渴便閉。四物湯加枳殼，酒炒大黄、厚朴。汗下太過，遂變鬱冒昏迷，筋惕肉瞤。八珍湯加乾薑主之。

太陽篇七十三方

桂枝湯

太陽中風，陽浮者熱自發，陰弱者汗自出，嗇嗇惡寒，淅淅惡風，翕翕發熱者，此方主之。

桂枝　芍藥　甘草　生薑　大棗

桂枝本爲解肌，若脉浮緊發熱無汗者，不可服也。蓋桂枝湯本主太陽中風，腠疏自汗，風邪于衛者，乃爲相宜。仲景以解肌爲輕，發汗爲重，故汗吐下後身痛者，津液耗也，雖有表邪，止可用桂枝解肌也。内經曰：風淫于内，以辛散之，以酸收之，以甘緩之。故以桂枝爲君，芍藥爲臣，甘草爲佐，薑、棗爲使。薑、棗行脾之津液，而和營衛者也。麻黄湯不用薑、棗者，爲其專于發汗，不待行化，津液自通耳。桂枝、麻黄二湯，爲冬月傷寒而設，若春温夏熱之病，决不可用。

麻黄湯

麻黄　桂枝　甘草　杏仁

主太陽頭痛，發熱身疼，腰痛，骨節痛，惡寒，無汗而喘。本草云「輕可去實」，麻黄是也。實者，謂寒邪在表，腠密無汗而表實也。麻黄爲輕劑，專主發散，是以爲君。表實者，非桂枝所能獨散，所以爲臣。内經曰：「寒淫于内，治以甘熱，佐以辛苦。」甘草甘平，杏仁甘苦，用以爲佐，經所謂「肝苦急，急食甘以緩之」也。且桂枝湯治風傷衛，則衛實營弱，故佐以芍藥，和其營血也；麻黄湯治寒傷營，則營實衛虚，故佐以杏仁，利其衛氣也。

大青龍湯

麻黄　桂枝　甘草　杏仁　生薑　大棗　石膏

主傷寒見風，脉浮緩，身不疼但重，乍有輕時，無少陰症者宜之。青龍者，東方木神也，應春而主肝，專發生之令，爲敷榮之主，萬物出甲則有兩岐，肝有兩葉以應之。謂之青龍者，發散營衛兩傷之邪也。桂枝主風，麻黄主寒，此則傷寒見風，所以處青龍湯，兩解風寒也。寒傷營，必以甘緩之；風傷衛，必以辛散之。此風寒兩傷，必用辛甘相合而療之。是以麻黄爲君，桂枝爲臣。甘草甘平，杏仁甘苦，佐麻黄以發表；大棗甘温，生薑辛温，佐桂枝以解肌。夫風寒兩傷，非輕劑可以獨散，必須以輕重之劑同散之。是以用石膏之苦辛質重，而又達肌爲使也。此湯爲發汗重劑，用之稍過，即有亡陽之害，故仲景戒多服也。服藥後汗不止，將病人髮披水盆中，露足出外，以温粉週身撲之。白术、藁本、川芎、白芷，等分細末，每藥末一兩，入米粉三兩。

小青龍湯

麻黄　芍藥　細辛　乾薑　甘草炙　桂枝　五味子　半夏

主表邪不解，心下有水氣。青龍，象肝木之兩岐，主兩傷之疾，麻黄湯散寒，桂枝湯散風。若表不解而心下有水氣，爲表裏兩傷，須小青龍袪表裏之邪。麻黄辛温，爲發散之君；桂枝辛熱，甘草甘平，爲發散之臣。芍藥酸寒，五味酸温，寒飲傷肺，則咳喘而肺氣逆。經曰：「肺欲收，急食酸以收之。」故芍藥、五味子爲佐，以收逆氣。心下有水，津液不行，則腎燥。經曰：「腎苦燥，急食辛以潤之。」故以乾薑辛熱，細辛辛温，半夏微温爲使，以散寒水。如是，則津液通行，汗出而解。心下有水氣，變症多端，故立加減之法。渴者，去半夏，加栝蔞根。水蓄則津液不行，氣燥而渴。半夏性燥，去之則津易復，栝蔞性潤，加之則津易生。微利者，去麻黄，加芫花。水漬腸胃，則爲利，下利不可發表，發之必脹滿，故去麻黄。酸苦能涌泄，水去則利止，故加芫花。經曰：「水得冷氣，其人即噎。」

胃寒非表症，故去麻黄；辛熱能温中，故加附子。若小便不利，病在下焦。甘淡者下滲，故加茯苓；發散者上行，故去麻黄。喘則氣上，法當降下。麻黄輕揚而上，是以去之；杏仁苦泄而下，是以加之。

桂枝葛根湯

葛根　芍藥　甘草　生薑　桂枝　大棗

主太陽病，項背强几几，及汗出惡風。按，詩豳風狼跋云：「赤舄几几。」註云：「几几，拘貌。」言不敢左右顧視也，借以喻項强之狀也。表邪方盛，不當有汗，今反汗出，風傷衛也。故以桂枝解肌，葛根發表，芍藥和營，甘草甘平，薑、棗和胃。

葛根湯

葛根　麻黄　桂枝　芍藥　甘草　生薑　大棗

主太陽病，項背强几几，無汗惡風。几几，註見前。舊釋鳥羽，未當，今正之。此方即桂枝湯加麻黄、葛根，以其無汗表實，故用二物發表，所謂輕可去實也。按，太陽病，有汗用桂枝，無汗用麻黄，確乎不可易矣。此復以太陽無汗用葛根湯，太陽有汗用桂枝葛根湯，何也？葛根本陽明經藥，恐太陽病久，將傳陽明，故用葛根迎而奪之，預發其邪，勿令傳入也。前用桂枝湯、麻黄湯者，病方起也；今用此二方者，病已久也。又按，太陽病，脉静爲不傳，若煩躁脉數，爲欲傳也，意者既見其欲傳之狀，故用此二方，此未發之秘旨。

桂枝麻黄各半湯

桂枝　芍藥　生薑　甘草　麻黄　大棗　杏仁

太陽病八九日，如瘧狀，熱多寒少。不嘔清便，一日二三度發。脉微緩爲欲愈。脉微惡寒，不可汗吐下，面反有熱色，未欲解也，以不得汗，身必癢。

此方論當分作三段看。「太陽病」至「寒少」一段，爲自初至今之症；下文皆擬病防變之辭；至「欲愈」一段，言不必治也，至「不可汗吐下」，言宜温之也；至末一段，是小汗之。麻黄與桂枝，一發一止，則汗不至大出矣。桂枝二麻黄一湯，不録。

桂枝二越婢一湯

桂枝　芍藥　甘草　生薑　大棗　麻黄　石膏

太陽病，發熱惡寒，熱多寒少，脉微弱者，無陽也，不可發汗。胃爲十二經之主，脾治水穀，屬土居下，爲卑臟，有若婢然。經曰：「脾主爲胃行其津液。」所以謂之越婢者，以其發越脾氣、通行津液也。凡仲景稱太陽病者，皆表症發熱惡寒，頭項强痛也。若脉浮大，則與症相應，宜發其汗。今表症見而脉反微，是脉不應症，故不可發汗，但用此方和之而已。

桂枝去桂加茯苓白术湯

芍藥　甘草　生薑　白术　茯苓　大棗

主汗下後，仍頭項强痛，發熱無汗，心下滿，微痛，小便不利，頭項强痛。邪仍在表，何故去桂而加苓、术耶？不知此屬飲症也。既經汗下而不解，心下滿痛，小便不利，此爲水飲内蓄，邪不在表，故去桂加苓、术也。若小便利，則水飲行，而熱滿頭痛，無不悉愈矣。

桂枝加芍藥生薑人參新加湯

桂枝　芍藥　甘草　人參　大棗　生薑

主汗後身體痛，脉沉遲。　汗後身痛，邪未盡也；脉來沉遲，血不足也。《經》曰：「脉沉者，營氣微也。」與桂枝湯，以解未盡之邪；加芍藥、參、薑，以補不足之血。夫身痛一也，以脉浮緊爲邪盛，盛者損之；以脉沉遲，爲血虚，虚者補之。此之身痛，因血虚而致，誤作表實而發之，則血愈虚而危矣。

桂枝附子湯

桂枝　附子　大棗　生薑　甘草

傷寒八九日，風濕相搏，身痛煩，不能轉側，不嘔不渴，脉浮虚而濇。　病至八九日，則邪多在裏，身當不痛；今日數多而身痛不能轉側者，濕也。經曰：「風則浮虚。」又曰：「濇爲寒濕。」不嘔不渴，裏無邪熱也。脉浮虚而濇，身有煩疼，則知風濕但在經也。與桂枝附子湯，以散表中風濕。風在表者，散以桂枝之辛甘；濕在經者，逐以附子之辛熱；薑、棗同甘草，行營衛而通津液，以和其表也。

桂枝加附子湯

悉照前方，加芍藥。

脉浮爲風，大爲虚。風則微熱，虚則脛攣，宜與桂枝加附子湯。厥逆咽乾煩躁，陽明内結，譫語煩亂，更飲甘草乾薑湯。夜半陽氣還，兩足當熱，脛尚微拘急重，與芍藥甘草湯，乃脛伸。以承氣湯，微溏，則止其譫語。

甘草乾薑湯

甘草　乾薑

芍藥甘草湯

芍藥　甘草

浮爲風，合用桂枝湯；大爲虛，虛而脛攣者，寒則筋急也，非附子不能温經以舒筋，故加之。厥逆咽乾煩躁，此陰躁也。雖内結譫語，而陽氣未回，故以甘草、乾薑温理中氣，爲脾主四肢；又甘能緩急也，及陽氣已還，則除去温劑，雖脛尚拘急，不過以芍藥和營而已。直待脛伸，寒症盡去，然後以承氣止其譫語。蓋内結者，非承氣不能除耳。一症也，始而大温之，既而微温；又既而微寒之，終而大寒之。非有見垣之智者，未易語此。後人遇此症，豈復能出此手眼耶？

桂枝附子去桂加白术湯

白术　甘草　附子　生薑　大棗

主風濕相搏身痛，不嘔渴，脉虛濇。若其人大便硬、小便利者，宜與此湯。仲景云：初服之，其人身如痺，半日許復服之。三服盡，其人如冒狀，勿怪，此以术、附併走皮内逐水氣，未得除故耳，當加桂四兩。此本一方二法，以大便硬，小便利，故去桂也；以大便不硬，小便不利，當加桂、附。

甘草附子湯

甘草　白术　桂枝　附子

風濕相搏，骨節痛，不能屈伸，汗出短氣，小便不利，惡風，或身微腫。　身腫，加防風；小便不利，加茯苓。

芍藥附子甘草湯

芍藥　甘草　附子

發汗不解，反惡寒者，虚也，當與此湯。　汗後病解，則不惡寒；汗後病不解，而表實者，亦不惡寒。今汗後不解，又反惡寒，營衛俱虚也。汗出則營虚，惡寒則衛虚，故以芍藥之酸收，斂津液而益營。附子之辛熱，固陽氣而補衛；甘草調和辛酸，而安正氣也。

桂枝去芍藥湯

桂枝　甘草　生薑　大棗

太陽下後，脉促胸滿，若微寒，加附子，名桂枝去芍藥加附子湯。胸滿者，不利于酸收，故去芍藥。其曰微寒者，非表寒，乃裏寒也，故加附子，祛寒而消滿也。

柴胡加桂枝湯

桂枝　黄芩　人參　甘草　芍藥　生薑　大棗　柴胡　半夏

傷寒六七日，發熱，微惡寒，肢節煩疼，微嘔，心下支結，外症未去。傷寒至六七日，邪當傳裏之時也。支結者，支撑而結也。嘔而心下結者，裏症也。本當攻裏，然發熱惡寒，爲外症未去，不可攻裏，與柴胡桂枝湯，以和解之。南陽云：外症未解，心下妨悶，謂之支結，非痞也，不可不辨。

白虎湯

知母　石膏　甘草　粳米

吐下後，七八日不解，熱結在裏，表裏俱熱，脉浮滑，大渴而煩。按，仲景云：「傷寒脉浮滑，此表有熱，裏有寒，白虎湯主之。」疑必有誤。又云：「熱結在裏，表裏俱熱，大渴飲水，白虎湯主之。」又云：「表不解者，不可與白虎湯。」又陽明一症云：「表熱裏寒，四逆湯主之。」又少陽一症云：「裏寒外熱，通脉四逆湯主之。」乃知其言脉浮滑，表熱裏寒者，必「表裏」二字傳訛也。即仲景數論而斷之，豈有裏既寒而反用大寒之劑乎？豈有裏寒而脉浮滑者乎？豈有裏寒而大熱煩渴者乎？故知白虎爲陽明大熱而設，其曰裏有寒者，定差無疑也。成氏隨文註釋，惑誤後人，不得不詳爲之辨也。白虎，西方金神也，應秋而歸肺，表裏俱熱，金被火囚，用辛寒以救肺，所以名爲白虎也。活人謂：「夏月陰氣在内，宜戒白虎。」明理論云：「立秋後不可服，恐白虎大寒，將變虚羸不食。」二説俱偏矣。有是病即當服是藥，安可拘于時哉！設使秋冬病，苟無表症，而大熱煩渴，便與白虎，爲對症之良劑矣。雖欲不用，其可得乎？

白虎加人參湯

知母　石膏　甘草　粳米　人參

主太陽中暍，發熱惡寒，脉微弱，手足逆冷而渴者，白虎加人參湯。又曰：「身無大熱，口渴心煩，背微惡寒者，白虎加人參湯主之。」傷寒脉浮，發熱無汗，其表不解、不渴者，宜麻黄湯；渴者，宜五苓散：並非白虎所宜也。惟大渴飲水、無表症者，乃可與白虎，加人參，以除裏熱。

五苓散

猪苓　澤瀉　茯苓　桂　白术

太陽汗後，胃乾，煩躁不眠，欲飲水者，少少與之。脉浮，小便不利而渴，宜用此方。太陽經也，膀胱腑也。膀胱者，尿之室也。五苓散者，利尿藥也。膀胱者，津液之府，故東垣以渴爲膀胱經本病。然則治渴者，當瀉膀胱之熱。瀉膀胱之熱者，利小便而已矣。淡味滲泄爲陽，内蓄水飲，須滲泄之，故以三苓、澤瀉爲主；脾土强旺，則水飲不敢停留，故以白术爲佐。水蓄則腎燥。經曰：「腎苦燥急，食辛以潤之。」故用桂爲向導之使。

柴胡桂枝乾薑湯

柴胡　桂枝　黄芩　乾薑　牡蠣　甘草　栝蔞根

傷寒五六日，已發汗，復下之。胸脇滿，微結，小便不利，渴而不嘔，但頭汗出，往來寒熱，心煩者，此爲未解也，柴胡桂枝乾薑湯主之。已經汗下，則邪當解。今胸腹滿結云云，則邪在半表半裏也。小便不利而渴者，汗下津亡内燥也。若熱消津液，令小便不利而渴者，當嘔；今渴而不嘔，非裏熱也。傷寒汗出則和，今但頭汗，他處無汗者，津不足而陽虛于上也，與柴胡桂枝乾薑湯，以解表裏之邪，復津液以助陽也。

柴胡加龍骨牡蠣湯

柴胡　半夏　大黃　人參　桂枝　茯苓　龍骨　黄芩　鉛丹　牡蠣　生薑　大棗

八九日下之，胸滿煩驚，小便不利，譫語，一身盡重。傷寒八九日，邪熱已深，下之而滿煩者，熱未盡也。驚者，心惡熱而神不守也。小便不利者，津液不行也。譫語者，胃實也。身重不可轉側者，陽氣伏于裏，不行于表也。與柴胡湯以除煩悶，加龍骨、牡蠣、丹鉛以鎮驚，加茯苓以行津液、利小便，加大黄以滌胃熱、止譫語，加桂枝以行陽氣、解身重，而錯雜之邪，靡不悉愈矣。

桂枝去芍藥加蜀漆龍骨牡蠣救逆湯

桂枝　生薑　蜀漆　牡蠣　龍骨　甘草　大棗

傷寒脉浮，醫以火迫劫之亡陽，必驚狂，起卧不安，此方主之。傷寒脉浮，責邪在表，以火劫汗，汗多亡陽，則心神浮越，故驚狂不安。與桂枝，以救其陽；去芍藥者，以其酸寒益陰，非亡陽所宜也。火邪錯逆，加蜀漆之辛以散之；陽氣亡脱，加龍骨、牡蠣之濇以固之。所謂濇可去脱也。

葛根加半夏湯

葛根　麻黄　甘草　芍藥　桂枝　生薑　半夏　大棗

太陽與陽明合病，不下利但嘔者，此方主之。太陽表症與陽明裏症，合同而見。其邪甚于裏者必自利，與葛根湯，以徹二陽之邪。其不下利而嘔者，裏邪稍輕，故加半夏，以理逆氣。外症必頭痛腰痛，肌熱目痛，鼻乾，不眠。

葛根黄芩黄連湯

葛根　甘草　黄芩　黄連

太陽病，桂枝症，反下之，利下脉促，表未解也，喘汗，宜此湯。表未解者，散以葛根、甘草之甘；裏受邪者，清以黄芩、黄連之苦。

黄芩湯

黄芩　芍藥　甘草　大棗

太陽與少陽合病，自下利者，與黄芩湯。若嘔者，黄芩加半夏生薑湯。太陽與少陽合病，下利而頭疼胸滿，或口苦咽乾，或往來寒熱，其脉或大而弦。　黄芩、芍藥之苦酸，以堅斂腸胃之氣；甘草、大棗之甘平，以補養脾胃之弱。

黄芩加半夏生薑湯

即前方加半夏、生薑。

按，半夏辛燥，除濕而大和脾胃；生薑辛散，下氣而善理逆結。故二物爲嘔家聖藥也。

桂枝加厚朴杏仁湯

桂枝　芍藥　生薑　厚朴　甘草　杏仁　大棗

太陽病，下之微喘者，表未解也，宜與此湯。　下後大喘，則爲裏氣大虚；下後微喘，則爲裏氣上逆。邪未傳裏，猶在表也，與桂枝湯，以解外邪；加厚朴、杏仁，以下逆氣。

乾薑附子湯

乾薑　附子

下後復汗，晝則煩躁，夜而安静，不嘔不渴，無表症，脉沉微，身無大熱。　下後復汗，陽氣大損。晝則行陽，陽虚故煩躁也；夜則行陰，陰盛故安静也。不嘔則裏無邪，不渴則裏無熱。外無表症，脉見沉微，則虚寒顯著矣。身無大熱者，但微熱也，此無根虚火，遊行于外，非薑、附之辛温，何以復其陽乎？

麻黄杏仁甘草石膏湯

汗後下後，不可更行桂枝湯。若汗出而喘，無大熱者，可與麻黄杏仁甘草石膏湯。仲景

麻黄　杏仁　甘草　石膏

凡言「汗後」「下後」，乃表邪悉解，止餘一症而已，故言不可更行桂枝湯。今汗下後而喘，身無大熱，乃上焦餘邪未解，當與麻黄杏仁甘草石膏湯以散之。夫桂枝加厚朴杏仁湯，乃桂枝症悉具，而加喘者用之，今身無大熱，但汗而喘者，不當以桂枝止汗。但以麻黄散表，杏仁、石膏清裏。俟表裏之邪盡徹，則不治喘汗，喘汗自止矣。

桂枝甘草湯

發汗過多，其人叉手自冒心，心下悸，欲得按者，此湯主之。

桂枝　甘草

汗多亡陽，則胸中氣怯，故叉

手冒心。心悸欲得按者，虛故喜按也。與桂枝之辛，入肺而益氣，甘草之甘，歸脾而緩中。

茯苓桂枝甘草大棗湯

茯苓　桂枝　甘草　大棗

發汗後，其人臍下悸者，欲作奔豚，此湯主之。　作甘瀾水法：取水置大盆内，以杓揚之，待水珠滿面方用。　汗者，心之液。發汗後臍下悸者，心虛而腎氣發動也。腎之積，名曰奔豚。發則從少腹上至心，爲水來凌火，以茯苓伐水邪，以桂枝泄奔豚。甘草、大棗之甘平，助胃土以平腎。用甘瀾水者，取其動而不已，理停滯之水也。

厚朴半夏生薑甘草人參湯

厚朴　生薑　人參　半夏　甘草

太陽發汗後，腹脹滿，此湯主之。　仲景凡言「發汗後」者，以外無表症，裏無别邪，止有腹脹一件而已。　吐下後腹脹，皆謂邪氣乘虛，入裏爲實也。今曰「汗後」，是外已解也。腹滿知非裏實，由脾胃津液不足，氣濇不通，壅而爲滿，但與此湯和調脾胃，則濁氣自降而脹自已。

茯苓桂枝白术甘草湯

茯苓　桂枝　白术　甘草

吐下後，心下逆滿，氣上冲胸，起則頭眩，脉沉緊，發汗則動經，身爲振摇，此湯主之。　吐下則裏虚，故心滿氣冲及眩。若脉浮緊爲表邪，當發汗；今沉緊爲裏邪，不可發汗。若誤汗之，則外動經絡，損傷陽氣；陽氣外虚，則不能主持諸脉，故身爲振摇也。陽不足者，補之以甘，茯苓、白术生津液而益陽；裏氣逆者，散之以辛，桂枝、甘草行陽分而散氣。

茯苓四逆湯

茯苓　人参　附子　甘草　乾薑

發汗若下之，病仍不解而煩躁，此湯主之。　發汗則陽氣外虚，下之則陰氣内虚，陰陽俱虚則生煩躁。既曰陰陽俱虚，獨用氣藥者，蓋爲氣藥有生血之功也。

茯苓甘草湯

茯苓　桂枝　甘草　生薑

汗出不渴，此方主之。　仲景云：汗出而渴者，五苓散；汗出不渴者，茯苓甘草湯。夫渴爲太陽傳本，故利小便以滌熱；不渴爲表氣虚弱，故與此湯以和衛。

梔子豉湯

梔子　香豉

汗吐下後，虚煩不得眠。若劇者，必心中懊憹，梔子豉湯主之。若少氣者，梔子甘草豉湯。若嘔者，梔子生薑豉湯。　邪氣自表傳裏，留于胸中，爲邪在高分，則可吐也。所吐之症不同，如未經汗下，邪鬱于膈者，乃實邪也，以瓜蒂散吐之，若汗吐下後，邪氣乘虚，留于胸者，乃虚煩也，以梔子豉湯吐之。《經》曰：「酸苦涌泄爲陰。」涌者，吐也。涌吐虚煩，必以梔子之苦爲君；清除伏熱，必以香豉之寒爲臣也。

梔子甘草豉湯 症治見前方。

梔子　甘草　香豉

梔子生薑豉湯 症治見前方。

梔子　生薑　香豉

梔子厚朴湯

主下後心煩腹滿，卧起不安。

梔子　厚朴　枳實

梔子乾薑湯

醫以丸藥大下之，身熱不去，微煩。　病在上者，因而越之，其爲吐一也，而所以吐則異。虚煩而兼少氣，加甘草以和中；虚煩而兼嘔惡，加生薑以散逆。腹滿而虚煩，則中州之實也，入枳、朴以寬中；大熱而微煩，則中州之虚也，入乾薑以理中。内經曰：氣有高下，病有遠近，症有中外，治有重輕，適其所以爲治，依而行之，所謂良矣。

梔子　乾薑

真武湯

太陽發汗不解，仍發熱，心悸頭眩，身瞤動，振振欲擗地。　又少陰病，二三日至四五日，腹

茯苓　芍藥　生薑　白术　附子

痛，小便不利，四肢沉重，疼痛下利，此爲水氣。其人或咳，或小便利，或下利，或嘔。真武，北方水神也，水在心下，外帶表而屬陽，必應辛散，故治以真武湯。真武生少陰之水，亦治太陽之悸。夫脾惡濕，腹有水氣則不治。脾欲緩，甘以緩之，則土調，故以茯苓甘平爲君，白术甘温爲臣。經曰：「濕淫所勝，佐以酸辛。」故以芍藥、生薑爲佐。經曰：「寒淫所勝，平以辛熱。」故以附子爲使。然水氣内清，則變動多端，故立加減之法。咳者，水寒射肺也。肺氣逆，則以五味子酸收之；肺惡寒，則以細辛、乾薑辛潤之。小便利，則去茯苓，以其滲泄也；小便不利，則去芍藥，以其酸濇也。加乾薑者，散其寒也。嘔者，必因于氣逆，附子益氣，故去之；生薑散氣，故加之。

四逆湯

甘草　乾薑　附子

發熱頭痛，脉反沉，若不瘥，身體痛，當救其裏。下後，下利清穀，身痛，急當救裏。四肢者，諸陽之本，陽氣不能充布，故四肢逆冷。是方專主是症，故名四逆也。脾主四肢，甘爲土味，是以甘草爲君；寒淫所勝，平以辛熱，是以乾薑爲臣。温經回陽，非純陽而健悍者，無此大作用，是以附子爲使。太陰與少陰俱受陽和之煦，而真氣充週于肢節矣。若發熱云云，下後云云，皆陰症，故並主之。

調胃承氣湯

大黄　甘草　芒硝

太陽病未解，脉陰陽俱停，必先振慄，汗出乃解。但陽脉微者，先汗出而解，但陰脉微者，下之而解。若欲下之，宜調胃承氣湯。　陰陽俱停，是陰陽和已，可以弗藥而愈。陽脉微者，陰勝也，有汗則解；設或無汗，大都宜温。陰脉微者，陽勝也，非下之，何以解其亢陽乎？經曰：「熱淫于内，治以鹹寒，佐以苦寒。」芒硝鹹寒爲君，大黄苦寒爲臣，正合此法也。加甘草以緩之、和之，監其峻烈，雖則有承順其氣之勢，復有調和其胃之功矣，故名「調胃承氣」。本陽明藥，而此主太陽未解也。

小建中湯

桂枝　甘草　大棗　芍藥　生薑　膠飴

傷寒二三日，悸而煩，小建中湯。　陽脉濇，陰脉弦，腹中急痛，與小建中湯。　二三日邪方盛，又未經汗下，見症不過悸而煩，不審何故，便行建中，疑必有脱文也。若陽脉濇而痛脉弦，腹中掣急而痛，灼然虛寒；建中溫之當矣。脾居四臟之中，生育營衛，通行津液。一有不調，則營衛失育，津液失行。此湯甘溫，善爲中州培養，有建立之氣，故曰建中。脾欲緩，急食甘以緩之，故以膠飴甘溫爲君，甘草甘平爲臣。脉弦木旺，土之仇也，以桂與芍藥制之爲佐；益衛宜辛，補營宜甘，故以薑、棗爲使。

大柴胡湯

柴胡　半夏　黄芩　芍藥　生薑　大棗　枳實　大黄

太陽過經，反二三下之，四五日柴胡症仍在，先與小柴胡湯。嘔不止，心下急，微煩者，與大柴胡湯。又曰：十餘日，熱結在裏，往來寒熱，與大柴胡湯。夫大實大滿，非駛劑不能泄，當與大小承氣湯。苟不至大滿大實，惟熱甚而須下者，必輕緩，如大柴胡湯爲當也。清熱必以苦爲主，餘邪必以解爲先。故用柴胡之苦平解肌爲君，黄芩之苦寒清熱爲臣。芍藥佐黄芩，袪營中之熱；枳實佐柴胡，袪衛中之熱，是以爲佐。半夏、薑、棗，理胃氣之逆，大黄蕩滌，奪土中之壅，是以爲使。

柴胡加芒硝湯

柴胡　黄芩　甘草　人參　生薑　半夏　大棗　芒硝

十三日不解，胸脇滿而嘔，日晡潮熱。已而微利，此本柴胡症，下之而不得利；今反利者，以丸藥下之，非其治也。潮熱者，實也。先宜小柴胡解外，後用此湯。胸脇滿，嘔而潮熱，邪在半表半裏，小柴胡湯爲的當之劑。但下之失宜，則裏邪未盡，非柴胡湯所能療也，故加芒硝以蕩之。

桃核承氣湯

桃仁　大黄　甘草　桂枝　芒硝

太陽病不解，熱結膀胱，其人如狂，血自下者愈。外不解者，尚未可攻，當先解外。外解已，但少腹急結者，乃可攻之，宜與此湯。按，犀角地黄湯治上血，吐血、衄血是也；桃核承氣湯治中血，蓄血中焦、下利膿血是也；抵當湯治下焦血，如狂是也。少腹急結，緩以桃仁之甘；下焦蓄血，行以桂枝之辛。熱甚搏血，故加二物于調胃承氣湯中也。以症狀察之，當是厚桂，非是桂枝也。桂枝輕揚治上，厚桂重降治下，其爲錯誤無疑也。

桂枝加桂湯

桂枝　芍藥　生薑　甘草　大棗

燒針令汗，針處被寒，核起而赤，必發奔豚，氣從少腹上冲心，宜此湯。　奔豚者，如豚突之狀，爲腎之積。其氣在臍下，築築然跳動，上冲心而痛也。桂枝辛熱下行，大泄奔豚之要藥。同桂枝湯用之，則針處被寒之邪，莫不畢散矣。

桂枝甘草龍骨牡蠣湯

桂枝　甘草　牡蠣　龍骨

火逆下之，因燒針煩躁，此湯主之。　辛甘發散，桂枝、甘草之辛甘，以發散經中之火邪；濇可固脱，龍骨、牡蠣之鹹濇，以收斂正氣之浮越。

抵當湯

水蛭　䖟蟲　大黄　桃仁

太陽病，身黄，脉沉結，小腹硬，小便不利，爲無血；小便自利，其人如狂，血症諦也。　氣不行者易散，血不行者難通。血蓄于下，非大毒駃劑，不能抵當其邪，故名抵當湯。《經》曰：「鹹勝血。」去血必以鹹，是以水蛭鹹寒爲君。《經》曰：「苦走血。」散血必以苦，是以蝱蟲苦寒爲臣。血結則乾燥，以桃仁之潤滑爲佐；血結則凝泣，以大黄之蕩滌爲使。

抵當丸

水蛭　蝱蟲　大黄　桃仁

傷寒有熱，少腹滿，應小便不利；今反利，爲有血也，當下之，不可餘藥，宜抵當丸。少腹滿而小便利，爲下焦蓄血。若蓄熱者，津液不行，則小便不利；今小便利，知爲蓄血。蓄血堅結，非輕緩之劑可療，必峻猛之劑，方對症耳。以丸較湯，僅得三分之一，爲稍緩也。

大陷胸丸

大黄　葶藶子　芒硝　杏仁　甘遂　白蜜

病發于陽，而反下之，熱入，因作結胸。項强如柔痓狀，下之則和，宜進此湯。病發于陽之表，未傳于陰之裏，但當汗解。今早下之，熱氣乘虚，陷入于裏，邪熱凝聚，結于胸中。項强如柔痓者，邪氣甚也。大黄、芒硝之苦鹹，善于散結；葶藶、杏仁之苦甘，長于泄滿。甘遂取其直達，白蜜取其潤利，皆爲散結之品，而葶藶尤專主胸中也。

大陷胸湯

大黄　芒硝　甘遂

結胸熱實，脉沉而緊，心下痛，按之石硬。但結胸無大熱，爲水結胸也。邪在上者，宜若可吐。然謂之結者，固結于胸中，非虚煩膈實者比也。上焦爲高邪，必陷下以平之，故曰陷胸。蕩平邪寇，將軍之職也，所以大黄爲君；鹹能軟堅，所以芒硝爲臣；徹上徹下，破結逐水，惟甘遂有焉，所以爲佐。此惟大實者，乃爲合劑。如挾虚，或短氣，或脉浮，不敢輕投也。

小陷胸湯

半夏　黄連　栝蔞實

小結胸者，按之則痛，脉浮滑，此湯主之。大結胸者，不按亦痛；小結胸者，必手按而後覺痛也。邪輕于前，故曰小陷胸。夫苦以泄之，辛以散之，黄連、栝蔞之苦寒以泄熱，半夏之辛温以散結，邪自解矣。

文蛤散

文蛤

病在陽，應以汗解，反以冷水潠之、灌之。熱被却，不得去，彌更益煩，肉上粟起，意欲飲水，反不渴，服文蛤散。若不瘥，服五苓散。　熱爲寒閉，火鬱于肺，而不得泄越，故彌煩也。此不可以凉藥解除，宜以文蛤之酸平，斂而降之。

白散

桔梗　貝母　巴豆

寒實結胸，無熱症者，可與白散。　此方爲寒結胸而設。惟病甚者，不得已而用之；若輕者，活人但以枳實理中丸與之，應手取效。

半夏瀉心湯

半夏　黄芩　乾薑　人參　甘草　黄連　大棗

嘔而發熱，柴胡症具，而以他藥下之，心下滿而不痛，以此湯主之。　若加甘草，去參，即甘草瀉心湯，治痞硬吐利；若加生薑，即生薑瀉心湯，治痞硬噫氣。辛入肺而散氣，半夏、乾薑之辛，以散結氣；苦入心而泄熱，黄芩、黄連之苦，以瀉痞熱。脾欲緩，急食甘以緩之，人參、甘草、大棗之甘以緩脾。

生薑瀉心湯

生薑　半夏　甘草　人參　黄芩　黄連　乾薑　大棗

汗後，胃中不和，心下痞硬，乾噫食臭，心下有水氣，腹中雷鳴下利。　胃爲津液之主，陽氣之根，汗後外亡津液，胃中空虚，客氣上逆，心下痞硬，中焦未和，不能消穀，故乾噫食臭。水氣腹鳴，土弱不能勝水也。

甘草瀉心湯

甘草　黄芩　乾薑　半夏　黄連　大棗

傷寒中風，醫反下之，下利，日數十行，穀不化，腹中雷鳴，心下痞硬而滿，乾嘔心煩。復下之，其痞益甚，此非結熱，但胃虚氣逆，故硬也，此湯主之。　邪氣在表，而反下之，虚其中，而邪内陷也。利下、穀不化、腹鳴者，裏虚胃弱也；痞硬嘔煩者，胃虚氣逆也。與瀉心湯以攻痞，加炙甘草以補虚。前以汗後胃虚，是外傷陽氣，故加生薑；此以下後胃虚，是内損陰氣，故加甘草。痞與結胸，有高下之分。邪結在胸中，故曰陷胸；邪留在心下，故曰瀉心。瀉心者，必以苦爲主，是以黄連爲君，黄芩爲臣；散痞者，必以辛爲主，是以半夏、乾薑爲佐。陰陽不交曰痞，上下不通曰滿。欲通上下，交陰陽者，必和其中。中者，脾也。脾不足者，以甘補之，故以人參、甘草、大棗爲使，以補中氣。中氣安和，則水升火降，痞滿自消。

附子瀉心湯

大黄　黄連　黄芩　附子

心下痞，而復惡寒汗出者，此湯主之。　心下痞者，邪熱也；惡寒汗出者，陽虚也。以三黄之苦寒，清中濟陰；以附子之辛熱，温經固陽。寒熱互用，攻補兼施，並行不悖，仲景之妙用也。

大黄黄連瀉心湯

大黄　黄連

心下痞，按之濡，其脉關上浮者，此湯主之。　濡者，軟也。　結言胸，痞言心下，結言按之硬，痞言按之濡；結言寸脉浮，關脉沉，痞不言寸，而但曰關上浮，可以明二病之分矣。　經曰：

「大熱受邪，心病生焉。」味苦入心，性寒除熱，大黃、黃連之苦寒，以瀉心下之虛熱。但以麻沸湯漬服者，取其清薄而瀉虛熱也。

十棗湯

芫花　甘遂　大戟

太陽中風，下利嘔逆，表解者，乃可攻之。漐漐汗出，發作有時，頭痛痞滿，引脇下痛，乾嘔短氣，汗出不惡寒者，此表解裏未和也，此湯主之。杜壬問孫兆曰：「十棗湯治何病？」孫曰：「治太陽中風，表解裏未和。」杜曰：「何以知裏未和？」孫曰：「頭痛痞滿，脇痛乾嘔，汗出，知裏未和也。」杜曰：「此但言病症，而所以裏未和之故，總未言也。」孫曰：「某實未決，願聽開諭。」杜曰：「裏未和者，痰與燥氣壅于中焦，故頭痛乾嘔，短氣汗出，是痰隔也，非十棗湯不能治。但此湯不宜輕用，恐損人于倏忽也。」

赤石脂禹餘糧湯

赤石脂　禹餘糧

下利，心下痞硬，服瀉心已，復以它藥下之，利不止。治以理中，利益甚。理中者，理中焦，此利在下焦，與赤石脂禹餘糧湯。復下利，當利小便。

旋復代赭湯

旋復花　甘草　人參　代赭石　生薑　半夏　大棗

汗吐下後，心下痞硬，噫氣不除，此湯主之。　噫氣，俗名噯氣，飽食息也。　硬則氣堅，鹹味可以軟之，旋復花之鹹，以軟痞硬；虚則氣浮，重劑可以鎮之，代赭石之重，以鎮虚逆。生薑、半夏辛以散虚痞，人參、大棗甘以補胃弱。　痞而下利，生薑瀉心湯；痞而不下利，旋復代赭湯。

桂枝人參湯

桂枝　甘草　白术　人參　乾薑

太陽病，外症未除，而數下之，遂協熱而利不止，心下痞硬，表裏不解。　仲景論太陽病桂枝症，醫反下之，利遂不止，與葛根黄連黄芩湯。此又與桂枝人參湯。二症俱係表不解，而下之成利者，何故用藥有温凉之異乎？二症雖同，是内虚熱入，協熱遂利；但脉症不同，故用藥有別耳。前言脉促者，表未解，喘而汗出者，主葛根黄連黄芩湯。夫脉促爲陽盛，喘汗爲裏熱，用葛根、芩、連，理所宜也。且前症但曰下之，此曰數下之；前症但曰利下，此曰利不止。兩論細味之，即有虚實之分矣。

瓜蒂散

瓜蒂　赤小豆　香豉

病如桂枝症，頭不痛，項不强，寸脉微浮，痞硬，氣上冲咽喉，不得息，此胸有寒也，當以瓜蒂散吐之。　病在上者，因而越之。　邪客胸中，至氣衝不得息，非吐之不可也。　寒氣在胸，瓜蒂之苦寒，從其性而治之也；赤小豆酸寒，酸苦涌泄爲陰也。　又以香豉酸苦爲助，則邪痰濁氣，一涌而盡矣。　然此爲快劑，重亡津液，與梔子豉湯大不相侔也。　故亡血虚家，特爲申禁。

黄連湯

黄連　甘草　乾薑　桂枝　人參　半夏　大棗

胸中有熱，胃中有邪氣，腹痛欲嘔吐，此方主之。　邪氣傳裏，下寒上熱。　夫胃中有邪，則陰陽不交，陰不得升，而獨治于下，爲下寒而腹痛；陽不得降，而獨治于上，爲上熱而嘔吐。　上熱者，泄之以苦，黄連之職也；下寒者，散之以辛，薑、桂、半夏之任也。　脾欲緩急，食甘以緩之，人參、甘棗之用，其在斯乎？

炙甘草湯

甘草　生薑　人參　生地　桂枝　麥冬　阿膠　麻仁　大棗

一名復脉湯。　脉結代，心動悸，此湯主之。　脉結代者，血氣虚衰，不能相續也；心動悸者，神氣煩擾，不能自安也。人參、甘草補其氣；桂枝、生薑温其氣；麻仁、阿膠、門冬、地黄皆濡潤益陰之品，所以濟其枯涸。而脉之結代者，可復于和平矣，故名復脉湯。

桂枝二麻黄一湯

桂枝　芍藥　麻黄　生薑　杏仁　甘草　大棗

服桂枝，大汗脉洪，與桂枝湯。若形似瘧，日再發，汗出必解。　汗後脉洪，病猶在也。如瘧日再發者，邪氣客于營衛之間，與桂枝二麻黄一湯，以散營衛之邪，桂枝湯料倍于麻黄湯料者，爲其傷衛多而傷營少也。　前桂枝麻黄各半湯，以不得汗故也；今既已大汗出，故桂枝倍麻黄耳。

陽明篇凡十方

大承氣湯

大黃　厚朴　枳實　芒硝

陽明病，潮熱譫語，腹滿而喘，手足濈然汗者，大便已硬，此湯主之。潮熱者，陽明内實也；譫語、喘滿者，熱聚于胃也。手足汗出，知大便已硬，非大承氣不能療也。承者，順也。胃爲水穀之海，邪氣入胃，胃氣壅滯，糟粕秘結，必蕩滌之，正氣乃順，故有承氣之名也。王冰曰：宜下必以苦。枳實苦平，潰堅破結爲君；厚朴苦温，逐氣泄滿爲臣。熱淫于内，治以鹹寒，芒硝除熱軟堅爲佐；燥淫所勝，以苦下之，大黃蕩滌潤燥爲使。王海藏云：厚朴去痞，枳實泄滿，芒硝軟堅，大黃泄實，惟痞滿燥實四症全具者，方可用之。若不宜下而誤下之，變症不可勝數。

按，承氣有三種，用者大須審酌。必真有大熱大實者方與大承氣湯，小熱小實者可與小承氣湯。若但結熱而不滿堅者，僅與調胃承氣湯：此爲合法適宜也。若病大而以小承氣攻之，則邪氣不伏；病小而以大承氣攻之，則正氣必傷。仲景曰：凡欲行大承氣，先與小承氣。轉矢氣者，有燥屎也，可與大承氣。若不轉矢氣者，慎不可攻，攻之則脹滿而難治。又曰：服承氣得利者，慎勿再服。何其諄諄致謹乎？

小承氣湯

大黃　厚朴　枳實

小熱微結，此湯主之。　小熱微結者，示亞于大熱堅結也。惟其熱不大甚，故去芒硝；結不至于堅，是以稍減枳、朴也。

猪苓湯

猪苓　茯苓　澤瀉　滑石　阿膠

脉浮發熱，渴欲飲水，小便不利者，此湯主之。　按，「浮」字上應有「不」字，詳見後釋。活人云：「脉浮者，五苓散；脉沉者，猪苓湯。」則知此湯論中，「脉」字下脱一「不」字也。按，太陽篇内五苓散，乃猪苓、澤瀉、茯苓三味中，加桂與白术也。陽明篇内猪苓湯，乃猪苓、澤瀉、茯苓三味中，加阿膠、滑石也。桂與白术，味甘辛爲陽，主外；阿膠、滑石，味甘寒爲陰，主内。南陽之言，可謂不失仲景之旨矣。但竟以「沉」字易之，不若「不浮」爲妥。

蜜煎方

用蜜微火煎，凝如飴狀，撚作挺，内穀道中，欲大便乃去。汗出，小便自利，此津液内竭，雖硬不可攻，待自欲大便，以此導之。

猪膽汁方治症同上。

大猪膽一枚，瀉汁和醋少許，灌穀道中。如一食頃，當大便。汗出，則津液枯于上；小便利，則津液竭于下。若强攻之，危症立見。如上二法導之，爲虚弱人立權巧法也。然此惟燥在直腸者宜之，若燥屎在上者，非其治也。

茵陳蒿湯

茵陳蒿　梔子　大黄

陽明病，發熱，但頭汗出，小便不利，渴飲水漿，腹微滿，身發黄，如橘子色。汗出者，熱得以越，但頭汗出而他處無汗，且小便不利，則熱不得越，鬱而發黄。黄如橘子色者，是熱甚于外，津液不行也。非大寒之品，不能徹其鬱熱。茵陳酸苦，梔子苦寒，二物之性皆能導丙丁之邪，屈曲下行者也。黄爲土之本色，奪土鬱而無壅滯者，大黄有專掌焉。夫三物偕行，而水泉湧决，則發黄之症可使遄已。

吴茱萸湯

吴茱萸　人參　生薑　大棗

食穀欲吐者，屬陽明也，此湯主之。　脾胃虚寒，則不能納穀，以參、棗益其不足，以薑、茱煦其中寒，當有速效。若得湯反劇者，屬上焦也，火逆于上，食不得入，或小柴胡湯，或黄芩湯，可選用之。

麻仁丸

麻仁　芍藥　枳實　大黄　厚朴　杏仁

趺陽脉，浮則胃氣强，濇則小便數。浮濇相搏，大便則難，其脾爲約，此丸主之。　趺陽者，脾胃之脉。浮爲陽，知胃氣强；濇爲陰，知脾氣約。約者，約束也。《經》曰：飲入于胃，遊溢精氣，上輸于脾，脾氣散精。上歸于肺，通調水道，下輸膀胱，水精四佈，五經並行。是脾主爲胃行其津液者也，今胃强脾弱，約束津液，不得四佈，但輸于膀胱，致令小便數，水液只就州都，大腑愈加燥竭，大便乃秘，與麻仁丸，通幽潤燥。

梔子柏皮湯

梔子　甘草　黄柏

陽明身熱發黄，此湯主之。　身黄者，本于濕熱。去濕熱之道，莫過于清膀胱，故投黄柏，直入少陰，以達膀胱之本；投梔子，導金水而下濟。甘草入中宫，調和升降，剖別清濁，庶幾直擣黄症之巢矣。

麻黄連軺赤小豆湯

麻黄　連軺　赤小豆　梓白皮　杏仁　大棗　生薑　甘草

瘀熱在裏，身必發黄。　按，内經曰：濕土甚而熱，治以苦温，佐以甘辛，以汗爲故。正此方之謂也。又煎用潦水者，亦取其水味薄，不助濕氣也。

少陽篇凡一方

小柴胡湯

柴胡　黄芩　人參　甘草　生薑　半夏　大棗

胸中煩而不嘔，去半夏、人參，加栝蔞實；渴者，去半夏，加人參、栝蔞；腹痛，去黄芩，加芍藥；脇下痞硬，去大棗，加牡蠣；心下悸，小便不利，去黄芩，加茯苓；不渴，外有微熱，去人參，加桂枝，温覆取微汗；咳者，去人參、大棗、生薑，加五味子、乾薑。

主往來寒熱，胸脇苦滿，嘿嘿不欲飲食，心煩喜嘔，身有微熱。又曰：有柴胡症者，但見一症便是，不必悉具。　邪在表者，必漬形以爲汗；邪在裏者，必蕩滌以取利；邪在半表半裏者，不可汗，不可下，但當以小柴胡湯和解而已。夫邪既内傳，則變不可測，須迎而奪之。故以柴胡之解肌理表爲君；黄芩之徹熱治裏爲臣。邪初傳裏，則裏氣不治，故以人參扶正氣；邪入于裏，則氣必上逆，故以半夏散逆氣。生薑輔柴胡以和表，甘棗輔黄芩以和裏。　邪氣自表，未斂爲實，乘虛而湊，變症良多，故立加減之法。煩者，熱也。嘔者，逆也。煩而不嘔，則熱雖聚，而氣未逆，邪氣欲漸實也。去人參者，恐其助熱；去半夏者，以無逆氣；加栝蔞實者，專除煩熱耳。渴爲津枯，半夏性燥，故去之；人參甘潤，栝蔞苦堅，可以生津而止渴。氣不通暢，血不和調，則爲腹痛。黄芩能滯氣，故去之；芍藥能和營，故加之。痞則氣滿，甘能滿中，故去大棗；硬則形堅，故加牡蠣。悸而小便不利，停水之候也。去黄芩之苦堅助水，加茯苓之淡滲行水。不渴者，裏自和，故去人參；微熱者，表未解，故加桂枝。咳爲氣逆，故去參、棗之補。肺欲收，酸收逆氣者，五味之能也。乾薑辛温快氣，固主散寒，亦司火逆，故仲景不分寒熱，每治咳症，必用此二物也。

俗醫治傷寒，不分陰陽虛實，概用小柴胡湯去人參，加清熱消導之藥，以爲常法。蓋喜其不犯汗、吐、下、温四法，凡在表在裏，總無大害，可以藏拙，可以免怨也。噫嘻！每論及此，不禁捧腹矣。夫小柴胡爲少陽經半表半裏和解之劑，苟未至此經，謂之引邪入室；既過此經，謂之守株待兔。倘太陽之表熱，及陽明之標熱，豈此湯所能治乎？若夫陰寒假熱，足冷脉沉者，投以此湯，立致危殆矣。嗟乎！人命至重，冥報難逃，後之學者，須詳審經症，有是疾則用是方，萬勿蹈此陋轍也。

太陰篇凡二方

桂枝加芍藥湯

桂枝　芍藥　甘草　大棗　生薑

本太陽病，醫反下之，因爾腹滿時痛者，屬太陰也，此湯主之。　按，邪氣入裏，則爲腹痛。蓋邪氣傳裏而痛者，其痛不常，法當下之。此因太陽誤下而痛，故以桂枝和衛，芍藥和營，中氣受調，滿痛自愈。

桂枝加大黄湯

桂枝　芍藥　甘草　大黄　大棗　生薑

本太陽病，醫反下之，腹滿而大實痛者，此湯主之。　或問：太陰病用四逆輩，固所宜也；然復用桂枝、大黄，何也？大黄至寒，何爲用于陰經耶？又何爲與桂枝寒熱互用耶？曰：自利而渴者，屬少陰，爲寒在下焦，宜行四逆；自利而不渴者，屬太陰爲寒在中焦，宜與理中。若太陽病誤下之，則表邪未解，乘虚陷入太陰，因而滿痛。且見大實脉症者，當以桂枝除表邪，大黄除裏邪。若脉無力，而大便自利者，大黄又在禁例矣。按，太陰腹滿痛，其症有三：如腹滿咽乾者，此傳經之陽邪，在法當下；如吐食自利而腹滿痛，此直入本經之陰邪，在法當温。如太陽誤下，因而滿痛，此乘虚内陷之邪，法當以桂枝加芍藥湯和之；若手不可按，脉洪有力，此爲大實，當以桂枝加大黄湯和之。設使直入之陰症，而脉來沉細者，非二湯所宜也。大抵陰邪滿痛，宜與理中；熱邪滿痛，宜與大柴胡。惟誤下滿痛，宜用二湯。不可不辨也。

少陰篇凡十四方

麻黄附子細辛湯

麻黄　細辛　附子

少陰病，始得之，反發熱，脉沉者，此湯主之。按，太陽病，發熱頭痛，其脉當浮，今反沉；少陰脉沉，法當無熱，今反熱。仲景于此兩症，各言反者，謂反常也。太陽病而脉似少陰，少陰脉而病似太陽，所以皆謂之反，而治之不同也。均是脉沉發熱，以其有頭痛，故爲太陽病。陽症當脉浮，今反不浮者，以裏虚久寒所致。又身體痛，故宜救裏，使氣内復逼邪出外，且乾薑、生附亦能發汗。假使裏不虚寒，則脉必浮，而正屬太陽麻黄症矣。均是脉沉發熱，以其無頭疼，故名少陰病。陰病當不熱，今反發熱，則寒邪在表，未傳于裏，但以皮腠鬱閉爲熱，而在裏無熱，故用麻黄、細辛以發表間之熱，附子以温少陰之經。假使寒邪入裏，則外必無熱，當見吐利、厥逆等症，而正屬少陰四逆症矣。由此觀之，表邪浮淺，發熱之反爲輕；正氣衰微，脉沉之反爲重。此四逆湯不爲不重于麻黄附子細辛湯也。又可見熟附配麻黄，發中有補；生附配乾薑，補中有發，而仲景之旨微矣。

麻黄附子甘草湯

麻黄　附子　甘草

少陰病二三日，以此湯微發汗，以無表症，故微發汗也。按，少陰症脉多沉，若沉緊，不可汗；沉細數爲在裏，不可汗。此症必脉沉而喘，是表有寒而裏無邪，故以小辛之藥，微微取汗。

按，仲景發汗湯劑，各分重輕。如麻黄、桂枝、青龍、越婢等湯，各有差等。至少陰、發汗二湯，雖同用麻黄、附子，亦有輕重之别，故以加細辛爲重，加甘草爲輕，蓋辛散甘緩之義也。第一症：以少陰本無熱，今發熱，故云「反」也。發熱爲表邪，當汗；又兼脉沉屬陰，當温。故以附子温經，麻黄發表，而熱從汗解，故加細辛，是汗劑之重者。第二症：既無裏寒可温，又無裏熱可下，其所以用麻黄、附子之義，則是脉亦沉，方可名曰少陰病，身亦發熱，方行發汗藥。又得之二三日，病尚淺，比前症稍輕，故不重言脉症，但曰微發汗，所以去細辛，加甘草，是汗劑之輕者。

附子湯

附子　白术　茯苓　芍藥　人參

少陰病，得之一二日，口中和，背惡寒者，當灸，此湯主之。　背者，胸中之府。諸陽受氣于胸中，而轉行于背。内經曰：「背爲陽，腹爲陰。」陽氣不足，陰寒氣盛，則背惡寒。若風寒在表而惡寒者，則一身盡寒矣。但背惡寒者，陰盛可知已。或乘陰氣不足，陽陷陰中，表陽新虚，而背微惡寒者，經所謂無大熱燥渴，心煩，背微惡寒，白虎加人參湯主之。一爲陰寒氣盛，一爲陽氣内陷。蓋陰寒不耗津液，故于少陰病則曰「口中和」也。及陽氣内陷，則熱耗津液，故于太陽病則曰「口燥舌乾而渴」也。故陰陽不同，當以口中潤燥爲辨。

按，辛以散之，附子之辛以散寒；甘以緩之，茯苓、人參、白术之甘以補陽，酸以收之，芍藥之酸以扶陰。大抵偏陰偏陽則爲病，火欲實，水當平之，不欲偏勝也。

桃花湯

赤石脂　乾薑　粳米

主少陰病，二三日至四五日，腹痛，小便不利，下利膿血。　二三日至四五日，寒邪入裏深也。腹痛者，裏寒也。小便不利者，水穀不分也。下利膿血者，腸胃虚弱，下焦不固也。濇可去脱，石脂之濇，以固腸胃；辛以散之，乾薑之辛，以散裏寒；甘以緩之，粳米之甘，以養正氣。

猪膚湯

猪膚一斤，即鮮猪皮也。吴綬以爲燖猪時，刮下黑膚，非革外厚皮之義矣。

少陰病，下利咽痛，胸滿心煩者，此湯主之。　猪，水畜也。其氣先入腎，少陰客熱，是以猪膚解之。加白蜜，以潤燥除煩；加白粉，以益氣斷利。

甘草湯

甘草

主少陰病，二三日咽痛。　陽邪傳于少陰爲咽痛者，服甘草湯。如其不瘥，與桔梗湯，以和少陰之氣。

桔梗湯主治仝上。

桔梗　甘草

桔梗，味辛温以散寒；甘草，味甘平以除熱。甘、梗相合，以調寒熱。

苦酒湯

半夏十四枚，洗。　鷄子一枚，去黄，内上苦酒。

主少陰病，咽中傷生瘡，不能語言，聲不出者。　六經皆無咽痛，惟少陰篇中，有咽傷咽痛之症，何也？少陰之脉，上貫肝膈，入肺，循喉嚨，故有此症。古方有醋煮鷄子，主喉痛失音，取其酸歛，固所宜也。獨半夏辛燥，何爲用之？大抵少陰多寒症，取其辛能發散，一散一歛，遂有理咽之功耶？

半夏散及湯

半夏　桂枝　甘草

主少陰病，咽中痛。　凡曰少陰病者，必兼脉微細，乃知咽痛多是伏寒于少陰之經，法當温散，此半夏、桂枝之所由用也。和以甘草，蓋緩其熱耳。若肺家實火咽痛，當與山梔、葶藶、甘桔。或刺大指端內側，去爪甲角如韭葉，以三稜針刺之，血出即愈。

白通湯

葱白　乾薑　附子

主少陰下利，脉微者。內經曰：「腎苦燥，急食辛以潤之。」葱白之辛，以通陽氣；薑、附之辛，以散陰寒。

白通加猪膽汁湯

葱白　乾薑　附子　人尿　猪膽汁

少陰利不止，厥逆無脉，乾嘔煩。脉暴出者死，微續者生。按，白通湯及白通加猪膽汁湯，真武湯與通脉四逆湯，皆爲少陰下利而設。惟薑、附相同，餘藥各異，何也？蓋少陰下利，寒氣已甚，非薑、附不除，然兼見之症不齊，故用藥亦異耳。如白通湯以薑、附散寒，葱白通氣。若嘔而煩者，恐但投薑、附，必且拒而不納，加人尿、猪膽之寒，待冷而服，令內而不拒。既已入腹，冷體既消，熱性便發。真武湯治少陰病，二三日至四五日，腹滿，小便不利，四肢重痛。自利者，爲有水氣，故多或爲之症。水爲寒濕，腎實主之。水飲停蓄，爲寒濕内甚；四肢重痛，爲寒濕外甚。小便不利，濕甚而水穀不分也。苓、术之甘，以益脾逐水；薑、附、芍藥之酸辛，以温經散濕。通脉四逆湯，治少陰下利清穀，手足厥逆。脉微爲裏寒，身熱不惡寒，面赤爲外熱，此陰甚于内，格陽于外，與通脉四逆湯，以散陰通陽。其或爲之症，依法加減治之。已上四症，各有不同，故其用藥，因而各别也。

通脉四逆湯

甘草　附子　乾薑

主少陰病下利清穀，裏寒外熱，手足厥逆，脉微欲絶，反不惡寒，面色赤，或腹痛，或乾嘔，或咽痛，或利止脉不出者。　按，此湯與四逆湯同，但倍用乾薑耳。如面赤者，加葱九莖，以通陽氣。　腹痛者，去葱，加芍藥，以和營氣。　嘔者，加生薑，以散逆氣。　咽痛者，去芍藥，加桔梗，以散肺氣。　利止脉不出者，去桔梗，加人參，以補肺氣。　脉症與方相應者，乃可服。

四逆散

甘草　枳實　柴胡　芍藥

主少陰病，四逆，或咳或悸，或小便不利，或腹痛，或泄利，下重者。　按，少陰用藥有陰陽之分，如陰寒而四逆者，非薑、附不能療也。此症雖云四逆，必不甚冷，或指頭微溫，或脉不沉微，乃陰中涵陽之症。此惟氣不宣通，乃爲逆冷，故以柴胡凉表，芍藥清中。此本肝膽之劑，而少陰用之者，爲水本同元也，以枳實利七衝之門，以甘草和三焦之氣，即氣機宣通，而四逆可痊已。已下或爲之症，凡五條。皆挾陽而發者也。

黄連阿膠湯

黄連　黄芩　芍藥　阿膠　鷄子黄

主少陰病二三日，心中煩，不得卧。陽有餘者，以苦泄之，黄連、黄芩之苦，以除熱也；陰不足者，以甘補之，鷄子、阿膠之甘，以益血也。用芍藥以酸收陰氣，泄去邪熱，則心煩可解，而卧自安矣。服此不愈，須加參、苓、歸、术，無不愈者。

厥陰篇凡六方

烏梅圓

烏梅　細辛　乾薑　當歸　黄連　附子　蜀椒　桂枝　人參　黄柏

主靜而復煩，此爲臟寒，蚘上入膈，故煩。須臾復止，得食而嘔又煩者，蚘聞食臭出，其人當自吐蚘，此方主之。肺主氣，肺欲收，急食酸以收之，故用烏梅；脾欲緩，急食甘以緩之，故用人參。寒淫于内，以辛潤之，以苦堅之，椒、桂歸辛，以潤内寒；寒淫所勝，平以辛熱，薑、附之辛熱，以勝内寒。用黄柏之苦，以安蚘也。凡治蚘，勿用甘甜之物，因蚘蟲得甘則動，得苦則安，得酸則止，得辛則伏也。

當歸四逆湯

當歸　桂枝　芍藥　細辛　甘草　通草　大棗

主手足厥寒，脉細欲絶。手足厥寒者，陽氣外虚，不能温于四末；脉細欲絶者，陰血内弱，不能充于經隧。桂枝細辛，調衛外之陽氣；當歸、芍藥，和營内之陰精。通草宣利，甘、棗緩中，則陰陽均受劑矣，厥寒有不愈者乎？

當歸四逆加吴茱萸生薑湯

當歸　甘草　通草　芍藥　桂枝　細辛　生薑　大棗　吴茱萸

主内有久寒、厥寒，脉細欲絶者。症雖同上，但久寒之人，陽氣益弱，非生薑、茱萸不能充温于四末。然不用四逆湯，何也？爲手足厥寒，邪猶淺也。按，仲景凡言四逆者，乃四肢逆冷之省文也。四肢者，自指至肘，自足至膝之謂也，其邪爲深。凡言手足者，乃自指至腕，自足至踝之謂也，其邪爲淺。仲景下字不苟，須合而玩之，則輕重淺深，一覽了然矣。或曰四肢厥逆，或但曰四逆，或但曰厥，但曰逆者，皆重證也；或曰指頭寒，或曰手足厥，或曰手足逆，或曰手足冷者，皆輕症也。

麻黄升麻湯

麻黄　升麻　當歸　知母　黄芩　萎蕤　石膏　白术　乾薑　芍藥　天門冬　桂枝　茯苓　甘草

傷寒六七日，大下後，寸脉沉而遲，手足厥逆，下部脉不至，喉咽不利，吐膿血，泄利不止者，爲難治，麻黄升麻湯主之。　傷寒六七日，邪傳厥陰之時也，大下後，下焦氣虚，陽氣内陷，寸脉遲而手足厥，下部脉不至。厥陰之脉，貫膈循喉嚨，故咽喉不利，而吐膿血也，此肝家雷火燥金。若泄利不止，又絶肺金生化之源，故爲難治。　熱氣甚者，以汗發之，故用麻黄、升麻；正氣虚者，以辛潤之，故用當歸、薑、桂；肺熱者，以苦泄之，故入知母、黄芩；津渴者，以甘潤之，故入茯苓、白术。以芍藥、甘草制肝，以門冬、萎蕤潤肺，更以石膏清胃，勿使東方之邪犯中氣也。

乾薑黄芩黄連人參湯

乾薑　黄芩　黄連　人參

傷寒本自寒下，醫復吐下之，寒格更逆吐下，若食入口即吐，此湯主之。　上焦寒則吐，下焦寒則利，爲醫所傷，遂成寒格。以乾薑散寒，人參補氣，此正治也；其用芩、連者，寒因寒用，爲向導之兵，此從治也。

白頭翁湯

白頭翁　黄連　黄柏　秦皮

熱利下重者，下利欲飲水者，以有熱故也，均以此湯主之。　自利不渴爲臟寒，與四逆以温中；下利飲水爲有熱，與此湯以消裹。　按，少陰自利而渴，乃下焦虛寒而用四逆者，恐不可以渴、不渴分寒熱也，正當以小便黄、白别之耳。　内經曰：「腎欲堅，急食苦以堅之。」利則下焦虛，是以純苦之劑堅之。

霍亂篇凡三方

四逆加人參湯

人參　乾薑　甘草　附子

主惡寒，脉微而復利，利止亡血也，此湯主之。　惡寒脉微而利，是陽虚陰勝也。利止而津液内竭，故曰亡血。金匱玉函曰：水竭則無血。與四逆以温經助陽，加人參以生津益血。

理中湯

人參　甘草　白术　乾薑

主霍亂，寒多，不用水者。　按，仲景法，發熱頭痛，身疼惡寒，吐利者，此名霍亂。熱多飲水者，五苓散主之；寒多不飲水者，此方主之。　凡吐利，以無寒熱、不頭痛爲陰，以有寒熱、頭痛爲陽，更以飲水、不飲水辨之，百不失也。　中州陸沉，吐利交作，其象爲亂，故名霍亂。湯名理中，理者，治也，治其亂而敉寧之也。白术、甘草，自是脾家要劑。乾薑袪太陰之寒，無他藥可代者。寒則必本于虛，故以人參益氣，寒甚者加附子，其功更大。若審症明確而投之，神效捷于桴鼓。

通脉四逆加猪膽汁湯

照原方加猪膽汁湯合服。

主吐已下斷，汗出而厥，四肢拘急不解。按，仲景法，既吐且利，小便復利，大汗出，下利清穀，内寒外熱，脉微欲絶者，四逆湯主之；若吐已而下亦斷，但汗出而厥，四肢拘急，脉微欲絶者，此湯主之。夫吐下雖止，津液已亡，況加汗出，則津液益枯，中寒轉甚，故筋脉攣急，非四逆温經，何以救乎？加猪膽者，用爲引經之助，恐人參亦必不可缺也。

陰陽易差後勞復篇凡四方

燒裩散

取婦人中裩近隱處，剪，燒灰，以水和，服方寸匕。日三服，小便即利，陰頭微腫則愈。婦人病，取男子裩襠燒灰。

主陰陽易病，身重少氣，少腹裏急，引陰中拘攣，熱上冲，頭重眼花，膝脛拘急者。　按，陰陽易者，女子病未全愈，因于交接，男子反得病者，名曰陰易。　病得之淫慾，非藥石所能療，惟裩襠近隱，則氣之所薰襲者，仍以治交媾之恙，而經所謂「竹破須將竹補宜」之意。

枳實梔子豉湯

枳實　梔子　豉

大病差後，勞復，此湯主之。　有宿食者，加大黄少許。　按，大病之後，無有不虛，况因勞而復，則虛而且傷矣。　古人以一味人參助正，多煎頓服而愈，予屢試而屢驗者。　此方寒凉峻伐，惟禀壯而脉有力者宜之。　若脉虛神倦者而誤投之，能無犯虛虛之戒耶？

牡蠣澤瀉散

牡蠣　澤瀉　蜀漆　栝蔞根　葶藶子　商陸根　海藻

主大病差後，腰以下有水氣者。　大病差後，脾胃氣虛，不能制水，歸于隊道，故下焦發腫，法當潔净府。　牡蠣、澤瀉、海藻之鹹，以泄水氣；蜀漆、葶藶、栝蔞、商陸之酸辛，以導腫濕。

竹葉石膏湯

竹葉　石膏　半夏　人參　甘草　粳米　麥門冬

主傷寒解後，虛羸少氣，氣逆欲吐者，宜與此湯。　竹葉、石膏、甘草之甘辛，以發散餘熱；麥冬、人參、粳米之甘平，以培益真元；半夏辛平，善散氣逆而止吐。

雜方凡五十六方

百合知母湯

百合　知母

主百合病汗後者。

滑石代赭湯

百合　滑石　代赭石

主百合病下後者。

百合鷄子湯

百合　鷄子黄

主百合病吐後者。

百合地黄湯

百合　生地黄汁

主百合病不經汗吐下者。

栝蔞牡蠣散

栝蔞根　牡蠣

主百合病變發渴者。

百合滑石散

百合　滑石

主百合病變發熱者。

按，已上百合病凡六方，俱不外乎百合。夫百合之性，以寧心潤肺，補中祛邪爲功者也。且觀其佐使諸藥，皆屬清凉之品，乃知百合病者，本于君主不寧，因而薰灼相傳。百合爲之調劑于其間，則炎者息，而燥者潤；君臣道合，而百脉交和。命曰百合，不亦名實相副者乎？

雄黄薰法

雄黄爲末，筒瓦二枚合之，燒向肛薰之。另以苦參煎湯洗之。

主惑病，蟲蝕肛者。

赤豆當歸散

赤豆　當歸

主三四日目赤，七八日眥黑，若能食者，膿已成也。

升麻鼈甲湯 如治陰毒，去雄黄、蜀椒。

升麻　當歸　蜀椒　甘草　雄黄　鼈甲

主陽毒，面如錦紋，咽喉痛，吐膿血。　觀其陰陽二毒，並用一方，已可異矣。及陽毒宜行凉劑，反用雄黄、蜀椒温熱之藥；陰毒宜行温劑，反去雄黄、蜀椒温熱之藥。則知此症感天地惡毒之異氣，非傷寒餘疾，昭然可見。乃後賢不察，却以大寒治陽毒，以大熱治陰毒，于仲景之旨不啻徑庭矣。又考此六味，莫非解毒之品，即當歸一味，亦導引諸解毒藥，敷佈于遍體者也。

九味羌活湯

羌活　防風　蒼术　白芷　川芎　生地　黄芩　細辛　甘草

一名冲和湯。主天令温熱之候，用此方以發散風寒。按，陶節菴用此方于春、夏、秋三時，發散傷寒，以代桂枝、麻黄湯用。雖然，亦不可太泥也。如天令尚寒，麻黄、桂枝仍不可缺；如非盛夏，黄芩、生地亦勿輕投。倘挾暑邪，必入香薷、扁豆；倘遇嘔吐，必入半夏、藿香；氣弱脉虚，可進人參。足冷脉沉，因腎虚房勞，復感寒邪，則當温經散寒，此方即在禁例矣。雖當熱令，而其人無血虚煩熱者，芩、地亦不敢肆用也。

芎蘇飲

紫蘇　乾葛　柴胡　蒼术　川芎　枳殼　陳皮　桔梗　半夏　茯苓　甘草

主春、夏、秋三時，感寒頭痛，發熱惡寒，脉浮緊無汗。按，紫蘇解太陽之邪，乾葛解陽明之邪，柴胡解少陽之邪。蒼术、川芎爲助汗之需，枳殼、陳皮爲達氣之用，半夏、茯苓有行津之力，桔梗、甘草有和調之功。天地之道，陰陽和而雲雨作；人身之道，陰陽和而津液通。故經曰：陽之汗，以天地之雨名之。可謂知類也夫。

藿香正氣散

紫蘇　藿香　大腹皮　白芷　茯苓　蒼朮　厚朴　陳皮　桔梗　半夏　甘草

主傷寒頭痛寒熱，霍亂吐瀉，山嵐瘴氣，或感濕氣。按，風濕爲外感，紫蘇、白芷，辛以散之；吐瀉爲内傷，平胃、藿香，大腹、半夏，苦以泄之；茯苓去濕，甘草和中，桔梗則表裏並需。夫邪氣既散，則正氣得申，故名正氣散。

不換金正氣散

半夏　藿香　蒼朮　厚朴　陳皮　甘草

主時行瘟疫及山嵐瘴氣，霍亂吐瀉，及出遠方，不伏水土等症。按，平胃散本表裏雙解之劑，又加之以藿香溫胃氣，半夏除痰濕，中州受調和之益，則外來無侵犯之邪。遠遊者，誠當寶重，故名「不換金」。

大羌活湯

防風　羌活　獨活　防己　黄芩　黄連　蒼朮　白朮　甘草　細辛　知母　川芎　生地

治兩感傷寒，臟腑俱病。按，内經及仲景皆以兩感爲必死之症，爲表裏不可並攻，陰陽難同一法也。東垣以爲禀有虚實，感有淺深，虚而感之深者必死；實而感之淺者或生，故立此方。以羌、獨、防風、蒼术、細辛、川芎，理其表邪；芩、連、知、地、白术、甘草，治其裏邪。以此治之，屢有生者。

雄黄丸

雄黄　當歸　蘆薈　麝香　檳榔

主狐惑微煩，嘿嘿欲卧，毒上攻咽，蟲蝕聲嗄，兼下蝕濕𧏾，或便膿血。

雄黄鋭散

雄黄　苦參　青葙子　黄連　桃仁

主下部䘌瘡。

升麻葛根湯

升麻　葛根　白芍藥　甘草

去瘢疹欲出未出，以此湯升發之。已出者，不可用也。　按，瘢者，陽明經壅積之熱毒也。故以升麻、葛根發之，芍藥同甘草，安和脾胃，通達血脉，故能贊相。升麻、葛根以宣送瘢毒，味者不知其故，乃畏其酸斂，輒以意削去之，使此湯大減功力。嗟乎！豈古人心智不如今人至此乎？

三因加味羌活散

羌活　獨活　柴胡　前胡　枳殼　桔梗　茯苓　川芎　升麻　白芍藥　甘草　生薑

主瘢疹初出，身痛頭痛，憎寒壯熱，胸中不利。　按，瘢爲陽明之症，升麻葛根湯乃確劑也。兹以身痛，故加二活；以寒熱，故加二胡；以胸中不利，故加枳、桔。後來復立加減諸法，蓋確乎其不可易矣。

犀角玄參湯

犀角屑　黑玄參　升麻　射干　黄芩　甘草

主發瘢毒盛，心煩狂言，或咽痛者。　心煩狂言，南方之火亢炎也；咽喉作痛者，北方之水衰微也。水虚不能制火，火旺必來乘金，金燥乃爲咽痛，理勢之固然者也。以犀角瀉南，玄參補北，射干、黄芩救西方之燥金，甘草和中化毒。狂煩等症，靡不悉愈矣。

大青四物湯

大青　阿膠　甘草　淡豆豉

主解毒化瘢。　雷藏澤中，雷起而火隨之；龍潛海底，龍起而火隨之。龍雷之火熺灼，薰逼陽明，毒邪熾盛，故以大青制甲乙之雷火，以阿膠制壬癸之龍火。甘草解其遺毒，豆豉徹其餘邪。震木霽威，坎水歸元，水火有既濟之功，肌體無炎蒸之苦矣。

當歸丸

當歸　甘草　黄連　大黄

主發瘢内實，大便不通者。

黄連解毒湯

黄連　黄芩　黄柏　梔子

主發瘢熱甚，心煩不得眠。　中州熱不得越，則肌肉斑爛，脾主肌肉故也。是方以黄連瀉丙丁，以黄芩瀉庚辛，以黄柏瀉壬癸，以梔子瀉甲乙，而戊己之藥，何以反不及乎？蓋土位居中，而寄旺于四時之末，四職咸致清寧，中宫默享和平，不煩更爲調劑耳。

人參三白湯

人參　白术　白茯苓　白芍藥　生薑　大棗

治陰症發癍，亦出胸背、手足之間，但稀少而淡紅，或爲凉藥太過。　大凡元氣素虚，或因房室損腎，或因内傷生冷，或因寒藥太過，遂成陰症。　寒伏于下，逼其無根失守之火，上犯金宫，傳于皮膚而發斑點。　但如蚊蚋蚤痕，非大紅點也。　以參、苓、白术培植真氣，以白芍、大棗滋育元陰，皆養正之道也。　然寒淫所勝，治以辛熱，非附子之健悍、乾薑之理中，何以扶陽返本，而回元氣于無何有之鄉乎？

黄芪建中湯

黄芪　芍藥　桂枝　膠飴　甘草

主汗多亡陽，尺脉虚弱者。　按，汗者心之液也，若不可汗而誤汗，與可汗而過汗，則丙丁之真陽幾于消亡矣。　陽氣者，所以衛外而爲固者也。　故以黄芪補表間之陽氣，芍藥收表間之散氣，桂枝固衛而實腠，膠飴補中以壯肌。譬諸墻垣密固，中宫無遺失之虞，則向之頹廢者，今且復爲建立矣。

犀角地黄湯

芍藥　生地　丹皮　犀角屑

主傷寒應汗失汗，内有瘀血，鼻衄吐血，面黄，大便黑，此方消化瘀血。　按，去瘀之劑，抵當湯、丸最緊，桃仁、承氣湯次之，犀角地黄湯又次之。緊者主下焦，次者主中焦，緩者主上焦。此方行中有補，血家中和之品也。

丁香柿蒂散

丁香　柿蒂　茴香　乾薑　良薑　陳皮

主胸中虚寒，呃逆不止者。　按，火炎者，固氣逆上冲，而寒凝者，氣滯不行，亦逆上而爲逆也。取二香開上焦之結，取二薑温中土之經，陳皮有徹上徹下之功能，柿蒂有引經從治之力用。俾寒却陽回，而逆轉爲順矣。

乳香硫黃散

乳香　硫黃　艾葉

主陰寒呃逆，用此劫之。　按，硫黃爲益火之精，陰寒所喜；乳香爲宣氣之主，壅滯所宜。又藉艾葉之芬芳，則經絡隧道，無微不達。且鼻通乎天，嗅之則乾金得職，而陰翳之邪，陡避三舍矣。

茵陳四逆湯

附子　茵陳　乾薑

主陰黄厥冷，脉沉遲，腰以下自汗。

茵陳理中湯

茵陳　白术　乾薑　人參

主陰黄腹痛，自利，或因内傷寒發黄。　按，已上二方，總爲陰黄而設，但四逆主少陰之寒，故理腰下自汗，理中主太陰之寒，故除自利腹疼。　毫釐千里，非具眼者莫能辨也。

霹靂散

附子一枚，炮。　細茶三錢。

主陰盛隔陽，身熱面赤，煩躁不能飲水，脉沉細或伏絶。少火生氣，安于下者也；壯火食氣，亢于上者也。火將滅而復明，爲陰盛隔陽之象。内經所謂「重寒則熱」者是也。當是之時，僅存一綫之氣，汲汲乎殆哉！桂、薑之力，猶爲淺鮮，惟附子一物獨行，功力最大，誠堪起死，名之以霹靂者，爲雷霆之用。在乎春夏，一喻其陽和之敷布，一喻其力用之弘大也。按，陰盛隔陽之症，九死一生，非大温大補則百無一生。醫者憂讒，病家愚昧，畏附子而不投，則坐而待斃者，比比皆是也。

參胡三白湯

人參　柴胡　白茯苓　白术　白芍藥

主過經不解，人弱脉虚。按，病久而餘邪未解，蓋正氣虚而邪不能伏也。以人參、三白補其正氣，以柴胡一味，徹其餘邪。此養正則邪自除，遵乎末法之治者也。

連翹敗毒散

主發頤，耳後或耳下腫硬，宜速消之，緩則成膿矣。

連翹　梔子　羌活　玄參　薄荷　防風　柴胡　桔梗　升麻　川芎　當歸　芍藥　黃芩　牛蒡子　半夏

消毒圍藥

黃連　黃芩　黃柏　大黃　梔子　雄黃　白及　白蘞　芙蓉葉　大薊根　赤豆　南星　歸尾　朴硝　五倍子

右爲細末，用五葉藤腦、見腫消草、野苧蔴根三件擣汁，入苦酒少許，調勻敷之，留頭出毒。

托裏消毒散

主發頤，有膿不消，已破未破，俱可服。

黃芪　白芷　連翹　羌活　川芎　歸尾　赤芍藥　防風　桔梗　柴胡　皂角刺　金銀花　甘草節

按，足少陽之脉，從耳後入耳中，故發頤一症，其邪在膽。膽爲半表半裏之經，不可汗，不可下，不可吐。若誤行汗吐下者，邪伏本經，多爲發頤。

當其未成者，以凉藥消之，以風藥散之，連翹敗毒散是也。及其已成也，以補劑托之，以升劑提之，托裏消毒散是也。將潰未潰之際，既恐其蔓衍，又恐其難潰，故以解毒消腫之劑防閑之，消毒圍藥是也。先後緩急之序，大須審詳，不得草草。

猳鼠糞湯

韭白根一握。　兩頭尖十四粒。

主陰陽易，及女勞復。　調燒裩散，尤妙。

栝蔞竹皮湯

栝蔞根　青竹皮

主陰陽易，熱氣上衝，胸中煩悶，手足攣踡及搐搦。　按，陰陽易及女勞復，所傷俱在腎。韭白有助陽之功，猳鼠爲子水之獸。水不足者，熱必上冲，熱積生風，故爲攣搐。栝蔞多凉肺之功，竹青具清心之德，熱既清而風亦化。古人用藥，豈漫然者哉！

普濟消毒飲

柴胡　黄連　黄芩　玄參　甘草　桔梗　連翹　牛蒡子　升麻　白芷　殭蠶　馬屁勃　板藍根如無，以大青或青黛代之。

主時行大頭瘟疫。　按，大頭瘟疫，宜審察運氣，分别六經，而爲施治。普濟消毒飲，不過爲主方耳。往往此毒先腫于鼻，次腫于耳，從耳至頭，上絡腦後，結塊則止，不散，必成膿也。此方以凉劑降濁，以風劑升清，又佐以解毒諸品，誠爲良法。

葳蕤湯

葳蕤　石膏　葛根　杏仁　川芎　麻黄　羌活　白薇　青木香

主風温病，在少陰、厥陰者。　按，先傷于風，復傷于熱，風熱相搏，乃爲風温。故以麻黄、葛根、羌活、川芎，祛在表之風；葳蕤、石膏、杏仁、白薇，祛在表之熱。大抵風症多本于厥陰風木之經，故以青木香暢東方之氣，則風熱易解耳。

知母葛根湯

乾葛　知母　石膏　羌活　人參　防風　杏仁　川芎　葳蕤　甘草　升麻　南星　木香　麻仁

主發汗後，身猶發熱。　按，邪從汗解，則灼熱當除。今既得汗，而熱猶如故，是藥淺而病深也。仍以羌活、葛根、升麻、防風理其表，石膏、知母、川芎、杏仁解其肌。風熱日深，風痰必聚，故以南星、木香滌其痰；已經發汗，中氣必虚，故以人參、葳蕤養其正。和之以甘草，潤之以麻仁，而風熱相摶之症，自當雙解矣。

紫雪

升麻　黄金　凝水石　石膏　犀角　羚羊角　玄參　沉香　木香　丁香　甘草

主發癍。　又主暑中三陽，大熱煩躁發渴，一切熱症。　按，紫雪乃陽明經藥也，以升麻清陽明之標熱，以石膏清陽明之本熱，凝水、玄參壯水以制火，犀角、羚羊抑火以消金。三香性温，一取其入熱分，爲向導之兵，使無拒格之患；一取其宣氣分，爲下降之用，使無炎逆之愆。黄金重墜，可以鎮定南方；甘草和平，可以調和中氣。水强則熱自化，氣降則火自清，陽明蘊蓄之邪，肌表灼燔之苦，不期其愈而自愈也。

葱熨法

葱白一握，如臂大。

主陰症，厥逆沉昏。以索纏縛，切去根及青，約厚二寸。先于火上烘熱，着病人臍上，更以熨斗貯火熨之，令熱氣透入。别作三四餅，壞則易之。良久，病人當漸甦。汗出，手足温，續以四逆湯温之。若熨而手足不温，不可治也。

灼艾法

氣海穴在臍下一寸五分。丹田穴在臍下二寸。關元穴在臍下三寸。

主陰症，面如刀刮，四逆，爪甲青黑，身體如冰。右以艾炷灸五十壯，甚者灸二百壯，以手足漸温，人事稍省，爲可治也。

結胸灸法

黄連　巴豆

右二味和匀，捏作餅子。裝臍中，以艾炷如龍眼核大灸之。輕者一炷，重者不過二三炷。

熱氣透入，腹中作聲，泄下惡物，立愈。

蒸汗法

主服藥不得汗，故天寒汗不得出，宜行此法。　以薪火燒地良久，令極熱，掃去灰，以沸湯灑之。取蠶沙、柏葉、桃葉、糠麩，鋪于燒熱地上，可側手厚，鋪席于上，令病人卧之。更温覆之，移時汗出，俟週身至脚心熱，乃用温粉撲之。南史載范雲病傷寒，恐不得與武帝九錫之慶。召徐文伯診視，以實告之曰：「可得便愈乎？」文伯曰：「便愈甚易，但恐二年後，不復起耳。」雲曰：「朝聞道，夕死猶可，況二年乎？」文伯乃以是法取汗，翼日果愈。後二年，果卒。取汗先期，尚促壽限，況不顧表裏，不待時日，便欲速效乎？

水薄法

疊布數重，新汲水漬之，稍捩去水，搭于患人胸上。須臾布温，又以別漬冷布易之，頻換新水。熱勢稍減，續以寒劑清之。

主陽症大熱，或狂煩昏亂。

搐鼻法

取瓜蒂爲末，口中噙水，搐一字入鼻孔，出黄水即愈。更以薑渣、茵陳擦之，黄色即減。

主濕家發黄、頭痛等症。

刼嘔吐法

藥中加自然薑汁，及炒焦粳米少許，隨用竹管重納内關，其嘔即止。惟胃實者忌粳米。

灸期門法

期門穴，婦人屈乳頭，向下盡處，骨間動脉是也。男子乳小者，以手一指爲率，陷中動脉是穴。男左女右，灸三五壯。

主陰寒呃逆。

吐痰法

先用皂莢、麝香、細辛、生明礬爲細末，調薑汁灌，然後以鵝毛醮桐油、皂莢末，入喉中探吐，痰出乃愈。如咯血不出，身熱喘急滿悶，喉中漉漉有聲，此名肺家獨喘，爲不可治。

薑渣熨法

一切寒結、水結、食結、痞結、血結、痰結、支結，俱用生薑四五斤，搗爛如泥，略捩去汁，取渣炒熱，綃帛鬆包，操按心腹，豁然自愈。如冷，别以熱者易之，以愈爲度。惟熱結者，用冷薑渣揉按，切忌炒熱。

主一切停滯、結胸等症。

蒸臍法

麝香　半夏　皂莢

等分爲末，填入臍中，更用生薑切片，如二文錢厚，鋪于臍上，以大艾炷于薑片上灸二七壯，熱氣達于内，逼寒出于外，候手足温暖即止，然後投薑、附等藥。

主陰症吐利、厥逆、昏沉，心下脹硬如冰，湯藥不受，唇面、指甲皆青黑，脉沉欲絶。

辟瘟疫方

雄黄　赤小豆　丹參　鬼箭羽

右爲細末，煉蜜爲丸，如梧桐子大。每日空心，以温水下五丸，雖與病人同床，亦不相染。

治一切時行疫症，不相傳染。

治時疫不染諸方

以水飛雄黄，男左女右吹鼻孔中。　或透明雄黄一塊，重五錢，絹包繫頭頂心，妙。　取貫衆，浸水飲之。　以赤小豆同糯米浸水缸中，每日取水用之。

問因察症正名總論

夫傷寒者，病勢險重，症緒繁多，若非問因察症正名，未有不誤者也。　凡至病家，未診先問，最爲要法。　或得之脱衣卸被，或得之勞力辛苦，或得之房勞太過，或得之饑餓，或得之飽食，或爲素虚，或爲素實，或素有別症，或數無別症，此問因之法也。　六經形症，各當審詳。　太陽病發熱惡寒，頭項俱痛，腰脊俱强，惡心拘急，體痛骨疼，則是太陽表症爲標病也；若内熱煩渴，小便不利，則是太陽裏症爲本病也。其脉浮緊有力爲傷寒，浮緩無力爲傷風，脉安静爲不傳，脉躁盛爲欲傳也。　陽明病，身熱微惡寒，頭額目痛，鼻乾不眠，則是陽明表症，爲標病也。若煩渴欲飲，汗出惡熱，則是陽明裏症，爲本病也。若潮熱自汗，譫渴硬滿，癍黄狂秘，則是正陽明胃實，爲腑病也。其脉微洪爲標，洪數爲本，沉數爲實也。　少陽病，頭角痛而目眩，胸脇痛而耳聾，寒熱嘔而口苦，則是少陽經病也。其經爲半表半裏，其脉爲且弦且數。　太陽病，壯熱咽乾，或自利不渴，則是陽經熱邪，傳入太陰，爲標病也。若燥渴發黄，尿赤便秘，則是太陰本病也。若初病起，無頭疼渴熱，便寒冷滿痛，吐利嘔呃，則是太陰直中本病也。若初病不熱，但脹滿噯痛，則是生冷内傷也。其脉沉緩爲標，沉實爲本，直中與内傷寒，皆沉細也。　少陰病，舌乾口燥，譫渴便秘，則是陽經熱邪，傳入少陰，爲標病也。若身熱面赤，足冷脉沉，則是腎經夾陰傷寒，標本俱病也。陰躁，欲坐泥水井中，雖欲飲而不受，面赤足冷脉沉，則是陰極發躁，爲本病也。若面赤足冷，煩躁欲飲，揭去衣被，脉數大無力，則是虚陽伏陰，標與本病也。若初病起，無頭疼熱渴，便厥冷踡卧，臍腹俱痛，吐瀉戰慄，則是腎經直中本病也。更兼小腹絞痛，或吐利甚，則舌卷囊縮，則是夾陰中寒，亦本病也。其脉沉實有力，爲陽邪標病；沉細無力，爲直中寒症；數大無力，爲虚陽伏陰；脉沉爲夾陰傷寒也。　厥陰病，寒熱如瘧，則是陽邪傳入厥陰，爲標病也。若舌卷囊縮，煩滿秘渴，手足乍温乍冷，則是陽邪傳入厥陰，爲本病也。若初病起，無頭疼熱渴，便怕寒厥冷，腹陰俱痛，吐沫泄利，舌卷囊縮，則是厥陰直中，本病也。其脉浮緩爲標，沉實爲本，細軟爲直中也。　頭疼拘急，身熱惡寒，腹痛嘔吐，氣口與人迎俱盛，則爲夾食傷寒。身熱惡寒，頭疼微汗，神倦懶言，則爲勞力傷寒。身熱惡寒，隱隱頭痛，喘咳煩悶，左脉緊盛，右脉洪滑，則爲夾痰傷寒。身熱惡寒，頭脇俱痛，氣鬱不舒，則爲夾氣傷寒。胸脇腹痛，痛定不移，頭痛煩渴，身熱惡寒，則爲血鬱傷寒。更有傷暑、傷濕、温病、熱病、冬温、風温、温毒、温瘧、風濕、濕温、疫病、痓病，咸須辨之確而正其名，因其名而施其治，然後萬舉萬當耳。在表者汗之、散之，在裏者利之、下之，在半表半裏者和解之，在上者因而越之，下陷者升而舉之，夾陰者補之，直中者温之。其于表裏、陰陽、虚實、寒熱、標本，如别黑白，絶無眩惑。症有變遷，治無膠執，輕重緩急，用之不忒。可謂知醫，而不愧操司命之權矣。

李中梓

醫宗必讀

醫宗必讀自序

余惟文人之舌，思若泉湧，詞若藻發，可以鞭雷驅電，繡虎雕龍，縱其才之所之而無所不極。若夫醫宗則不然，呼吸存亡之變，埒于行師；轉盼補救之功，同于澍雨。雖有懸河之口，驚筵之句，固不如本性情，考墳索，率典常以揆方，葉神化以通微之爲得也。且書以詔來兹，言之當則濟世之航，不當即殃民之刃。自非研機循理，宏採約收，曷能扶神聖之玄、開斯人之瞶乎？嘗考古之著醫書者，漢有七家，唐九倍之，得六十四。宋益以一百九十有七，兼之近代，無慮充棟。然金匱玉函之精，而六氣之外不詳；天元玉册之密，而拘方之訓多泥。孝忠亂錢乙書撰，完素借巽人之傳。上谷之書久湮，睢水之法偏峻，况其他乎？俚者不堪入目，膚者無能醒心，約者多所挂漏，繁者不勝流覽。蓋余究心三十餘年，始知合變，而及門者苦于卓也。曩所著微論諸書，未盡玄旨。用是不揣鄙陋，纂述是編，顔曰必讀，爲一二三子指南。會友人吴約生偕其弟君如，見而喻之曰：哀益得中，化裁盡變。明通者讀之，而無遺珠之恨；初機者讀之，而無望洋之歎。其可秘之帳中乎？遂捐貲以付之剞劂，而嘉惠學者以亟讀。余曰：讀書之難，難在輪扁之説齊桓也。

不疾不徐，有數存乎其間。余之爲此書也，僅爲渡河之筏耳。若夫循其糟粕，悟其神理，默而成之，存乎心解，余不能喻諸人，人亦不能得之于余。讀是書者，無爲輪扁所笑，則幾矣。友人聞而俞之，而命余弁其首。

崇禎丁丑春仲，李中梓識。

凡例

一，是刻悉本内經，凡先賢名論與經旨翼贊者，收採無遺，間有千慮一失，匪敢臆説妄評，咸以經文正其偶誤，具眼者必能鑒也。

一，方書充棟，非繁而不快，即簡而多漏者也。是刻洗盡浮辭，獨存精要，約而賅，使學者一覽無餘，更不必他求矣。

一，脉訣，即舊刻四言賦，今改而删補者居十之七，俾初機便于誦習。然限于字句，有未盡之意，則以註釋詳之。零補心參一帙，或抒獨得，或摘名言，皆診家當亟聞者也。

一，藥性賦，舊刻每味止有一句，豈能盡其用乎？兹者仍用賦體，有用必詳。少則三四句，多至十餘言。復加註釋，期于詳盡。并按禁忌，以戒妄投。

一，傷寒，邪氣慘毒，頭緒繁多，小有不當，同于操刃。兹者簡要詳明，方法大備。闢千年之蓁蕪，張暗室之明燈。

一，病機，先祖述内經，爲之註釋；次採集名論，參以管窺。更加圈點，係證名用，口辨證用，緊關用，獨得用，訛弊用，用使讀者醒心快目，了了分明。

一，醫案。二十年來，案帙頗多，茲摘其稍異者，附于病機之內，僅百一耳。

一，古方最多，有相類者，有險僻者，有漫佈者，概爲删去。但以切要者，載在各證條下，蓋已千有餘方。若夫神而明之，存乎其人。

醫宗必讀目録

醫宗必讀卷之一

讀内經論

古者庖犧知天而八卦列，炎帝知地而百草辨。軒轅知人而臟腑别，經絡彰，命曰三墳，而内經其一也。班固藝文志曰：内經十八卷，素問九卷，靈樞九卷。乃其數焉。黄帝臨觀八極，考建五常，以人生負陰而抱陽，食味而被色。寒暑相盪，喜怒交侵，乃與岐伯、鬼臾區等，上窮天紀，下極地理，遠取諸物，近取諸身，更相問難，闡發玄微，垂不朽之弘慈，開生民之壽域。第其理道淵深，文辭古雅，非諳熟精思，鮮有得其解者。粤考嗣係，如唐之巫咸，周之長桑，秦之和緩，宋之文摯，鄭之扁鵲，漢之陽慶、倉公，俱從内經，分其餘緒。至于仲景遺論之撰，玄晏甲乙之次，楊上善纂爲太素，全元起列爲訓解。唐寶應中，太僕王冰詳爲次註。元之滑伯仁摘而爲鈔。近世馬蒔有發微，鶴皋有吴註，張介賓有類經。非不各有發明，但隨文訓釋，而闕疑者十之五，淆訛者復不少。選其融洽淹通，如印印泥者，卒未之見也。黄帝謂雷公曰：覽觀雜學，别異比類。

通合道理，其務明之，可以十全。若不能知，爲世所怨。又曰：誦而頗能解，解而未能別，別而未能明，明而未能彰，足以治羣僚，不足以治侯王。張長沙曰：居世之士，曾不留神醫术，上療君親，下救貧賤，中以保身。但逐榮利，企踵權豪，卒遇非常，身居死地，百年壽命，委付凡流，豈不危哉！玄晏云：人受先人之體，有八尺之軀，而不知醫事，此所謂遊魂耳。雖有忠孝之心，慈惠之性，君父危困，赤子塗地，無以濟之。此聖賢所以精思極論，盡其理也。由經言及二氏之訓，思之有不通身汗下，非夫也。志爲司命者，精深儒典，洞徹玄宗，通于性命之故，達于文章之微。廣徵醫籍，博訪先知。思維與問學交，參精氣，與靈、素相遇，將默通有熊氏于靈蘭之室。伯高、少俞，對揚問難，究極義理，以爲開導，隔垣之視，不足云也。若粗獵其籓，輒以自多，便爾災木。至道未明，而冀通神運，微印神聖于千古之邈，斷不能矣。將盛盛虛虛，而遺人夭殃，致邪失正，而絕人長命，長沙、玄晏且絕爲罪人。尚欲爲鼎湖之勳臣，多見其不知量也。

四大家論

古之名流，非各有見地，而同根理要者，則其著述不傳，即有傳者，未必日星揭之。如仲景張機，守真劉元素，東垣李杲，丹溪朱震亨。其所立言，醫林最重，名曰「四大家」，以其各自成一家言。總之，闡內經之要旨，發前人之未備，不相摭拾，適相發明也。仲景著傷寒方論，蓋以風、寒、暑、溼、燥、火六氣皆能傷人，惟寒邪爲殺厲之氣，其傷人更甚耳。且六經傳變之難明，陰陽疑似之易惑。用劑少有乖違，殺人速于用刃。故立三百九十七法，一百一十三方，所以補內經之未備，而成一家言者也。然所論療，皆冬月之正傷寒。若夫至春變爲温病，至夏變爲熱病，俱未之及也。後人不解其意，乃以冬月傷寒之方，通治春夏温熱之症，有不夭枉者，幾希矣。故守真氏出，始窮春温夏熱之變，而謂六經傳變，自淺至深，皆是熱症，非有陰寒。蓋就温熱立言，即內經所謂必先歲氣，毋代天和，五運六氣之旨，補仲景之未備，而成一家言者也。傷寒雖繁劇之症，仲景倡論于前，守真補遺于後，無漏義矣。獨內傷與外感相類，而治法懸殊，東垣起而詳爲之辨。如外感則人迎脉大，內傷則氣口脉大。外感惡寒，雖近烈火不除；內傷惡寒，得就温暖即解。外感鼻氣不利，內傷口不知味。外感邪氣有餘，故發言壯厲；內傷元氣不足，故出言懶怯。外感頭痛，常痛不休；內傷頭痛，時作時止。外感手背熱，內傷手心熱。于傷內之中，又分飲食傷爲有餘，治之以枳术丸；勞倦傷爲不足，治之以補中益氣湯。此即內經飲食勞倦之義，又補張、劉之未備，而成一家言者也。及丹溪出，發明陰虛發熱，亦名內傷，而治法又別。陽常有餘，陰常不足，真水少衰，壯火上亢，以黄柏、知母偕四物而理之。此亦闡內經之要旨，補東垣之未備，而成一家言者也。內傷雖深危之症，東垣倡論于前，丹溪補遺于後，無餘藴矣。嗟乎！四先生在當時，于諸病苦莫不應手取效，捷如桴鼓。讀其遺言，考其方法，若有不一者，所謂但補前人之未備，以成一家言。不相摭拾，却相發明，豈有偏見之弊哉！不善學者，師仲景而過，則偏于峻重；師守真而過，則偏于苦寒；師東垣而過，則偏于升補；師丹溪而過，則偏于清降。譬之侏儒觀場，爲識者笑。至有謂丹溪殿四家之末後，集諸氏之大成，獨師其説，以爲極至，不復考張、劉、李氏之法，不知丹溪但補東垣之未備，非全書也。此非丹溪之過，不善學者誤丹溪也。蓋嘗統而論之，仲景治冬令之嚴寒，故用藥多辛温；守真治春夏之温熱，故用藥多苦寒。東垣以扶脾補氣爲主，氣爲陽，主上升，虚者多下陷，故補氣藥中加升麻、柴胡，升而舉之，以象春夏之升。丹溪以補腎養血爲急，血爲陰，主下降，虚者多上逆，故補血藥中加黄柏、知母，斂而降之，以象秋冬之降。使仲景而當春夏，諒不膠于辛熱；守真而值隆冬，决不滯于苦寒。東垣而療火逆，斷不執于升提；丹溪而治脾虚，當不泥于凉潤。故知天時者，許造張、劉之室；達病本者，可登朱、李之堂。庶幾不以辭害志，而免盡信書之失乎？

古今元氣不同論

善夫！古人有言曰：用古方療今病，譬之折舊料，改新房，不再經匠氏之手，其可用乎？是有察于古今元氣之不同也。嘗考五帝之壽，咸踰百歲；三王之後，及百者鮮矣。夫人在氣交之中，宛爾一小天地。當天地初開，氣化濃密，則受氣常强；及其久也，氣化漸薄，則受氣常弱。故東漢之世，仲景處方，輒以兩計；宋元而後，東垣、丹溪，不過錢計而已。豈非深明造化，與時偕行者歟？今去朱、李之世又五百年，元氣轉薄，乃必然之理。所以抵當，承氣，日就減削；補中、歸脾，日就增多。臨症施治，多事調養，專防剋伐；多事温補，痛戒寒凉。此今時治法之變通也。假令病宜用熱，亦當先之以温；病宜用寒，亦當先之以清。縱有積宜消，必須先養胃氣；縱有邪宜祛，必須隨時逐散，不得過劑，以傷氣血。氣血者，人之所賴以生者也。氣血克盈，則百邪外禦，病安從來？氣血虛損，則諸邪輻輳，百病叢集。嗟乎！世人之病，十有九虛；醫師之藥，百無一補。寧知投藥少差，實者即虛，虛者即死，是死于醫藥，非死于疾病也。古語爲之戒曰：病傷猶可療，藥傷最難醫。故夫其難其慎，屬諸司命；臨症之頃，宜加戰兢。若執成方，或矜家秘，惟知盡劑，不顧本元；惟知古法，不審時宜：皆讀書而過，未窺元會運世之微者也。

富貴貧賤治病有别論

嘗讀張子和儒門事親，其所用藥，惟大攻大伐；其于病起，所在神奇。又讀薛立齋十六種，其所用藥，惟大温大補；其于病也，亦所在神奇。何兩公之用藥相反，而收效若一耶？此其説在內經徵四失論曰：不適富貴貧賤之居，坐之薄厚，形之寒温。不適飲食之宜，不別人之勇怯。不知比類，足以自亂，不足以自明。大抵富貴之人多勞心，貧賤之人多勞力。富貴者膏粱自奉，貧賤者藜藿苟充。富貴者曲房廣廈，貧賤者陋巷茅茨。勞心則中虚，而筋柔骨脆；勞力則中實，而骨勁筋强。膏粱自奉者，臟腑恆嬌；藜藿苟充者，臟腑恒固。曲房廣廈者，玄府疏而六淫易客；茅茨陋巷者，腠理密而外邪難干。故富貴之疾，宜于補正；貧賤之疾，利于攻邪。易而爲治，比之操刃。子和所療多貧賤，故任受攻；立齋所療多富貴，故任受補。子和一生，豈無補劑成功；立齋一生，寧無攻劑獲效？但著書立言，則不之及耳。有謂子和北方宜然，立齋南方宜爾，尚屬邊見。雖然，貧賤之家亦有宜補，但攻多而補少；富貴之家亦有宜攻，但攻少而補多。是又當以方宜爲辨，禀受爲別；老壯爲衡，虚實爲度。不得膠于居養一途，而概爲施治也。

腎爲先天本脾爲後天本論

經曰：治病必求于本。本之爲言根也，源也。世未有無源之流，無根之木。澄其源而流自清，灌其根而枝乃茂，自然之經也。故善爲醫者，必責根本。而本有先天、後天之辨。先天之本在腎，腎應北方之水，水爲天一之源；後天之本在脾，脾爲中宫之土，土爲萬物之母。腎何以爲先天之本？蓋嬰兒未成，先結胞胎，其象中空，一莖透起，形如蓮蕊。一莖即臍帶，蓮蕊即兩腎也，而命寓焉。水生木而後肝成，木生火而後心成，火生土而後脾成，土生金而後肺成。五臟既成，六腑隨之；四肢乃具，百骸乃全。仙經曰：借問如何是玄牝？嬰兒初生先兩腎。未有此身，先有兩腎，故腎爲臟腑之本，十二脉之根，呼吸之本，三焦之源，而人資之以爲始者也。故曰「先天之本在腎」。脾何以爲後天之本？蓋嬰兒既生，一日不再食則飢；七日不食，則腸胃涸絶而死。經云：安穀則昌，絶穀則亡，猶兵家之餉道也。餉道一絶，萬衆立散；胃氣一敗，百藥難施。一有此身，必資穀氣。穀入于胃，灑陳于六腑而氣至，和調于五臟而血生，而人資之以爲生者也。故曰「後天之本在脾」。上古聖人，見腎爲先天之本，故著之脉曰：人之有尺，猶樹之有根。枝葉雖枯槁，根本將自生。見脾胃爲後天之本，故著之脉曰：有胃氣則生，無胃氣則死。所以傷寒必診太谿，以察腎氣之盛衰；必診衝陽，以察胃氣之有無。兩脉既在，他脉可弗問也。治先天根本，則有水火之分。水不足者，用六味丸壯水之源，以制陽光；火不足者，用八味丸益火之主，以消陰翳。治後天根本，則有飲食勞倦之分。飲食傷者，枳术丸主之；勞倦傷者，補中益氣主之。每見立齋治症，多用前方，不知者妄議其偏，惟明于求本之説，而後可以窺立齋之微耳。王應震曰：「見痰休治痰，見血休治血。無汗不發汗，有熱莫攻熱。喘生毋耗氣，精遺勿濇泄。明得個中趣，方是醫中傑。」此真知本之言矣。

水火陰陽論

天地造化之機，水火而已矣。宜平不宜偏，宜交不宜分。火性炎上，故宜使之下；水性就下，故宜使之上。水上火下，名之曰交。交則爲既濟，不交則爲未濟。交者生之象，不交者死之象也。故太旱物不生，火偏盛也；太澇物亦不生，水偏盛也。煦之以陽光，濡之以雨露，水火和平，物將蕃滋，自然之理也。人身之水火，即陰陽也，即氣血也。無陽則陰無以生，無陰則陽無以化。然物不生于陰，而生于陽，譬如春夏生而秋冬殺也。又如向日之草木易榮，潛陰之花卉善萎也。故氣血俱要，而補氣在補血之先；陰陽並需，而養陽在滋陰之上。是非揚火而抑水，不如是不得其平也。此其義，即天尊地卑、夫倡婦隨之旨也。若同天于地，夷夫于婦，反不得其平矣。又如雨暘均以生物，晴陽之日常多，陰晦之時常少也。俗醫未克見此，而汲汲于滋陰，戰戰于温補，亦知秋冬之氣，非所以生萬物者乎？何不以天地之陰陽通之？

不失人情論

嘗讀內經，至方盛衰論，而殿之曰「不失人情」，未嘗不瞿然起，喟然嘆軒岐之入人深也。夫不失人情，醫家所甚亟然，戛戛乎難之矣。大約人情之類有三：一曰病人之情，二曰旁人之情，三曰醫人之情。所謂病人之情者，五臟各有所偏，七情各有所勝。陽臟者宜凉，陰臟者宜熱。耐毒者緩劑無功，不耐毒者峻劑有害。此臟氣之不同也。動静各有欣厭，飲食各有愛憎。性好吉者，危言見非；意多憂者，慰安云僞。未信者忠告難行，善疑者深言則忌。此好惡之不同也。富者多任性，而禁戒勿遵；貴者多自尊，而驕恣悖理。此交際之不同也。貧者衣食不週，况乎藥餌；賤者焦勞不適，懷抱可知。此調治之不同也。有良言甫信，謬説更新，多岐亡羊，終成畫餅，此無主之爲害也。有最畏出奇，惟求穩當，車薪杯水，難免敗亡。此過慎之爲害也。有境緣不偶，營求未遂，深情牽挂，良藥難醫。此得失之爲害也。有急性者遭遲病，更醫而致雜投；有性緩者遭急病，濡滯而成難挽。此緩急之爲害也。有參、术沾唇懼補，心先痞塞；硝黄入口畏攻，神即飄揚。此成心之爲害也。有諱疾不言，有隱情難告。甚而故隱病狀，試醫以脉，不知自古神聖，未有舍望聞問而獨憑一脉者。且如氣口脉盛，則知傷食，至于何日受傷，所傷何物，豈能以脉知哉！此皆病人之情，不可不察者也。

所謂旁人之情者，或執有據之論，而病情未必相符；或興無本之言，而醫理何曾夢見。或操是非之柄，同我者是之，異己者非之，而真是真非莫辨。或執膚淺之見，頭痛者救頭，脚痛者救脚，而孰標孰本誰知？或尊貴執言難抗，或密戚偏見難回。又若薦醫，動關生死，有意氣之私厚而薦者，有庸淺之偶效而薦者，有信其利口而薦者，有貪其酬報而薦者。甚至薰蕕不辨，妄肆品評。譽之則跖可爲舜，毁之則鳳可作鴞。致懷奇之士，拂衣而去；使深危之病，坐而待亡。此皆旁人之情，不可不察者也。

所謂醫人之情者，或巧語誑人，或甘言悦聽，或强辨相欺，或危言相恐。此便佞之流也。或結納親知，或修好童僕，或營求上薦，或不邀自赴。此阿諂之流也。有腹無藏墨，詭言神授；目不識丁，假托秘傳。此欺詐之流也。有望、聞、問、切，漫不關心；枳、朴、歸、芩，到手便攝。妄謂人愚我明，人生我熟。此孟浪之流也。有嫉妬性成，排擠爲事，陽若同心，陰爲浸潤，是非顛倒，朱紫混淆。此讒妬之流也。有貪得無知，輕忽人命。如病在危疑，良醫難必，極其詳慎，猶冀回春。若輩貪功，妄輕投劑，至于敗壞，嫁謗自文。此貪倖之流也。有意見各持，異同不决。曲高者和寡，道高者謗多。一齊之傳幾何，衆楚之咻易亂。此庸淺之流也。有素所相知，苟且圖功；有素不相識，遇延辨症。病家既不識醫，則倏趙倏錢；醫家莫肯任怨，則惟芩惟梗。或延醫衆多，互爲觀望；或利害攸係，彼此避嫌。惟求免怨，誠然得矣；坐失機宜，誰之咎乎？此由知醫不真，而任醫不專也。凡若此者，孰非人情？而人情之詳，尚多難盡。聖人以不失人情爲戒，欲令學者思之慎之，勿爲陋習所中耳。雖然必期不失，未免遷就，但遷就既礙于病情，不遷就又礙于人情。有必不可遷就之病情，而復有不得不遷就之人情，且奈之何哉！故曰「戛戛乎難之矣」。

疑似之症須辨論

天下皆輕談醫，醫者輒以長自許。一旦臨疑似之症，若處雲霧，不辨東西，幾微之間，瞬眼生殺矣。夫虛者補之，實者瀉之，寒者温之，熱者清之，雖在庸淺，當不大謬。至如至實有羸狀，誤補益疾；至虛有盛候，反瀉含寃。陰症似乎陽，清之必斃；陽症似乎陰，温之轉傷。當斯時也，非察于天地陰陽之故，運氣經脉之微，鮮不誤者。蓋積聚在中，實也。甚則嘿嘿不欲語，肢體不欲動，或眩暈昏花，或泄瀉不實，皆大實有羸狀也。正如食而過飽，反倦怠嗜卧也。脾胃損傷，虛也。甚則脹滿而食不得入，氣不得舒，便不得利，皆至虛者，有盛候也。正如饑而過時，反不思食也。脾腎虛寒，真陰症也。陰盛之極，往往格陽。面目紅赤，口舌裂破，手揚足擲，語言錯妄，有似乎陽也。正如嚴冬慘肅，而木澤腹堅，堅爲陽剛之象也。邪熱未解，真陽症也。陽盛之極，往往發厥，厥則口鼻無氣，手足逆冷，有似乎陰也。正如盛夏炎灼，而林木流津，津爲陰柔之象也。諸凡疑似之症，不可更僕，數一隅三，反是有望乎智者。大抵症既不足憑，當參之脉理；脉又不足憑，當取之沉候。彼假症之發現，皆在表也，故浮取脉，而脉亦假焉；真症之隱伏，皆在裏也，故沉候脉，而脉可辨耳。脉辨已真，猶未敢恃。更察禀之厚薄，症之久新，醫之誤否，夫然後濟以湯丸，可以十全。使諸疑似之症，瀕于死而復生之，何莫非仁人君子之遺澤耶？

用藥須知内經之法論

用藥之難，非順用之難、逆用之難也。非逆用之難，逆用而與病情恰當之難也。今之醫師，知以寒治熱，以熱治寒，以通治塞，以塞治通。熱者熱之無遺，寒者寒之無遺而已矣。獨不聞諸經曰：寒因寒用，通因通用，寒因熱用，熱因寒用，用熱遠熱，用寒遠寒。則又何以説也？蓋塞因塞用者，若脾虚作脹，治以參、术，脾得補而脹自消也。通因通用者，若傷寒挾熱下利，或中有燥屎，用調胃承氣湯下之乃安；滯下不休，用芍藥湯通之而愈也。寒因熱用者，藥本寒也，而反佐之以熱；熱因寒用者，藥本熱也，而反佐之以寒，俾無拒格之患。所謂必先其所主，而伏其所因也。用熱遠熱、用寒遠寒者，如寒病宜投熱藥，熱病宜投寒藥，僅使中病而已，勿過用焉，過用則反爲藥傷矣。如前諸法，非通達者烏足以語此？故曰：病無常形，醫無常方，藥無常品。順逆進退，存乎其時；神聖工巧，存乎其人；君臣佐使，存乎其用。此長桑、盧扁能斡旋造化之偏，而噓其枯萎；仲景、東垣諸君子之方，所向神奇，爲世司命，豈偶然也哉！彼庸夫俗子，心不存救濟之思，目不閱軒岐之典，規尺寸之利以自肥，因而傷殘于世比比也。嗟乎！安得讀萬卷、挾靈奇者，與之商醫事哉！

藥性合四時論

嘗論學者不極天人之奥，不窺性命之元，輒開口言醫，何怪乎其以人爲試乎？寒熱温凉，一匕之謬，覆水難收。始猶療病，繼則療藥，療藥之不能，而病尚可問哉！請以四時之氣爲喻。四時者，春温、夏熱、秋凉、冬寒而已。故藥性之温者，于時爲春，所以生萬物者也。藥性之熱者，于時爲夏，所以長萬物者也。藥性之凉者，于時爲秋，所以肅萬物者也。藥性之寒者，于時爲冬，所以殺萬物者也。夫元氣不足者，須以甘温之劑補之，如陽春一至，生機勃勃也。元氣不足而至于過極者，所謂大虚必挾寒，須以辛熱之劑補之，如時際炎蒸，生氣暢遂也。熱氣有餘者，須以甘凉之劑清之，如凉秋一至，溽燔如失也。邪氣盛滿而至于過極者，所謂高者抑之，須以苦寒之劑瀉之，如時值隆冬，陽氣潛藏也。故凡温熱之劑，均爲補虚；凉寒之劑，均爲瀉實。大抵元氣既虚，但有秋冬肅殺之氣，獨少春夏生長之機。然虚則不免于熱，醫者但見有熱，便以凉寒之劑投之，是病方肅殺，而醫復肅殺之矣，其能久乎？此無他，未察于虚實之故耳。獨不聞丹溪有云：「實火可瀉，芩、連之屬；虚火可補，參、芪之屬。」但知有火，而不分虚實，投治一差，何異于入井之人，而又下之石乎？丹溪主于補陰者也，而猶以參、芪補虚人之火，人亦可以斷然無疑矣。今天下喜用寒凉，畏投温熱，其故有二：一者守丹溪「陽常有餘」之説，河間「有熱無寒」之論耳，致求正録云：「劉、朱之言不息，則軒岐之澤不彰。誠斯道之大魔，亦生民之厄運也。」其言未免過激，然補偏救弊，爲後學頂門下針，良有深心也。一者以寒凉之劑，即有差誤，人多未覺，如陰柔小人，在朝廷之上，國祚已移，猶善彌縫。温熱之劑，稍有不當，其非易見。如陽明君子，苟有過，則人皆見之。致近代有激之言曰：「吾爲俗醫計，與其用寒凉而誤，彼此不知，殺人必多，不如用温熱而誤，彼此具見，尚可改圖。」斯言雖近于漫駡，實則照妖之明鑑也。余考之内經曰：「陰陽之要，陽密乃固。」此言陽密則陰亦固，而所重在陽也。又曰：「陽氣者，若天與日，失其所則折壽而不彰，故天運當以日光明。」此言天之運人之命，俱以陽爲本也。仙經云：「陰氣一分不盡則不仙，陽氣一分不盡則不死。」豈非陽主生，陰主死歟？伏羲作易，首制一畫，此元陽之祖也。文王衍易六十四卦，皆以陽喻君子，陰喻小人，此言陽之德也。乾之彖曰：「大哉乾元，萬物資始。」此言陽爲發育之首也。坤之初六曰：「履霜堅冰至。」此言陰長宜憂也。自古聖人莫不喜陽而惡陰，今天下用藥者反是，是欲使秋冬作生長之令，春夏爲肅殺之時乎？則亦不思夫天人之故也已。

乙癸同源論

古稱乙癸同源，腎、肝同治，其説維何？蓋火分君、相。君火者，居乎上而主靜；相火者，處乎下而主動。君火惟一，心主是也；相火有二，乃腎與肝。腎應北方壬癸，于卦爲坎，于象爲龍，龍潛海底，龍起而火隨之。肝應東方甲乙，于卦爲震，于象爲雷，雷藏澤中，雷起而火隨之。澤也，海也，莫非水也，莫非下也，故曰「乙癸同源」。東方之木，無虛不可補，補腎即所以補肝；北方之水，無實不可瀉，瀉肝即所以瀉腎。至乎春升，龍不現則雷無聲；及其秋降，雷未收則龍不藏。但使龍歸海底，必無迅發之雷；但使雷藏澤中，必無飛騰之龍。故曰「腎肝同治」。余于是而申其説焉。東方者，天地之春也。句萌甲折，氣滿乾坤。在人爲怒，怒則氣上，而居七情之升；在天爲風，風則氣鼓而爲百病之長。怒而補之，將逆而有癰絶之憂；風而補之，將滿而有脹悶之患矣。北方者，天地之冬也。草黄木落，六宇蕭條。在人爲恐，恐則氣下，而居七情之降；在天爲寒，寒則氣慘，而爲萬象之衰。恐而瀉之，將怯而有顛仆之虞；寒而瀉之，將空而有涸竭之害矣。然水既無虛，又言「補肝」者，肝氣不可犯，肝血自當養也。血不足者濡之，水之屬也。壯水之源，木賴以榮。水既無實，又言瀉腎者，腎陰不可虧，而腎氣不可亢也。氣有餘者伐之，木之屬也。伐木之幹，水賴以安。夫一補一瀉，氣血攸分；即瀉即補，水木同府。總之，相火易上，身中所苦。瀉水所以降氣，補水所以制火。氣即火，火即氣，同物而異名也。故知氣有餘便是火者，愈知乙癸同源之説矣。

辨治大法論

病不辨則無以治，治不辨則無以痊。辨之之法，陰陽、寒熱、臟腑、氣血、表裏、標本先後、虛實緩急七者而已。陰陽者，病在于陰，毋犯其陽；病在于陽，毋犯其陰。謂陰血爲病，不犯陽氣之藥，陽旺則陰轉虧也；陽氣爲病，不犯陰血之藥，陰盛則陽轉敗也。寒熱者，熱病當察其源。實則瀉以苦寒、鹹寒，虛則治以甘寒、酸寒，大虛則用甘温，蓋甘温能除大熱也。寒病當察其源，外寒則辛熱、辛温以散之，中寒則甘温以益之，大寒則辛熱以佐之也。臟腑者，經曰：五臟者，藏精而不瀉者也。故有補無瀉者，其常也。受邪則瀉，其邪非瀉臟也。六腑者，傳導化物糟粕者也。邪客者可攻，中病即已，毋過用也。氣血者，氣實則宜降、宜清，氣虛則宜温、宜補。血虛則熱，補心、肝、脾、腎，兼以清涼；血實則瘀，輕者消之，重者行之。更有因氣病而及血者，先治其氣；因血病而及氣者，先治其血瘀。表裏者，病在于表，毋攻其裏，恐表邪乘虛，陷入于裏也。病在于裏，毋虛其表，熱汗多亡陽也。標本先後者，受病爲本，見證爲標。五虛爲本，五邪爲標。如腹脹因于濕者，其來必速，當利水除濕，則脹自止，是標急于本，先治其標。若因脾虛漸成脹滿，夜劇晝静，當補脾陰；夜静晝劇，當補胃陽。是本急于標，先治其本。虛實者，虛證如家貧，室内空虛，銖銖累積，非旦夕間事，故無速法。實證如寇盗在家，開門急逐，賊去即安，故無緩法。以上諸法，舉一爲例，餘可類推，皆道其常也。或證有變端，法無二致，是在圓機者，神而明之。書家有言曰：「學書先定規矩，然後縱横跌宕，惟變所適。」此亦醫家之規矩也。若不能縱横跌宕，是守株待兔耳，司命云乎哉？

苦欲補瀉論

夫五臟之苦欲補瀉，乃用藥第一義也。不明乎此，不足以言醫。如肝苦急，急食甘以緩之。肝爲將軍之官，其性猛鋭，急則有摧折之意，用甘草以緩之，即寬解慰安之義也。肝欲散，急食辛以散之。扶蘇條達，木之象也。用川芎之辛以散之，解其束縛也。以辛補之。辛雖主散，遂其所欲，即名爲補。以辛瀉之。如太過，則制之，毋使踰分。酸可以收，芍藥之屬。虚則補之。陳皮、生薑之屬。心苦緩急，食酸以收之。緩者，和調之義。心君本和，熱邪干之則躁急，故須芒硝之鹹寒，除其邪熱，緩其躁急也。以鹹補之。澤瀉導心氣以入腎。以甘瀉之。煩勞則虚而心熱，參、芪之甘，温益元氣，而虚熱自退，故名爲瀉。虚則補之。心以下，交於腎爲補。炒鹽之鹹以潤下，使下交于腎，既濟之道也。脾苦濕，急食苦以燥之。脾爲倉廩之官，屬土，喜燥，濕則不能健運。白术之燥，遂其性之所喜也。脾欲緩，急食甘以緩之。稼穡作甘，甘生緩，是其本性也。以甘補之。脾喜健運，氣旺則行，人參是也。以苦瀉之。濕上主長夏之令，濕熱太過，脾斯困矣，急以黄連之苦瀉之。虚則補之。甘草益氣，大棗益血，俱甘入脾。肺苦氣上逆，急食苦以泄之。肺爲華蓋之臟，相傳之官，藏魄而主氣者也。氣常則順，氣變則逆，逆則違其性矣。宜黄芩苦以泄之。肺欲收，急食酸以收之。肺主上焦，其政斂肅，故喜收，宜白芍藥之酸以收之。以辛瀉之。金受火制，急食辛以瀉之，桑白皮是也。以酸補之。不斂則氣無管束，肺失其職矣。宜五味子補之，酸味遂其收斂，以清肅乎上焦。虚則補之。義見上句。腎苦燥，急食辛以潤之。腎爲作强之官，藏精，爲水臟，主五液。其性本潤，是故惡燥，宜知母之辛以潤之。腎欲堅，急食苦以堅之。腎非堅，無以稱作强之職。四氣遇濕熱即軟，遇寒冷則堅；五味得鹹即軟，得苦即堅，故宜黄柏。以苦補之。堅即補也，宜地黄之微苦。虚則補之。藏精之臟，苦固能堅，然非益精，無以爲補，宜地黄、山茱萸。

夫五臟者，違其性則苦，遂其性則欲。本臟所惡，即名爲瀉；本臟所喜，即名爲補。苦欲既明，而五味更當詳審。水曰潤下，潤下作鹹；火曰炎上，炎上作苦；木曰曲直，曲直作酸；金曰從革，從革作辛;土曰稼穡,稼穡作甘。苦者,直行而泄;辛者,横行而散;酸者,束而收斂;鹹者,止而軟堅。甘之一味,可上可下。土位居中,而兼五行也。淡之一味,五臟無歸,專入太陽,而利小便也。善用藥者,不廢準繩,亦不囿于準繩。如熱應寒療,投寒而火熱反生;寒應熱治,進熱而沉寒轉甚。此喜攻增氣之害也。治寒有法,當益心陽;治熱有權,宜滋腎水。此求本化源之妙也。益心之陽,寒亦通行;强腎之陰,熱之猶可。此變化通神之法也。知此數者,其于苦欲補瀉,無膠固之失矣。

行方智圓心小膽大論

孫思邈之祝醫者曰:「行欲方而智欲圓,心欲小而膽欲大。」嗟乎!醫之神良,盡于此矣。宅心醇謹,舉動安和;言無輕吐,目無亂觀。忌心勿起,貪念罔生。毋忽貧賤,毋憚疲勞。檢醫典而精求,對疾苦而悲憫,如是者謂之「行方」。禀賦有厚薄,年歲有老少,身形有肥瘦,性情有緩急,境地有貴賤,風氣有柔强,天時有寒熱,晝夜有重輕,氣色有吉凶,聲音有高下,受病有久新,運氣有太過、不及。知常知變,能神能明,如是者謂之「智圓」。望、聞、問、切宜詳,補、瀉、寒、温須辨。當思人命至重,冥報難逃,一旦差訛,永劫莫懺,烏容不慎,如是者謂之「心小」。補即補而瀉即瀉,熱斯熱而寒斯寒。抵當、承氣,時用回春;薑、附理中,恒投起死。析理詳明,勿持兩可，如是者謂之「膽大」。四者似分而實合也。世未有詳謹之士，執成法以傷人；靈變之人，敗名節以損己。行方者，智必圓也。心小則惟懼或失，膽大則藥如其證，或大攻，或大補，似乎膽大，不知不如是則病不解，是膽大適所以行其小心也。故心小膽大者，合而成智圓；心小膽大智圓者，合而成行方也。世皆疑方則有礙乎圓，小則有妨乎大，故表而出之。

仰人骨皮部位圖

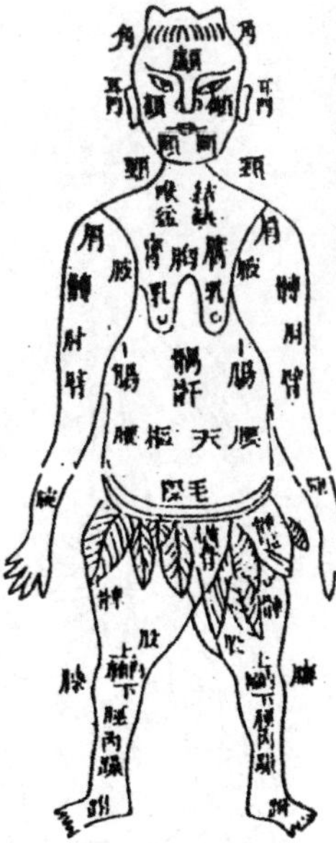

伏人骨度部位圖

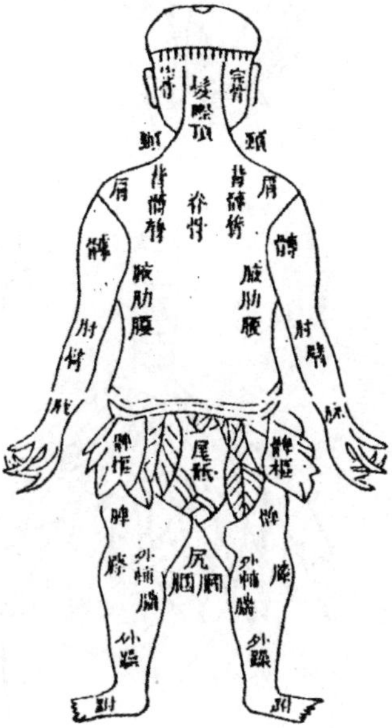

心係七節，七節之旁，中有小心，以腎係十四椎下，由下而上，亦七節。

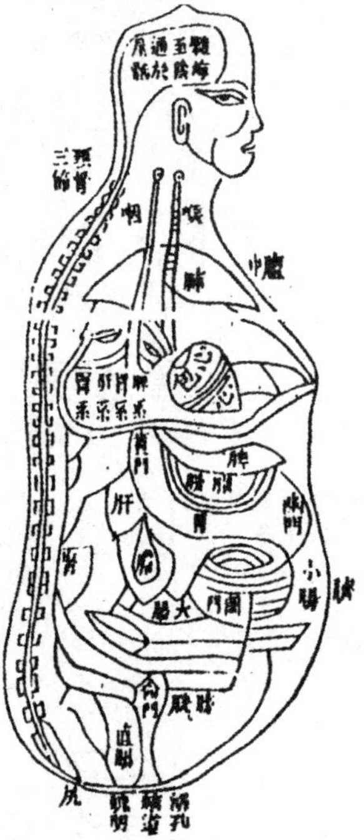

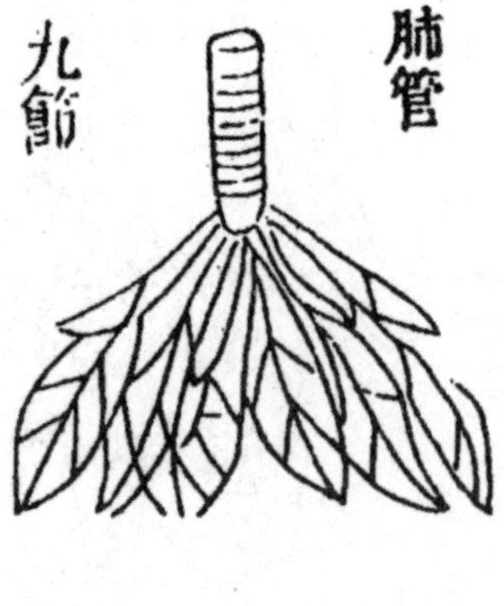

舊圖有精道，循脊背，過肛門，且無子宮、命門之象，皆誤也。今改正之。

肺者，相傅之官，治節出焉。其形四垂，附着于脊之第三椎。中有二十四空，行列分佈，以行諸臟之氣，爲臟之長，爲心之蓋。是經常多氣少血，其合皮也，其榮毛也，開竅於鼻。《難經》曰：肺重三斤三兩，六葉兩耳，凡八葉。主藏魄。華元化曰：肺者生氣之源，乃五臟之華蓋。藏肺葉白瑩，謂之華蓋，以覆諸臟。虛如蜂窠，下無透竅，吸之則滿，呼之則虛，一呼一吸，消息自然。司清濁之運化，爲人身之橐籥。

肺手大陰之脉。起于中焦，下絡大腸，還循胃口，上膈屬肺。從肺係，橫出腋下，下循臑內，行少陰心主之前，下肘中。循臂內，上骨下廉，入寸口，上魚，循魚際，出大指之端。其支者，從腕後，直出次指內廉，出其端。其見證也，善噫，悲愁欲哭，洒淅寒熱，缺盆中痛，肩背痛。臍右少腹脹痛，小便數，溏泄，皮處痛及麻木，煩悶少氣，喘上氣見。實則夢兵戈競擾，虛則夢田野平原。不足則太息，有餘則喘嗽。寅時氣血注于肺。

大腸者，傳道之官，變化出焉。迴腸當臍右，迴十六曲，大四寸，徑一寸，寸之少半，長二丈一尺，受穀一斗，水七升半。廣腸傳脊，以受迴腸，乃出滓穢之路。大八寸，徑二寸，寸之大半，長二尺八寸，受穀九升三合八分合之一。是經多氣多血。難經曰：大腸，二斤十二兩。肛門，重十二兩。迴腸者，以其迴疊也。廣腸，即迴腸之更大者。直腸，又廣腸之末節也。下連肛門，是爲穀道。後陰，一名魄門，總皆大腸也。

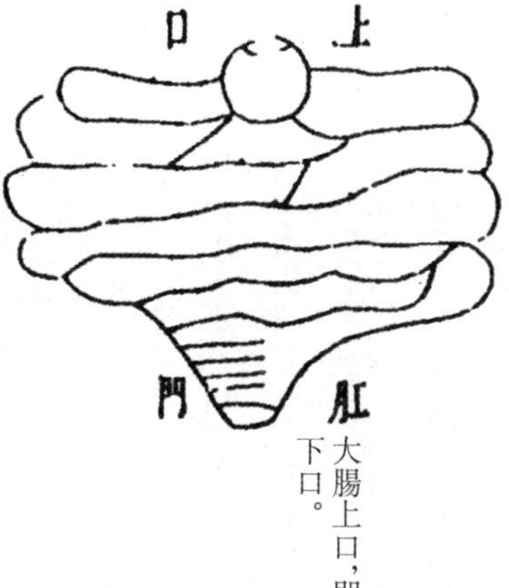

大腸上口，即小腸下口。

大腸手陽明之脉。起于大指、次指之端，循指上廉，出合谷兩骨之間，上入兩筋之中。循臂上廉，入肘外廉，上臑外前廉，上肩。出髃骨之前廉，上出于柱骨之會上。下入缺盆，絡肺下膈，屬大腸。其支者，從缺盆上頸，貫頰，入下齒中，還出挾口，交人中，左之右，右之左，上挾鼻孔。

其見證也，大指、次指難用，耳聾煇煇焞焞，耳鳴嘈嘈，耳後、肩臑、肘臂外皆痛，氣滿皮膚，堅而不痛。　卯時。　氣血注於大腸。

胃者，倉廩之官，五味出焉。　胃者，水穀氣血之海也。　胃大一尺五寸，徑五寸，長二尺六寸。　橫屈受水穀三斗五升，其中之穀，常留二斗，水一斗五升而滿。　是經常多氣多血。　難經曰：胃重二斤一兩。

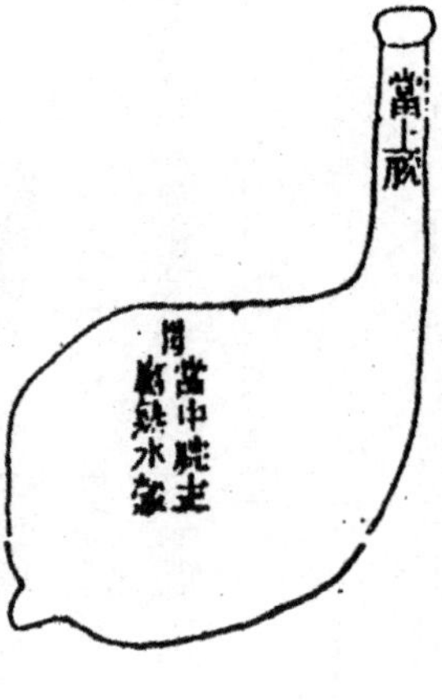

胃之上口名曰賁門。　飲食之精氣，從此上輸于脾肺，宣于諸脉。　卮言曰：胃者，滙也。　號爲都市，五味滙聚，何所不容，萬物歸土之義也。

胃之下口名小腸，上口名幽門。

胃足陽明之脉。　起于鼻，交頞中，旁納太陽之脉，下循鼻外，入上齒中，還出挾口，環唇，下交水漿。　却循頤後下廉，出大迎，循頰車，上耳前，過客主人，循髮際，至額顱。　其支者，從大迎前下人迎，循喉嚨，入缺盆，下膈屬胃絡脾。　其直者，從缺盆下乳內廉，下挾臍，入氣街中。　其支者，起于胃口，下循腹裏，下至氣街中而合。　以下髀關，抵伏兔，下膝臏中，下循脛外廉，下足跗，入中指內間。　其支者，下廉三寸而別，下入中指外間。　其支者，別跗上，入大指間出其端。　其見證也，惡煙火，聞水音則驚。　登高而歌，棄衣而走，顏黑不能言。　唇腫，嘔，呵欠。　消穀善飢，頸腫，膺乳中股、伏兔胻外廉、足跗皆痛。　胸旁過乳痛。　口渴，腹大，水腫，奔響腹脹，胻內廉跗痛，髀不可轉，膕如結，腨如裂，膝臏腫痛，遺溺矢氣。　善伸，癲疾。濕淫心欲動，則閉户獨處。驚悸，身前熱，身後不熱。辰時氣血注于胃。

脾者，倉廩之官，五味出焉。形如刀鐮，與胃同膜，而附其上之左俞，當十一椎下。聞聲則動，動則磨胃而主運化。其合肉也，其榮唇也，開竅于口。是經多氣少血。難經曰：脾重二斤三兩，廣扁三寸，長五寸。有散膏半斤。主裹血，溫五臟，主藏意與智。滑氏曰：掩乎太倉。華元化曰：脾主消磨五穀，養于四旁。

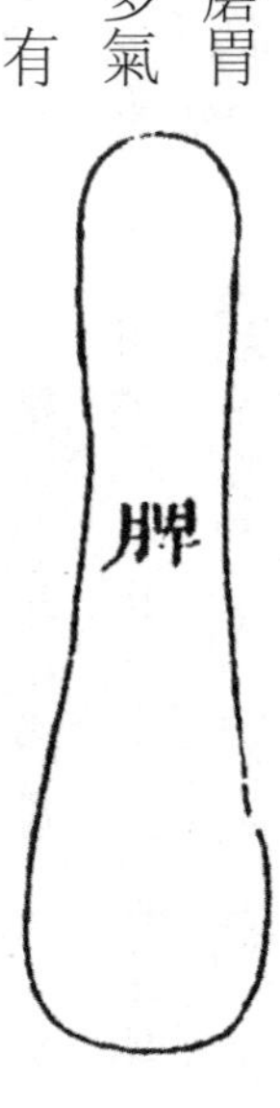

遺篇刺法論曰：脾爲諫議之官，知週出焉。脾、胃屬土，俱從「田」字。胃居正中，田字亦中。脾處于右，田亦偏右。

脾足太陰之脉，起于大指之端，循指内側白肉際，過核骨後上，内踝前廉。上踹内，循脛骨後，交出厥陰之前，上膝股内前廉，入腹，屬脾絡胃。上膈挾咽，連舌本，散舌下。其支者，復從胃別上膈，注心中。其見證也，五泄，二便閉，面黄，舌强痛，口甘，食即吐，嗜卧，善飢，善味，不嗜食。尻、陰、膝、臑、胻、足背痛，當臍痛，腹脹腸鳴，足不收行，善瘛噫，後泄氣，肉痛，足胻腫，體不能動。實則夢歡歌快樂，虚則夢飲食相争。巳時氣血注于脾。

心包絡一經，難經言其無形，滑伯仁曰：心包絡，一名手心主，以臟象校之，在心下横膜之上，竪膜之下，其與横膜相粘，而黄脂裹者，心也。脂膜之外，有細筋膜如絲，與心肺相連者，心包也。此説爲是，言無形者非。按，靈蘭秘典論十二官，獨少心包一官，而多「膻中者。臣使之官，喜樂出焉」一段，今考心包臟居膈上，經如胸中，正值膻中之所，位居相火，代君行事，實臣使也，此一官即心包無疑矣。

心主手厥陰心包絡之脉，起于膻中，出屬心包絡，下膈，歷絡三焦。其支者，循胸出脇，下腋三寸，上抵腋下，循臑内，行太陰、少陰之間，入肘中。下臂行兩筋之間，入掌中，循中指，出其端。其支者，别掌中，循小指、次指，出其端。其見證也，笑不休，手心熱，心中大熱，面黄目赤，心中動。按，包絡者，即包絡其心之義也，顯而易見。乃叔和配諸尺中，因其爲臣使之官，應心王而爲相火，故誤耳。今訂正之，詳在脉法中。

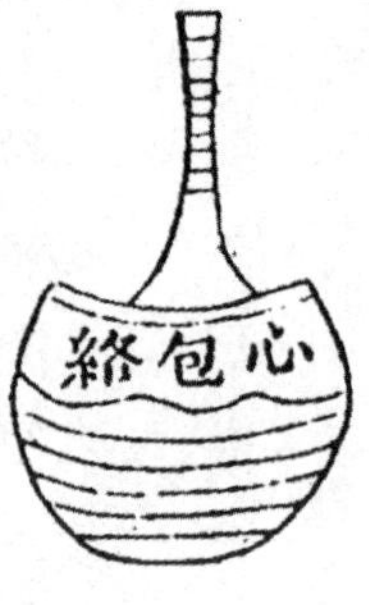

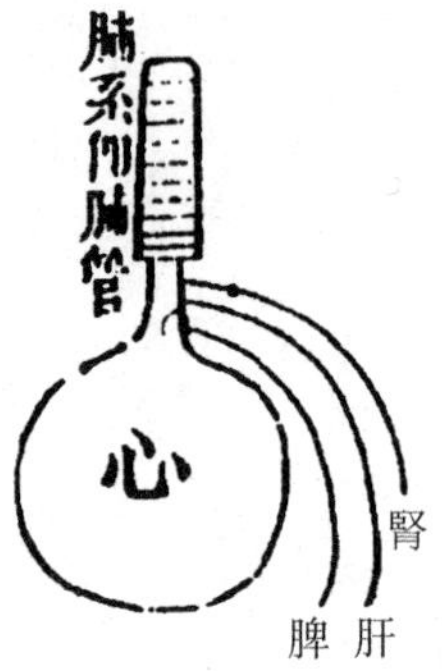

四臟皆繫于心

巵言曰：心，深也。言深居高拱，相火代之行事也。

心者，君主之官，神明出焉。　心居肺管之下，膈膜之上，附着脊之第五椎，是經常少血多氣。其合脉也，其榮色也，開竅于舌。難經曰：心重十二兩，中有七孔三毛，盛精汁三合，主藏神。心象尖圓，形如蓮蕊，其中有竅，多寡不同，以導引天真之氣。下無透竅，上通乎舌，其有四繫，以通四臟。心外有赤黄裹脂，是爲心包絡。心下有膈膜，與脊脇週迴相着，遮蔽濁氣，使不得上薫心肺也。

心手少陰之脉，起于心中，出屬心係，下膈絡小腸。其支者，從心係上挾咽，繫目係。其直者，復從心係却上肺，下出腋下，下循臑内後廉，行太陰心主之後，下肘内。循臂内後廉，抵掌後鋭骨之端，入掌内後廉，循小指之内，出其端。其見證也，消渴，兩脇内痛，後廉腰背痛，浸淫善笑，善驚善忘。上咳吐，下氣泄，眩仆，身熱腹痛而悲。實則夢憂驚恐怖，虛則夢烟火焰焰。午時氣血注于心。

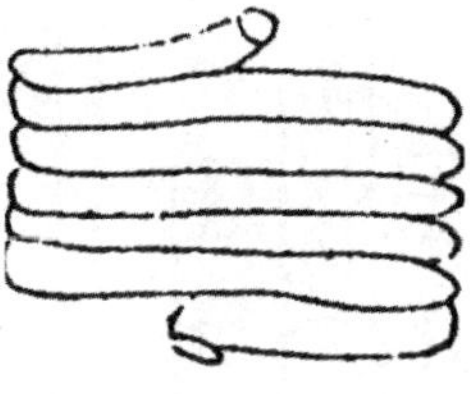

小腸上口，即胃之下口。小腸下口即大腸上口，名闌門。

小腸者，受盛之官，化物出焉。後陷于脊，前附于臍，上左迴叠，積十六曲。入二寸半，徑八分，分之少半，長三丈二尺。受穀二斗四升，水六升三合，合之大半。小腸上口，在臍上二寸，近脊，水穀由此而入腹下一寸，外附于臍，爲水分穴，當小腸下口。至是，而泌别清濁，水液滲入膀胱，滓穢流入大腸。是經多血少氣。難經曰：重二斤十四兩。

小腸手太陽之脉，起于小指之端，循手外側上腕，出踝中。直上，循臂骨下廉，出肘内側兩筋之間，上循臑外後廉，出肩解，繞肩胛，交肩上，入缺盆絡心，循咽下膈，抵胃，屬小腸。其支者，從缺盆循頸上頰，至目鋭眥，却入耳中。其支者，别頰上䪼，抵鼻，至目内眥，斜絡于顴。其見證也，面白，耳前熱，苦寒，額頷腫，不可轉，腰似折。肩臑、肘臂外後臁腫痛，臑臂内前廉痛。未時血氣注于小腸。

膀胱者，州都之官，津液藏焉，氣化則能出矣。膀胱當十九椎，居腎之下，大腸之前，有下口，無上口。當臍上一寸水分穴處，爲小腸下口。乃膀胱之際，水液由此別迴腸，隨氣泌滲而下。其出其入，皆由氣化。入氣不化，則水歸大腸而爲泄瀉；出氣不化，則閉塞下竅而爲腸腫。後世諸書，有言其有上口無下口，有言上下俱有口者，皆非。是經多血少氣。難經曰：膀胱重九兩二銖，縱廣九寸，盛溺九升九合。口廣二寸半。

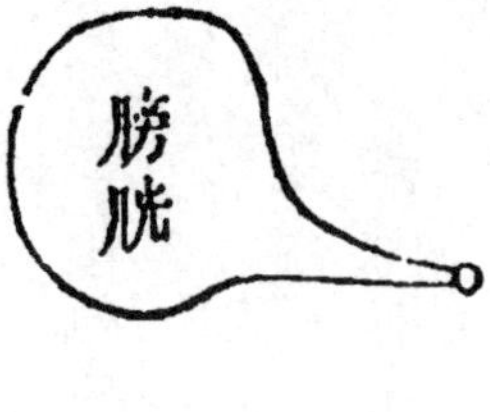

下連前陰，溺之所出。

膀胱足太陽之脈，起于目内眥，上額交巔。其支者，從巔至耳上角。其直者，從巔入絡腦，還出別下項。循肩髆内，挾脊抵腰中，入循膂，絡腎屬膀胱。支者，從腰中下挾脊，貫臀，入膕中。其支者，從髆内左右別下，貫胛，挾脊内，過髀樞。循髀外，從後廉下合膕中，以下貫踹内，出外踝之後，循京骨，至小指外側。其見證也，目似脱，頭兩邊痛，淚出，臍反出，下腫，便膿血，肌肉痿，項似拔，小腹脹痛，按之欲小便不得。　申時血氣注于膀胱。

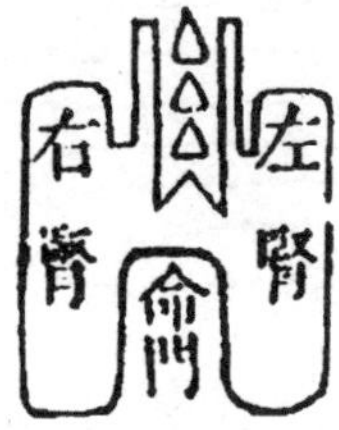

命處于中，兩腎左右，開闔正如門中棖闑，故曰命門。一陽處二陰之間，所以成坎也。

腎者，作强之官，伎巧出焉。腎附于脊之十四椎下。是經常少血多氣。其合骨也，其榮髮也，開竅于二陰。難經曰：腎有兩枚，重一斤二兩，藏精與志。華元化曰：腎者，精神之舍，性命之根。腎有兩枚，形如豇豆，相並而曲，附于脊之兩旁，相去各一寸五分。外有黃脂包裹，各有帶二條，上條繫于心，下條過脊下大骨，在脊骨之端，如半手許。中有兩穴，是腎帶經過處。上脊髓，至腦中，連于髓海。

腎足少陰之脉，起于小指之下，斜走足心，出于入谷之下，循內踝之後，別入跟中，以上踹內，出膕內廉，上股內後廉，貫脊屬腎，絡膀胱。其直者，從腎上貫肝膈，入肺中，循喉嚨，挾舌本。其支者，從肺出絡心，注胸中。其見證也，面黑，口渴，唾血，大、小腹痛，大便難，飢不欲食，腹大脛腫，脊臀腹後痛，臍下氣逆，足寒而逆，陰下濕，足下熱，坐而欲起，下痢，善恐，四肢不收不舉。實則夢腰脊解軟，虛則夢涉水恐懼。酉時氣血注于腎。

第二卷脉法中，有三焦包絡命門辨，宜互參考。

中藏經曰：三焦者，人之三元之氣也。總領五臟六腑、營衛經絡、內外左右上下之氣，三焦通，則內外、左右、上下皆通。其于週身滿體，和內調外，榮左養右，導上宣下，莫大于此也。

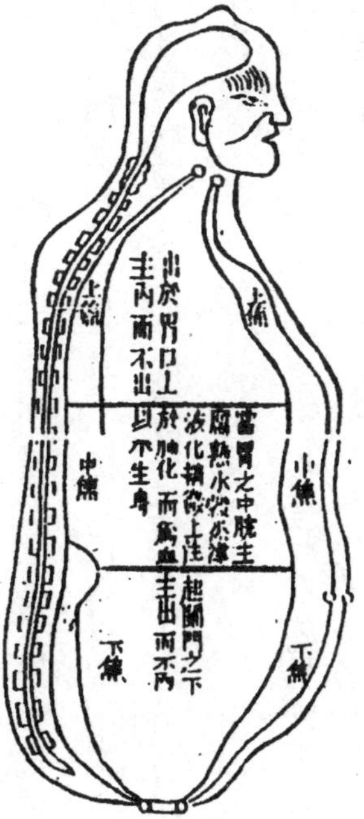

三焦者，決瀆之官，水道出焉。是經少血多氣。

三焦手少陽之脉，起于小指、次指之端，上出兩指之間，循手表腕，出臂外兩骨之間，上貫肘。循臑外上肩，而交出足少陽之後，入缺盆，佈膻中，散絡心包，下膈，循屬三焦。其支者，從膻中上出缺盆，上項繫耳後，直上出耳上角，以屈下頰至䪼。其支者，從耳後入耳中，出走耳前，過客主人前，交頰，至目鋭眥。其見證也，耳鳴，喉痺腫痛，耳後連目鋭眥痛，汗自出，肩臑痛，内外皆痛，小指、次指如廢。亥時氣血注于三焦。

膽者，中正之官，决斷出焉。難經曰：膽在肝之短葉間，重三兩三銖，長三寸。盛精汁三合。是經多血少氣。按，華元化曰：膽者，中清之府，號曰將軍，主藏而不瀉。

膽足少陽之脉，起于目鋭眥，上抵頭角，下耳後，循頸，行手少陽之前，至肩上，却交出手少陽之後，入缺盆。其支者，從耳後，入耳中，出走耳前，至目鋭眥後。其支者，别鋭眥，下大迎，合于手少陽，抵于䪼，下加頰車，下頸，合缺盆，以下胸中，貫膈，絡肝屬膽。循脇裏，出氣街，繞毛際，横入髀厭中。其直者，從缺盆下廉，循胸過季脇，下合髀厭中，以下循髀陽，出膝外廉，下外輔骨之前，直下，抵絶骨之端，下出外踝之前，循足跗上，入小指、次指之間。其支者，别附上入大指之間，循大指歧骨内，出其端，還貫爪甲，出三毛。其見證也，口苦，馬刀挾癭，足外熱，寢寒憎風，體無膏澤，胸中、脇肋、髀膝外至胻、絶骨外踝前諸節痛，善太息。子時氣血注

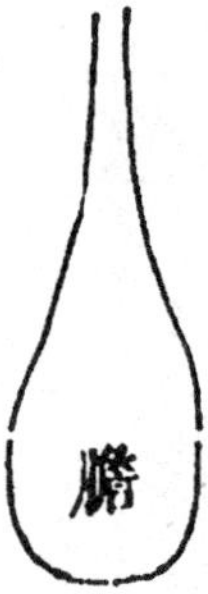

藏象論曰：凡十一臟，皆取决于膽也。

于膽。卮言曰：膽者，澹也，清净之腑，無所受輸，淡淡然者也。

愚謂：膽者，擔也，中正之官，决斷出焉。猶人之正直無私，有力量、善擔當者也。

肝者，將軍之官，謀慮出焉。肝居膈下，上着脊之九椎下。是經多血少氣。其合筋也，其榮爪也，主藏魄，開竅于目。其係上絡心、肺，下亦無竅。難經曰：肝重二斤四兩。左三葉，右四葉，凡七葉。滑氏曰：肝之爲臟，其治在左，其藏在左脇、左腎之前，並胃着脊之第九椎。

肝足厥陰之脉，起于大指叢毛之際，上循足趺上廉，去内踝一寸，上踝八寸，交出太陰之後，上膕内廉，循股陰入毛中，過陰器，抵小腹，挾胃，屬肝絡膽。上貫膈，佈脇肋，循喉嚨之後，上入項顙，連目係，上出額，與督脉會于巔。其支者，從目係下頰裏，環唇内。其支者，復從肝別貫膈，上注肺。其見證也，頭痛，脱色，善潔，耳無聞，頰腫，肝逆，面青，目赤腫痛，兩脇不痛引小腹，胸痛脇腫，婦人小腹腫，腰痛，不可俯仰，則皮滿悶，挺長熱，嘔逆，睾疝暴癢，足逆寒，胻善瘈，遺溺，淋溲便難，癃狐疝癩，胃眩轉筋，陰縮筋攣，善恐，胸中喘，罵詈，血在脇下，喘。

實則夢山林大樹，虛則夢細草苓蘇。丑時氣血注肝經。

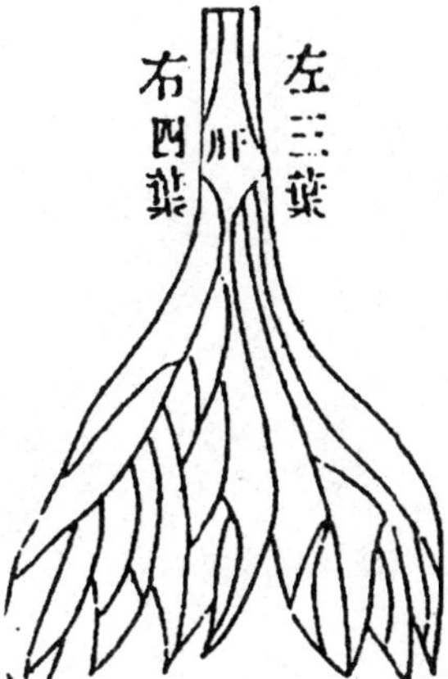

醫宗必讀卷之二

新著四言脉訣

四言脉訣，從來久矣。玆者補其缺略，正其差訛，仍舊者十之二三，新改者十之七八。復加註釋，字精確，文極簡便，義極詳明。使讀者既無繁多之苦，亦無遺漏之憾也。

脉爲血脉，百骸貫通。大會之地，寸口朝宗。

脉者，血脉也。血脉之中，氣道行焉。五臟六腑，以及奇經，各有經脉。氣血流行，週而復始，循環無端，百骸之間，莫不貫通，而總會之處，則在寸口。夫寸口左右手六部，皆肺之經脉也。何以各經之脉，皆于此取乎？肺如華蓋，居于至高，而諸臟腑皆處其下。各經之氣，無不上薰于肺，故曰「肺朝百脉」，而寸口爲脉之大會也。

診人之脉，令仰其掌。掌後高骨，是名關上。

凡診脉者，令病人仰手，醫者覆手診之。掌後有高骨隆起，是即關部也。先將中指取定關部，方下前後二指于尺寸之上也。病人長則下指宜疏，病人短則下指宜密。

關前爲陽，關後爲陰。陽寸陰尺，先後推尋。

從魚際至高骨，却有一寸，因名曰寸。從尺澤至高骨，有一尺，因名曰尺。界乎尺、寸之間，因名曰關。關前寸爲陽，關後尺爲陰。寸候上焦，關候中焦，尺候下焦。經曰：身半以上，同天之陽；身半以下，同地之陰也。先後者，謂先候寸部，次候關部，又次候尺部也。「推」者推其理，「尋」者尋其象，各察其得何脉也。

胞絡與心，左寸之應。惟膽與肝，左關所認。膀胱及腎，左尺爲定。胸中及肺，右寸昭彰。胃與脾脉，屬在右關。大腸并腎，右尺班班。

此遵内經脉法，分配臟腑于兩手也。内經診法及胞絡配心，胸中配肺，大腸列于右尺，小腸附于膀胱。三焦不應列于右尺。詳見脉法心參。胞絡與心脉，皆在左手寸上，膽脉與肝脉，皆在左手關上；膀胱及腎脉，皆在左手尺上。胸中與肺脉，皆在右手寸上。胃脉與脾脉，皆在右手關上；大腸與腎脉，皆在右手尺上。

男子之脉，左大爲順；女人之脉，右大爲順。男尺恒虚，女尺恒盛。

左爲陽，故男子宜左脉大也；右爲陰，故女人宜右脉大也。寸爲陽，尺爲陰，故男子尺虚，象離中虚也；女人尺盛，象坎中滿也。

關前一分，人命之主。左爲人迎，右爲氣口。

關前一分者，寸、關、尺各有三分，其得九分。今曰關前一分，仍在關上，但在前之一分耳。

故左爲人迎，辨外因之風，以左關乃肝、膽脉，肝爲風臟，故曰人迎緊盛，傷于風。右爲氣口，辨內因之食，以右關乃脾、胃脉，胃爲水穀之海，脾爲倉廩之官，故曰氣口緊盛，傷于食。勿以外因兼求六氣，勿以內因兼求七情也。或以前一分爲寸上，豈有左寸之心可以辨風，右寸之肺可以辨食乎？

神門屬腎，兩在關後。人無二脉，必死不救。

難經曰：上部無脉，下部有脉，雖困，無能爲害。夫脉之有尺，猶樹之有根，枝葉雖枯槁，根本將自生。蓋兩尺屬腎水，水爲天乙之元，人之元神在焉。故爲根本之脉，而稱神門也。若無此二脉，則根本敗絶，决無生理。

脉有七診，曰浮中沉，上、下左右，七法推尋。

浮者，輕下指于皮毛之間，探其腑脉也，表也。中者，略重指于肌肉之間，候其胃氣也，半表半裏也。沉者，重下指于筋骨之間，察其臟脉也，裏也。上者，即上竟上者，胸喉中是也，即于寸內前一分取之。下者，即下竟下者，少腹、腰股、膝脛、足中是也，即于尺內後一分取之。左右者，即左右手也。凡此七法，名爲七診。別有七診，謂獨大、獨小、獨寒、獨熱、獨遲、獨疾、獨陷下也。

又有九候，即浮、中、沉。三部各三，合而爲名。每候五十，方合于經。

每部有浮、中、沉三候，合寸、關、尺三部算之，共得九候之數也。夫每候必五十動者，出自難經，合大衍之數也。乃僞訣四十五動爲準，乖于經旨。必每候五十，凡九候，共得四百五十，兩手合計九百，方與經旨相合也。

五臟不同，各有本脉。左寸之心，浮大而散；右寸之肺，浮濇而短。肝在左關，沉而弦長；腎在左尺，沉石而濡。右關屬脾，脉象和緩；右尺相火，與心同斷。

此言五臟各有平脉也。必知平脉，而後知病脉也。

若夫時令，亦有平脉。春弦夏洪，秋毛冬石。四季之末，和緩不忒。

此言四時各有平脉也。然即上文五臟之脉，大同小異也。春者，東方肝木也，木始發榮，有幹無枝，則近于勁，故曰弦，即弓弦也。夏者，南方心火也，萬物暢茂，垂枝有漿，皆下曲如鈎。鈎即洪之别名，亦即上文之大也。秋者，西方脾金也，草本黄落，有枝無葉，則類于手，即上文之浮濇也。冬者，北方腎水也，極寒之時，水凝如石，故名爲石。土旺于四季之末各十八日，脾土在中，而兼五行也。和緩之義，詳見下文。

太過實强，病生于外；不及虚微，病生于内。

外因風、寒、暑、濕、燥、火六氣之邪，脉必洪大、緊數、弦長、滑實，而太過矣；内因喜、怒、憂、思、悲、恐、驚七情之傷，脉必虚微、細弱、短濇、濡芤，而不及矣。

四時百病，胃氣爲本。

胃爲水穀之海，資生之本也。故曰：有胃氣則生，無胃氣則死。胃氣脉者，緩而和匀，不浮不沉，不大不小，不疾不徐，意思欣欣，悠悠揚揚，難以名狀者也。不拘四季，一切百病，皆以胃脉爲本。

凡診病脉，平旦爲準，虚静凝神，調息細審。

《經》曰：常以平旦，陰氣未動，陽氣未散，飲食未進，經脉未盛，絡脉調匀，氣血未亂，乃可診有過之脉。又曰：診脉有道，虚静爲寶。言無思無慮，以虚静其心，惟凝神于指下也。「調息」者，醫家調匀自己之氣息；「細審」者，言精細審察，不可忽略也。

一呼一吸，合爲一息。脉來四至，平和之則。五至無痾，閏以太息。三至爲遲，遲則爲冷。六至爲數，數即熱證。轉遲轉冷，轉數轉熱。

醫者調匀氣息，一呼脉再至，一吸脉再至，呼吸定息，脉來四至，乃和平之準則也。然何以五至，亦曰無痾乎？人之氣息，時長時短，凡鼓三息，必有一息之長；鼓五息，又有一息之長，名爲太息。如曆家三歲一閏，五歲再閏也。言脉必以四至爲平，五至便爲太過，惟正當太息之時，亦曰無痾。此息之長，非脉之急也。若非太息，正合四至也。至于性急之人，五至爲平脉，不拘太息之例，蓋性急、脉亦急也。若一息而脉僅三至，即爲遲慢而不及矣；遲主冷病。若一息而脉遂六至，即爲急數而太過矣；數主熱病。若一息僅得二至，甚而一至，則轉遲而轉冷矣。若一息七至，甚而八至、九至，則轉數而轉熱矣。一至、二至，八至、九至，皆死脉也。

遲數既明，浮沉須別。浮沉遲數，辨内外因。外因于天，内因于人。天有陰陽，風雨晦明。人喜怒憂，思悲恐驚。

浮脉法天，候表之疾，即外因也；沉脉法地，候裏之病，即内因也。外因者，天之六氣，風、風淫木疾。寒、陰淫寒疾。暑、明淫暑疾。濕、雨淫濕疾。燥、晦淫燥疾。火陽淫火疾。是也。内因者，人之七情：喜傷心，怒傷肝，憂思傷脾，恐傷腎，驚傷心也。

浮表沉裏，遲寒數熱；浮數表熱，沉數裏熱；浮遲表寒，沉遲冷結。

此以浮、沉、遲、數四脉，提諸脉之綱也。脉象雖多，總不外此四脉。浮主表證，沉主裏證，遲爲寒，數爲熱。浮而且數，表有熱也；沉而且數，裏有熱也。浮而且遲，寒在表也；沉而且遲，寒在裏也。

浮脉法天，輕手可得，泛泛在上，如水漂木。有力洪大，來盛去悠；無力虚大，遲而且柔。虚極則散，涣漫不收；有邊無中，其名曰芤。浮小爲濡，綿浮水面。濡甚則微，不任尋按。更有革脉，芤弦合看。

此以浮脉提綱，而取洪、虚、散、芤、濡、微、革七脉之兼乎浮者，統彙于下也。浮脉法天，輕清在上，故輕手即見，與肉分相應，如木之漂于水面也。　洪脉者，如洪水之洪，有波濤洶湧之象，浮而有力，來盛去衰，即大脉也，即鈎脉也。　虛脉者，浮而無力，且大且遲也。　散脉者，亦浮而無力，但按之如無，比于虛脉則更甚矣，若楊花飄散之象。　芤脉者，芤草中空，脉如葱管，浮、沉二候易見，故曰有邊。　獨中候豁然難見，正如以指着葱，浮取得上面之葱皮，中取正在空處，沉按之，又着下面之葱皮也。　無中者，非中候絶無，但比之浮沉則無力也。　若泥爲絶無，是無胃氣矣。　舊説以前後爲兩邊，與芤葱之義不合。　濡脉者，浮而小且軟也。　微者，浮而極小極軟，比于濡脉則更甚矣。　欲絶非絶，似有若無八字，可爲微脉傳神。　革脉者，浮而且弦、且芤，浮多沉少，外急内虛，狀如皮革。　仲景曰：弦則爲寒，芤則爲虛，虛寒相搏，此名曰革。

革脉、牢脉，皆大而弦。　革則浮取而得，牢則沉候而見也。　舊以牢、革爲一脉者，非。

沉脉法地，如投水石。　沉極爲伏，推筋着骨。　有力爲牢，大而弦長。　牢甚則實，愊愊而强。　無力爲弱，柔小如綿。　細直而軟，如蛛絲然。

此以沉脉提綱，而取伏、牢、實、弱、細五脉之兼乎沉者，統彙于下也。　沉脉法地，重濁在下，故重按乃得，與筋骨相應，如石之墜于水底也。　伏脉者，沉之極也，伏于下也。　沉脉在筋骨之間，伏脉則推筋着骨，然後可見也。　牢脉者，沉而有力，且大、且弦、且長也。　實脉者，浮、中、沉三候皆有力，更甚于牢脉也。　弱脉者，沉而極細軟也。　細脉者，沉細而直且軟也。

遲脉屬陰，一息三至。緩脉和匀，春柳相似。遲細爲濇，往來極滯；結則來緩，止而復來。代亦來緩，止數不乖。

此以遲脉提綱，而取緩、濇、結、代四脉之兼乎遲者，統彙于下。　遲脉者，往來遲慢，爲不及之象。　緩脉者，一息四至，往來和匀，春風微吹柳稍，此確喻也，即胃氣脉也。　濇脉者，遲滯不利，狀如輕刀刮竹，舊稱一止復來者，非也。　結脉者，遲而時有一止也。　代脉者，遲而中止，不能自還，且止有定數，如四時之有禪代，不愆其期也，故名曰代。

數脉屬陽，一息六至，往來流利，滑脉可識。有力爲緊，切繩相似。數時一止，其名爲促。數如豆粒，動脉無惑。

此以數脉提綱，而取滑、緊、促、動四脉之兼乎數者，統彙于下也。　數脉者，往來急數，爲太過之象。　滑脉者，滑而不滯，如珠走盤也。　緊脉者，緊急有力，左右彈手；切繩者，喻其緊，亦喻左右彈也。　促脉者，數而時有一止，如疾行而蹶也。　動脉者，形如豆粒，厥厥動摇，兩頭俱俯，中間高起，故短如豆粒。　舊云：上下無頭尾，則上不至寸爲陽絶，下不至尺爲陰絶，是死絶之脉，非動脉也。　仲景云：陽動則汗出，陰動則發熱。　由是則寸、尺皆有動脉，謂獨見于關者，誤矣。

別有三脉，短長與弦。不及本位，短脉可原；過于本位，長脉綿綿。長而端直，狀類弓弦。

此短、長與弦三脉，非浮、沉、遲數可括，故别列于此。短者，短縮之象。長者，相引之象。弦者，勁而端直之象。按，戴同父曰：關下診短。若短脉見于關上，是上不通寸爲陽絶，下不通尺爲陰絶矣。

一脉一形，各有主病。脉有相兼，還須細訂。

前所載者，皆脉之形象，然有所主之病，有相兼之脉，更須細加考訂。此以下至「女胎三月」句，幾十有三節，各明某脉主某病，而相兼之脉，盡在其中矣。

浮脉主表，腑病所居。有力爲風，無力血虚。浮遲表冷，浮數風熱。浮緊風寒，浮緩風濕。

六腑屬陽，其應在表，故浮主腑病也。浮而有力，則知風邪所干，邪氣盛則實，有餘之象也；浮而無力，則知陰血虧損，正氣奪則虚，不足之象也。脉浮主表，脉遲主冷，浮遲兼見，則爲表冷也。浮脉主風，數脉主熱，浮數兼見，則爲風熱也。緊脉爲寒，浮緊兼見，則爲風寒也。緩脉主濕，浮緩兼見，則爲風濕也。

浮虚傷暑，浮芤失血，浮洪虚火，浮微勞極。浮濡陰虚，浮散虚劇。浮弦痰飲，浮滑痰熱。

暑傷氣，氣虚則脉虚，故浮虚爲傷暑也。失血之脉必芤，如吐血、下血之類，芤脉自兼浮，非浮脉兼芤也。洪主火，洪而兼浮，知爲虚火。微爲氣血俱虚，故主勞極，此亦微脉自兼浮也。血屬陰，其應在下，濡脉按之而軟，故爲陰虚。散者，敵亡之義，虚極所致，劇即極也。弦者，風木之象，浮亦爲風，故爲痰飲，乃風痰也。滑主痰證，滑本陽脉，而又兼浮，則炎上之象，故爲熱痰也。

沉脉主裏，爲寒爲積。有力痰食，無力氣鬱。沉遲虚寒，沉數熱伏。沉緊冷痛，沉緩水蓄。

五臟屬陰，其應在裏，故沉主裏病也。沉者，陰象也；積者，臟病也。故爲寒積。沉而有力，有餘之象，必有形之物凝滯于内；沉而無力，不足之象，乃無形之氣鬱結于中。沉、遲皆偏于陰，所以虚寒；沉裏數熱，故熱伏于裏也。緊主諸痛，亦主于寒，得之沉分，非冷痛乎？濕家得緩，沉位居裏，當水蓄矣。

沉牢痼冷，沉實熱極。沉弱陰虧，沉細虚濕。沉弦飲痛，沉滑食滯。沉伏吐利，陰毒積聚。

仲景曰：「寒則堅牢，有牢固之義，故云「痼冷」。牢脉自在沉分，非兼見也。實脉爲陽熱之極也，實則三侯皆强，不獨在沉分也。按之無力爲弱脉，故曰陰虧。細爲不足，亦主濕侵，故曰虚濕。弦本主飲，亦主諸痛。滑雖主痰，若在脾部而沉分見之，爲食滯也。寸伏則吐，尺伏則利，在陰證傷寒，則爲陰毒積聚耳。

遲脉主臟，陰冷相干，有力爲痛，無力虚寒。

五臟爲陰，遲亦爲陰，是以主臟，乃陰冷相干也。遲而有力，則因寒而凝滯，是以爲痛。遲而無力，中空顯然，故爲虚寒。

數脉主腑，主吐主狂，有力實熱，無力虚瘡。

六腑爲陽，數亦爲陽，是以主腑。吐者，陽氣亢逆也；狂者，熱邪傳裏也。數而有力，實熱可知；數而無力，則爲可斷。

滑司痰飲，右關主食，尺爲蓄血，寸必吐逆。

滑爲痰脉，右關沉滑，知有食停。兩尺見之，蓄血可察；兩寸見之，吐逆難免矣。

濇脉少血，亦主寒濕，反胃結腸，自汗可測。

尺中見濇，血少精傷也；關中見之，脾虚不能勝濕也。血液枯竭，上爲反胃，下爲結腸也。兩寸見濇，則爲自汗，蓋汗乃心之液，而肺主皮毛也。

弦脉主飲，木侮脾經，陽弦頭痛，陰弦腹疼。

木旺者，脉必弦。木旺必來侮土，土虚不能制濕，而痰飲之證生焉。陽弦者，寸也，寸主上焦，故當頭痛；陰弦者，尺也，尺主下焦，故當腹疼。

長則氣治，短則氣病，細則氣衰，大則病進。

長乃肝之平脉，故曰氣治。《經》曰：如循長竿末稍爲平，如循長竿爲病。短雖肺之平脉，若非右寸及秋令見之，即爲病矣。脉以和平爲貴，細者，不及而氣衰；大者，太過而病進也。

浮長風癇，沉短痞塞，洪爲陰傷，緊主寒痛。緩大風虚，緩細濕痺，緩濇血傷，緩滑濕痰。

浮風長火，風火相搏，則肝病而痼生。沉陰短虛，虛寒相合，則氣滯而痞生。洪即大脉、火之亢也；陽亢者，陰必傷。緊爲寒脉，浮分則表爲寒束而痛，沉分則裏爲寒滯而痛。緩爲虛而大爲風，緩大並至，故曰風虛。緩者，濕氣停滯；細者，虛氣不行，而痺生焉。濇見即爲血傷，挾緩則轉傷也。滑見即爲濕痰，挾緩則愈濕矣。

濇小陰虛，弱小陽竭。陽微惡寒，陰微發熱。陽動汗出，爲痛爲驚；陰動則熱，崩中失血。虛寒相搏，其名爲革，男子失精，女人漏血。

濇自主血虛，兼小而愈虛矣。弱脉自然小，此非兼脉，但弱脉見，則陽氣虛竭矣。微者，大虛之脉，故在陽分見，則氣虛而惡寒；在陰分見，則血虛而發熱。寸動名陽，汗出者心肺之證，驚氣入心；氣滯則痛，亦心肺也。尺動名陰，熱者，腎水不足；崩中失血，皆腎經失關蟄封藏之本也。仲景論革脉云：弦則爲寒，芤則爲虛，虛寒相搏，此名曰革。男子亡血失精，女人半產漏下。

陽盛則促，肺癰熱毒；陰盛則結，疝瘕積鬱。代則氣衰，或泄濃血，傷寒霍亂，跌打悶絶，瘡疽痛甚，女胎三月。

數而有止爲促，豈非陽盛乎？肺癰熱毒，皆火極所致者。遲而有止爲結，豈非陰盛乎？疝瘕積鬱，皆陰氣凝滯也。至于代脉，真氣衰敗而後見也。泄濃血者，見之必死。惟傷寒心悸，或霍亂昏煩，或跌打損傷，或瘡疽痛極，或懷三月胎，此五者見之，弗作死脉也。

脉之主病，有宜不宜，陰陽順逆，吉凶可推。

病有陰陽，脉亦有陰陽。順應則吉，逆見即凶。此以下至「其死可測」句，凡二十七節，詳分某病見某脉吉，某病見某脉凶也。

中風之脉，却喜浮遲，堅大急疾，其凶可知。

中風者多虛脉，以浮遲爲順，若反堅急，决無生理。

傷寒熱病，脉喜浮洪，沉微濇小，證反必凶。汗後脉静，身凉則安；汗後脉躁，熱甚必難。陽證見陰，命必危殆；陰證見陽，雖困無害。

此節皆言傷寒之順逆也。雖受寒邪，傳裏必熱，故曰熱病。病既屬熱，脉以浮洪爲吉，若沉微濇小，是證與脉反，故凶。汗後邪解，便當脉静身凉；若躁而熱，所謂汗後不爲汗衰，不可治矣。陽證而見沉濇、細弱、微遲之陰脉，則脉與證反，命必危殆；陰證而見浮大、數動、洪滑之陽脉，雖若反證，在他證忌之，獨傷寒爲邪氣將解之象，病雖危困，無害于命也。

勞倦内傷，脾脉虛弱；汗出脉躁，死證可察。

勞倦傷脾，故脾脉虛弱爲順也。若汗出而脉反躁疾，則逆矣，安得不死？

瘧脉自弦，弦數者熱，弦遲者寒，代散則絶。

瘧者，風暑之邪，客于風水之腑，木來乘土，脾失轉輸，不能運水穀之精微，遂多停痰留飲。

弦應風木，又主痰飲，無痰不成瘧，故曰「瘧脉自弦」。數熱遲寒，自然之理，獨見代、散二脉，則命必絶矣。

泄瀉下痢，沉小滑弱，實大浮數，發熱則惡。

瀉痢則虚，宜見沉小、滑弱之虚脉；若反見實大、浮數之脉，則身必發熱，而成惡候矣。

嘔吐反胃，浮滑者昌。弦數緊濇，結腸者亡。

嘔吐反胃，脾虚有痰也。浮爲虚，滑爲痰，是其正象，可以受補，故曰昌也。若弦數緊濇，則血液枯竭，遂致糞如羊屎，必死不治矣。

霍亂之候，脉代勿訝，厥逆遲微，是則可嗟。

霍亂之脉，洪大爲佳，若見代脉，因一時清濁混亂，故脉不接續，非死脉也。微細而舌卷囊縮者，不可治耳。

嗽脉多浮，浮濡易治。沉伏而緊，死期將至。

嗽乃肺疾，脉浮爲宜，兼見濡者，病將退也。若沉伏與緊則相反，而病深矣，不死何待？

喘息抬肩，浮滑是順。沉濇肢寒，均爲逆證。

喘證無非風與痰耳，脉以浮滑爲順；若反沉濇而四肢寒者，必死不治。

火熱之證，洪數爲宜，微弱無神，根本脱離。

熱證而得洪數，乃正應也；若見微弱，脉證相反，根本脱絶，藥餌不可施矣。

骨蒸發熱，脉數爲虚，熱而濇小，必殞其軀。

骨蒸者，腎水不足，壯火僭上，虚、數二脉，其正象也。若見濇小之脉，所謂發熱脉静，不可救藥耳。

勞極諸虚，浮軟微弱，土敗雙弦，火炎則數。

虚證宜見虚脉，若兩手脉弦，謂之雙弦。弦乃肝脉，右關見之，是肝木乘脾，故曰土敗。火熱太過，脉必極數，甚而七至；勞證之脉，六至以上，便不可治。

失血諸證，脉必現芤，緩小可喜，數大堪憂。

芤有中空之象，失血者宜爾也；緩小亦爲虚脉，順而可喜。若數且大，謂之邪勝，故可憂也。

蓄血在中，牢大却宜，沉濇而微，速愈者希。

蓄血者，有形實證，牢大之脉，脉證相宜。倘沉濇而微，是挾虚矣，既不能自行其血，又難施峻猛之劑，安望其速愈耶？

三消之脉，數大者生，細微短濇，應手堪驚。

渴而多飲爲上消，消穀善飢爲中消，渴而便數有膏爲下消。三消皆燥熱太過，惟見數大之脉爲吉耳；細微短濇，死不可救。

小便淋閉，鼻色必黄，實大可療，濇小知亡。

鼻頭色黄，必患小便難，六脉實大者，但用分理之劑必愈；若逢濇小，爲精血敗壞，死亡將及矣。

癲乃重陰，狂乃重陽，浮洪吉象，沉急凶殃。

癲、狂二證，皆以浮洪爲吉，取其病尚淺也；若沉而急，病已入骨，雖有扁、倉，莫之能療矣。

癇宜虚緩，沉小急實，或但弦急，必死不失。

癇本虚痰，脉見虚緩，自應然也。若沉小急實，或虚而弦急者，肝之真臟脉見矣，安望其更生耶？

心腹之痛，其類有九，細遲速愈，浮大延久。

九種心腹之痛，皆宜遲細，易于施療。如浮而大，是爲中虚，不能收捷得之效也。

疝屬肝病，脉必弦急，牢急者生，弱急者死。

肝主筋，疝則筋急，故屬肝病也。肝脉弦急，是其常也；疝係陰寒之咎，牢主裏寒之脉，亦其常也。如且弱且急，必有性命之憂。

黄疸濕熱，洪數偏宜，不妨浮大，微濇難醫。

濕蒸熱壅，黄疸生焉，洪數也，浮大也，皆所宜也。一見微濇，虚衰已甚，必食少瀉多，無藥可療矣。

脹滿之脉，浮大洪實，細而沉微，岐黄無术。

脹滿屬有餘之證，宜見有餘之脉，浮大、洪實是矣。沉細而微，謂之證實而脉虛，雖岐黄神聖，莫可回生矣。

五臟爲積，六腑爲聚。實强可生，沉細難愈。

積也，聚也，皆實證也，實脉强盛，是所當然。沉細爲虛之診，真氣敗絶，不可爲已。

中惡腹脹，緊細乃生，浮大維何，邪氣已深。

中惡者，不正之氣也。緊細主吉，浮大則凶也。

鬼祟之脉，左右不齊，乍大乍小，乍數乍遲。

鬼祟犯人，左右二手，脉象不一，忽大忽小，忽數忽遲，無一定之脉形也。

癰疽未潰，脉宜洪大。及其已潰，洪大始戒。

未潰屬實，洪大爲正脉也；若潰後則虛矣，亦見洪大，毋乃不可。

肺癰已成，寸數而實。肺痿之形，數而無力。肺癰色白，脉宜短濇，浮大相逢，氣損血失。

腸癰實熱，滑數可必，沉細無根，其死可測。

肺癰而寸口數實，知膿已成矣。肺葉焦痿，火乘金也，是以數而無力，肺癰幾作，則肺氣虛損。白者，西方本色，所謂一臟虚則一臟之本色見也。短濇者，秋金之素體；若逢浮大，是謂火來乘金，尅我者爲賊邪，血氣敗壞之診也。腸癰，實也；沉細，虚也。證實脉虚，死期將至矣。

婦人有子，陰搏陽别，少陰動甚，其胎已結。滑疾不散，胎必三月，但疾不散，五月可别。左疾爲男，右疾爲女。女腹如箕，男腹如釜。

此一節，女科胎前之脉也。陰搏陽别者，寸爲陽，尺爲陰，言尺陰之脉，搏指而動，與寸陽之脉迥然分别，此有子之診也。或手少陰心脉獨動而甚，心臟主血，故胎結而動甚也。動者，往來流利之動，非厥厥如豆之動也。疾即數也，滑而且數，按之不散，三月之胎也。滑脉不見，而但疾不散，五月之胎也。左爲陽，故左疾爲男胎；右爲陰，故右疾爲女胎。女胎，腹形狀如箕之圓也；男胎，腹形狀如釜之上小而下大也。

欲產之脉，散而離經；新產之脉，小緩爲應；實大弦牢，其凶可明。

此一節，產中之脉也。散而離經，離經者，離乎經常之脉也。胎動于中，脉亂于外，勢之必至也。產後氣血兩虚，見小緩之虚脉爲吉；若見實大弦牢，凶可知矣。

奇經八脉，不可不察。直上直下，尺寸俱牢，中央堅實，衝脉昭昭，胸中有寒，逆氣裏急，疝氣攻心，支滿溺失。

奇經者，無表裏配偶之經也。八脉者，陽維也，陰維也，陽蹻也，陰蹻也，衝也，督也，任也，帶也。直上直下，弦長相似，尺寸俱牢，亦兼弦長。是以有逆氣裏急之證，疝氣攻心，正逆急也。支滿者，脹也；溺失者，衝脉之邪干腎也。此以下凡五節，皆奇經脉也。

直上直下，尺寸俱浮，中央浮起，督脉可求。腰背僵痛，風癇爲憂。

直上直下，則弦長矣。尺寸俱浮，中央亦浮，則六部皆浮，又兼弦長，故其見證，皆屬風家。大抵衝脉主裏，督脉主表也。

寸口丸丸，緊細實長，男疝女瘕，任脉可詳。

寸口者，統寸、關、尺三部也。丸丸，動貌。緊細實長，寒邪盛而實也。男疝女瘕，即所謂苦少腹遶臍，下引陰中切痛也。

寸左右彈，陽蹻可决；尺左右彈，陰蹻可别；關左右彈，帶脉之訣。

左右彈，緊脉之象也。陽蹻主陽絡，故應于寸；陰蹻主陰絡，故應于尺。帶脉如束帶之狀，在人腰間，故應于關。

尺外斜上，至寸陰維；尺内斜上，至寸陽維。

從右手手少陽三焦，斜至寸上手厥陰心胞絡之位，是陰維脉也；從左手足少陰腎經，斜至寸上手太陽小腸之位，是陽維脉也。斜上者，不由正位而上。斜向大指，名爲尺外；斜向小指，名爲尺内。邪在陽維、陽蹻則發癇，癇動而屬陽；邪在陰維、陰蹻則發癲，癲静而屬陰故也。

脉有反關，動在臂後，别由列缺，不干證候。

反關脉者，脉不行于寸口，由列缺絡入臂後，手陽明大腸之經也。以其不順行于關上，故曰反關。有一手反關者，有兩手反關者，此得于有生之物，非病脉也。令病人覆手診之，方可見耳。

經脉病脉，業已昭詳，將絶之形，更當度量。

經常之脉，主病之脉，皆明于前矣，而死絶之脉，亦不可不察也。分列于後。

心絶之脉，如操帶鈎，轉豆躁疾，一日可憂。

經曰：脉來前曲後居，如操帶鈎，曰心死。前曲者，謂輕取則堅强而不柔；後居者，謂重取則牢實而不動。如持革帶之鈎，全失冲和之氣，但鈎無胃，故曰心死。轉豆者，即經所謂如循薏苡子累累然，狀其短實堅强，真臟脉也。又曰：心絶，一日死。

肝絶之脉，循刀背耳，新張弓弦，死在八日。

經曰：真肝脉至，中外急如循刀刃。又曰：脉來急溢勁，如新張弓弦，曰肝死。又曰：肝絶，八日死。

脾絶雀啄，又同屋漏，一似水流，還如杯覆。

舊訣曰：雀啄連來四五啄，屋漏少刻一點落。若水流，若杯覆，皆脾絶也。經曰：脾絶，四日死。

肺絶維何？如風吹毛，毛羽中膚，三日而號。

經曰：如風吹毛，曰肺死。又曰：真肺脉至，如以毛羽中人膚。皆狀其但毛而無胃氣也。又曰：肺絶，三日死。

腎絶伊何？發如奪索，辟辟彈石，四日而作。

經曰：脉來如奪索，辟辟如彈石，曰腎死。又曰：腎絶，四日死。舊訣云：彈石硬來尋即散，搭指散亂如解索。正謂此也。

命脉將絶，魚翔蝦遊，至如湧泉，莫可挽留。

舊訣云：魚翔似有又似無，蝦遊静中忽一躍。經云：渾渾革至如湧泉，綿綿其去如弦絶。皆死脉也。

脉法心參

前者四言脉訣，皆言脉象。然而脉有精理，更當深求。兹曰「心參」，盡余之得乎心而應乎手者，亦有得乎心而不能諭諸口者。若能于此研窮，期于了了明通，方不愧爲司命耳。

脉訣，高陽生托王叔和之名者也。自僞訣訛傳，脉法久晦，雖闢之者代有其人，奈習之者恬不知改。余欲起而正之，固知微塵無足岳之能，滴露乏添江之力，然天下萬世，豈無明眼？雖信余言，或不及信僞訣而信僞訣，何如其信内經耶？今以内經脉法爲圖，因以數言正其疵誤，但細心閲之，則鳧頸蛇足，自當立辨。

尺内兩旁，則季脇也。尺外以候腎，尺裏以候腹。中附上左外以候肝，内以候膈，右外以候胃，内以候脾。上附上右外以候肺，内以候胸中，左外以候心，内以候膻中。

此内經之三部候法也。腑不及膽者，寄于肝也；不及大、小腸、膀胱者，統于腹中也。至僞訣以大、小腸配于寸上，以三焦列于左尺，以命門列于右尺，及乎厥陰、膻中，竟置而不言，不可不爲之辨，使後學有確然可遵之法也。

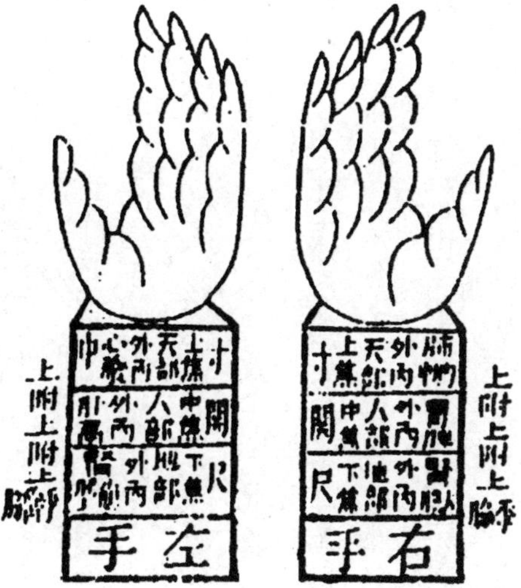

内經分配臟腑診候

夫寸主上焦，以候胸中，關主中焦以候膈中，尺主下焦以候腹中，此人身之定位，古今之通論也。大、小腸皆在下焦腹中，僞訣越中焦而候之寸上，有是理乎？滑伯仁見及此，以左尺主小腸、膀胱前陰之病，右尺主大腸後陰之病，可稱千古隻眼。以上辨大、小腸配于寸上之非。

難經及叔和、啓玄，皆以三焦有名無形，已爲誤矣。陳無擇創言三焦有形如脂膜，更屬不經。

靈樞曰：密理厚皮者三焦厚，粗理薄皮者三焦薄。

又曰：勇士者三焦理横，怯士者其焦理縱。又曰：上焦出于胃上口，並咽以上，貫膈而佈胸中；中焦亦並胃中，出上焦之後，沁糟粕，蒸津液，化精微而爲血；下焦者，别迴腸注于膀胱而滲入焉。水穀者，居于胃中，成糟粕，下大腸，而成下焦。又曰：上焦如霧，中焦如瀝，下焦如瀆。既曰無形，何以有厚薄？何以有縱、有横？何以如霧、如瀝、如瀆？何以有氣血之别耶？且又曰：三焦出氣，以温肌肉，充皮膚。固已明指肌肉之内，臟腑之外爲三焦也。脉訣不知其統主一身，妄列于右尺，何不思之甚哉！此明身中臟腑空處爲三焦，而難經有名無形，脉訣列于右尺，陳無擇妄謂有形如脂膜，皆以經文正之。手厥陰一經，從無定論。金匱真言篇曰：肝、心、脾、肺、腎五臟爲陰，膽、胃、大腸、小腸、三焦、膀胱六腑爲陽。此止十一經耳。則手厥陰之一經，果何在乎？靈蘭秘典篇曰：心者，君主之官，神明出焉。肺者，相傅之官，治節出焉。肝者，將軍之官，謀慮出焉。膽者，中正之官，决斷出焉。膻中者，臣使之官，喜樂出焉。脾胃者，倉廪之官，五味出焉。大腸者，傳導之官，變化出焉。小腸者，受盛之官，化物出焉。腎者，作强之官，伎巧出焉。三焦者，决瀆之官，水道出焉。膀胱者，州都之官，津液藏焉，氣化則能出矣。觀其以膻中，足十二經之數，然則配手厥陰經者，實膻中也。及靈樞叙經脉，又有胞絡而無膻中，然而曰「動則喜笑不休」，正與「喜樂出焉」之句相合。夫喜笑者，心火所司，則知膻中與心應，即胞絡之别名也。靈樞邪客篇曰：心者，五臟六腑之大主，其臟堅固，邪弗能容，容之則心傷，心傷則神去，神去則死矣。故諸邪之在心者，皆在心之胞絡。由是察之，胞絡即爲膻中，斷無可疑。膻中以配心臟，自有確據。已上明膻中即爲胞絡也。心、肝、脾、肺，俱各一候，惟腎一臟而分兩尺之候者，爲腎有兩枚，形如豇豆，分列于腰脊之左右也。刊誤以兩尺候腎，深合經旨，難經、脉訣乃以左尺候腎水，右尺候命門相火，誤矣。蓋考明堂、銅人等經，命門一穴，在腎脉第十四椎下陷中，兩腎之間。腎雖水臟，而相火寓焉。蓋一陽居二陰之間，所以成乎坎也。獨不思脉之應于指下者，爲有經絡循經，朝于寸口。詳考内經並無命門之經絡也，既無經絡，何以應診，而可列之右尺乎？但當以左腎爲水，右腎爲火，不可以左爲腎、右爲命門也。此明不可以右腎爲命門。

人迎氣口之説

關前一分，人命之主，左爲人迎，右爲氣口。人迎以辨外因，氣口以辨内因。又曰：人迎緊盛傷于風，氣口緊盛傷于食。蓋寸部三分，關部三分，尺部三分，三部合計，其得九分。每部三分者，前一分，中一分，後一分也。此云關前一分，仍在關上之前一分耳。人多誤認「關前」二字，竟以左寸爲人迎，右寸爲氣口，誤矣。須知左關前一分，正當肝部，肝爲風木之臟，故外傷于風者，内應風臟而爲緊盛也。右關前一分，正當脾部，脾爲倉廩之官，故内傷于食者，内應食臟而爲緊盛也。觀其但曰傷于風，勿泥外因，而概以六氣所傷者，亦取人迎也；但曰傷于食，勿泥內因，而概以七情所傷者，亦取氣口也。古人人迎氣口有兩法：在左右兩手分之，左爲人迎，右爲氣口。在右手一手分之，肺在寸爲人迎，脾在關爲氣口。蓋肺主皮毛，司腠理，凡風邪來客，先犯皮毛，皆肺經腠理不密所致也。

脉有不可言傳之説

脉之理微，自古記之。昔在黄帝，生而神靈，猶曰若窺深淵而迎浮雲。許叔微曰：脉之理幽而難明。吾意所解，口莫能宜也。凡可以筆墨載，可以口舌言者，皆跡象也。至于神理，非心領神會，烏能盡其玄微？如古人形容胃氣之脉，而曰不浮不沉，此跡象也，可以中候求也；不疾不徐，此跡象也，可以至數求也。獨所謂意思欣欣，悠悠揚揚，難以名狀。非古人秘而不言，欲名狀之而不可得，姑引而不發，躍如于言詞之表，以待能者之自從耳。東垣至此，亦窮于詞説，而但言脉貴有神。惟其神也，故不可以跡象求、言語告也。又如形容滑脉，而曰替替然如珠之圓轉；形容濇脉，而曰如雨沾沙；形容緊脉，而曰如切繩轉索；形容散脉，而曰如楊花散漫；形容任脉，而曰寸口丸丸。此皆跡象之外，别有神理。就其所言之狀，正惟窮于言語，如借形似以揣摹之耳。蓋悟理雖入微之事，然跡象未明，從何處悟入，思境未苦，從何處悟出，必于四言之訣，二十七字之法，誦之極其熟，思之極其苦，夫然後靈明自動，神鬼來通。啓玄子曰：欲登泰岱，非徑莫從；欲詣扶桑，無舟莫適。其是之謂乎？

因形氣以定診之説

逐脉審察者，一成之矩也；隨人變通者，圓機之士也。肥盛之人，氣居于表，六脉常帶浮洪；瘦小之人，氣斂于中，六脉常帶沉數。性急之人，五至方爲平脉；性緩之人，四至便作熱醫。身長之人，下指宜疏；身短之人，下指宜密。北方之人，每見實强；南方之人，恒多軟弱。少壯之脉多大，老年之脉多虚。酒後之脉常數，飯後之脉常洪。遠行之脉必疾，久飢之脉必空。室女、尼姑多濡弱，嬰兒之脉常七至。經曰：形氣相得者生，三五不調者死。其可不察于此乎？

診貴提綱之説

脉者，氣血之先，陰陽之兆，貴得其綱領而提挈之也。左手爲陽，右手爲陰；關前爲陽，關後爲陰；浮取爲陽，沉取爲陰；數躁爲陽，遲慢爲陰；有力爲陽，無力爲陰；長大爲陽，短小爲陰。明乎此，而脉之大端已在是矣。故曰約而言之，只浮、沉、遲數，已見其梗概；博而考之，雖二十四字，未盡其精詳。經曰：知其要者，一言而終；不知其要，流散無窮。此之謂也。

脉有相似宜辨

洪與虚皆浮也，浮而有力爲洪，浮而無力爲虚。　沉與伏皆沉也，沉脉行于筋間，重按即見；伏脉行于骨間，重按不見，必推筋至骨，乃可見也。　數與緊皆急也，數脉以六至得名，而緊則不必六至，惟弦急而左右彈，狀如切緊繩也。　遲與緩皆慢也，遲則三至，極其遲慢；緩則四至，徐而不迫。　實與牢皆兼弦、大、實、長之四脉也，實則浮、中、沉三取皆然，牢則但于沉候取也。　洪與實皆有力也，洪則重按少衰，實則按之亦强也。　革與牢皆大而弦也，革則浮取而得，牢則沉取而見也。　濡與弱皆細小也，濡在浮分，重按即不見也；弱主沉分，輕取不可見也。

細與微皆無力也，細則指下分明；微則似有若無，模糊難見也。　促結濇代，皆有止者也。數時一止爲促，緩時一止爲結，往來遲滯，似止非止爲濇；動而中止，不能自還，止有定數爲代。

脉有相反宜參

浮沉者，脉之升降也；遲數者，脉之急慢也；滑濇者，脉之通滯也；虛實者，脉之剛柔也；長短者，脉之盈縮也；洪微者，脉之盛衰也；緊緩者，脉之張弛也；牢革者，脉之内外也；動伏者，脉之出處也；促結者，脉之陰陽也；濡弱者，脉之窮于進退者也；芤弦者，脉之見于盛衰者也。《經》曰：前大後小，前小後大，來疾去徐，來徐去疾。去不盛來反盛，去盛來不盛。乍大乍小，乍長乍短，乍數乍疏。是又二脉之偶見者也。

脉位法天地五行之説

北方爲坎，水之位也；南方爲離，火之位也；東方爲震，木之位也；西方爲兑，金之位也；中央爲坤，土之位也。人身一小天地，故脉位應之。試南面而立，以觀兩手之部位，心屬火居寸，亦在南也。腎屬水居尺，亦在北也。肝屬木居左，亦在東也。肺屬金居右，亦在西也。脾屬土居關，亦在中也。以五行相生之理言之，天一生水，故先從左尺腎水生左關肝木，肝木生左寸心火；心火爲君主，其位至高不可下，乃分權于相火，相火寓于右腎；腎本水也，而火寓焉，如龍伏海底，有火相隨。右尺相火生右關脾土，脾土生右寸肺金，金復生水，循環無窮，此相生之理也。更以五行相剋之理言之，相火在右尺，將來尅金，賴對待之左尺，實腎水也，火得水制，則不乘金矣。脾土在右關，將來剋水，賴對待之左關，實肝本也，土得木制，則不侮水矣。肺金在右寸，將來剋木，賴對待之左尺，實心火也，金得火制，則不賊水矣。右手三部，皆得左手三部制矣，而左手三部，竟無制者，獨何歟？右寸之肺金，有子腎水可復母讎；右關之脾土，有子肺金，可復母讎；右尺之相火，有子脾土，可復母讎。是制于人者，仍可制人，相制而適，以相成也。此相剋之理也。

長短二脉不診于關之説

夫脉以過于本位，名之爲長。如寸之過于本位，直可上溢魚際；尺之過于本位，直可下通尺澤。至于關中，稍過于上，即爲寸部；稍過于下，即爲尺部。何從見其過于本位，而名之爲長乎？或曰：長爲肝家本脉，見于内經者，然則亦不從關上診歟？曰：凡尺寸之見長者，皆肝脉之應也，必欲于左關求之，是癡人前説夢矣。不及本位，故名曰短。寸可短也，尺可短也，若欲于關上尋不及本位之短脉，是上不通寸爲陽絶，下不通尺爲陰絶，乃死脉也。豈可以死脉爲短脉乎？尺、關、寸一氣貫通，決無間斷之理，必欲于關上求短脉，其可得乎？故愚謂長短二脉，不診于關中，但見于尺寸也。

緩脉非病脉之説

緩乃胃氣之脉，六部中不可一刻無者也。所謂緩而和勻，不疾不徐，不大不小，不浮不沉，意思欣欣，悠悠揚揚，難以名狀者，此胃氣脉也。脉貴有神者，貴此胃氣耳，安可以胃氣脉爲病脉乎？必緩中有兼見之脉，方可斷病，如緩而大，緩而細之類是也。

革脉非變革之義

革脉者，浮取之而挺然，重按之而豁然，下如鼓皮，外雖綳急，中則空虚。故丹溪云：如按鼓皮。此的解也。皮即爲革，故名爲革。滑伯仁以革爲變革之義，誤矣。若曰變革，是怪脉也，而革果怪脉乎？則變革之義何居乎？

脉以胃氣爲本

至哉坤元，萬物資生，惟人應之，胃氣是也，故脉以胃氣爲本。夫肝、心、肺、腎四臟之氣，各有偏勝，俱賴胃氣調劑之，使各得和平。故曰土位居中，兼乎五行。春胃微弦曰平，弦多胃少曰肝病，但弦無胃曰死；胃而有毛曰秋病，毛甚曰今病。夏胃微鈎曰平，鈎多胃少曰心病，但鈎無胃曰死；胃而有石曰冬病，石甚曰今病。長夏胃微耎弱曰平，弱多胃少曰脾病，但代無胃曰死；耎弱有石曰冬病，石甚曰今病。秋胃微毛曰平，毛多胃少曰肺病，但毛無胃曰死；毛而有弦曰春病，弦甚曰今病。冬胃微石曰平，石多胃少曰腎病，但石無胃曰死；石而有鈎曰夏病，鈎甚曰今病。四時長夏，皆以胃氣爲本。診家于此精熟，則生剋之故了然，或生或死，或病或不病，無遁情矣。

真臟脉見乃决死期

肝病則脉弦，弦而勁急，如循刀刃，真肝脉見也。庚日篤，辛日死，死于申、酉時。心病則脉洪，洪而鼓躁，如操帶鈎者，真心脉見也。壬日篤，癸日死，死于亥、子時。脾病則脉耎，脉來如屋之漏，如水之流，介然不鼓者，真脾脉見也。甲日篤，乙日死，死于寅、卯時。肺病則脉濇，濇而輕短，如風吹毛者，真肺脉見也。丙日篤，丁日死，死于午、未時。腎病則脉石，石而搏激，如雀之啄者，真腎脉見也。戊日篤，己日死，死于辰、戌、丑、未時。其有過期者，倉公所謂能食也。

診法與叔和不同

王宗正曰：診脉之法，當從心、肺俱浮，肝、腎俱沉，脾在中州。王叔和獨守寸關尺部位，以測五臟六腑之脉者，非也。大抵從叔和而廢此固非，但守此説不從叔和亦非，當合而參之可也。

重陰重陽

寸脉浮大，陽也，又兼疾脉，此陽中之陽也，名曰重陽。尺内沉細，陰也，又兼遲脉，此陰中之陰也，名曰重陰。上部重陽，下部重陰。陽亢陰隔，癲證乃成。

脱陰脱陽

六脉有表無裏，如濡脉之類，此名脱陰。六脉有裏無表，謂之陷下，如弱脉之類，此名脱陽。六脉暴絶，此陰陽俱脱也。《經》曰：脱陰者目盲，脱陽者見鬼，陰陽俱脱者危。

陰陽相乘相伏

浮取之候，兩關之前，皆陽也。若見緊濇短小之類，是陽不足而陰乘之也。沉取之候，兩關之後皆陰也，若見洪大數滑，是陰不足而陽乘之也。陰脉之中，陽脉間一見焉，此陰中伏陽也；陽脉之中，陰脉間一見焉，此陽中伏陰也。陰乘陽者必惡寒，陽乘陰必内熱。陰中伏陽者期于夏，陽中伏陰者期于冬。以五行之理推之，而月節可期也。

陰絶陽絶

夫人脣爲飛門，齒爲户門，會厭爲吸門，胃爲賁門，太倉下口爲幽門，大腸、小腸會爲闌門，下極爲魄門，此爲七衝門。此七門者，一氣貫通，無有壅遏，壅遏則氣閉而絶矣。寸口之動脉應之，故寸關尺一脉貫通，無有間絶，間絶則死。寸脉爲上，上不至關爲陽絶；尺脉爲下，下不至關爲陰絶。陽絶死于春夏，陰絶死于秋冬。

脉無根有兩説

一以尺中爲根。人之有尺，猶樹之有根，水爲天一之元，先天命根也。王叔和曰：寸關雖無，尺猶不絶。如此之流，何憂殞滅！謂其有根也。若腎脉獨敗，是無根矣。一以沉候爲根。經曰：諸浮脉無根者皆死。是謂有表無裏，是謂孤陽不生。造化所以亘萬古而不息者，一陰一陽互爲其根也。陰既絶矣，孤陽豈能獨存乎？二説似乎不同，實則一致，兩尺爲腎部，沉候之六脉皆腎也。然則兩尺之無根，與沉取之無根，總之腎水絶也。

尺寸分經與絡

寸部者，經脉之應也；尺部者，絡脉之應也。寸部熱滿，尺部寒濇，此絡氣不足，經氣有餘也。秋冬死，春夏生。寸部寒濇，尺部熱滿，此經氣不足，絡氣有餘也。春夏死，秋冬生。

一歲之中脉象不可再見

春弦夏洪，秋濇冬石，各隨時令而見，此爲平也。如春宜弦而得洪脉者，至夏必死；得濇脉者，至秋必死；得石脉者，至冬必死：爲真臟之氣先泄也。其象先是于非時，當其時不能再見矣。

脉有亢制

《經》曰：亢則害，承乃制。此言太過之害也。亢者，過于上而不能下也；承者，受也，亢極則反受制也。如火本尅金，尅之太過則爲亢，而金之子爲水，可以制火，乘其火虛，來復母讎，而火反受其制矣。如吳王夫差起傾國之兵，以與晉争，自謂無敵，越王勾踐乘其空虛，已入國中矣。在脉則當何如？曰：陽盛者，脉必洪大，至陽盛之極，而脉反伏匿，陽極似陰也。此乾之上九，亢龍有悔也。陰盛者，脉必細微，至陰盛之極，而脉反躁疾，陰極似陽也。此坤之上六，龍戰于野也。凡遇極者，反兼勝己之化也。

老少脉異

老者，脉宜衰弱，若過旺者，病也；壯者，脉宜充實，若衰弱者，病也。雖然老者脉旺而非躁，此禀之厚，壽之徵也；如其躁疾，有表無裏，此名孤陽，死期近矣。壯者脉細而和緩，三部同等，此禀之静，養之定也；若細而勁直，前後不等，死期至矣。

從證不從脉

脉浮爲表，治宜汗之，此其常也，而亦有宜下者焉。仲景云「若脉浮大，心下硬有熱，屬臟者，攻之，不令發汗」是也。脉沉爲裏，治宜下之，此其常也，而亦有宜汗者焉。「少陰病始得之，反發熱而脉沉者，麻黄附子細辛湯，微汗之」是也。脉促爲陽，常用葛根、芩、連清之矣。若脉促厥冷爲虚脱，非灸非温不可，此又非「促爲陽盛」之脉也。脉遲爲寒，常用乾薑、附子温之矣。若陽明脉遲，不惡寒，身體濈濈汗出，則用大承氣，此又非「遲爲陰寒」之脉矣。四者皆從證，不從脉也。世有切脉而不問證，其失可勝言哉！

從脉不從症

表證汗之，此其常也。仲景曰：「病發熱頭痛，脉反沉，身體疼痛，當救其裏，用四逆湯。此從脉之沉也。裏證下之，此其常也。日晡發熱者，屬陽明。脉浮虚者，宜發汗，用桂枝湯。此從脉之浮也。結胸證具，常以大、小陷胸下之矣，脉浮大者不可下，下之則死，是宜從脉而治其表也。身疼痛者，常以桂枝、麻黄解之矣。然尺中遲者不可汗，以營血不足故也，是宜從脉而調其營矣。此皆從脉，不從證也。世有問證而忽脉者，得非仲景之罪人乎？

形肉已脱九候雖調猶死

此岐伯欲人以脉合形也。蓋形肉者，脾之所主。脾土爲萬物之母，觀其形肉脱，則知脾壞于内，而根本喪矣。九候雖調，猶不免于死，形可以弗視乎哉！

七診雖見九候皆從者不死

此岐伯欲人融通脉理，不可一途而取也。七診者，獨大、獨小、獨遲、獨疾、獨寒、獨熱、獨陷下也，此皆惡脉。今論其不死者，如少陽之至，乍大乍小；陽明之至，浮大而短；太陽之至，洪大而長；太陰之至，緊大而長；少陰之至，緊細而微；厥陰之至，沉短而數：是皆旺脉也。又如南政之歲，三陰司天，則寸不應；三陰在泉，則尺不應。北政之歲，三陰司天，則尺不應；三陰在泉，則寸不應：是皆運氣使然也。故謂之從。從者，順四時五行而爲之遷變，安得死哉！

衝陽太谿太衝

衝陽者，胃脉也，在足跗即脚面也。上五寸骨間，動脉上，去陷骨三寸。蓋土者萬物之母，衝陽脉不衰，胃氣猶在，病雖危，尚可生也。然于旺中又忌弦急。弦急者，肝脉也，若見此脉，爲木來尅土，謂之賊邪，不治。太谿者，腎脉也，在足内踝後跟骨即足跗後兩旁圓骨，俗名孤拐骨。上動脉陷中。蓋水者天一之元，太谿不衰，腎猶未絶，病雖危，尚可生也。太衝者，肝脉也，在足大指本節後二寸陷中。蓋肝者東方木也，生物之始，此脉不衰，則生生之機尚可望也。女人專以此爲主。

辨論太素脉

脉法倡自岐黄，不過測病情、决生死而已，安得有所謂太素也？自楊上善主太素脉法，徵休徵咎，比于神靈，而有驗、有不驗者，何也？皆風鑑者流，托名太素，以神其説耳，學者勿爲邪説所惑也。然亦有可採之句，如曰：脉形圓净，至數分明，謂之清；脉形散濇，至數模糊，謂之濁。

質清脉清，富貴而多喜；質濁脉濁，貧賤而多憂。質清脉濁，外富貴而内貧賤，失意處多，得意處少也；質濁脉清，外貧賤而内富貴，得意處多，失意處少也。富貴而壽，脉清而長；貧賤而夭，脉濁而促。清而促者，富貴而夭；濁而長者，貧賤而壽。此皆可採之句，然亦不能外乎風鑑也。

内經曰：持脉有道，虚静爲保。春日浮，如魚之遊在波；夏日在膚，泛泛乎萬物有餘；秋日下膚，蟄蟲將去；冬日在骨，蟄蟲周密，君子居室。故曰：知内者按而紀之，知外者終而始之。此六者，持脉之大法。

色診

古人察色望氣，命曰色診。望而知之謂之神，居四診之先。仲景診明堂、闕庭，書不見察，爲世醫咎，則色之于醫尚矣。兹者採經文，集名論，類成一帙，以便稽攷。

移情變氣論曰：上古使僦貸季，理色脉而通神明，合之金、木、水、火、土，四時、八風、六合，不離其常。變化相移，以觀其妙，以知其要，則色脉是矣。色以應日，脉以應月。

脉要精微論曰：夫精明五色者，氣之華也。赤欲如白裹朱，不欲如赭；白欲如鵝羽，不欲如鹽；青欲如蒼璧之澤，不欲如藍；黄欲如羅裹雄黄，不欲如黄土；黑欲如重漆色，不欲如地蒼。以上言五色之見，皆貴光澤而惡晦滯也。五色精微象見，其壽不久也。夫精明者，所以視萬物，别黑白，審短長；以長爲短，以白爲黑，如是則精衰矣。

五臟生成論曰：青如草茲者死，黄如枳實者死，黑如炲音苔。者死，赤如衃音丕。血者死，白如枯骨者死。此五色之見死也。生于心，如以縞裹朱；生于肺，如以縞裹紅；生于肝，如以縞裹紺；生于脾，如以縞裹括蔞實；生于腎，如以縞裹紫。此五臟所生之外榮也。色味當五臟。白當肺辛，赤當心苦，青當肝酸，黄當脾甘，黑當腎鹹。故白當皮，赤當脉，青當筋，黄當肉，黑當骨。夫脉之小大、滑濇、浮沉，可以指別；五臟之象，可以類推；如火炎上，水潤下，木曲直，金堅斂，土安静之類。五臟相音，可以意識；如肝音角，心音徵，脾音宫，肺音商，腎音羽。五色徵診，可以目察。能合色脉，可以萬全。赤脉之至也，喘而堅，診曰有積氣在中，時害于食，名曰心痺，得之外疾，思慮而心虚，故邪從之。白脉之至也，喘而浮，上虚下實，驚有積氣在胸中，喘而虚，名曰肺痺寒熱，得之醉而使内也。青脉之至也，長而左右彈，有積氣在心下支胠，名曰肝痺，得之寒濕與疝同法，腰痛、足清、頭痛。黄脉之至也，大而虚，有積氣在腹中，有厥氣，名曰厥疝，女子同法，得之疾使四肢，汗出當風。黑脉之至也，上堅而大，有積氣在小腹與陰，名曰腎痺，得之沐浴清水而卧。凡相五色之奇脉，面黄目青，面黄目赤，面黄目白，面黄目黑者，皆不死也。面青目赤，面赤目白，面青目黑，面黑目白，面赤目青，皆死也。

診要經終論曰：太陽之脉，其終也，戴眼，反折，瘈瘲，其色黑，絶汗乃出，出則死矣。少陽終者，耳聾，百節皆縱，目環絶繫，絶繫一日半死。其死也，色先青白，乃死矣。陽明終者，口目動作，善驚，妄言，色黄，其上下經盛不仁則終矣。少陰終者，面黑，齒長而垢，腹脹閉，上下不通而終矣。太陰終者，腹脹閉不得息，善噫，善嘔，嘔則逆，逆則面赤，不逆則上下不通，不通則面黑，皮毛焦而終矣。厥陰終者，中熱嗌乾，善溺，心煩，甚則舌卷囊上縮而終矣。

邪氣臟腑病形篇曰：夫色脉與尺脉之相應也，如桴鼓影響之相應也。不得相失也，此亦本末根葉之出候也。故根死則葉枯矣，色脉形肉不得相失也。故知一則爲工，知二則爲神，知三則神且明矣。　青色者，其脉弦也；赤者，其脉鉤也；黄者，其脉代也；白者，其脉毛；黑者，其脉石。見其色而不得其脉，反得其相勝之脉，則死矣。得其相生之脉，則病已矣。

五閲五使篇曰：脉出于氣口，色見于明堂，五色更出，以應五時。　肺病者，喘息鼻張；肝病者，眥青；脾病者，唇黄；心病者，舌卷短以赤；腎病者，顴與顔黑。

五色篇：雷公問于黄帝曰：五色獨决于明堂乎？黄帝曰：明堂者，鼻也。闕者，眉間也。庭者，顔也。顔爲額角，即天庭也。　蕃者，頰側也。蔽者，耳門也。其間欲方大，去之十步皆見于外，如是者壽必中百歲。雷公曰：官五色，奈何？官五色，言五色之所主也。　黄帝曰：青黑爲痛，黄赤爲熱，白爲寒，是爲五官。雷公曰：以色言病之間甚，奈何？間者，輕也。甚者，重也。　黄帝曰：其色粗以明，沉夭者爲甚。其色上行者病益甚，其色下行如雲徹散者病方已。五色各有藏部，有外部，有内部也。色從外部走内部者，其病從外走内；其色從内走外者，其病從内走外。病生于内者，先治其陰，後治其陽，反者益甚。其病生于陽者，先治其外，後治其內。反者益甚。雷公曰：人不病卒死，何以知之？黄帝曰：大氣入於臟腑者，不病而卒死矣。曰：病小愈而卒死者，何以知之？曰：赤色出兩顴，大如拇指者，病雖小愈，必卒死。黑色出於庭，大如拇指，必不病而卒死。沉濁爲内，浮澤爲外。皆言色也。黄赤爲風，青黑爲痛，白爲寒，黄而膏甚爲膿，赤甚者爲血，痛甚爲攣，寒甚爲皮不仁。五色各見其部，察其浮沉，以知淺深；察其澤夭，以觀成敗；察其散摶，以知遠近；視色上下，以知病處。積神於心，以知往今，故相氣不微，不知是非，屬意弗去，乃知新故。色明不粗，沉夭爲甚。不明不澤，其病不甚。雖不明澤，亦不沉夭，病必不甚。其色散，駒駒然未有聚；稚馬曰駒，喻其無定，散而不聚也。其病散而氣痛，聚未成也。言其爲病尚散，即有痛處，因於氣耳，非積聚成形也。

衛氣失常篇：伯高曰：色起兩眉薄澤者，病在皮；脣色青、黄、赤、白、黑者，病在肌肉；營氣濡然者，病在血氣；目色青、黄、赤、白、黑者，病在筋；耳焦枯，受塵垢，病在骨。

通天篇：少師曰：太陰之人，貪而不仁，下齊湛湛，好内而惡出，心抑而不發，不務於時，動而從之。少陰之人，小貪而賊心，見人有亡，常若有得，好傷好害，見人有榮，乃反慍怒，心嫉而無恩。太陽之人，居處於於，好言大事，無能而虚説。志發於四野，舉措不顧是非，爲是如常自用，事雖敗而無悔。少陽之人，諟諦好自貴，有小小官則高自宜，好爲外交而不内附。陰陽和平之人，居處安静，無爲懼懼，無爲欣欣，婉然從物，或與不争，與時變化，尊則謙謙，譚而不治，是謂至治。以上别五等之人。太陰之人，多陰而無陽，其陰血濁，其衛氣濇，陰陽不和，緩筋而厚皮，不之疾瀉，不能移之。少陰之人，多陰少陽，小胃而大腸，六腑不調，陽明脉小，太陽脉大，必審調之。其血易脱，其氣易敗也。太陽之人，多陽而少陰，必謹調之，毋脱其陰而瀉其陽，陽重脱者陽狂，陰陽皆脱者，暴死不知人也。少陽之人，多陽少陰，經小而絡大，血在中而氣外，實陰而虚陽，獨瀉其絡脉則强，氣脱而疾，中氣不足，病不起也。陰陽和平之人，其陰陽之氣和，血脉調，謹診其陰陽，視其邪正，安容儀，審有餘、不足，盛則瀉之，虚則補之，不盛不虚，以經取之。已上治五態之人。太陰之人，其狀黮黮然黑色，念然下意，臨臨然長大，膕然未僂。少陰之人，其狀清然、竊然，固以陰賊，立而躁險，行而似伏。太陽之人，其狀軒軒儲儲，反身折膕。少陽之人，其狀立則好仰，行好摇，兩臂、兩肘則常抬背者。陰陽和平之人，其狀委委然，隨隨然，顒顒然，愉愉然，琁琁然，豆豆然，衆人皆曰君子。已上别五態之人。

方盛衰論曰：形弱氣虚死；形氣有餘，脉氣不足死；脉氣有餘，形氣不足生。

玉機真臟論曰：形氣相得，謂之可治。色澤以浮，謂之易已。

夫五臟者，身之强也。頭者，精明之府，頭傾視深，精神將奪矣。背者，胸中之府，背曲肩隨，腑將壞矣。腰者，腎之府，轉摇不能，腎將憊矣。膝者，筋之府，屈伸不能，行則僂附，筋將憊矣。骨者，髓之府，不能久立，行則振掉，骨將憊矣。得强者生，失强者死。

青色見于太陰、太陽及魚尾正面，口角如大青藍葉，怪惡之狀者，肝氣絶，主死。若如翠羽柏皮者，只是肝邪，有驚病、風病、目病之屬。

紅色見于口唇，及三陰、三陽上下，如馬肝色，死血之狀者，心氣絶，主死。若如橘紅馬尾色者，只是心病，有怔忡驚悸，夜卧不寧。白色見于鼻準，及正面，如枯骨及擦殘汗粉者，爲肺絶，丙丁日死。若如膩粉、梅花、白錦者，只是肺邪，咳嗽之病，有孝服之憂。黄色見于鼻，乾燥若土偶之形，爲脾氣絶，主死。若有桂花，雜以黑暈，只是脾病，飲食不快，四肢倦怠，有妻妾之累。

黑色見于耳，或輪廓内外，命門懸壁，若污水烟煤之狀，爲腎氣絶，主死。若如蜘蛛、網眼、烏羽之澤者，只是腎虚火旺之病。凡望病人，目睛不了了，鼻中呼不出，吸不入，氣短促而冷者，陰病也。目睛了了，鼻中呼吸出入，能往能來，口鼻息長而皆熱者，陽病也。

病人及無病人，黑色起入目及口鼻，三日死。

久病人耳目及顴骨赤者，五日死。

病人目無精光，若土色，不受飲食者，四日死。

病人兩目眥有黄色起者，將愈。

病人面目俱黄者，不死。

病人面上及口唇青黑者，俱不可救。

病人及無病人，面如馬肝色，望之如青，近之如黑者死。

左頰主肝，右頰主肺，額上主心，鼻主脾，頤主腎，色與脉相尅者凶。如脉見西方之濇，而色見南方之赤，是色尅脉也；如脉見西方之濇，而色見東方之青，是脉尅色者。餘臟準此。色與脉相生者吉，如脉見西方之濇，而色見中央之黄，是色生脉也。如色見西方之白，而脉見中央之緩，是脉生色也。餘臟準此。然更有别焉。色尅脉者其死速，脉尅色者其死遲，色生脉者其愈速，脉生色者其愈遲。《經》曰：能合色脉，可以萬全。此之謂也。

宛委山莊重校醫宗必讀卷之三

本草徵要上 本草太多，令人有望洋之苦；藥性太少，有遺珠之憂。茲以綱目爲主，删繁去複，獨存精要，採集名論，竊附管窺，詳加註釋。比之珍珠囊，極其詳備。且句字整嚴，便于誦讀，使學者但熟此帙，已無遺用，不必復事他求矣。

草部

人參 味甘，微温，無毒。入肺、脾二經。茯苓爲使，惡鹵鹹，反藜蘆，畏五靈脂。去蘆用。其色黄中帶白，大而肥潤者佳。補氣安神，除邪益智。療心腹寒痛，除胸脇逆滿，止消渴，破堅積。氣壯而胃自開，氣和而食自化。

人參得陽和之氣，能回元氣于垂亡，氣足則神安，正旺則邪去。益智者，心氣强，則善思而多智也。真氣虚者，中寒而痛，胸滿而逆，陽春一至，寒轉爲温，否轉爲泰矣。氣入金家，金爲水母，渴藉以止矣。破積消食者，脾得乾健之運耳。○按，人參狀類人形，功魁羣草，第亦有不宜用者，世之録其長者，遂忘其短；摘其瑕者，并棄其瑜。或當用而後時，或非宜而妄設，不蒙其利，祇見其害，遂使良藥見疑于世，粗工亙騰其口，良可憾也。人參能理一切虛證，氣虛者固無論矣，血虛者亦不可缺。無陽則陰無以生，血脱者補氣，自古記之。所謂肺熱還傷肺者，肺脉洪實，火氣方逆，血熱妄行，氣尚未虛，不可驟用。痧瘄初發，身雖熱而癍點未形，傷寒始作，症未定而邪熱方熾，若誤投之，鮮克免者。多用則宣通，少用反壅滯。

生地黃 味甘，寒，無毒。入心、肝、脾、胃四經。惡貝母，忌銅鐵、葱、蒜、蘿蔔、諸血。産懷慶，黑而肥實者佳。凉血補陰，去瘀生新。養筋骨，益氣力，理胎産，主勞傷，通二便，消宿食。心病而掌中熱痛，脾病而痿躄貪眠。

熟地黃 性味、畏忌俱同生地黃。用砂鍋柳甑，襯以荷葉，將生地黃酒潤，用縮砂仁粗末拌蒸，蓋覆極密，文武火蒸半日，取起，曬極乾，如前又蒸，九次爲度，令中心透熟，純黑乃佳。滋腎水，封填骨髓，利血脉，補益真陰。久病餘脛股酸痛，新産後臍腹急疼。

地黃，合地之堅凝，得土之正色，爲補腎要藥，益陰上品。禀仲冬之氣，故凉血有功，陰血賴養。新者生則瘀者去，血受補則筋受榮，腎得之而骨强力壯矣。胎産勞傷，皆血之愆，血得其養，證因以痊。腎開竅于二陰，况血主濡之，二便所以利也。濕熱盛則食不消，地黃去濕熱，以安脾胃，宿滯乃化。掌中應心，主痿躄，乃脾熱奉君主而清其倉廩，兩證可瘳矣。熟者稍温，其功更溥。六味丸以之爲首，天一所生之本也；四物湯以之爲君，乙癸同源之義也。久病陰傷，新産血敗，在所亟需。按，生地黄，性寒而潤，胃虚食少，脾虚瀉多，均在禁例。熟者性滯，若痰多氣鬱之人，能窒礙胸膈，當斟酌用之。薑、酒拌炒，生者不妨胃，熟者不泥膈。

天門冬 味甘，寒，無毒。入肺、腎二經。地黄、貝母爲使，忌鰻魚，去心用。定喘定嗽，肺痿肺癰，是潤燥之力也；益精益髓，消血消痰，非補陰之力歟？善殺三蟲。能通二便。

甘寒養陰，肺、腎虚熱之要藥也。熱則生風，熱清而風自去；濕乃濕熱，熱化而濕亦除。腎爲作强之官，而主骨，濕熱下流，使人骨痿，善去濕熱，故骨强也。虚而内熱，三蟲生焉；補虚去熱，三蟲殺矣。肺喜清肅，火不乘金，故曰保也。咳嗽癰痿，血痰燥渴，保肺之後，莫不療之。伏熱在中，飲食不爲飢膚，邪熱清，而肌膚得其養矣。肺金不燥，消渴自止，氣化及于州都，小便自利。按，天門冬，性寒而滑，若脾虚而泄瀉惡食者，大非所宜，即有前證，亦勿輕投。

麥門冬 味甘，微寒，無毒。入心、肺二經。地黄、車前爲使。惡款冬花，忌鯽魚。肥白者佳，去心用。退肺中伏火，止渴益精；清心氣驚煩，定血療咳。

麥門冬禀秋金之微寒，得西方之正色，故清肺多功。心火焦煩，正如盛暑。秋風一至，炎蒸若失矣。心主血，心既清寧，妄行者息。脾受濕熱，則肌肉腫而腸胃滿，熱去即濕除，腫滿者自愈。金不燥則不渴，金水生則益精。　按，麥門冬與天門冬功用相當，寒性稍減，虛寒泄瀉，仍宜忌之。

白术 味苦，甘，温，無毒。入脾、胃二經。防風爲使，忌桃、李、青魚。産于濕者佳。米泔水浸半日，上蒸切片，蜜水拌勻，炒令褐色。

健脾進食，消穀補中，化胃經痰水，理心下急滿，利腰臍血結，祛遍身濕痺。君枳實以消痞，佐黄芩以安胎。

白术甘、温，得土之衝氣，補脾胃之神聖也。脾胃健于轉輸，新穀善進，宿穀善消，土旺自能勝濕，痰水易化，急滿易解。腰臍間血，遍身之痺，皆濕停爲害，濕去則安矣。消痞者，强脾胃之力；安胎者，化濕熱之功。　按，白术贊云：味重金漿，芳踰玉液。百邪外禦，六府内充。察草木之勝，速益于己者，並不及术之多功也。但陰虛燥渴，便閉滯下，肝腎有築築動氣者勿服。

蒼术 味苦，辛，温，無毒。入脾經。畏惡同白术。産茅山者佳。泔浸蒸曬。

燥濕消痰，發汗解鬱。除山嵐瘴氣，弭灾沴惡疾。

蒼术爲濕家要劑，痰與氣俱化，辛温快氣；汗與鬱並解，芳氣辟邪。得天地之正氣者歟？

按，蒼术與白术功用相似，補中遜之，燥性過之，無濕者便不敢用，况於燥證乎？

甘草 味甘，平，無毒。入脾經。白术爲使，反大戟、芫花、甘遂、海藻，惡遠志。忌猪肉。令人陽痿。補脾以和中，潤肺而療痿，止瀉退熱，堅筋長肌，解一切毒，和一切藥。稍止莖中作痛，節醫腫毒諸瘡。

外赤内黄，備坤離之色；味甘氣平，資戊己之功。調和羣品，有元老之稱；普治百邪，得王道之用。益陰除熱，有裨金宫，故咳嗽、咽痛、肺痿均治也。專滋脾土，故瀉痢、虚熱、肌肉均賴也。諸毒遇土則化，甘草爲九土之精，故百毒化。熱藥用之緩其熱，寒藥用之緩其寒。理中湯用之，恐其僭上；承氣湯用之，恐其速下。按，甘能作脹，故中滿者忌之。嘔家忌甘，酒家亦忌甘。

黄芪 味甘，微温，無毒。入肺、脾二經。茯苓爲使，惡龜甲、白鮮皮。嫩緑色者佳，蜜炙透。補肺氣而實皮毛，斂汗托瘡，解渴定喘；益胃氣而去膚熱，止瀉生肌，補虚治癆。風癩急需，痘傷莫缺。

種種功勳，皆是補脾實肺之力。能理風癩者，經謂：邪之所凑，其氣必虚；氣充於外，邪無所容耳。按，黄芪實表，有表邪者勿用；助氣，氣實者勿用。多怒則肝氣不和，亦禁用也。

遠志 味苦，辛，温，無毒。入心、腎二經。畏珍珠、藜蘆，殺附子毒。冷甘草湯浸透，去水焙乾。定心氣，止驚益智；補腎氣，强志益精。治皮膚中熱，令耳目聰明。

心君鎮定，則震撼無憂，靈機善運，故止驚益智；水府充盈，則堅强稱職，閉蟄封藏，故强志益精。水旺而皮熱可除，心安而耳目自利。按，遠志水火並補，殆交坎離而成既濟者耶。本功外善療癰毒，敷服皆奇。苦以泄之，辛以散之之力也。

菖蒲 味辛，温，無毒。入心、脾二經。秦艽爲使，惡麻黄，忌飴糖、羊肉，勿犯鐵器，令人吐逆。石生細而節密者佳，去毛微炒。

宜五臟，耳聰目明，通九竅，心開智長。風寒濕痺宜求，咳逆上氣莫缺。止小便利，理膿窠瘡。

菖蒲禀孟夏之氣，合從草之辛，芳香利竅，辛温達氣，心脾之良藥也。故善宣通，能除濕痺。按，菖蒲香燥，陰血不足者禁之，惟佐地黄、門冬之屬，資其宣導，臻於太和。雷公云：菖夏、菖其二件相似，但氣味腥穢，形如竹根。

萎蕤 味甘，平，無毒。入肺、脾、肝、腎四經。畏鹵鹹，蜜水拌蒸。

潤脾而止嗽痰，補脾而去濕熱，養肝而理眥傷淚出，益腎而除腰痛莖寒。

萎蕤，滋益陰精，與地黄同功；增長陽氣，與人參同力。潤而不滑，和而不偏，譬諸盛德之人，無往不利。

薯蕷 一名山藥。味甘，平，無毒。入心、脾、腎三經。蒸透用。

益氣長肌，安神退熱。補脾除瀉痢，補腎止

遺精。

山藥得土之衝氣，禀春之和氣，故主用如上。比之金玉君子，但性緩，非多用不效。按，山藥與麵同食，不能益人。

薏苡仁 味甘，微寒，無毒。入肺、脾二經。淘净曬炒。祛風濕，理脚氣拘攣；保燥金，治痿癰咳嗽。瀉痢不能缺也，水脹其可廢乎？

薏仁得地之燥，禀秋之凉，能燥脾濕，善祛肺熱。按，大便燥結，因寒轉筋，及妊娠者並禁之。

木香 味辛，温，無毒。入肺、脾、肝三經。生用理氣，煨熟止瀉。平肝降氣，鬱可開而胎可安。健胃寬中，食可消而痢可止。何患乎鬼邪蠱毒，無憂于冷氣心疼。

氣味純陽，故辟邪止痛。吐瀉停食，脾疾也，土喜温燥，得之即效；氣鬱氣逆，肝疾也，木喜疏通，得之即平。胎前須順氣，故能安胎。按，木香，香燥而偏於陽，肺虚有熱，血枯而燥者戒用。

石斛 味甘，平，無毒。入胃、腎二經。惡巴豆，畏殭蠶，薑酒浸酥半蒸。清胃生肌，逐皮膚虚熱；强腎益精，療脚膝痺弱。厚腸止瀉，安神定驚。

入胃清濕熱，故理痺證泄。瀉；入腎强陰，故理精衰骨痛。其安神定驚，兼入心也。按，石斛，宜于湯液，不宜入丸。形長而細且堅，味甘不苦爲真。誤用木斛，味大苦，餌之損人。

牛膝 味甘，酸，平，無毒。入肝、腎二經。惡鱉甲，忌牛肉。酒浸。壯筋骨，利腰膝，除寒濕，解拘攣。益精强陰，通經墮胎。理膀胱氣化遲難，引諸藥下行甚捷。

肝爲血海，而主筋，血海得補則經通，而攣急者解矣。骨者，腎所司也；腰者，腎之府也。精者，腎所藏也；小便者，腎所主也。補腎則衆疾咸安。墮胎者，以其破血下行耳。按，牛膝主用，多在腎、肝下部，上焦藥中勿入。氣虚下陷，血崩不止者戒用。

芎藭 味辛，温，無毒。入肝經。白芷爲使，畏黄連。主頭痛而風，淚出多涕，寒痺筋攣，去瘀生新，調經種子，長肉排膿。小者名撫芎，止利且開鬱。

辛甘發散爲陽，故多功于頭面。血和則去舊生新，經調而攣痺自解。長肉排膿者，以其爲血中氣藥也。撫芎之止利開鬱，亦上升辛散之力。按，芎藭，性陽味辛，凡虚火上炎，嘔吐、咳逆者忌之。衍義云：久服令人暴亡。爲其辛喜歸肺，肺氣偏勝，金來賊木，肺必受侮，久則偏絶耳。

當歸 味甘，辛，温，無毒。入心、肝、脾三經。畏菖蒲、海藻、生薑。酒洗、去蘆。去瘀生新，舒筋潤腸。温中，止心腹之痛；養營，療肢節之疼。外科排膿止痛，女科瀝血崩中。

心主血，脾統血，肝藏血，歸爲血藥，故入三經，而主治如左。本經首言主咳逆上氣，辛散之勳也。頭止血，尾破血，身補血，全和血，能引諸血各歸其所當歸之經，故名當歸。氣血昏亂，服之即定。　按，當歸善滑腸，泄瀉者禁用。入吐血劑中，須醋炒之。

白芍藥 味苦，酸，微寒，無毒。入肺、脾、肝三經。惡石斛、芒硝，畏鼈甲、小薊及藜蘆。煨熱酒焙。斂肺而主脹逆喘咳，腠理不固；安脾而主中滿腹痛，瀉痢不和；制肝而主血熱目疾，脇下作疼。赤者專行惡血，兼利小腸。

收斂下降，適合秋金，故氣寧而汗止。專入脾經血分。能瀉肝家火邪，故功能頗多。一言以蔽之，斂氣凉血而已矣。　按，芍藥之性，未若芩、連之苦寒，而寇氏云：減芍藥以避中寒。丹溪云：產後勿用芍藥，恐酸寒伐生生之氣。嗟乎！藥之寒者，行殺伐之氣，違生長之機，雖微寒如芍藥，古人猶諄諄告戒，况大苦大寒之藥，其可肆用而莫之忌耶？

五味子 味甘，酸。核中苦，辛，鹹，温，無毒。入肺、腎二經。蓯蓉爲使，惡萎蕤。嗽藥生用，補藥微焙。遼東肥潤者佳。滋腎經不足之水，强陰濇精，除熱解渴；收肺氣耗散之金，療咳定喘，斂汗固腸。

潔古云：夏服五味，使人精神頓加，兩足筋力湧出。東垣云：收瞳神散大，火熱必用之藥。丹溪云：收肺保腎，乃火嗽必用之藥。五味功用雖多，「收肺保腎」四字，足以盡之。按，五味乃要藥，人多不敢用者，寇氏虚熱之説誤之耳。惟風邪在表、痧癉初發、一切停飲、肺家有實熱者，皆當禁之。

丹參 味苦，微寒，無毒。入心經。畏鹹水，反藜蘆。安神散結，益氣養陰，去瘀血，生新血。安生胎，落死胎。胎前産後，帶下崩中。

色合丙丁，獨入心家，專主血證。古稱丹參一味，與四物同功，嘉其補陰之績也。按，丹參雖能補血，長于行血。妊娠無故勿服。

沙參 味苦，微寒，無毒。入肺經。惡防己，反藜蘆。主寒熱咳嗽，胸痺頭痛。定心内驚煩，退皮間邪熱。

氣輕力薄，非肩弘任大之品也。人參甘温體重，專益肺氣，補陽而生陰；沙參甘寒體輕，專清肺熱，補陰而制陽。按，沙參性寒，臟腑無實熱及寒客肺經而嗽者，勿服。

玄參 味苦，鹹，微寒，無毒。入腎經。惡黄芪、乾薑、大棗、山茱萸，反藜蘆，忌銅器。蒸過曬乾，黑潤者佳。補腎益精，退熱明目，傷寒瘕毒，癆證骨蒸。解煩渴，利咽喉，外科瘰癧癰疽，女科産乳餘疾。色黑，味鹹，腎家要藥。凡益精明目，退熱除蒸，皆壯水之效也。至如咽痛煩渴，瘕毒癧瘡，皆肺病也。正爲水虚火亢，金受賊邪，第與壯水，陽燄無光已。産乳餘疾，亦屬陰傷，故應並豐。按，玄參寒滑，脾虚泄瀉者禁之。

苦參 味苦，寒，無毒。入腎經。玄參爲使，惡貝母、菟絲、漏蘆，反藜蘆。泔浸一宿，蒸過暴乾。除熱祛濕，利水固齒，癰腫瘡瘍，腸澼下血。

味苦性寒，純陰之品，故理濕熱有功。瘡毒腸澼，皆濕蒸熱瘀之愆，宜其咸主。齒乃骨之餘，清腎者自固耳。按，苦參大苦大寒，不惟損胃，兼且寒精，向非大熱，惡敢輕投？

知母 味苦，寒，無毒。入肺、腎二經。忌鐵器。肥白者佳。去毛，鹽酒炒透。清肺熱而消痰損咳，瀉腎火而利水滑腸。肢體腫浮爲上劑，傷寒煩熱號神良。

瀉腎家有餘之火，是其本功。至夫清金、治腫諸效，良由相火不炎，自當馴致也。按，知母陰寒，不宜多服。近世理癆尊爲上品，往往致泄瀉而斃。故腎虚陽痿，脾虚溏泄，不思食、不化食者，皆不可用。

貝母 味辛，苦，微寒，無毒。入心、肺二經。厚朴爲使，畏秦艽，反烏頭。去心，糯米拌炒，米熟爲度。 消痰潤肺，滌熱清心。喘咳紅痰要矣，胸中鬱結神哉！

辛宜歸肺，苦宜歸心，大抵心清氣降，肺賴以寧，且潤而化痰，故多功于西方也。 按，汪機曰：俗以半夏燥而有毒，代以貝母，不知貝母治肺金燥痰，半夏治脾土濕痰，何可代也？脾爲濕土，故喜燥；肺爲燥金，故喜潤。若痰在脾經，誤用貝母之潤，投以所惡，可翹首待斃。故寒痰、濕痰、風痰、食積痰、腎虛水泛爲痰，均非貝母所司也。

紫菀 味苦，辛，溫，無毒。款冬花爲使，惡遠志，畏茵陳。洗凈，蜜水炒。 主痰喘上氣，屍疰勞傷，咳吐膿血，通利小腸。

苦能下達，辛可益金，故吐血保肺，收爲上品。雖入至高，善于下趨，使氣化及于州都，小便自利，人所不知。 按，紫菀辛溫，暫用之品，陰虛肺熱者，不宜專用、多用，須地黄、門冬共之。

百合 味甘，微寒，無毒。入心、肺二經。花白者入藥。 保肺止咳，驅邪定驚，止涕淚多。利大小便。

君主鎮定，邪不能侵，相傅清肅，咳嗽可療。涕淚，肺、肝熱也；二便不通，腎經熱也。清火之後，復何患乎？仲景云：行住坐卧不定，如有神靈，謂之百合病，以百合治之，是亦清心安神之效歟？　按，百合通二便，中寒下陷者忌之。

天花粉　味苦，寒，無毒，入心、脾二經。枸杞爲使，惡乾薑，畏牛膝、乾漆，反烏頭。　止渴，退煩熱，消痰，通月經。排膿散腫，利膈清心。實名栝蔞，主療結胸，其子潤肺。主化燥痰。

消痰解熱，是其職專。通經者，非若桃仁、薑黃之直行血分，熱清則血不瘀耳。舊稱補虛，亦以熱退爲補，不可不察。　按，天花粉禀清寒之氣，脾胃虛寒及泄瀉者忌用。

續斷　味苦，辛，微温，無毒。入肝經。地黄爲使，惡雷丸。酒浸焙。　補勞傷，續筋骨，破瘀結，利關節，縮小便，止遺泄。癰毒宜收，胎産莫缺。

補而不滯，行而不泄，故外科、女科取用宏多也。　按，雷公云：草茹根似續斷，誤服，令人筋軟。

秦艽　味苦，辛，平，無毒。入肝、胃二經。菖蒲爲使，畏牛乳。左紋者良。　祛風活絡，養血舒筋，骨蒸黄疸，利水通淋。

秦艽長于養血，故能退熱舒筋。治風先治血，血行風自滅，故療風無問久新。入胃祛濕熱，故小便利而黄疸愈也。　按，下部虛寒，及小便不禁，大便滑者忌用。

木通 味辛，甘，淡，平，無毒。入心、小腸二經。色白而梗細者佳。治五淋，宣九竅，殺三蟲，利關節，通血脈，開關格。行經下乳，催生墮胎。通草味淡，專利小便，下乳催生。

功用雖多，不出「宣通氣血」四字。東垣云：甘淡能助西方秋氣下降，專泄氣滯。肺受熱邪，氣化之源絶，則寒水斷流，宜此治之。君火爲邪，宜用木通；相火爲邪，宜用澤瀉。利水雖同，用各有别。按，木通性通利，精滑氣弱、内無濕熱、妊娠者均忌。

澤瀉 味甘，鹹，微寒，無毒。入腎、膀胱二經。畏文蛤。去皮，酒潤焙。主水道不通，淋瀝腫脹，能止泄精，善去胞垢。

種種功能，皆由利水，何以又止泄精乎？此指濕火爲殃，不爲虛滑者言也。李時珍曰：八味丸用澤瀉者，古人用補，必兼瀉邪，邪去則補劑得力。專一於補，必致偏勝之害也。按，澤瀉善瀉，古稱補虛者，誤矣。扁鵲謂其害眼者，確也。病人無濕，腎虛精滑，自虛不明，切勿輕與。

車前子 味甘，寒，無毒。入肺、肝、小腸三經。酒拌蒸曝。利水止瀉，解熱催生，益精明目，開竅通淋。用其根葉，行血多靈。

利水之品，乃云益精，何也？男女陰中各有二竅，一竅通精，乃命門真陽之火；一竅通水，乃膀胱濕熱之水。二竅不並開，水竅開則濕熱外泄。相火常寧，精竅常閉，久久精足，精足則目明。明醫雜録云：服固精藥，久服此，行房即有子。　按，陽氣下陷，腎氣虚脱，勿入車前。

扁蓄 味苦，平，無毒，入膀胱經。利水，治癃淋，殺蟲，理瘡疾。

治癃及瘡，皆去濕熱也。　按，扁蓄直遂，不能益人，不宜恒用。

燈心 味淡，平，無毒。入心、小腸二經。清心必用，利水偏宜。燒灰吹喉痺，塗乳治夜啼。

粳粉漿之，曬乾爲末，入水淘之，浮者是燈心。　按，中寒、小便不禁者忌之。

萆薢 味苦，平，無毒。入胃、肝二經。薏苡爲使，畏葵根、大黄、柴胡、前胡。主風寒濕痺，腰膝作疼，既可去膀胱宿水，又能止失尿便頻。

主用皆祛風濕，補下元。楊子建曰：小便頻，莖内痛，必大腑熱閉，水液只就小腸，大腑愈加燥竭。因强忍房事，有瘀腐壅于小腸，故痛。此與淋證不同，宜鹽炒萆薢一兩煎服，以葱湯洗穀道，即愈。腎受土邪則水衰，肝挾相火，來復母讎，得萆薢滲濕，則土安其位水，不受侮矣。　按，萆薢，本除風濕，如陰虚火熾，溺有餘瀝，及無濕而腎虚腰痛皆禁。　菝葜、土茯苓，與萆薢形雖不同，主治相倣。總之除濕祛風，分清去濁，惡瘡化毒，又能補下焦。忌茗、醋。

白鮮 味苦，寒，無毒。入脾經。惡桔梗、茯苓、萆薢。主筋攣死肌，化濕熱毒瘡。

地之濕氣，感則害人皮肉筋脉，白鮮皮善除濕熱，故療死肌、筋攣、瘡毒。按，下部虚寒之人，雖有濕證，弗敢餌也。

金銀花 味甘，平，無毒。入脾經。解熱消癰，止痢寬膨。

禀春氣以生，性極中和，故無禁忌。今人但入瘡科，忘其治痢與脹，何金銀花之蹇于遇乎？

甘菊花 味甘，微寒，無毒。入肺、胃二經。枸杞、桑白皮爲使。去蒂。主胸中熱，去頭面風，死肌濕痺，目淚頭疼。

獨禀金精，善制風木。高巔之上，惟風可到，故主用多在上部。目者，肝之竅也；淚者，肝之熱也。宜其瘳矣。

升麻 味甘，苦，平，無毒。入肺、胃、脾、大腸四經。青色者佳，忌火。解百毒，殺精鬼，辟疫瘴，止喉疼、頭痛、齒痛，口瘡瘢瘮。散陽明風邪，升胃中清氣。

禀極清之氣，升于九天，得陽氣之全者也，故殺鬼辟邪。頭喉口齒，皆在高巔之上；風邪瘢瘮，皆在清陽之分：總獲其升清之益。凡氣虚下陷，如瀉痢、崩淋、脱肛、遺濁，須其升提。虚人之氣，升少降多。内經曰：陰精所奉其人壽，陽精所降其人夭。東垣取入補中湯，獨窺其微矣。

按，升麻屬陽性升，凡吐血、鼻衄，咳嗽多痰，陰虚火動，氣逆嘔吐，怔忡癲狂，切勿誤投。

柴胡 味苦，微寒，無毒。入肝、膽二經。惡皂莢，畏藜蘆。忌見火。主傷寒瘧疾，寒熱往來，嘔吐脇痛，口苦耳聾，痰實結胸，飲食積聚，心中煩熱，熱入血室，目赤頭痛，濕痹水脹，肝勞骨蒸，五疳羸熱。

禀初春微寒之氣，春氣生而升，爲少陽膽經表藥。膽爲清净之府，其經在半表半裏，不可汗、不可吐、不可下，法當和解，小柴胡湯是也。邪結則有煩熱、積聚等證，邪散則自解矣。肝爲春令，至于升陽，故陽氣下陷者不可缺。主治多端，不越乎肝膽之咎。去水脹濕痹者，風能勝濕也。治勞與疳證，乃銀州柴胡，别爲一種。按，柴胡，少陽經半表半裏之藥，病在太陽者，服之太早，則引賊入門；病在陰經者，復用柴胡，則重傷其表。世俗不知柴胡之用，每遇傷寒傳經未明，以柴胡湯爲不汗、不吐、不下，可以藏拙，輒混用之，殺命不可勝數矣。勞證惟在肝經者用之；若氣虚者，不過些小助參、芪，非用柴胡退熱也。若遇痨證，便用柴胡，不死安待？惟此一味，貽禍極多，表而出之。

前胡 味苦，微寒，無毒。入肺、脾、胃、大腸四經。半夏爲使，惡皂莢，畏藜蘆。散結而消痰定喘，下氣以消食安胎。

時珍曰：前胡主降，與柴胡上升者不同，氣降則痰亦降矣。安胎化食，無非下氣之力耳。前胡去風痰，與半夏治濕痰，貝母治燥痰者各別也。　按，前胡，治氣實風痰，凡陰虛火動之痰，及不因外感而有痰者，法當禁之。

獨活 味苦，甘，平，無毒。入小腸、膀胱、肝、腎四經。　風寒濕痺，筋骨攣疼，頭旋掉眩，頸項難伸。

本入手足太陽表裏引經，又入足少陰、厥陰，小無不入，大無不通，故既散入風之邪，兼利百節之痛。　時珍曰：獨活、羌活，乃一類二種。中國者爲獨活，色黄氣細，可理伏風；西羌者爲羌活，色紫氣雄，可理遊風。　按，獨活、羌活皆主風疾，若血虛頭痛，及遍身肢節痛，誤用風藥，反致增劇。

細辛 味辛，温，無毒。入心、小腸二經。惡黄芪、山茱萸，畏滑石，反藜蘆。　風寒濕痺，頭痛鼻塞，下氣破痰，頭面遊風，百節拘攣，齒痛目淚。

味辛性温，禀升陽之氣而爲風劑，辛香開竅，故主療如上。單服末至一錢，令人悶絶，辛藥不可多用也。　按，細辛燥烈，凡血虛内熱，因成頭痛、咳嗽者，痛戒之。

茺蔚子 味辛，微寒，無毒。入肝經。忌鐵。　明目益精，行血除水。葉名益母，功用相當。

補而能行，辛而能潤，爲胎産要藥。　按，子與葉皆善行走，凡崩漏及瞳神散大者，禁用。

防風　味甘，辛，温，無毒。入肺、小腸、膀胱三經。畏萆薢，惡乾薑、芫花，殺附子毒。色白而潤者佳。　大風惡風，風邪週痺，頭面遊風，眼赤多淚。

能防禦外風，故名防風，乃風藥中潤劑也。　卑賤之卒，隨所引而至，瘡科多用之，爲其風濕交攻耳。　按，防風瀉肺實，肺虚有汗者勿犯。

荊芥　味辛，温，無毒。入肝經。反驢肉、無鱗魚、河豚、蟹、黄、鱔魚。　主瘰癧結聚，瘀血濕瘟。　散風熱，清頭目，利咽喉，消瘡毒。

長于治風，又兼治血，何也？爲其入風木之臟，即是血海，故並主之。　今人但遇風證，概用荊、防，此流氣散之相沿耳。　不知風在皮裏膜外者宜之，非若防風入人骨肉也。

紫蘇　味辛，温，無毒。入肺經。　温中達表，解散風寒。　梗能下氣安胎，子可消痰定喘。

俗喜其芳香，旦暮資食，不知泄真元之氣。　古稱芳草致豪貴之疾，紫蘇有焉。　按，氣虚表虚者禁用葉，腸滑氣虚者禁用子，慎之！

薄荷　味辛，温，無毒。入肺經。　産蘇州者良。　去風熱，通關節，清頭目，定霍亂，消食下氣。　猫咬蛇傷，傷寒舌苔，和蜜擦之。

發汗解表，故去風清熱，利于頭面。辛香開氣，脹滿、霍亂、食滯者，並主之。按，薄荷，辛香伐氣，多服損肺傷心。

乾葛 味甘，平，無毒。入胃經。主消渴大熱，嘔吐頭痛。生用能墮胎，蒸熟化酒毒。止血痢，散鬱火。

跡其治驗，皆在陽明一經。止痢者，升舉之功；散鬱者，火鬱則發之義也。仲景治太陽、陽明合病，桂枝加麻黄、葛根。又有葛根芩連解肌湯，用以斷太陽入陽明之路，非即太陽藥也。頭痛乃陽明中風，宜葛根葱白湯。若太陽初病，未入陽明而頭痛者，不可便服以發之，是引賊入家也。東垣曰：葛根鼓舞胃氣上行，治虚瀉之聖藥。風藥多燥，葛根獨止渴者，以其升胃家下陷，上輸肺金，以生水耳。按，上盛下虚之人，雖有脾胃病，亦不宜服。

麻黄 味苦，温，無毒。入心、肺、膀胱、大腸四經。厚朴爲使，惡辛夷、石葦。去根節，水煮去沫。專司冬令寒邪，頭疼、身熱、脊强。去營中寒氣，泄衛中風熱。

輕可去實，爲發散第一藥。惟在冬月，在表真有寒邪者宜之。或非冬月，或無寒邪，或寒邪在裏，或傷風等證，雖發熱惡寒，不頭疼、身疼而拘急，六脉不浮緊者，皆不可用。雖可汗之證，亦不宜多服。汗爲心液，若不可汗而汗，與可汗而過汗，則心血爲之動矣，或亡陽，或血溢，而成大患，可不慎哉！麻黄乃太陽經藥，兼入肺經，肺主皮毛；葛根乃陽明經藥，兼入脾經，脾主肌肉。發散雖同，所入迥異。

白芷 味辛，温，無毒。入肺、胃、太陽三經。當歸爲使，惡旋覆花。微焙。　頭風目淚，齒痛眉疼，肌膚瘙癢，嘔吐不寧。女人赤白帶下，瘡家止痛排膿。

色白味辛，行手陽明庚金；性温氣厚，行足陽明戊土；芳香上達，入手太陰辛金。肺者，庚之弟，戊之子也，故主治不離三經。　按，白芷燥能耗血，散能損氣，有虚火者勿用。癰疽已潰，宜漸減去。

藁本 味辛，温，無毒。入膀胱經。惡䕡茹。　風家巔頂作痛，女人陰腫疝疼。

辛温純陽，獨入太陽，理風寒、疝瘕、陰痛，皆太陽經寒濕爲邪。　按，頭痛挾内熱者，及傷寒發于春夏，陽證頭痛，不宜進也。

天麻 味辛，平，無毒，入肝經。酒浸煨熟焙乾。　風虚眩運，麻痺不仁，語言蹇濇，腰膝軟疼。殺精魅蠱毒，理驚氣風癇。

肝爲風木之臟，藏血主筋，獨入肝經，故主治如上。　按，天麻雖不甚燥，畢竟風劑助火，若血虛無風者，不可妄投。

香薷 味辛，微温，無毒。入肺、胃二經。忌見火。主霍亂水腫，理暑氣腹疼。

治乘凉飲冷，陽氣爲陰邪所遏，以致頭疼發熱，煩躁口渴，吐瀉霍亂，宜用之以發越陽氣，散水和脾則愈。若勞役受熱，反用香薷，是重虛其表，而又濟之以温，則大誤矣。按，香薷乃夏月解表之劑，無表邪者戒之。

黄連 味苦，寒，無毒。入心經。龍骨、連翹爲使，惡菊花、玄參、芫花、白鮮皮、白殭蠶，畏款冬、牛膝，解巴豆、附子毒。忌猪肉。薑汁炒。瀉心除痞滿，明目理瘡瘍。痢疾腹痛，心痛驚煩，殺蟲安蚘，利水厚腸。

禀天地清寒之氣，直瀉丙丁。痞滿，目疾，瘡瘍，驚痛，南方亢上之象。泄痢蚘蟲，濕熱之慾。苦以燥之，寒以清之，固宜痊也。韓懋曰：黄連與官桂同行，能使心腎交于頃刻。時珍曰：香連丸用黄連、木香，水火散用黄連、乾薑，左金丸用黄連、吴茱萸，薑黄散用黄連、生薑，口瘡方用黄連、細辛，皆一冷一熱，寒因熱用，熱因寒用，陰陽相濟，最得制方之妙。按，素問曰：五味入胃，各歸所喜攻。久而增氣，物化之常，氣增而久，天之由也。王冰註云：增味益氣，如久服黄連，反熱，從火化也。蓋大苦大寒，行隆冬肅殺之令。譬如臯陶明刑執法，是其職也。稷、契、夔龍之事，非其任矣。故第可蕩邪滌熱，焉能濟弱扶虛？如脾虛血少，以致驚煩痘瘡，氣虛作瀉，行漿後泄瀉，腎虚人五更泄瀉，陰虚煩熱，脾虚發瀉，法咸禁之。

胡黄連 味苦，寒，無毒。入肝、膽二經。惡菊花、玄參，忌猪肉。折之塵出如烟者真。 主虚家骨蒸久痢，醫小兒疳積驚癇。

清肝膽之熱，與黄連略似，但産于胡地者也。 按，胡黄連，大苦大寒，脾虚血弱之人，雖見如上諸證，亦勿輕投，必不得已，須與補劑同施。

黄芩 味苦，性寒，無毒。入肺、大腸二經。山茱萸、龍骨爲使，畏丹砂、牡丹、藜蘆。酒浸蒸熟，曝之。 中枯而大者，清肺部而止嗽化痰，并理目赤疔癰；堅實而細者，瀉大腸而除濕治痢，兼可安胎利水。

苦能燥濕，苦能泄熱，苦能下氣，故治療如右。輕飄者上行，堅重者下降，不可不別也。楊仁齋謂：柴胡退熱不及黄芩。不知柴胡苦以發之，散火之標；黄芩寒以勝熱，折火之本。 按，苦寒傷胃，證挾虚寒者，均宜戒之。女人虚胎，亦不宜與。

龍膽草 味苦澀，大寒，無毒。入肝、膽二經。惡地黄。酒浸炒。 主肝膽熱邪，清下焦濕火，腸中小蟲癰腫，嬰兒客忤驚疳。

稟純陰之氣，但以蕩滌肝膽之熱爲職。 按，龍膽大苦大寒，譬之嚴冬，黯淡慘肅，冰凌盈谷，萬卉彫殘，人身之中，詎可令此氣常行乎？先哲謂苦寒伐標，宜暫不宜久，如聖世不廢刑罰，所以佐德意之窮，非氣壯實熱之證，率爾輕投，其敗必矣。

何首烏 味苦、濇，微温，無毒。入肝、腎二經。茯苓爲使，忌諸血、無鱗魚、蘿蔔、葱、蒜、鐵器。選大者，赤白合用，泔浸黑豆拌，九蒸九曬。補真陰而理虛癆，益精髓而能續嗣。强筋壯骨，黑髮悦顔。消諸種癧瘡，療陰傷久瘧，治崩中帶下，調産後胎前。

昔有老叟何姓者，見有藤夜交，掘而服之，鬚髮盡黑，故名何首烏。後因陽事大舉，屢生男子，改名能嗣。由是則滋陰種嗣，信不誣矣。補陰而不滯不寒，强陽而不燥不熱，禀中和之性，而得天地之純氣者歟？按，何首烏與白羅蔔同食，能令鬚髮早白。犯鐵氣損人，謹之。

桔梗 味苦、辛，平，無毒。入肺經。畏白及、龍膽草。泔浸去蘆，微焙。清肺熱以除癧瘻，通鼻塞而理咽喉。排膿行血，下氣消痰。定痢疾腹痛，止胸脇煩疼。

桔梗爲舟楫之劑，引諸藥上至高之分以成功，肺經要藥也。風症、鬱證、肺證，皆不可缺。按，桔梗功著于華蓋之藏，攻補下焦藥中不可入也。

藿香 味辛，微温，無毒。入脾、肺二經。温中開胃，行氣止嘔。

稟清和芳烈之氣，爲脾、肺達氣要藥。按，楞嚴經謂之兜婁婆香，取其芳氣。今市中售者不甚芳香，或非真種。若陰虛火旺，胃熱作嘔，法當戒用。

香附 味苦，微温，無毒。入肺、肝二經。童便浸曬，焙。開鬱化氣，發表消痰。腹痛胸熱，胎産神良。

稟天地温燥之氣，入人身金木之宫，血中之氣藥也。按，韓飛霞稱香附于氣分爲君藥，統領諸藥，隨用得宜，乃氣病之總司，女科之主帥也。性燥而苦，獨用久用，反能耗血，如上所述之功，皆取其治標，非治本也。懼燥蜜水炒，懼散醋炒之。

白豆蔻 味辛，温，無毒。入肺、胃二經。去衣微焙。温中，除吐逆，開胃，消飲食。瘧證宜投，目翳莫缺。

感秋燥之令，得平地之火金。味辛氣温，爲寬中去滯之需，翳膜遮睛，亦滯氣也。按，豆蔻辛温，火升作嘔，因熱腹痛者忌。

草豆蔻 味辛，温，無毒。入肺、脾、胃三經。去膜微炒。散寒，止心腹之痛；下氣，驅逆滿之疴。開胃而理霍亂吐瀉，攻堅而破噎膈癥瘕。

辛能破滯，香能達脾，温能散寒。按，草豆蔻辛燥，犯血忌，陰不足者遠之。

草果 味辛，温，入胃經。 破瘴癘之瘧，消痰食之愆。

氣猛而濁，如仲田未見孔子時氣象。 按，瘧不由于嵐瘴，氣不實、邪不盛者並忌。

肉豆蔻 味辛，温。 入胃、大腸二經。 麵裹煨透去油，忌鐵。 温中消食，止瀉止痢，心疼腹痛，辟鬼殺蟲。

丹溪云：屬金與土。 日華稱其下氣，以脾得補而善運，氣自下也，非若陳皮、香附之泄耳。

按，肉菓性温，病人有火，瀉痢初起，皆不宜服。

縮砂仁 味辛，性温，無毒。 入肺、脾、胃、大、小腸、腎六經。 炒去衣。 下氣而止咳嗽奔豚，化食而理心疼嘔吐。 霍亂與瀉痢均資，鬼疰與安胎並效。

芳香歸脾，辛能潤腎，開脾胃要藥，和中氣正品。 若腎虛氣不歸元，非此向導不濟。 鬼畏芳香，胎喜疏利，故主之。 按，砂仁性燥，血虛火炎者不可過用。 胎婦食之太多，耗氣，必致產難。

玄胡索 味辛，温，無毒。 入肺、肝二經。 酒炒。 破血下氣，止腹痛心疼。 調經利產，主血暈崩淋。

行血中氣滯，氣中血滯，理通身諸痛，療疝舒筋，乃活血化氣之神藥也。 按，玄胡索，走而不守，惟有瘀滯者宜之。 若經事先期，虛而崩漏，產後血虛而暈，萬不可服。

薑黃 味苦，辛，温，無毒。入肝、脾二經。破血下氣，散腫消癰。辛散苦泄，故專功于破血下氣，其旁及者耳。別有一種片薑黃，止臂痛有效。按，血虛者服之，病反增劇。

鬱金 味辛，苦，寒，無毒。入肺、肝、胃三經。血積氣壅，真稱仙劑，生肌定痛，的是神丹。能開肺金之鬱，故名鬱金。物罕值高，肆中多僞，折之光明脆徹，必苦中帶甘味者乃真。按，鬱金本入血分之氣藥，其治吐血者，爲血之上行，皆屬火炎，此能降氣，氣降即火降，而性又入血，故能導血歸經。如真陰虛極，火亢吐血，不關肝肺氣逆，不宜用也，用亦無功。

蓬莪术 味甘，辛，温，無毒。酒炒。積聚作痛，中惡鬼疰。婦人血氣，丈夫奔豚。氣不調和，臟腑壅滯，陰陽垂隔，鬼癘憑之。蓬术利氣達竅，則邪無所容矣。按，蓬术，誠爲磨積之藥，但虛人得之，積不去而真已竭，重可虞也。或與健脾補元之藥同用，乃無損耳。

京三棱 味苦，平，無毒。入肝經。醋炒。下血積有神，化堅癖爲水。昔有患癖死者，遺言開腹取視，得癖塊堅如石，文理五色，人謂異物，竊作刀柄。後以刀刈三棱，柄消成水，故治癖多用焉。按，潔古謂：三棱瀉真氣，虛者勿用。東垣五積諸方，皆有人參贊助，如專用克削，脾胃愈虛，不能運行，積安得去乎？

款冬花 味辛，性温，無毒。入肺經。杏仁爲使，惡玄參，畏貝母、辛夷、麻黄、黄芪、連翹、甘草、黄芩。蜜水炒。 化痰則喘嗽無憂，清肺則癰痿有賴。

雪積水堅，款花偏艷，想見其純陽之禀，故其主用皆辛温開豁也。却不助火，可以久任。

茅根 味甘，寒，無毒。入肺經。 凉金定喘，治吐衄并血瘀；利水通淋，袪黄疸及癰腫。茅針潰癰，茅花止血。

甘寒可除内熱，性又入血消瘀，且下達州都，引熱下降，故吐血、衄血者急需之。針能潰癰，每食一針即有一孔，二針二孔，大奇。按，吐衄有因于寒，有因于虚者，非所宜也。

白前 味甘，平，無毒。入肺經。甘草湯泡，去鬚焙。 療喉間喘呼欲絶，寬胸中氣滿難舒。

感秋之氣，得土之味，清肺有神。喉中作水雞聲者，服之立愈。按，白前性無補益，肺實邪壅者宜之，否則忌也。

淡竹葉 味淡，寒，無毒。入小腸經。 專通小便，兼解心煩。

淡味五臟無歸，但入太陽，利小便，小便利，則心火因之而清也。按，淡竹葉，有走無守，不能益人。孕婦禁服。

冬葵子 味甘，寒，無毒。入膀胱經。能催生通乳，疏便閉諸淋。

氣味俱薄，淡滑爲陽，故能利竅。按，無故服冬葵，必有損真之害。

萱花 味甘，平，無毒。入心經。長于利水快膈，令人歡樂忘憂。

萱，古作諼。《詩》云，「焉得諼草」，即此種也。諼，忘也，欲樹之以忘憂也。娠婦佩之生男，又名宜男。

地榆 味苦，寒，無毒。入肝經。惡麥門冬。止血痢腸風，除帶下五漏。

味苦而厚，沉而降，善主下焦血證，兼去濕熱。按，地榆寒，而下行，凡虛寒作瀉，氣虛下陷而崩帶者，法並禁之。

蒺藜 味甘，温，無毒。入腎經。酒炒去刺。補腎止遺，消風勝濕。産沙苑者，强陰益精。

沙苑蒺藜，市多僞者。狀如腎子，帶緑色，咬之作生豆氣者真。按，沙苑蒺藜，性能固精，若陽道數舉，媾精難出者勿服。

半夏 味辛，温，有毒。入心、脾、胃三經。柴胡爲使，惡皂莢，畏雄黄、薑、鼈甲，反烏頭，忌羊血、海藻、飴糖。水浸五日，每日換水去涎，薑礬同煮，汁乾爲度。

消痰燥濕，開胃健脾，咳逆嘔吐，頭眩昏迷，痰厥頭痛，心下滿堅，消癰可也，墮胎有焉。

汪機曰：脾胃濕熱，涎化爲痰，此非半夏，曷可治乎？若以貝母代之，翹首待斃。時珍曰：脾無濕不生痰，故脾爲生痰之源，肺爲貯痰之器。半夏治痰，爲其體滑辛温也。涎滑能潤，辛温能散亦能潤，故行濕而通大便，利竅而泄小便。所謂辛走氣，能化液，辛以潤之是已。丹溪謂：半夏能使大便潤而小便長。成無已謂：半夏行水氣而潤腎燥。局方半硫丸，治老人虛秘，皆取其滑潤也。俗以半夏爲燥，不知濕去則土燥，痰涎不生，非其性燥也。但恐非濕熱之邪而用之，是重竭其津液，誠非所宜。按，半夏主治最多，莫非脾濕之證，苟無濕者，均在禁例。古人半夏有三禁：謂血家、渴家、汗家也。若無脾濕，且有肺燥，誤服半夏，悔不可追。責在司命，謹諸，戒諸！

南星 味苦，辛，温，有毒。入肝、脾二經。畏附子、乾薑、生薑。冬月研末，入牛膽中，懸風處。

風痰、痲痺堪醫，破血行胎可慮。

南星入肝，去風痰，性烈而燥，得牛膽則燥氣減，得火炮則烈性緩。按，南星治風痰，半夏治濕痰，功用雖類，而實殊也。非西北人真中風者勿服。

附子 味辛，甘，熱，有毒。入脾、腎二經。畏防風、黑豆、甘草、黄芪、人參、童便、犀角。重一兩以上，矮而孔節稀者佳。童便浸一日，去皮，切作四片，童便及濃甘草湯同煮，汁盡爲度，烘乾。補元陽，益氣力，墮胎孕，堅筋骨。心腹冷疼，寒濕踒躄，足膝癱軟，堅瘕癥癖。冬採爲附子，主寒疾；春採爲烏頭，主風疾。

主治繁衆，皆由風、寒、濕三氣所致。邪客上焦，咳逆心痛；邪客中焦，腹痛積聚；邪客下焦，腰膝脚痛。附子熱而善走，諸證自瘥也。潔古曰：益火之源，以消陰翳，則便溺有節。丹溪云：氣虚熱甚，稍加附子，以行參、芪之功，肥人多濕亦用之。虞摶曰：稟雄壯之質，有斬關之能，引補氣藥，以追散失之元陽；引補血藥，以養不足之真陰；引發散藥，以驅在表風邪；引温暖藥，以除在裏寒濕。吴綬曰：傷寒傳變三陰，及中寒夾陰，身雖大熱，而脉沉者，必用之厥冷腹痛，脉沉而細、唇青囊縮者急用之。近世往往不敢用，直至陰極陽竭而後議用，晚矣。按，附子退陰益陽，祛寒濕之要藥也。若非陰寒寒濕、陽虚氣弱之病，而誤用于陰虚内熱，禍不旋踵。

天雄 味辛，熱，有毒，入腎經。遠志爲使，惡乾薑。製同附子。除寒濕痿躄，强陰，壯筋骨。

烏、附、天雄，皆補下焦陽虚。若是上焦陽虚，即屬心、肺，當用參、芪，不當用天雄、烏、附。天雄之尖，皆向下，其臍乃向上，生苗之處。寇氏謂其不肯就下，潔古謂補上焦陽虚，俱誤認尖爲向上耳。丹溪以爲下部之佐者，庶幾得之。按，陰虚者禁同附子。

白附子 味辛，温，有毒。入胃經。炮去皮、脂。中風失音，消痰去濕。

白附子引藥上行，與黑附子非一類也。按，白附子，燥藥也，似中風證，雖有痰，亦禁用。小兒慢驚勿用。

蚤休 味苦，寒，有毒。入肝經。專理癰毒，兼療驚癇。

一名重樓金綫。歌云：七葉一枝花，深山是我家。癰疽如遇此，一似手拈拏。按，蚤休中病即止，不宜多用。

大黄 味苦，寒，有毒。入脾、胃、肝、大腸四經。黄芩爲使，無所畏。錦紋者佳。瘀血積聚，留飲宿食，痰實結熱，水腫痢疾。

大黄乃血分之藥，若在氣分，是謂誅伐無過矣。仲景瀉心湯，治心氣不足而吐衄者，乃心氣不足，而胞絡肝、脾與胃，邪火有餘，雖曰瀉心，實瀉四經血中伏火也。又心下痞滿，按之軟者，用大黄黄連瀉心湯，亦瀉脾胃濕熱，非瀉心也。病發于陰而下之則痞滿，乃寒傷營血，邪氣乘虚結于上焦，胃之上脘在于心，故曰「瀉心實瀉脾」也。病發于陽而下之則結胸，乃熱邪陷入血分，亦在上脘。大陷胸湯、丸皆用大黃，亦瀉脾胃血分之邪也。若結胸在氣分，只用小陷胸湯；痞滿在氣分，只用半夏瀉心湯。成氏註釋，未能分別此義。按，大黃雖有撥亂反正之功，然峻利猛烈，長驅直搗，苟非血分熱結、六脉沉實者，切勿輕與推蕩。

商陸 味辛，性平，有大毒。入脾經。銅刀刮去皮，水浸一宿，黑豆拌蒸。 水滿蠱脹，通利二便。

按，商陸行水，有排山倒岳之勢，胃弱者痛禁。赤者搗爛，入麝少許，貼臍，即能利便消腫。腫因脾虛者多，若誤用之，一時雖效，未幾再作，決不可救。

芫花 味苦，温，有毒。入肺、脾、腎三經。反甘草，陳久者良。好醋煮過，曬乾，則毒減。 主痰癥飲癖，行蠱毒水脹。

仲景治太陽證，表不解，心下有水氣、乾嘔喘咳，或利者，用小青龍湯。表已解，頭痛汗出惡寒，心下有水氣，乾嘔脇痛，或喘咳者，用十棗湯。蓋小青龍治未解之表，使水氣從毛竅出，開鬼門也。十棗湯攻裏，使水氣從二便出，潔净府也。夫飲有五，皆因内啜水漿，外受濕氣，流于肺則爲支飲，流于肝則爲懸飲，流于心則爲伏飲，流于腸胃則爲痰飲，流于經絡則爲溢飲。或作腫脹。芫花、大戟、甘遂，能直達水飲窠囊隱癖之處。按，毒性至緊，取效極捷，稍涉虛者，多致夭折。

大戟 味苦，辛，寒，有毒。入脾經。赤小豆爲使，惡山藥，畏菖蒲，反甘草。水煮軟，去骨用。驅逐水蠱，疏通血瘀，發汗消癰，除二便閉。

苦能直泄，故逐血行水；辛能横散，故發汗消癰。按，大戟陰寒善走，大損真氣。若非元氣壯實，水濕留伏，烏敢浪施！

甘遂 味苦，甘，寒，有毒。瓜蒂爲使，惡遠志，反甘草。麵裹煨熟。逐留飲水脹，攻痞熱疝瘕。

水結胸，非此不降。仲景治心下留飲，與甘草同行，取其相反而立功也。凡水腫，以甘遂末塗腹遶臍，内服甘草湯，其腫便消。二物相反，而感應如神。按，甘遂去水極神，損真極速，大實大水，可暫用之，否則禁止。

續隨子 味辛，温，有毒。入腎經。去殼研細，紙包去油。主血結月閉，瘀血蠱癥瘕。一名千金子。

辛温有毒之品，攻擊猛摯。月閉等症，各有成病之由，當求其本，不可概施。按，脾虚便滑之人，服之必死。

蓖麻子 味甘，性平，有毒。口眼不正，瘡毒腫浮，頭風脚氣，瘰癧丹瘤，胞衣不下，子腸不收。

如前諸証，皆從外治，不經内服，以其長于收吸，能拔病氣出外。凡服蓖麻，一生不得食豆，犯之脹死。

射干 味苦，平，有毒，入肺經。泔浸煮之。 清咳逆熱氣，損喉痺咽疼。泄熱散結，多功于上焦。 按，射干雖能泄熱，不能益陰。故別録云：久服令人虛，虛者大戒。

常山 味辛，苦，寒，有毒。入肝經。酒炒透。 療痰飲有靈，截瘧疾必效。瘧證必有黄涎聚于胸中，故曰「無痰不成瘧」也；弦脉主痰飲，故曰「瘧脉自弦」。常山去老痰積飲，故爲瘧家要藥。必須好酒，久炒令透；不爾，使人吐也。 按，常山猛烈，施之藿食者多效；若肉食之人，稍稍挾虛，不可輕入。

馬兜鈴 味苦，寒，無毒。入肺經。焙。 清金有平咳之能，滌痰有定喘之效。體性輕揚，有功于至高之臟，根名青木香，塗諸毒熱腫。 按，肺虛挾寒者，畏之如螫。

巴戟天 味甘，温，無毒。入腎經。覆盆子爲使，畏丹參。酒浸焙。 安五臟以益精，强筋骨而起陰。補助元陽，則腎氣滋長，諸虛自熄。 按，陰虛相火熾者禁用。

百部 味甘，微温，無毒，入肺經。肺寒咳嗽，傳尸骨蒸。殺蛔蟲寸白，除蠅蝨蟯蟲。

與天門冬形相類而用相倣，故名野天門冬。但天門冬治肺熱，此治肺寒，爲別也。按，脾胃虛人，須與補藥同用，恐其傷胃氣，又恐其滑腸也。

旋覆花 味鹹，甘，微温，無毒。入肺、大腸二經。去蒂，焙。老痰堅硬，結氣留飲，風氣濕痺，利腸通脉。一名金沸草。

鹹能軟堅，故能祛老痰結積，風濕燥結之療，温能解散，鹹可潤下也。按，丹溪云：走散之藥，虛者不宜多服。冷利大腸，虛寒人禁之。

紅花 味辛，温，無毒。入心、肝二經。酒噴微焙。產後血暈急需，胎死腹中必用。

時珍曰：活血潤燥，行血之要藥也。按，紅花過用，使人血行不止，人所未知。

大薊、小薊 味甘，温，無毒。入心、肝二經。崩中吐衄，瘀血停留。

二薊性味、主療皆同，但大薊兼主癰疽也。按，二薊破血之外，無他長，不能益人。

夏枯草 味苦，辛，寒，無毒。入肝經。土瓜爲使。瘰癧鼠瘻，目痛羞明。

辛能散結，苦能泄熱，獨走厥陰，明目治癧。按，夏枯草久用，亦傷胃家。

葫蘆巴 味苦，熱，無毒。入腎、膀胱二經。淘净酒焙。元臟虛寒，膀胱疝氣。

寒濕成疝，肝疾也。元臟暖，則筋自和而疝愈，此腎肝同治、乙癸同源之理也。按，相火熾盛，陰血虧少者禁之。

牛蒡子 味辛，平，無毒。入肺經。酒炒，研。宣肺氣，理痘瘄，清咽喉，散癰腫。一名鼠粘子，一名惡實。

開毛竅，除熱毒，爲痘瘄要藥。按，牛蒡子，性冷而滑，惟血熱便閉者宜之，否則忌用。

肉蓯蓉 味甘，鹹，温，無毒。入腎經。酒洗去甲。益精壯陽事，補傷潤大腸。男子血瀝遺精，女人陰疼帶下。

滋腎補精之首藥，但須大至斤許，不腐者佳。温而不熱，補而不驟。故有「從容」之名。別名黑司命，亦多其功力之意云。按，蓯蓉性滑，泄瀉及陽易舉而精不固者，忌之。

鎖陽 味甘，鹹，温，無毒。入腎經。强陰補精，潤腸壯骨。

輟耕録云：蛟龍遺精入地，久之，則發起如筍，上豐下儉，絶類男陽。按，鎖陽功用與蓯蓉相倣，禁忌亦同。

淫羊藿 味辛，温，無毒。入腎經。山藥爲使，得酒良，用羊油拌炒。强筋骨，起陽事衰；利小便，除莖中痛。

陶弘景云：服之好爲陰陽。別名仙靈脾、千兩金、棄杖草，皆矜其功力也。　按，淫羊藿補火，相火易動者遠之。

仙茅 味辛，温，有小毒。入腎經。忌鐵器，禁牛乳、糯米。泔浸一宿，去赤汁則毒去。助陽填骨髓，心腹寒疼；開胃消宿食，强記通神。

補而能宣，西域僧獻于唐玄宗，大有功力，遂名婆羅門參。廣西英州多仙茅，羊食之，遍體化爲筋，人食之大補。其消食者，助少火以生土，土得乾健之運也；其强記者，腎氣時上交于南離故也。　按，仙茅專于補火，惟精寒者宜之，火熾者有暴絶之戒。

補骨脂 味辛，温，無毒。入腎經。惡甘草，忌羊肉、諸血。胡桃拌炒。興陽事，止腎泄，固精氣，止腰疼。一名破故紙。

暖則水臟，壯火益土之要藥也。　按，補骨性燥，凡陰虛有熱，大便閉結者，戒之。

菟絲子 味辛，甘，平，無毒。入腎經。山藥爲使。酒煮打作餅，烘乾再研，即成細末。續絶傷，益氣力，强陰莖，堅筋骨。溺有餘瀝，寒精自出，口苦燥渴，寒血爲積。

雷公云：稟中和之性，凝正陽之氣。腎臟得力，則絕傷，諸症愈矣。主口苦燥渴者，水虛則内熱津枯，辛以潤之，二證俱安也。　按，菟絲子助火，强陽不痿者忌之。

覆盆子 味甘，平，無毒。入肝、腎二經。去蒂酒蒸。　補虛續絕傷，强陰美顏色。能益閉蟄封藏之本，以縮小便，服之當覆其溺器，故名。　按，覆盆子固濇，小便不利者禁之。

骨碎補 味苦，温，無毒。入腎經。去毛蜜蒸。　主骨碎折傷，耳響牙疼，腎虛泄瀉，去瘀生新。跡其動伐，皆是足少陰腎經，觀其命名，想見功力。戴元禮用以治骨痿，有效。　按，經疏云：勿與風燥藥同用。

鈎藤 味甘，微寒，無毒。入肝經。　舒筋除眩，下氣寬中，小兒驚癎，客忤胎風。祛肝風而不燥，庶幾中和，但久煎便無力，俟它藥煎就，一二沸即起，頗得力也。去梗純用嫩勾，其功十倍。　按，鈎藤性寒，故小兒科珍之，若大人有寒者，不宜多服。

蒲黄 味甘，平，無毒。入肝經。　熟用止血，生用行血。入東方血海，是其本職。利小便者，兼入州都之地耳。　按，無瘀血者勿用。

海藻 味苦，鹹，寒，無毒。入腎經。反甘草。消瘰癧癭瘤，散癥瘕癰腫。

苦能泄結，寒能滌熱，鹹能軟堅，故主療如上。按，脾家有濕者勿服。

澤蘭 味苦，甘，微溫，無毒。入肝、脾二經。和血，有消瘀之能；利水，有消蠱之效。

甘能和血，獨入血海，攻擊稽留。其主水腫者，乃血化爲水之水，非脾虛停濕之水也。

按，澤蘭行而帶補，氣味和平，無偏勝之憂。

艾葉 味苦，微溫，無毒。入肺、脾、肝、腎四經。苦酒、香附爲使。安胎氣，暖子宮，止血痢，理腸風。炙除百病，吐衄崩中。陳久者良。

辛可利竅，苦可疏通，故氣血交理，而婦科帶下調經多需之。按，艾性純陽香燥，凡有血燥生熱者禁與。

昆布 味鹹，寒，無毒。入腎經。洗净。頑痰結氣，積聚癭瘤。

鹹能軟堅，噎證恒用之，取其祛老痰也。按，昆布之性，雄于海藻，不可多服，令人瘦削。

防己 味苦，辛，性寒，無毒。入膀胱經。惡細辛，畏萆薢、女菀、鹵鹹。祛下焦之濕，瀉血分之熱。理水腫脚氣，通二便閉結。

防己分木、漢二種，木者專風，漢者專水。按，東垣云：防己大苦大寒，瀉血中濕熱，亦瞑眩之藥也。服之使人身心煩亂，飲食減少，惟濕熱壅遏，及脚氣病，非此不效。若虛人用防己，其害有三：穀食已虧，復泄大便，重亡其血，一也；渴在上焦氣分，而防己乃下焦血分，二也；傷寒邪傳肺經，氣分濕熱，而小便黄赤，禁用血藥，三也。

威靈仙 味苦，温，無毒。入膀胱經。忌茶、苦茗、麵。宣五臟而療痛風，去冷滯而行痰水。

此風藥之善走者也。威者言其猛烈，靈者言其效驗。按，威靈仙，大走真氣，兼耗人血，不得已而後用之可也。

水萍 味辛，寒，無毒。入肺經。發汗，開鬼門，下水，潔净府。

水萍輕浮，入肺經，發汗。氣化及州都，因而利水。歌云：天生靈草無根幹，不在山間不在岸。始因飛絮逐東風，紫背青皮飄水面。神仙一味去沉疴，採時須在七月半。選甚癱風與大風，些小微風都不算。豆淋酒内服三丸，鐵鏷頭上也出汗。按，水萍發汗力比麻黄，下水功同通草，苟非大實大熱者，安敢輕試耶？

牽牛子 味苦，寒，有毒。入肺、大、小腸三經。酒蒸研細。下氣逐痰水，除風利小便。

辛熱有毒之藥，性又迅急，主治多是肺脾之病。多因虛起，何賴瀉藥？况諸證應用藥物，神良者不少，何至舍其萬全，而就不可必之毒物哉？東垣諄復其詞，以戒後人勿用。蓋目擊張子和且暮用之，故闢之甚力，世俗不知，取快一時，後悔奚及！

紫葳花 味酸，寒，無毒。入心、肝二經。畏鹵鹹。三焦血瘀，二便燥乾。

即淩霄花也。能去血中伏火，及血熱生風之證。按，紫葳酸寒，不能益人，走而不守，虛人避之。

使君子 味甘，温，無毒。入脾、胃二經。殺諸蟲，治疳積。

殺蟲藥皆苦，使君子獨甘。空腹食數枚，次日蟲皆死而出矣。忌飲熱茶，犯之即瀉。有言其不宜食者，非也。夫樹有蠹，屋有蟻，國有盜，禍耶，福耶？觀養生者，先去三尸蟲，可以類推矣。按，使君子爲殺蟲而設，苟無蟲積，服之必致損人。

木賊草 味甘，苦，平，無毒。入肝經。迎風流淚，翳膜遮睛。

木賊爲搓擦之需，故入肝而伐木。去節者善發汗，中空而輕，有升散之力也。按，木賊多服損肝，不宜久用。

豨薟 味苦，寒，有小毒。入肝、腎二經。 肢節不利，肌體麻痺，脚膝軟疼，纏綿風氣。能宣能補，故風家珍之。本草相傳，功用甚奇，然近世服之，經年罕效。意者製法未盡善歟？風氣有分別歟？藥産非道地歟？亦以見執方者之失也。 按，豨薟，長于理風濕，畢竟是祛邪之品，恃之爲補，吾未敢信也。

青蒿 味苦，寒，無毒。入肝、腎二經。童便浸一宿，曝。 去骨間伏熱，殺鬼疰傳尸。苦寒之藥，多與胃家不利，惟青蒿芬芳襲脾，宜于血虚有熱之人，取其不犯衝和之氣耳。按，寒而泄瀉者，仍當避之。

茵陳 味苦，寒，無毒。入膀胱經。 理黄疸而除濕熱，佐五苓而利小腸。茵陳去濕熱，獨宜于五疸，然亦須五苓之類佐助成功。 按，用茵陳者，中病即已。若過用之，元氣受賊。

益智仁 味辛，温，無毒。入心、脾、腎三經。去殼，鹽水炒，研細。 温中進食，補腎扶脾，攝涎唾，縮小便，安心神，止遺濁。

辛能開散，使鬱結宣通，行陽退陰之藥也。古人進食，必先益智，爲其于土中益火故耳。按，益智功專補火，如血燥有熱，及因熱而遺濁者，不可誤入也。

蓽撥 味辛，熱，無毒。入肺、脾二經。去挺，醋浸一宿，焙乾，刮去皮、粟子净。溫脾，除嘔逆，定瀉，理心疼。

古方用此，百中之一，其以蓽撥辛熱耗散，能動脾肺之火，多用損目耶？

高良薑 味辛，溫，無毒。入脾、胃、肝三經。微炒。溫胃去噎，善醫心腹之疼；下氣除邪，能攻嵐瘴之瘧。

古方治心脾疼，多用良薑，寒者用之至二錢，熱者亦用四五分。于清火劑中，取其辛溫下氣，止痛有神耳。按，虚人須與參、术同行，若單用多用，犯衝和之氣耳。

海金沙 味甘，寒，無毒。入小腸、膀胱二經。除濕熱，消腫滿，清血分，利水道。

産于黔中及河南，收曝日中，小乾，以紙襯之，以杖擊之，有細沙落紙上，且曝且擊，以盡爲度。性不狠戾，惟熱在太陽經血分者宜之。

穀精草 味辛，溫，無毒。入肝、胃二經。頭風翳膜遮睛，喉痺牙疼疥癢。

田中收穀後多有之，田低而穀爲水腐，得穀之餘氣結成。此草其亦得天地之和氣者歟？兔糞，名望月沙，兔喜食此草，故目疾家收之。如未出草時兔糞，不可用也。

青黛 味鹹，寒，無毒。入肝經。清肝火，解鬱結，幼稚驚疳，大方吐血。真者從波斯國來，不可得也。今用乾靛，每斤淘取一兩亦佳。按，青黛性凉，中寒者勿使。

連翹 味苦，寒，無毒。入心、胃、膽、腎、大腸五經。除心經客熱，散諸經血結。手少陰主藥也。諸瘡痛癢，皆屬心火，故爲瘡家要藥。按，連翹苦寒，多餌即減食，謹之。

馬鞭草 味苦，寒，無毒。入肝、腎二經。理發背癰疽，治楊梅毒氣。癥瘕須用，血閉宜求。此草專以驅逐爲長，瘡症久而虚者，斟酌用之。

葶藶子 味辛，寒，無毒。入肺經。榆皮爲使，酒炒。疏肺下氣，喘逆安平，消痰利水，理脹通經。十劑云：泄可去閉，葶藶、大黄之屬。但性峻不可混服。有甜、苦二種。甜者，力稍緩也。

王不留行 味苦，平，無毒。入大腸經。水浸焙。行血通乳，止衄消疔。王不留行喻其走而不守，雖有王命，不能留其行也。古云：穿山甲，王不留，婦人服了乳常流。乃行血之力耳。　按，失血後、崩漏家、孕婦並忌之。

瞿麥 味苦，寒，無毒。入膀胱經。　利水破血，出刺墮胎。

八正散用爲利小便之主藥，若心雖熱，而小腸虛者忌服。恐心熱未除，而小腸復病矣。當求其屬以衰之。

地膚子 味苦，寒，無毒。入脾經。　利膀胱，散惡瘡。皮膚風熱，可作浴湯。

其主用多在皮膚，其入正在土臟，蓋脾主肌膚也，即其利水兼能祛濕者歟？

決明子 味鹹，平，無毒。入肝經。　青盲内障，翳膜遮睛，赤腫眶爛，淚出羞明。

此馬蹄決明也。以決能明目，故得此名。另有草決明、石決明，與之同功，而各爲一種。石決明獨與雲母石相反。

紫草 味苦，寒，無毒。入心、胞絡、肝三經。　凉血和血，清解瘡瘍，宣發痘瘮，通大小腸。

按，紫草凉而不凝，爲痘家血熱之要藥。但痘證極重脾胃，過用則有腸滑之虞。

山慈姑 味甘，辛，平，有小毒。入胃經。　癰疽疔毒，酒煎服，瘰癧瘡痍，醋拌塗。治毒蛇、狂犬之傷，傳粉滓瘢點之面。

花狀如燈籠而紅，根狀如慈姑而白。酉陽雜俎云：金燈之花，與葉不相見，謂之無義草。按，寒凉之品，不得過服。

貫衆 味苦，寒，有毒。入肝經。去皮毛，剉焙。殺蟲解毒，化鯁破癥，産後崩淋，金瘡鼻血。

有毒而能解毒，去瘀而能生新，然古方中不恒用之。别名管仲，豈音相類耶？抑爲其有雜覆之氣耶？

狗脊 味苦，平，無毒。入肝、腎二經。萆薢爲使。剉炒。强筋最奇，壯骨獨異。男子腰脚軟疼，女人關節不利。

狀如狗之脊，故名狗脊，以形得名也。别名扶筋，以功得名也。

天名精 味甘，辛，寒，無毒。入肺經。地黄爲使。下瘀血，除結熱，定吐衄，逐痰涎，消癰毒，止咽疼，殺瘡蟲，揩膚癢。可吐痰治瘧，塗蟲螫蛇傷。根名土牛膝，功用相同。子名鶴蝨，專掌殺蟲。

一名蝦蟇藍，一名活鹿草，外科要藥。生搗汁服，令人大吐大下，亦能止牙疼。按，脾胃寒薄、不渴易泄者勿用。

山豆根 味苦，寒，無毒。入心、肺二經。 主咽痛蟲毒，銷諸腫瘡瘍。

按，其性大苦大寒，脾胃所苦，食少而瀉者，切勿沾唇。

白及 味苦，微寒，無毒。入肺經。 肺傷吐血建奇功，癰腫排膿稱要劑。

性收色白，合乎秋金。宜入相傅之經，以療諸熱之證。收中有散，又能排膿，花名箬蘭，貴重可喜。 按，癰疽潰後，不宜同苦寒藥服。反烏頭、烏喙。

藜蘆 味辛，苦，微寒，有毒。入脾、胃二經。 司蠱毒與喉痺，能殺蟲，理疥瘍。與酒相反，同用殺人。

有宣壅導滯之力，苦爲湧劑，能殺邪氣，熱痰皆吐出也。苦能殺蟲，并主疥癬。 按，藜蘆有毒，服之令人煩悶吐逆，凡胸中有老痰，或中蠱毒，止可借其宣吐，不然切勿沾口，大損津液。

營實 味酸，濇，微寒，無毒。入胃經。 口瘡骨鯁之用，睡中遺尿之方。

專達陽明解熱，以其性濇，兼有遺尿之療也。

蛇床子 味苦，辛，温，無毒。入脾、腎二經。 男子强陽事，婦人暖子宫。除風濕痺癢，擦療癬多功。去足太陰之濕，補足少陰之虚，强陽頗著奇功，人多忽之。寧知至賤之中，乃伏殊常之品耶？得地黄汁拌蒸三遍後，色黑乃佳。 按，腎火易動者勿食。

景天 味苦，酸，寒，無毒。入心經。 諸種火丹能療，一切遊風可醫。毒蛇咬傷，急用搗敷。大寒純陰之品，故獨入離宫，專清熱毒。 按，中寒之人，服之有大害，惟外塗不妨耳。一名慎火草。

蘭葉 味辛，平，無毒。入肺經。 蠱毒不祥，胸中痰澼，止渴利水，開胃解鬱。蘭花禀天地清芬之氣，入西方以清辛金，頗有殊功。今人不恒用之，亦缺典也。産閩中者，力勝江、浙諸種。

蘹音茴。**香** 味辛，温，無毒。入胃、腎二經。 主腹痛疝氣，平霍亂吐逆。辛香宜胃，温性宜腎，故其主治不越二經。 按，蘹香辛温，若陽道數舉，得熱則吐者均戒。八角者名大茴香，小如粟米者力薄。

黄精 味甘，平，無毒。入脾經。 補中益氣，去濕殺蟲。

禀季春之令，得土之衝氣，味甘氣和，爲益脾陰之劑。土旺則風濕自除，可久服，而無偏勝之弊者也。

蘆薈 味苦，寒，無毒。入心、肝、脾三經。 主去熱明目，理幼稚驚風。善療五疳，能殺三蟲。

禀陰寒之氣，寒能除熱，苦能泄熱，故除熱殺蟲及明目也。疳以濕熱爲咎，濕熱去則愈矣。

按，蘆薈大苦大寒，凡脾虚不思食者禁用。

阿魏 味辛，温，無毒。入脾、胃二經。 殺諸蟲，破癥積，除邪氣，化蠱毒。

臭烈殊常，故殺蟲辟惡。辛則能散，温則能行，故消積化蟲。 按，人之血氣，聞香則順，聞臭則逆，故凡虚人雖有痞積，亦不可輕用。當先養胃氣，胃强則堅積漸磨而消矣。經曰：大積大聚，其可犯也，衰其半而止。蓋兢兢于根本者乎？

蘆根 味甘，寒，無毒。入胃經。 噎膈胃反之司，消渴嘔逆之療。可清煩熱，能利小腸。

獨入陽明，清熱下降，故主治如上。笋性更佳，解河魨毒。 按，霍亂嘔吐，因于寒者勿服。

宛委山莊重校醫宗必讀卷之四

本草徵要下

木部

桂 味辛，甘，大熱，有小毒。入腎、肝二經。畏石脂，忌生葱。去皮用，見火無功。火消陰，救元陽之痼冷；溫中降氣，扶脾胃之虛寒。堅筋骨，强陽道，乃助火之勳；定驚癇，通血脉，屬平肝之績。下焦腹痛，非此不除；奔豚疝瘕，用之即效。宣通百藥，善墮胞胎。桂心，入心、脾二經。理心腹之恙，三蟲九痛皆瘥；補氣脉之虛，五癆七傷多驗。宣氣血而無壅，利關節而有靈；托癰疽痘毒，能引血成膿。桂枝，入肺、膀胱二經。無汗能發，有汗能止。理心腹之痛，散皮膚之風。橫行而爲手臂之引經，直行而爲奔豚之向導。

肉桂，乃近根之最厚者。桂心，即在中之次厚者。桂枝，即頂上細枝，以其皮薄，又名薄桂。肉桂在下，主治下焦；桂心在中，主治中焦；桂枝在上，主治上焦。此本乎天者親上，本乎地者親下之道也。王好古云：仲景治傷寒，有當汗者，皆用桂枝。又云：汗多者禁用。兩説何相反哉？本草言桂辛、甘，出汗者，調其血而汗自出也。仲景云：太陽中風，陰弱者汗自出，衛實營虚，故發熱汗出。又云：太陽病，發熱汗出者，爲營弱衛强，陰虚陽必湊之。故皆用桂枝發汗，乃調其營則衛自和，風邪無所容，遂自汗而解，非桂枝能發汗也。汗多用桂枝者，調和營衛，則邪從汗解而汗自止，非桂枝能閉汗也。不知者，遇傷寒無汗，亦用桂枝，誤矣。桂枝發汗，「發」字當作「出」字。汗自然出，非若麻黄之開腠發汗也。按，桂性偏陽，不可誤投，如陰虚之人、一切血証及無虚寒者，均當忌。

松脂 味苦，甘，温，無毒。入肺、胃二經。水煮百沸，白滑方可用。

祛肺金之風，清胃土之熱。除邪下氣，壯骨强筋。排膿止痛生肌，煎膏而用；牙疼惡痺崩中，研末而嘗。松子，甘能益血，潤大便；温能和氣，主風虚。松葉，可生毛髮，宜罯凍瘡。松節，舒筋止肢節之痛，去濕，搜骨肉之風。

松脂，感太陽之氣而生，燥可去濕，甘能除熱，故外科取用極多也。松子中和，入服有裨。松葉有功于皮毛，松節有功于肢節，各從其類也。按，松脂、松葉，性燥而温，血虚者勿服。

茯苓 味甘，淡，平，無毒。入心、腎、脾、胃、小腸五經。馬藺爲使，畏牡蒙、地榆、秦艽、龜甲，忌醋。産雲南。色白而堅實者佳。去皮、膜用。

益脾胃而利小便，水濕都消；止嘔吐而定泄瀉，氣機咸利。下行伐腎，水泛之痰隨降；中守鎭心，憂驚之氣難侵。保肺定咳嗽，安胎止消渴。抱根者爲茯神，主用俱同，而安神獨掌；紅者爲赤茯苓，功力稍遜，而利水偏長。

茯苓，假松之餘氣而成，無中生有，得坤厚之精，爲脾家要藥。素問曰：飲入于胃，遊溢精氣，上輸于肺，通調水道，下輸膀胱。則利水之藥，皆上行而後下降也。故潔古謂其上升，東垣謂其下降。各不相背也。按，小便多，其源亦異。素問云：肺氣盛則便數，虛則小便遺；心虛則少氣遺溺，下焦虛則遺溺，胞絡遺熱于膀胱則遺溺。膀胱不約爲遺，厥陰病則遺溺。所謂肺氣盛者，實熱也，宜茯苓以滲其熱，故曰小便多者能止也。若肺虛心虛，胞絡熱厥陰病，皆虛熱也。必上熱下寒，法當升陽，膀胱不約，下焦虛者，乃火投于水，水泉不藏，必肢冷脉遲，法當用溫熱之藥，皆非茯苓可治，故曰陰虛者不宜用也。茯神抱根而生，有依守之義，故魂不守舍者，用以安神。赤者入丙丁，但主導赤而已。按，病人小便不禁、虛寒精滑者，皆不得服。

琥珀 味甘，平，無毒。入心、肺、脾、小腸四經。安神而鬼魅不侵，清肺而小便自利。新血止而瘀血消，翳障除而光明復。

感土木之氣，而兼火化，味甘色赤，有艮止之義，故能安神；有下注之象，故利小便而行血。丹溪曰：燥脾土有功。脾能運化，肺金下降，小便自通。若因血少而小便不利者，反致燥急之苦。　按，滲利之性，不利虛人。凡陰虛内熱，火炎水涸者勿服。

柏子仁 味甘，辛，性平，無毒。入心、肝、腎三經。畏菊花、羊蹄草。蒸曬炒。 安神定悸，壯水强陽。潤血而容顔美少，補虛而耳目聰明。

心藏神，腎藏精與智，心、腎虛則病驚悸。入心養神，入腎定志，悸必愈矣。悦顔聰明，皆心血與腎水互相灌溉耳。　按，柏子多油而滑，作瀉者勿服，多痰者亦忌，有油透者勿入藥。

側柏葉 味苦，微寒，無毒。入肝經。牡蠣爲使，忌同柏子仁。 止吐衄來紅，定崩淋下血。歷節風疼可愈，遍身濕痺能安。

微寒補陰，故應止血，其治風濕者，益脾之力也。柏有數種，惟根上發枝數莖，蒙茸茂密，名千頭柏，又名佛手柏，是真側柏也。　按，柏性挾燥，血家不宜多服。

枸杞子 味甘，微温，無毒。入腎、肝二經。 補腎而填精，止渴除煩；益肝以養營，强筋明目。

精不足者，補之以味，枸杞子是也。能使陰生，則精血自長。肝開竅于目，黑水神光屬腎，二臟得補，目自明矣。　按，枸杞能利大、小腸，故泄瀉者勿用。

地骨皮 味甘，寒，無毒。入腎經。 治在表無定之風邪，主傳尸有汗之骨蒸。

熱淫于内，瀉以甘寒，退熱除蒸，固宜爾也。又去風邪者，腎、肝同治也。肝有熱則風自内生，熱退則風息，此與外感之風不同耳。　按，地骨皮乃除熱之劑，中寒者勿服。

槐花　味苦，酸，寒，無毒。入肝、大腸二經。含蕊而陳久者佳。微炒。　止便紅，除血痢，咸藉清腸之力；療五痔，明眼目，皆資滌熱之功。子名槐角，用頗相同。兼行血而降氣，亦催生而墮胎。枝主陰囊濕癢，葉醫疥癬疔疽。

感天地陰寒之氣，而兼木與水之化，故爲凉血要品。血不熱則陰自足，目疾與痔證交愈矣。按，槐性純陰，虛寒者禁用。即虛熱而非實火者，亦禁之。

酸棗仁　味酸，平，無毒。入肝、膽二經。惡防己。炒熟。　酸收而心守其液，乃固表虛有汗；肝旺而血歸其經，用瘳徹夜無眠。

膽怯者，心君易動，驚悸盜汗之所自來也。肝虛者，血不歸經，則虛煩不眠之所自來也。棗仁能補肝益膽，則陰得其養，而諸證皆安矣。　按，肝、膽二經有實邪熱者勿用，以收斂故也。

黄柏　味苦，寒，無毒。入腎經。惡乾漆，鹽酒炒。肥厚鮮黄者佳。　瀉龍火而救水，利膀胱以燥濕。佐以蒼术，理足膝之痺痛；漬以蜜水，漱口舌之生瘡。

黄柏瀉陰火，除濕熱，故治療如上。昔人謂其補陰者，非其性補，蓋熱去則陰不受傷，雖謂之補亦宜。按，苦寒之性，利于實熱，不利于虛熱。凡脾虛食少，或瀉或嘔，或好熱，或惡冷，或腎虛，五更泄瀉，小便不禁，少腹冷痛，陽虛發熱，瘀血停止，産後血虛發熱，金瘡發熱，癰疽潰後發熱，傷食發熱，陰虛小水不利，痘後脾虛，小水不利，血虛煩躁，不眠等症，法咸忌之。

楮實 味甘，寒，無毒。入脾經。健脾，消水腫，益氣充肌。

按，楮實雖能消水健脾，然脾胃虛寒者勿用。

乾漆 味辛，温，有毒。入肝經。畏鐵漿、黄櫨汁、甘豆湯、螃蟹、蜀椒。炒至煙盡爲度。辛能散結，行瘀血之神方；毒可祛除，殺諸蟲之上劑。

行血殺蟲，皆辛温毒烈之性，中其毒者，或生漆瘡者，多食蟹及甘豆湯解之。按，血見乾漆即化爲水，則能損新血可知，虛者及慣生漆瘡者，切勿輕用。

五加皮 味辛，温，無毒。入腎、肝二經。遠志爲使，惡玄參。明目舒筋，歸功于藏血之海；益精縮便，得力于閉蟄之官。風濕宜求，疝家必選。

五加皮者，五車星之精，故服食家多誇之不已。嘗曰：寧得一把五加，不用金玉滿車。雖贊詞多溢美，必非無因而獲此譽也。　按，下部無風寒濕邪而有火，及肝、腎虛而有火者皆忌。

蔓荆子 味苦，辛，平，無毒。入肝、膀胱二經。惡烏頭、石膏。　頭風連于眼目，搜散無餘；濕痺甚而拘攣，展舒有效。

氣清味辛，體輕而浮，上行而散，故所主者皆在風木之臟。目之與筋，皆肝所主也。　按，頭痛、目痛，不因風邪，而因于血虛有火者忌之。元素云：胃虛人不可服，恐生痰疾。

辛夷 味辛，温，無毒。入肺、胃二經。芎藭爲使，惡五石脂，畏菖蒲、蒲黄、黄連、石膏、黄環。去心及毛，毛射肺中，令人發咳。

辛温開竅，鼻塞與昏冒咸宜；清陽解肌，壯熱與憎寒並選。

肺開竅于鼻，而胃脉環鼻上行。凡中氣不足，清陽不升，則頭痛而九竅不利。辛夷禀春陽之氣，味薄而散，能助胃中清氣上達高巔，頭面九竅皆歸治平也。　按，辛香走竄，虛人禁之。雖偶感風寒，而鼻塞亦禁之。頭痛屬血虛火熾者，服之轉甚。

桑根白皮 味甘，寒，無毒。入肺經。續斷、桂心、麻子爲使。刮去粗皮，蜜水炙，有涎出勿去。　瀉肺金之有餘，止喘定嗽；疏小腸之閉滯，逐水寬膨。降氣散瘀血，止渴消燥痰。

瀉肺降氣，是其職專；利便去水者，兼瀉子之法也。　葉可止汗去風，明目長髮。　子可補血安神，生津止渴。枝可祛風養筋，消食定咳。桑耳，調經，止崩帶。桑黄，清肺，療鼻赤。桑柴灰，除瘢痣，蝕惡肉。桑霜，别名木碱，能鑽筋透骨，爲抽疔拔毒之品。按，桑白皮瀉火，肺虚無火，因風寒而嗽者勿服。桑椹子雖能補血，脾胃虚滑者勿服。

桑寄生 味甘，平，無毒。入肝經。忌火。和血脉，充肌膚，而齒髮堅長；舒筋絡，利關節，而痺痛捐除。安胎簡用，崩漏徵醫。

木能益血，兼能去濕，故功效如右。海外深山，地暖不蠶，桑無採捋之苦，氣化濃密，自然生出。言鳥啣他子遺樹而生者，非。

杜仲 味辛，甘，温，無毒。入肝、腎二經。惡玄參、蛇蜕。去皮酥炙。强筋壯骨，益腎添精。腰膝之疼痛皆痊，遍體之機關總利。

腎苦燥，急食辛以潤之；肝苦急，急食甘以緩之。杜仲辛甘，故主用如上。亦治陰下濕癢，小便餘瀝。按，腎虚火熾者勿用。

女貞實 味苦，性平，無毒。入肝、腎二經。補中黑鬚髮，明目養精神。

稟天地至陰之氣，故淩冬不凋，氣薄味厚，陰中之陰降也。雖曰補益，偏于陰寒者也。

按，脾胃虚家，久服腹痛作瀉。

蕤仁 味甘，温，無毒。入肝經。湯浸，去皮、尖，水煮過，研膏。破心下結痰，除腹中痞氣，退翳膜赤筋，理眥傷淚出。外能散風，内能清熱，肝氣和則目疾愈。痰痞皆熱邪爲祟，故宜並主。按，目病不緣風熱，而因于虚者勿用。

丁香 味辛，温，無毒。入肺、胃、腎三經。忌見火，畏鬱金，去丁蓋。温脾胃而嘔呃可瘳，理壅滯而脹滿宜療。齒除疳䘌，痘發白灰。脾爲倉廩之官，傷于飲食生冷，留而不去，則爲壅脹，或爲嘔呃。暖脾胃而行滯氣，則脹嘔俱瘳也。按，丁香辛熱而燥，非屬虚寒，概勿施用。雞舌香是其别名，母丁香乃其大者。

沉香 味辛，温，無毒。入脾、胃、肝、腎四經。調和中氣，破結滯而胃開；温補下焦，壯元陽而腎暖。療脾家痰涎之血，去肌膚水腫之邪。大腸虚閉宜投，小便氣淋須用。芬芳之氣，與脾胃相投；温而下沉，與命門相契。怒則氣上，肝之過也；辛温下降，故平肝有功。按，沉香，降氣之要藥，然非命門火衰，不宜多用。氣虚下陷者，切勿沾唇。

檀香 味辛，温，無毒。入肺、胃二經。辟鬼殺蟲，開胃進食。療噎膈之吐，止心腹之痛。調上焦氣在胸膈咽嗌之間，有奇功也。按，癰疽潰後及諸瘡膿多者，不宜服。

降真香 味辛，温，無毒。色紅者良。行瘀滯之血如神，止金瘡之血至驗。理肝傷吐血，勝似鬱金；理刀傷出血，過于花蕊。降真香色鮮紅者，行血下氣有功；若紫黑色者，不堪用也。兼可辟邪殺鬼，燒之，辟天行時氣、宅舍怪異。

蘇合香 味甘，温，無毒。甘暖和脾，鬱結凝留咸霧釋；芬芳徹體，奸邪夢魘盡冰消。產中天竺國，諸香汁合成，故名合香。凡香氣皆能辟邪通竅，况合衆香而成者乎？沈括云：蘇合油如䵒膠，以筋挑起，懸絲不斷者真也。

乳香 味辛，温，無毒。入心經。箬上烘去油，同燈心研之則細。定諸經之痛，解諸瘡之毒。活血舒筋，和中治痢。諸瘡痛癢，皆屬心火。乳香入心，内托護心，外宣毒氣，有奇功也。但瘡疽已潰勿服，膿多者勿敷。

没藥 味苦，平，無毒。製法同乳香。 宣血氣之滯，醫瘡腐之疼。可攻目翳，堪墮胎兒。

血滯則氣壅，故經絡滿急，發腫作痛。没藥善通壅滯，則血行而氣暢痛止也。 按，骨節痛與胸腹筋痛，不由血瘀，而因于血虚，産後惡露去多，腹中虚痛，癰疽已潰，法咸禁之。

安息香 味辛，苦，性平，無毒。入心經。 服之而行血下氣，燒之而去鬼來神。

手少陰主藏神，神昏則鬼邪侵之，心主血，血滯則氣不宣快，安神行血，故主治如上。 按，病非關惡氣侵犯者，勿用。

騏驎竭 味甘，鹹，平，有小毒，入心、肝二經。凡用另研。若同他藥擣，則化爲飛塵。産於外國，難得真者，磨之透甲，燒灰不變色者佳。 走南方兼達東方，遂作陰經之主；和新血且推陳血，真爲止痛之君。

乳香、没藥，兼主氣血，此則專于血分者也。善收瘡口，然性急，不可多使，却能引膿。

龍腦香 味辛，苦，微温，無毒。 開通關竅，驅逐鬼邪。善消風而化濕，使耳聰而目明。

芳香爲百藥之冠者，甚者性必温熱，善于走竄，入骨搜風，能引火熱之氣自外而出。新汲水調，催生甚捷。 按，龍腦入骨，風病在骨髓者宜也。若風在血脉、肌肉，輒用腦、麝，反引風入骨，如油入麵，莫之能出。目不明屬虚者，不宜入點。

金櫻子 味酸，濇，平，無毒。入脾、腎二經。扃鑰元精，合閉蟄封藏之本；牢拴倉廩，贊傳導變化之權。

金櫻子性濇，不利于氣。丹溪云：經絡隧道，以通暢爲和平，味者喜其濇精而服之，致生別證，自不作靖，咎將誰執？雖然，惟無故而服，以縱慾則不可，若精滑者服之，何咎之有？

竹葉 味苦，甘，寒，無毒。入心、胃二經。清心滌煩熱，止嗽化痰涎。竹茹，刮去青皮，用第二層。疏氣逆而嘔呃與噎膈皆平，清血熱而吐衄與崩中咸療。

竹瀝 薑汁爲使。痰在皮裏膜外者，直達以宣通；痰在經絡四肢者，屈曲而搜剔。失音不語偏宜，肢體攣蹝決用。

竹種最多，惟大而味甘者爲勝；必生長甫及一年者，嫩而有力。竹能損氣，故古人以笋爲刮腸篦。竹瀝滑腸，脾虛泄瀉者勿用。惟痰在皮裏膜外、經絡肢節者相宜，若寒痰、濕痰與食積痰勿用。

吴茱萸 味辛，熱，有小毒，入脾、胃、肝三經。蓼實爲使，惡丹參、滑石、白堊，畏紫石英。開口者良，鹽湯泡過，焙乾。燥腸胃而止久滑之瀉，散陰寒而攻心腹之疼。祛冷脹爲獨得，疏肝氣有偏長。疝疼脚氣相宜，開鬱殺蟲至效。

辛散燥熱，獨入厥陰，有功脾胃，其旁及者也。東垣云：濁陰不降，厥氣上逆，甚而脹滿，非茱萸不可治也。多用損元氣。寇氏曰：下氣最速，腸虚人服之愈甚。凡病非寒滯者勿用，即因寒滯者，亦當酌量虚實，適事爲效也。

山茱萸 味酸，微温，無毒。入肝、腎二經。蓼實爲使，忌桔梗、防風、防己。酒潤去核，微火烘乾。

補腎助陽事，腰膝之痾不必慮也；閉精縮小便，遺泄之證寧足患乎？月事多而可以止，耳鳴響而還其聰。

四時之合，春暖而生，秋凉而殺。萬物之性，喜温而惡寒，人身精氣，亦賴温暖而後充足。況腎、肝居至陰之位，非得温暖之氣，孤陰無以生。山茱萸正入二經，氣温而主補，味酸而主歛，故精氣益而腰膝强也。按，强陽不痿、小便不利者，不宜用。

檳榔 味辛，温，無毒。入胃、大腸二經。忌見火。

降至高之氣，似石投水；疏後重之急，如驥追風。瘧疾與痰癖皆收，脚氣與殺蟲並選。

足陽明爲水穀之海，手陽明爲傳導之官，二經相爲貫輸，以運化精微者也。二經病，則痰癖蟲積生焉。辛能破滯，苦能殺蟲，故主治如上。按，檳榔墜諸氣至于下極，氣極下陷者忌。

梔子 味苦，寒，無毒。入肺經。炒透。治胸中懊憹，而眠卧不寧；疏臍下血滯，而小便不利。清太陰肺，輕飄而上達；瀉三焦火，屈曲而下行。

梔子木非吐藥，仲景爲邪氣在上，得吐則邪出，所謂高者因而越之也。亦非利小便藥，蓋肺清則化行，而膀胱津液之府，奉氣化而出矣。按，大苦大寒，能損胃伐氣，虚者忌之。心腹痛不因火者，尤爲大戒。世人每用治血，不知血寒則凝，反爲敗證。治實火之吐血，順氣爲先，氣行則血自歸經；治虚火之吐血，養正爲先，氣壯則自能攝血。此治療之大法，不可違也。

蕪荑 味辛，平，無毒。入肺經。除疳積之要品，殺諸蟲之神劑。

幼科取爲要藥，然久服多服，亦能傷胃。

枳殼 味苦，微寒，無毒。入肝、大腸二經。麩炒。破至高之氣，除咳逆停痰；助傳導之官，消水留脹滿。

枳實，即枳殼之小者。破積有雷厲風行之勢，瀉痰有衝墻倒壁之威。解傷寒結胸，除心下急痞。

枳殼、枳實，上世未嘗分別。自東垣分枳殼治高，枳實治下；海藏分枳殼主氣，枳實主血。然究其功用，皆利氣也。氣利則痰喘止，痞脹消，食積化。人之一身，自飛門以至魄門，三焦相通，一氣而已，又何必分上與下、氣與血乎？但枳實則性急，枳殼則性緩，爲確當耳。按，枳殼、枳實，專主破氣，大損真元。凡氣弱脾虚，以致停食痞滿，法當補中益氣，則食自化，痞自散。若用枳殼、枳實，是抱薪救火矣。脹滿因于實邪者可用，若因土虚不能制水，肺虚不能行氣，而誤用之，則禍不旋踵。瘦胎飲用枳殼，爲湖陽公主而設，以彼奉養太過，形氣肥實，故相宜也。若一概用之，反致氣弱而難産。潔古枳术丸用枳實，爲積滞者設，積滞去則脾胃自健，故謂之補，非消導之外，别有補益也。時醫不察虚實，不辨補瀉，往往概施，損人真元，爲厲不淺。雖以補劑救之，亦難挽其刻削之害，蹈弊者多，表以爲戒。

厚朴 味苦，辛，大温，無毒。入脾、胃二經。乾薑爲使，惡澤瀉、硝石、寒水石，忌豆。色紫、味辛者良。刮去粗皮，切片，薑汁炒。

辛能散風邪，温可解寒氣。下氣消痰，去實滿而寬膨；温胃和中，調胸腹而止痛。吐利交資，驚煩共主。

温熱之性，長于散結去滿，温胃暖脾，故主食停、痰滞、脹痛、吐利等證。然但可施于元氣未虚，邪氣方盛，或客寒犯胃，濕氣侵脾。若脾虚之人，雖有如上諸證，切勿沾唇。或一時未見其害，而清純衝和之氣，潛傷默耗矣。可不謹諸？

茶葉 味甘，苦，微寒，無毒。入心、肺二經。畏威靈仙、土茯苓，惡榧子。

消食下痰氣，止渴醒睡眠。解炙煿之毒，消痔瘻之瘡。善利小便，頗療頭疼。

稟土之清氣，兼得春初生發之意，故其所主皆以清肅爲功。然以味甘不濇，氣芬如蘭，色白如玉者爲良。茶稟天地至清之氣，産于瘠砂之間，專感雲露之滋培，不受纖塵之滓穢，故能清心滌腸胃，爲清貴之品。昔人多言其苦寒，不利脾胃，及多食發黄消瘦之説，此皆語其相惡苦濇者耳。故入藥須擇上品，方有利益。

猪苓 味甘，淡，平，無毒。入腎、膀胱二經。去皮。分消水腫，淡滲濕痰。

猪苓感楓根之餘氣而成，利水諸藥無如此駃。按，寇宗奭曰：多服猪苓，損腎昏目。潔古云：淡滲燥亡津液，無濕證勿服。

烏藥 味辛，温，無毒。入胃，膀胱二經。主膀胱冷氣攻衝，療胸腹積停爲痛。天行疫瘴宜投，鬼犯蠱傷莫廢。

辛温芳馥，爲下氣温中要藥。按，氣虚及血虚内熱者勿用。

海桐皮 味苦，平，無毒。入脾、胃二經。除風濕之害，理腰膝之疼。可塗疥癬。亦治牙蟲。

按，腰膝痛非風濕者，不宜用。治癬、治牙，須與他藥同行。

大腹皮 味苦，微温，無毒。入脾、胃二經。開心腹之氣，逐皮膚之水。

主用與檳榔相倣，但力少緩耳。鳩鳥多集大腹樹上，宜以大豆汁多洗，令黑汁去盡，火焙用。

按，病涉虛者勿用。

合歡 味甘，平，無毒。入心、脾二經。安和五臟，歡樂忘憂。

心爲君主之官，土爲萬物之母，二臟調和則五臟自安，神明自暢。稽康養生論云：合歡蠲忿。正謂此也。一名夜合。

五倍子 味苦，酸，濇，平，無毒。入肺、胃二經。斂肺化痰，故止嗽有效；散熱生津，故止渴相宜。上下之血皆止，陰陽之汗咸瘳。瀉痢久而能斷，腫毒發而能消。燥口瘡須臾可食，洗脱肛頃刻能收。染鬚髮之白，治目爛之疴。

按，五倍子，性燥急而專收斂，咳嗽由于風寒者忌之，瀉痢非虛脱者忌之，咳嗽由于肺火實者忌之。誤服反致壅滿，以其收斂太驟，火氣無從泄越耳。

天竺黄 味甘，寒，無毒。入心經。祛痰解風熱，鎮心安五臟。大人中風不語，小兒天吊驚癇。

竹之津氣結成，與竹瀝功用相倣，故清熱養心，豁痰利竅。久用亦能寒中。産于天竺國。

蜜蒙花 味甘，平，無毒。入肝經。酒潤，焙。養營和血，退翳開光。大人眥淚羞明，小兒痘疳攻眼。

獨入東方，爲滌熱和營之用，故治目之外，無他長也。

巴豆 味辛，熱，有大毒。入肺、脾、胃、大、小腸五經。芫花爲使，畏大黄、黄連、蘆笋、菰笋、醬豆、冷水，惡蘘草。反牽牛。去心及膜，火焙研細，去油用。 蕩五臟，滌六腑，幾于煎腸刮胃；攻堅積，破痰癖，直可斬關奪門。氣血與食一攻而殆盡，痰蟲及水傾倒而無遺。胎兒立墮，疔毒旋抽。

按，生于盛夏之令，成于秋金之月，故味辛氣温。得剛猛火烈之用，蕩滌一切有形之物。元素曰：巴豆不可輕用，鬱滯雖開，真陰隨損，以少許着肌膚，須臾發泡。況腸胃柔薄之質，無論下後，耗損真陰，即腑臟被其薰灼，能無潰爛之患耶？萬不得已，亦須炒熱去油，入少許即止，不得多用。

蜀椒 味辛，性熱，有毒。入肺、脾、腎三經。杏仁爲使，畏款冬花、防風、附子、雄黄。開口者害人。 温脾土而擊三焦之冷滯，補元陽而蕩六腑之沉寒。飲澼、氣癥和水腫，累建奇功；殺蟲止嘔及腸虛，恒收速效。通血脉，則痿痺消除；行肢節，則機關健運。椒目，善消水腫，可塞耳聾。

按，命門火衰，中氣寒冷者宜之。椒禀純陽之氣，乃除寒濕、散風邪、温脾胃、暖命門之聖藥。若陰虛火旺之人，在所大忌。

胡椒 味辛，大熱，有毒。入胃、大腸二經。下氣溫中，消風去痰。忌用與川椒相同。畢澄茄，即胡椒之大者，乃一類二種。亦易僭工。

橡斗子 味苦，溫，無毒。入脾、胃二經。固精頗效，止痢稱奇。按，新痢起、濕熱甚者忌服。

木鼈子 味甘，溫，有毒。散血熱，除癰毒，止腰痛，生肌肉。有毒之品，但宜外用，勿輕内服。番木鼈，形較小而色白、味苦，主咽喉痺痛。氣血虛、腸胃滑者大戒。

水楊葉 味苦，無毒。止久痢而多功，浴痘瘡而起發。生于涯涘之旁，得水土之氣偏多，能散濕熱，故久痢需之。痘瘡頂陷漿滯不行，或風寒所阻者，宜水楊枝葉，無葉用嫩枝五斤，流水一釜，煎湯溫浴，如冷添湯。良久，照見纍起有暈絲者，漿行也。如不滿，再浴之。虛者只洗頭面手足，屢浴不起者死。初出及癢塌者，皆不可浴。若内服助氣血藥，其效更速。此方有爕理之妙，蓋黄鐘一動，而蟄蟲啓户；東風一吹，而堅冰解腹之義也。

柞木皮 味苦，平，無毒。催生聖藥，黄疸奇方。

下行利竅，故黄疸與産家用之。

棕櫚皮 味苦，濇，平，無毒。吐血、鼻紅、腸毒病，十全奇效；崩中、帶下、赤白痢，一切神功。

性濇，故止血有功。然惟血去已多，滑而不止者宜之；若早服，恐停瘀爲害，火炒煙盡，存性，窨地上出火毒。

川槿皮 味苦，平，無毒。止腸風與久痢，擦頑癬及蟲瘡。

肉厚而色紅者真，不宜多服。

皂莢 味辛，鹹，温，有小毒。入肺、肝、胃三經。柏子爲使，惡麥門冬，畏人參、苦參。刮去粗皮及弦與子，酥炙用。開竅通關，宣壅導滯，搜風逐痰，辟邪殺鬼。

性極尖利，無閉不開，無堅不破，中風傷寒門，賴爲濟急之神丹。若類中風由于陰虛者禁之，孕婦亦禁。　子，去皮，水浸軟，煮糖漬食之。治大腸虛秘，瘰癧惡瘡。　刺，功用與皂莢同，第其鋭利，能直達瘡所，爲癰疽、妬乳、丁腫未潰之神藥。米醋熬嫩刺，塗癬有效。癰疽已潰者勿服，孕婦亦忌。

訶黎勒 味苦，温，無毒。入肺、大腸二經。蒸去核，焙。 固腸而泄痢咸安，斂肺而喘嗽俱止。利咽喉而通津液，下食積而除脹滿。

按，其主用皆温濇收斂之功，若肺有實熱，瀉痢因濕熱，氣喘因火衝，法咸忌之。

楝實 味苦，寒，有毒。入脾、肺二經。 殺三蟲，利小便。 根，微寒。殺諸蟲，通大腸。大寒極苦，止宜于殺蟲，若脾胃虚寒者大忌。

樗白皮 味苦，濇，寒，有小毒。東引者良。醋炙之。 濇血止瀉痢，殺蟲收産腸。苦寒之性，虚寒者禁用，腎家真陰虚者亦忌之，以其徒燥耳。止入丸用，不入湯煎。 椿白皮，主用相倣，力稍遜之。

鬱李仁 味酸，平，無毒。入脾、大腸二經。腸浸去皮，研如膏。 潤達幽門，而關格有轉輸之妙；宣通水腫，而腫脹無壅遏之嗟。

性專降下，善導大腸燥結，利週身水氣。然下後，令人津液虧損，燥結愈甚，乃治表救急之藥。津液不足者，慎勿輕服。

雷丸 味苦，寒，有小毒。入胃經。荔實、厚朴、蘆根、芫花爲使，惡葛根。酒蒸。殺臓腑諸蟲，除嬰兒百病。

雷丸，乃竹之餘氣，得霹靂而生，故名雷丸。殺蟲之外無他長，久服令人陰痿。

蘇木 味甘，鹹，平，無毒。入心、肝、脾三經。宣表裏之風邪，除新舊之瘀血。

蘇木理血，與紅花同功。少用和血，多用即破血也。其治風者，所謂治風先治血，血行風自滅也。

没石子 味苦，温，無毒。入腎經。忌銅鐵器，用漿水于砂盆中，焙乾。再研，如烏犀色。益血生精，染鬚髮而還少；强陰治痿，助陽事以生男。濇精止遺淋，固腸醫泄痢。

稟春生之氣，兼金水之性。春爲發生之令，故有功于種玉；金主收肅之用，故有功于止濇。然亦不宜獨用、多用也。

木瓜 味酸，温，無毒。入肝經。忌鐵。去瓤。筋急者得之即舒，筋緩者遇之即利。濕痺可以兼攻，脚氣惟兹最要。

得東方之酸，故入厥陰，治筋，非他藥所能儔匹。轉筋時，但念木瓜二字數十聲，立效。東垣云：氣脱能收，氣滯能和，故于筋急筋緩，兩相宜耳。按，孟詵云：多食損齒及骨。素問所謂：「陰之所主，本在五味；陰之所營，傷在五味。」五味太過，則有增勝之憂也。

果部

蓮子 味甘，平，無毒。入心、脾、腎三經。泡去皮、心，炒。 心腎交，而君相之火邪俱靖；腸胃厚，而瀉痢之滑脱均收。頻用能濇精，多服令人喜。 蓮藕，味甘，平，入心、脾二經。忌鐵。 生用則滌熱除煩，散瘀而還爲新血；熟用則補中和胃，消食而變化精微。 蓮花鬚，味甘，濇，温，無毒。入心、腎二經。忌地黄、葱、蒜。 清心而諸竅之出血可止，固腎而丹田之精氣無遺。 鬚髮變黑，瀉痢能除。

蓮子，脾家果也，久服益人。石蓮子，乃九月經霜後，堅黑如石，墮水入泥者，今肆中石蓮子，其味大苦，產廣中樹上，不宜入藥。 藕性帶濇，止血有功，產家忌生冷，惟藕不忌，爲能去瘀故也。 蓮鬚，温而不熱，血家、瀉家尊爲上劑。 蓮房，固精濇腸，但不宜多服。 葉，可助胃消食。 蒂，治雷頭風，取其有「震仰盂」之象，類從之義也。

橘皮 味辛，温，無毒。入肺、脾二經。廣中者最佳，福建者力薄，浙產便惡劣矣。陳久愈佳，去蒂及浮膜曬乾。 止嗽定嘔，頗有中和之妙；清痰理氣，却無峻烈之嫌。 留白者補胃偏宜，去白者疏通專掌。

苦能泄氣，又能燥濕；辛能散氣，温能和氣。 同補藥則補，同瀉藥則瀉，同升藥則升，同降藥則降。夫脾乃元氣之母，肺乃攝氣之籥，故獨入二經。氣雖中和，然單服、久服，亦損真元。橘皮下氣消痰，橘肉生痰聚氣。一物也，而相反如此。

青皮 即橘之小者，麸炒。破滯氣愈攻愈效，削堅積愈下愈良。引諸藥至厥陰之分，下飲食入太陰之倉。

青皮兼能發汗，性頗猛鋭，不宜多用。如人年少壯，未免躁暴。及長大而爲橘皮，如人至老年，烈性漸減；經久而爲陳皮，則多歷寒暑，而躁氣全消也。核，主膀胱疝氣，一味爲末，酒服五錢。葉，主肺癰乳癰，絞汁飲之。

香橼 味苦，温，無毒。入肺、脾二經。年久者良，去白炒。理上焦之氣，止嘔宜求；進中州之食，健脾宜簡。

性雖中和，單用、多用亦損正氣。脾虚者須與參、术同行，乃有相成之益耳。

大棗 味甘，平，無毒。入脾經。堅實肥大者佳。調和脾胃，有生津止瀉之功；潤養肺經，操助脉强神之用。

經言：棗爲脾果，脾病宜食之。又曰：脾病人毋多食甘。毋乃相戾耶？不知言宜食者，指不足之脾也，如脾虚泄瀉之類；毋多食者，指有餘之脾也，如中滿腫脹之類。凡用藥者，能隨其虚實而變通之，雖尋常品味，必獲神功；苟執而泥之，雖有良劑，莫展其長。故學者以格致爲亟也。按，棗雖補中，然味過于甘，中滿者忌之。小兒疳病及齒痛痰熱之人，俱不宜食，生者尤爲不利。紅棗功用相倣，差不及耳。

芡實 味甘，平，無毒。入脾、腎二經。補腎固精而遺濁有賴，益脾養氣而泄瀉無虞。

稟水土之氣以生，獨于脾腎得力，小兒不宜多食，難消故也。

烏梅 味酸，平，無毒。入肺、脾二經。定嗽定渴，皆由斂肺之勳；止血止利，盡是固腸之力。清音去痰涎，安蚘理煩熱。蝕惡肉而至速，消酒毒以清神。白梅，即霜梅也。牙關緊閉，擦齦，涎出便能開；刀箭傷膚，研爛，傅之血即止。

烏梅、白梅，皆以酸收爲功，疽愈後有肉突起，烏梅燒傅，一日减半，兩日而平，真奇方也。夫梅生于春，曲直作酸，病有當發散者，大忌酸收，誤食必爲害。若過食而齒齼，嚼胡桃肉解之。

柹 味甘，寒，無毒。入肺、脾二經。潤肺止咳嗽，清胃理焦煩。乾柹能厚腸而止泄，主反胃與下血。

柹霜，清心而退熱生津，潤肺而化痰止嗽。

三者主用大同小異，總之肅清上焦火邪，兼有益脾之功也。有人三世死于反胃，至孫得一方，用柿餅同乾飯食之，絶不用水，亦勿以他藥雜之，旬日而愈。按，柿性頗寒，肺經無火，及風寒作嗽者，冷痢滑泄者忌之。與蟹同食，令人腹痛作瀉。

荸薺 味甘，寒，無毒。益氣而消食，除熱以生津。腹滿須用，下血宜嘗。同胡桃食，能化銅物爲烏有。一味爲末，能辟蠱毒。按，孟詵云：有冷氣人勿食，多食令人患脚氣，孕婦忌之。

枇杷葉 味苦，平，無毒。入肺、胃二經。刷去背上毛。治胃病，薑汁塗炙；治肺病，蜜水塗炙。走陽明則止嘔下氣，入太陰則定咳消痰。長于降氣，氣降則火清痰順。但去毛不浄，射入肺中，作咳難療。按，胃寒嘔吐，及風寒咳嗽者忌之。

甘蔗 味甘，平，無毒。入肺、胃二經。和中而下逆氣，助脾而利大腸。稟地之衝氣，故味甘性平。甘爲稼穡之化，故和中助脾，亦能除熱止渴，治噎膈，解酒毒。按，世人誤以蔗爲性熱，不知其甘寒瀉火。王摩詰詩云：飽食不須愁内熱，大官還有蔗漿寒。

蓋詳于本草者耶。惟胃寒嘔吐，中滿滑瀉者忌之。

白沙糖　味甘，寒，無毒。入脾經。生津解渴，除咳消痰。紅沙糖功用與白者相倣，和血乃紅者獨長。紅、白二種，皆蔗汁煎成。

多食能損齒生蟲。作湯，下小兒丸散者誤矣。中滿者禁用。

桃仁　味苦，甘，平，無毒。入肝、大腸二經。香附爲使，泡去皮尖，炒。勿用雙仁者。破諸經之血瘀，潤大腸之血燥。肌有血凝而燥癢堪除，熱入血室而譫言可止。

苦重于甘，氣薄味厚，沉而下降，爲陰中之陽。苦以推陳，甘以生新，故血疾恒需之。桃爲五木之精，故能辟邪殺鬼，亦可殺蟲。桃梟是桃實在樹，經冬不落者，正月採之，主辟邪祛祟。

按，桃仁破血，血瘀者相宜。若用之不當，大傷陰氣。

杏仁　味苦，甘，温，有毒。入肺、大腸二經。惡黄芩、黄芪、葛根，畏蘘草。泡去皮尖，焙。雙仁者勿用。散上焦之風，除心下之熱。利胸中氣逆而喘嗽，潤大腸氣閉而難通。解錫毒有效，消狗肉如神。

杏仁性温，散肺經風寒滯氣，殊效。按，陰虚咳嗽者忌之。雙仁者能殺人，有毒蓋指此耳。

梨 味甘，酸，寒，無毒。入心、肝、脾三經。外宣風氣，内滌狂煩。消痰有靈，醒酒最驗。

人知其清火消痰，不知其散風之妙。生之可清六腑之熱，熟之可滋五臟之陰。按，丹溪云：梨者，利也，流利下行之謂也。脾虚泄瀉者禁之。

橄欖 味酸，濇，甘，平，無毒。入胃經。清咽喉而止渴，厚腸胃而止瀉。消酒稱奇，解毒更異。

跡其主用，約與訶黎勒同。誤中河豚毒，惟橄欖煮汁可解。諸魚骨鯁，嚼橄欖汁嚥之如無。以核研末，急流水調服，亦效。

胡桃 味甘，平，無毒。入肺、腎二經。佐補骨而治痿强陰，兼胡粉而拔白變黑。久服潤腸胃，恒用悦肌膚。

三焦者，元氣之别使；命門者，三焦之一原。蓋本原一委也。命門指所居之腑而名，乃藏精繫胞之物。三焦指分治之部而名，乃出納熟腐之司。一以體名，一以用名。在兩腎之間，上通心肺，爲生命之原，相火之主。靈樞已詳言，而扁鵲不知原委體用之分，以右腎爲命門，以三焦爲有名無狀，承訛至今，莫能正也。胡桃仁頗類其狀，而外之皮汁皆黑，故入北方，通命門；命門既通，則三焦利，故上通于肺耳。一幼兒痰喘，五日不乳，其母夢觀音，令服人參、胡桃湯數口，喘即定。明日，去胡桃衣，喘復作，仍連皮服，遂愈。蓋皮有斂肺之功也。但用一味，空腹時連皮食之，最能固精。　按，肺有痰熱、命門火熾者勿服。

龍眼　味甘，平，無毒。入心、脾二經。　補心虚而長智，悦胃氣以培脾。除健忘與怔忡，能安神而熟寐。

不熱不寒，和平可貴，别名益智者，爲其助心生智也。歸脾湯用爲向導者，五味入口，甘先歸脾也。道家用龍眼肉細嚼千餘，待滿口津生，和津汩汩而嚥，此即服玉泉之法也。

山楂　味酸，平，無毒。入脾、胃二經。去核。　消肉食之積，行乳食之停。疝氣爲殃，茴香佐之取效；兒枕作痛，沙糖調服成功。發小兒痘瘮，理下血腸風。

善去腥羶油膩之積，與麥芽之消穀積者不同也。核，主催生疝氣。　按，胃中無積及脾虚惡食者，忌服。

榧子　味甘，平，無毒。入肺經。反緑豆。　殺百種之蟲，手到而痊；療五般之痔，頻嘗則愈。消穀食而治咳，助筋骨而壯陽。

東坡詩云：「驅除三彭蟲，已我心腹疾。」指其殺蟲也。不問何蟲，但空腹食榧子二十一枚，七日而蟲下，輕者兩日即下矣。按，丹溪云：榧子，肺家果也。多食則引火入肺，大腸受傷。

石榴皮 味酸，濇，温，無毒。入肝、脾、腎三經。瀉痢久而腸虚，崩帶多而欲脱。水煎服而下蚘，汁點目而止淚。

按，榴味酸濇，故入斷下崩中之劑。若服之太早，反爲害也。

穀部

胡麻 味甘，平，無毒。入肝、脾、腎三經。其色如醬，其狀如蝨。九蒸曬。養血潤腸，燥結焦煩誠易退；補中益氣，風淫癱瘓豈難除！堅筋骨，明耳目，輕身不老；長肌膚，填髓腦，辟穀延年。

補陰是其本職，又去風者，治風先治血，血行風自滅也。李延飛云：風病人久服，步履端正，語言不蹇，神農收爲上品，仙經載其功能，洵奇物也。但服之令人腸滑，得白术並行爲勝。

麻仁 味甘，平，無毒。入脾、胃二經。畏牡蠣、白薇、茯苓。絹包，置沸湯中，至冷取出，懸井中一夜，勿着水，曝乾，新瓦上挼去殼。潤五臟，通大腸。宣風利關節，催生療産難。

劉完素曰：麻仁，木穀也，而治風，同氣相求也。陳上良云：多食損血脉，滑精氣，痿陽事。婦人多食，則發帶疾，以其滑利下行，走而不守也。

麻油 味甘，微寒，無毒。熟者利大腸，下胞衣；生者摩瘡腫，生秃髮。生者過食，能發冷利，脾虚作瀉者忌之。熬熟不可經宿，經宿即助熱動氣也。

飴糖 味甘，温，無毒。入脾經。止嗽化痰，千金方每嘉神效；脾虚腹痛，建中湯累奏奇功。瘀血熬焦和酒服，腸鳴須用水煎嘗。

按，飴糖雖能補脾潤肺，然過用之，反能動火生痰。凡中滿吐逆、酒病牙疳，咸忌之。腎病尤不可服。

黑豆 味甘，平，無毒。入腎經。活血散風，除熱解毒，能消水腫，可稀痘瘡。

嬰兒十歲以下者，炒豆與猪肉同食，壅氣致死，十有八九。凡服篦麻子忌炒豆，犯之脹死。服厚朴者亦忌之，最動氣故也。

赤小豆 味甘，酸，平，無毒。入心、小腸二經。利水去蟲，一味磨吞决效；散血排膿，研末醋敷神良。止渴行津液，清氣滌煩蒸。通乳汁，下胞衣，產科要矣；除痢疾，止嘔吐，脾胃宜之。

赤豆，心之穀也。其性下行，入陰分，進小腸，治有形之病。消瘕散腫，雖潰爛幾絶者，爲末敷之，無不立效。按，久服赤豆，令人枯燥，肌瘦身重，以其行降令太過也。

菉豆 味甘，寒，入肝經。反榧子、穀，惡鯉魚。 解熱毒而止渴，去浮風而潤膚。利小便以治脹，厚腸胃以和脾。

菉豆屬木，通于厥陰。解毒之功過于赤豆，但功在緑皮，若去殼即壅氣矣。按，胃寒者不宜食。

扁豆 味甘，温，無毒。入脾經。去皮炒。 補脾胃而止吐瀉，療霍亂而清濕熱。解諸毒大良，治帶下頗驗。

色黄味甘，得平中和，脾之穀也。能化清降濁，故有消暑之用。皮如栗色者不可入藥。按，傷寒邪熾者禁用。

淡豆豉 味甘，苦，寒，無毒。入肺、脾二經。 解肌發汗，頭疼與寒熱同除；下氣清煩，滿悶與温癍並妙。疫氣瘴氣，皆可用也；痢疾瘧疾，無不宜之。

豆經蒸罯，能升能散。得葱則發汗，得鹽則止吐，得酒則治風，得薤則治痢，得蒜則止血，炒熟又能止汗，亦要藥也。造豉法：黑豆一斗，六月間，水浸一宿，蒸熟，攤蘆席上，微温，蒿覆五六日後，黄衣遍滿爲度，不可太過。取曬簸净，水拌得中，築實甕中，桑葉蓋厚三寸，泥固，取出曬半日，又入甕。如是七次，再蒸曝乾。按，傷寒直中三陰與傳入陰經者勿用。熱結煩悶，宜下不宜汗，亦忌之。

麥蘖 味甘，鹹，温，無毒。入胃經。炒黄去芒，留芽用。熟腐五穀，消導而無停；運行三焦，宣通而不滯。療腹鳴與痰飲，亦催生而墮胎。

古人惟取穬麥爲芽，今人多用大麥者，非也。以穀消穀，有類從之義，無推蕩之峻，胃虚停穀食者宜之。然有積化積，無積消胃氣，墮胎。

神麯 味甘，辛，濕，無毒。入胃經。研細炒黄，陳久者良。健脾消穀，食停腹痛無虞；下氣行痰，泄痢胃翻有藉。

五月五日，或六月六日，以白麵百斤，青蒿、蒼耳、野蓼各取自然汁六大碗，赤小豆、杏仁泥各三升，以配白虎、青龍、朱雀、玄武、勾陳、騰蛇，用諸汁和麵、豆、杏仁，布包作餅，楮葉包罯，如造醬黄法，待生黄衣，曝乾收之。按，脾陰虚胃火盛者勿用，能損胎孕。

穀芽 味甘，苦，温，無毒。消食與麥芽同等，温中乃穀蘖偏長。味甘氣和，具生花之性，故爲消食健脾、開胃和中之要藥。

酒 味苦，甘，辛，熱有毒。入肺、胃二經。通血脉而破結，厚腸胃而潤肌；宣心氣以忘憂，助膽經以發怒。善行藥勢，可禦風寒。少飲則和血行氣，壯神消愁；過飲則損胃耗血，生痰動火。故夫沉湎無度、醉以爲常者，輕則致疾，重則亡身。此大禹所以疏儀狄、周公所以著酒誥也。燒酒散寒破結，損人尤甚。

醋 味酸，温，無毒。入肝經。澆紅炭而聞氣，産婦房中常起死；塗癰疽而外治，瘡科方内屢回生。消心腹之疼，癥積盡破；殺魚肉之毒，日用恒宜。藏器曰：多食損筋骨，損胃，損顔色。

罌粟殼 味酸，濇，温，無毒。入腎經。水洗去蒂，去頂去穰，醋炒透。止瀉痢而收脱肛，濇精氣而固遺泄。劫虚癆之嗽，攝小便之多。酸收太緊，令人嘔逆，且兜積滯，反成痼疾。若醋製而與參、术同行，可無妨食之害。按，風寒作嗽，瀉痢新起者勿用。

菜部

瓜蒂 味苦，寒，有小毒。入胃經。理上脘之痾，或水停，或食積，總堪平治；去胸中之邪，或痞硬，或懊憹，咸致安寧。水泛皮中，得吐而痊；濕家頭痛，嗃鼻而愈。

極苦而性上湧，能去上焦之病，高者因而越之是也。按，瓜蒂最能損胃傷血，耗氣奪神，上部無實邪者，切勿輕投。

白芥子 味辛，熱，無毒。入肺經。解肌發汗，利氣疏痰。溫中而冷滯冰消，辟邪而祟魔遠遁。酒服而反胃宜痊，醋塗而癰毒可散。

痰在脇下，及皮裏膜外者，非白芥子不能達。煎湯不可太熱，便減力量。按，肺經有熱，陰虛火亢者勿服。莖葉動風動氣，有瘡瘍、痔疾、便血者俱忌。

萊菔子 味辛，溫，無毒。下氣定喘，消食除膨。生研堪吐風痰，醋調能消腫毒。

丹溪云：萊菔子，治痰有推墻倒壁之功。表其性烈也。按，虛弱人服之，氣淺難佈息。

乾薑 味辛，熱，無毒，入肺、脾二經。破血消痰，腹痛胃翻均可服；溫中下氣，癥瘕積脹悉皆除。開胃扶脾，消食去滯。生行則發汗有靈，炮黑則止血頗驗。

乾薑本辛，炮之則苦，守而不移，非若附子行而不止也。其止血者，蓋血虛則熱，熱則妄行，炒黑則能引補血藥入陰分，血得補則陰生熱退，且黑爲水色，故血不妄行也。然血寒者可多用，血熱者不過用三四分爲向導而已。按，薑味大辛，辛能僭上，亦能散氣走血，久服損陰傷目，凡陰虚有熱者勿服。

生薑 味辛，熱，無毒。入肺、胃二經。要熱去皮，要冷留皮。生能發表，熟可温中。開胃有奇功，止嘔爲聖劑。氣脹、腹疼俱妙，痰凝、血滯皆良。刮下薑皮，脹家必用。

凡中風、中暑、中氣、中毒、中惡、霍亂，一切卒暴之症，用薑汁和童便服之。薑汁能開痰，童便能降火也。古方以薑茶治痢，熱痢留皮，冷痢去皮，大妙。忌服同乾薑。

葱白 味辛，平。入肺、胃二經。忌棗、蜜、犬、雉肉。通中發汗，頭疼風濕總蠲除；利便開關，脚氣奔豚通解散。跌打金瘡出血，砂糖研敷；氣停蟲積爲殃，鉛粉丸吞。專攻喉痺，亦可安胎。

葱味最辛，肺之藥也，故解散之用居多。按，多食葱，令人神昏髮落，虛氣上衝。

大蒜 味辛，温，有毒。入脾、腎二經。忌蜜。消穀化食，辟鬼驅邪。破痘癖多功，灸惡瘡必效。搗貼胸前，痞格資外攻之益；研塗足底，火熱有下引之奇。

大蒜用最多，功至捷，外塗皮肉，發疱作疼，則其入腸胃而搜刮，概可見矣。　按，性熱氣臭，凡虛弱有熱之人，切勿沾唇；即宜用者，亦勿過用，生痰動火，損目耗血。謹之。

韭 味辛，温，無毒。　固精氣，暖腰膝，强腎之功也；止瀉痢，散逆冷，温脾之力歟！消一切瘀血，療喉間噎氣。　韭子，固精生精，助陽止帶。

古方用韭，專治瘀血，蓋酸入肺，辛散温下也。　多食神昏目暗。

金石部

金箔 味辛，平，有毒。　安鎮靈臺，神魂免於飄蕩；辟除惡祟，臟腑搜其伏邪。

禀西方之質，爲五金之主，最能制木，故中風、驚癇皆需之。　銀箔功用相倣。　按，金有大毒，磨屑頓服，不過三錢而斃，豈可多服乎？催生者用之。

自然銅 味辛，平，無毒。　續筋接骨，折傷者依然復舊；消瘀破滯，疼痛者倏爾消除。

按，自然銅雖有神用，頗能損人，不可過用。

銅青 味辛，酸，無毒。女科理血氣之痛，眼科主風熱之疼，內科吐風痰之聚，外科止金瘡之血。殺蟲有效，疳證亦宜。

色青入肝，專主東方之證，然服之損血。

黄丹 味辛，寒，無毒。止痛生飢，宜於外敷；鎮心安魄，可作丸吞。下痰殺蟲，截瘧止痢。

按，黄丹，乃炒鉛所作，味性沉陰，過服損陽氣。

密陀僧 味辛，平，有小毒。色如金者良。鎮心主，滅瘢䵟。五痔、金瘡同借重，瘧家、痢證其尋求。

即煎銀爐底感銀鉛之氣而成，其性重墜，故鎮心下痰，須水飛用，食之令人寒中。

紫石英 味甘，温，無毒。畏扁豆、附子，惡黄連。火煅，醋淬水飛。上通君主，鎮方寸之靡寧；下達將軍，助胎宮而有孕。

紫石英，南方之色，故功在血分，火熱者忌之。

朱砂 味甘，寒，有毒。入心經。惡磁石，畏鹹水，忌一切血。水飛。鎮心而定癲狂，辟邪而殺鬼祟。解胎熱痘毒，療目痛牙疼。

色赤應離，爲心經主藥。獨用多用，令人呆悶。水銀，即硃砂之液，殺蟲蝨有功，下死胎必用。滲入肉内，使人筋攣。若近男陽，陽痿無氣。惟以赤金繫患處，水銀自出。楊梅瘡服輕粉，毒潛骨髓，毒發殺人。輕粉，主殺蟲生肌。

雄黃 味苦，平，有毒。研細水飛。楊梅疔毒，疥癬痔瘍，遵法搽敷力不少；血瘀風淫，鬼于屍疰，依方製服效偏奇。化痰涎之積，塗蛇虺之傷。

獨入厥陰，爲諸瘡殺毒之藥，亦能化血爲水。

石膏 味辛，寒，無毒。入肺、胃二經。雞子爲使，惡莽草、巴豆，畏鐵。營衛傷於風寒，青龍收佐使之勳；相傅因於火熱，白虎定爲君之劑。頭疼齒痛，肌膚熱，入胃而搜逐；消渴陽狂，逆氣起，入肺以驅除。

氣味俱薄，體重而沉。少壯火熱之人，功如反掌；老弱虛寒之人，禍不旋踵。東垣云：立夏前服白虎湯，令人小便不禁。降令太過也。極能寒胃，使人腸滑不能食，非有大熱者，切勿輕投。

滑石 味甘，淡，寒，無毒。入胃、膀胱二經。利小便，行積滯。宣九竅之閉，通六腑之結。滑石利竅，不獨小便也。上能利毛竅，下能利精竅。蓋甘淡先入胃家，上輸於肺，下通膀胱。肺主皮毛，爲水上源，膀胱司津液，氣化則能出。故上則發表，下則利水，爲蕩熱燥濕之劑。

按，多服使人精滑，脾虚下陷者禁之。

赤石脂 味酸，辛，大温，無毒。入心、胃、大腸三經。畏芫花，惡大黄、松脂。煅，水飛。 主生肌長肉，可理癰瘍；療崩漏脱肛，能除腸澼。 按，石脂固濇，新痢家忌用。

爐甘石 味甘，温，煅，水飛。 散風熱而腫消，祛痰氣而翳退。

金銀之氣所結，爲眼科要藥。

鍾乳石 味甘，熱，有毒。蛇床爲使，惡牡丹、牡蒙，畏紫石英，忌羊血，反人參、白术。入銀器煮，水減即添，煮三日夜，色變黄白。換水再煮，色清不變，毒去盡矣。水飛過，再研半日。 益精壯陽，下焦之虚弱堪珍；止嗽解渴，上部之虚傷宜寶。

其氣慓悍，令陽氣暴充，飲食倍進，昧者得此肆淫，則精竭火炎，發爲癰疽淋濁，豈鍾乳之罪耶？大抵命門火衰者相宜。不爾，便有害矣。

海石 味鹹，平，無毒。入肺經。 清金降火，止濁治淋。積塊老痰逢便化，癭瘤結核遇旋消。

海石乃水沫結成，體質輕飄，肺之象也；氣味鹹寒，潤下之用也。故治證如上。 按，多服損人氣血。

陽起石 味鹹，温，無毒。入腎經。螵蛸爲使，惡澤瀉、桂、雷丸、蛇蜕，畏菟絲子，忌羊血。火煅酒淬七次，水飛。固精而壯元陽，益氣而止崩帶。

此石産處，冬不積雪，其熱可知。雲頭雨脚鷺鷥毛，輕鬆如狼牙者佳。非命門火衰者勿用。

磁石 味辛，温，無毒。入腎經。柴胡爲使，惡牡丹皮、莽草，畏石脂。火煅醋淬水飛。治腎虚之恐怯，鎮心臟之怔忡。

鎮心益腎，故磁朱丸用之，可暫用，不可久也。

青礞石 味鹹，平，入肝經。火煅水飛。化頑痰癖結，行食積停留。

痰見青礞，即化爲水。脾虚者大忌。

花蕊石 味酸，平，無毒。火煅水飛。止吐衄如神，消瘀血爲水。

血見花蕊石，即化爲水。過用損血，不可不謹。

食鹽 味鹹，寒，無毒。入腎經。擦齒而止痛，洗目而去風。二便閉結，納導隨通；心腹煩疼，服吐即愈。治疝與辟邪有益，痰停與霍亂無妨。

潤下作鹹，鹹走腎，喘嗽、水脹、消渴大忌。食鹽或引痰生，或凝血脉，或助水邪。多食損顏色，傷筋力。故西北人不耐鹹，少病多壽；東南人嗜鹹，少壽多病。青鹽，功用相同，入肝散風。

樸硝 味辛，鹹，酸，寒，無毒。入胃、大腸二經。破血攻痰消，食解熱。法製玄明粉，功緩力稍輕。明目清躁，推陳致新。

樸硝在下，最粗而濁；芒硝在上，其質稍清；玄明粉再經煎煉，尤爲精粹。方士濫誇玄明粉却病永年，不根之説也。若施之於有虛無火之人，及陰毒沉寒之證，殺人慘於刀劒矣。

硼砂 味苦，辛，寒，無毒。入肺經。退障除昏開胬肉，消痰止嗽且生津。癥瘕噎膈俱瘥，衄家骨鯁通宜。

性能柔五金，則消尅可知，但療有餘，難醫不足，虛癆證非宜。

硫黃 味酸，大熱，有毒。入心、腎二經。畏細辛、樸硝、鐵、醋。用萊菔剜空，入硫合定，糠火煨熟，紫背浮萍同煮，皂角湯淘去黑漿。壯陽堅筋骨，陰氣全消；殺蟲燥寒濕，瘡疴盡掃。老年風秘，君半夏而立通；泄痢虛寒，佐蠟礬而速止。艾湯投一匕，陰毒回春；温酒送三丸，沉寒再造。

秉純陽之精，能補君火，可救顛危。烏鬚黑髮，真可引年。然須製煉得宜，淫房斷絶者能之；一有不當，貽禍匪輕。

白礬 味酸，濇，寒，無毒。入肺、脾二經。甘草爲使，惡牡蠣、麻黄。消痰止痢，滌熱祛風。收脱肛、陰挺，理疥癖、濕淫。

礬之用有四：吐風熱痰涎，取其酸苦湧泄也；諸血脱肛、陰挺、瘡瘍，取其酸濇而收也；治風痰、泄痢、崩帶，取其收而燥濕也；喉痺癰疽，蛇傷蠱毒，取其解毒也。多服傷骨，損心肺。

土部

伏龍肝 味辛，温，無毒。女人崩中帶下，丈夫尿血遺精。

即竈心黄土，去濕有專長。

墨 味辛，温，無毒。燒紅研細。止血以苦酒送下，消癰用猪膽調塗。

墨者，北方之色；血者，南方之色。止血者，火見水而伏也。内有鹿角膠，非煆紅不可用。

百草霜 辛，温，無毒。清咽治痢，解熱定血。

黑奴丸用以療陽毒發狂，亦從治之義也。

人部

髮 味苦，温，無毒。入心、肺、胃三經。

去瘀血，補真陰。父髮與雞子同煎，免嬰兒驚悸；己髮與川椒共煅，令本體烏頭。吐血衄紅取效，腸風崩帶宜求。

髮者血之餘也，故瘀血證多功。入礶中，鹽泥固濟，煅存性。

牙齒 味鹹，熱，有毒。入腎經。火煅水飛。

痘瘡倒靨，麝加少許酒調吞；癰乳難穿，酥拌貼之旋發潰。內托陰疽不起，外敷惡漏多膿。

齒者骨之餘，得陽剛之性，痘家劫劑也。若伏毒在心，昏冒不省，氣虛白癢，熱沸紫泡之症，宜補虛解毒；誤用牙齒者不治。

乳 味甘，平，無毒。入心、肝、脾三經。

大補真陰，最清煩熱。補虛癆，潤噎膈，大方之玉液也；袪膜赤，止淚流，眼證之金漿耶！

乳乃血化，生於脾胃，攝於衝任。未受孕則下爲月水，既受孕則留而養胎。産後則變赤爲白，上爲乳汁，此造化玄微之妙，却病延年之藥也。　按，虛寒滑泄之人禁服。乳與食同進，即成積滯發渴。

津唾 甘，平，無毒。　辟邪魔而消腫毒，明眼目而悅肌膚。

津乃精氣所化，五更未語之唾，塗腫輒消，拭目去障，咽入丹田則因精而制火。　修養家嚥津，謂之清水灌靈根。　人能終日不唾，收視返聽，則精氣常凝，容顏不槁；若頻唾，則損精神，成肺病。　仙家以千口水成活字，嚥津誠不死之方歟？

紅鉛 味鹹，熱，無毒。入心、肝、脾、腎四經。　坎官一點，無端墮落塵寰；水裏真金，有法收來接命。

蕭子真云：「一等旁門性好淫，强陽復去採他陰。　口含天癸稱爲藥，似恁洳沮枉用心。」此言金丹大道，惟處極靜篤，採先天祖氣而矣。　且不着于四大，安可求於渣質哉？若夫却病延年，未有過於紅鉛者也。　女子二七天癸至，任脉通，太衝脉盛，月事以時下，謂之天癸，乃天一所生之水。　古人用之療金瘡、箭毒，并女勞復，皆崇其養陰之力也。　童女首經，尤爲神品。　女子自受胎以及長成，筭積五千四百之期，即於是日經至，更爲難得。　回垂絶之陽，有奪命之權。　若三日出庚之時，採藥接命，即楞嚴經所載精仙是也。　絶非交媾，亦非口服，故成仙道。　按，服紅鉛而熱者，惟童便、乳汁可以解之。

人溺 味鹹，寒，無毒。入肺、胃、膀胱三經。清天行狂亂，解癆弱蒸煩。行血而不傷於峻，止血而無患其凝。吐衄產家稱要藥，損傷跌撲是仙方。

經云：飲入於胃，遊溢精氣，上輸於脾，脾氣散精，上歸於肺，通調水道，下輸膀胱。服小便入胃，仍循舊路而出，故降火甚速。然須熱飲，真氣尚存，其行更速。鍊成秋石，真元之氣漸失，不逮童便多矣。　按，童便性寒，若陽虛無火，食不消、腸不實者忌之。人中白，主治與溺相同，兼治口舌瘡。

金汁 即人中黄也。味苦，寒，無毒。止陽毒發狂，清痘瘡血熱。解百毒有效，敷疔腫無虞。按，傷寒非陽明實熱，痘瘡非紫黑乾枯均禁。

人胞 味甘，鹹，温，無毒。入心、腎二經。米泔洗净，童便浸揉，色白爲度，入鉛瓶中封固，重湯煮三時，待冷方開。補心除驚悸，滋腎理虛癆。

崔氏云：胎衣宜藏吉方，若爲蟲獸所食，令兒多病，此亦銅山西崩、洛鍾東應之理。蒸煮而食，不顧損人長厚者，弗忍聞也。

天靈蓋 味鹹，平，無毒。煎液吞嘗，傳屍滅影，包藏巔頂，瘧鬼潛踪。

神農未嘗收載，後世每每用之。嗟乎！獸相食，且人惡之，而人相食，慘惡極矣。必不得已，或取年深絶屍氣者，然亦不可食，或包用，或煎湯，用畢，送還原處，報之以經懺，庶其可也。

獸部

龍骨 味甘，平，無毒。入心、肝、腎三經。忌魚及鐵器，畏石膏。火煉水飛，酒煮曝。濇精而遺泄能收，固腸而崩淋可止。縮小便而止自汗，生肌肉而收脱肛。

龍在東方之神，故其骨多主肝病，腎主骨，故又益腎也。許叔微云：肝藏魂，能變化，魂飛不定者，治之以龍齒。按，龍骨收斂太過，非久病虚脱者，切勿妄投。

麝香 味辛，温，無毒。忌大蒜。微研。開竅通經，穿筋透骨。治驚癇而理客忤，殺蟲蠱而去風痰。辟邪殺鬼，催生墮胎。蝕潰瘡之膿，消瓜果之積。

走竄飛揚，内透骨髓，外徹皮毛。東垣云：搜骨髓之風，風在肌肉者，誤用之反引風入骨。丹溪云：五臟之風，忌用麝香以瀉衛氣。故證屬虚者，概勿施用；必不得已，亦宜少用。癆怯人及孕婦，不宜佩帶。

黄牛肉

味甘，温，無毒。入脾經。

補脾開胃，益氣調中。牛乳有潤腸之美，牛喉有去噎之功。牛爲稼穡之資，不輕屠殺，市中所貨，非老病即自死者也，食之損人。丹溪倒倉論曰：脾爲倉廩。倒倉者，推陳致新也。停痰積血，發爲癱瘓癆瘵；蠱脹膈噎，非丸散所能治。用肥嫩牡黄牛肉二十斤，長流水煮糜，濾滓取液，熬成琥珀色，每飲數大碗，寒月温而飲之。緩飲則下，急飲則吐，時緩時急，且吐且下。吐下後口渴，即服自己小便，亦能蕩滌餘垢。睡二日，乃食粥，調養半日，沉痾悉去。須五年忌牛肉。

牛黄

味苦，甘，平，無毒。入心、肝二經。人參爲使，惡龍骨、龍膽、地黄、常山、蜚蠊。畏牛膝、乾漆。

清心主之煩，熱狂邪鬼俱消；攝肝臟之魂，驚癇健忘同療。利痰氣而無滯，入筋骨以搜風。東垣云：牛黄入肝治筋。中風入臟者，用以入骨追風。若中腑中經者誤用之，反引風入骨。如油入麵，莫之能出。

阿膠

味鹹，平，無毒，入肺、肝二經。山藥爲使，畏大黄。拌蛤粉炒。

止血兮兼能去瘀，疏風也又且補虚。西歸金腑，化痰止咳除癱痿；東走肝垣，强筋養血理風淫。安胎始終並用，治痢新久皆宜。阿井乃濟水之眼。内經以濟水爲天地之肝，故入肝，治血證、風症如神。烏驟皮合北方水色，以制熱生風也。真者光明脆徹，歷夏不柔，僞者反能滯痰，不可不辨。按，胃弱作嘔吐，脾虚食不消者均忌。

熊膽　味苦，寒，無毒。殺蟲，治五疳；止痢，除黄疸。去目障至效，塗痔瘻如神。實熱之證，用之咸宜；苟涉虚家，便當嚴戒。

象皮　味鹹，温，無毒。合金瘡之要藥，長肌肉之神丹。以鈎刺插入皮中，頃刻瘡收，故主用如上。

鹿茸　味甘，鹹，温，無毒。入腎經。形如茄子，色如瑪瑙紅玉者良。烙去毛，酥炙。健骨而生齒，强志而益氣。去肢體酸疼，除腰脊軟痛。虚癆聖劑，崩漏神丹。

角　茸生兩月，即成角矣。補腎生精髓，强骨壯腰膝。止崩中與吐血，除腹痛而安胎。肉，甘，温。補中强五臟，通脉益氣力。

鹿乃仙獸，禀純陽之質，含生發之氣，其性極淫，一牡常禦百牝，腎氣有餘，足於精者也。故主用最多，專以壯陽道、補精髓爲功。茸較佳於角，肉有益於脾。按，上焦有痰熱，胃家有火，吐血屬陰衰火盛者俱忌。生角消腫毒，逐惡血，不及膠之用宏也。鹿，山獸屬陽，夏至解角，陰生陽退之象也；麋，澤獸屬陰，冬至解角，陽生陰退之象也。主用相懸，不可不辨。

羊肉 味甘，温，無毒。入脾、腎二經。反半夏、菖蒲。忌醋。補中益氣，安心止驚，宣通風氣，起發毒瘡。角堪明目殺蟲，肝能清眼去翳。腎可助陽，胲治翻胃。

東垣云，補可去弱，人參、羊肉之類是已。凡形氣瘦弱，虛羸不足者宜之。羊血主產後血暈悶絶，生飲一杯即活。中砒礵、鍾乳、礜石、丹砂之毒者，生飲即解。按，羊食毒草，凡瘡家及痼疾者，食之即發，宜忌之。胲，結成在羊腹中者。

狗肉 味鹹，温，無毒。入脾、腎二經。反商陸，畏杏仁，惡蒜。暖腰膝而壯陽道，厚腸胃而益氣力。狗寶，結成狗腹中者。專攻翻胃，善理疔疽。

屬土性温，故能暖脾，脾暖則腎亦旺矣。黄犬益脾，黑犬補腎，他色者不宜用也。内外兩腎，俱助陽事。屎中粟米，起痘治噎。按，氣壯多火，陽事易舉者忌之。妊婦食之，令子無聲。熱病後，食之殺人。道家以犬爲地厭，忌食。

虎骨 味辛，温，無毒。脛骨最良。酥炙。壯筋骨而痿軟可起，搜毒風而攣痛堪除。

虎者，西方之獸，通於金氣。風從虎，虎嘯而風生，故骨可以入骨而搜風。虎賭主翻胃有功，虎爪主辟邪殺鬼。

犀角 味苦，酸，鹹，寒，無毒。入心、胃、肝三經。升麻爲使，惡烏頭、烏喙。忌鹽。 解煩熱而心寧，驚悸狂邪都掃；散風毒而肝清，目昏痰壅皆消。 血衄崩淋，投之輒上；癰疽發背，用以消除。 解毒高於甘草，祛邪過於牛黄。

犀角雖有徹上徹下之功，不過散邪清熱，凉血解毒而已。 按，大寒之性，非大熱者不敢輕服。妊婦多服，能消胎氣。

羚羊角 味鹹，寒，無毒。入肝經。 直達東方，理熱毒而昏冒無虞；專趣血海，散瘀結而真陰有賴。清心明目，辟邪定驚。 濕風痢血宜加用，瘰癧癰疽不可無。

肝虛而熱者宜之。 外有二十四節桂痕，肉有天生木胎，此角有神，力抵千牛。 入藥不可單用，須不折原對，銼細，避風搗篩，更研萬匝如飛塵，免刮人腸。 按，獨入厥陰，能伐生生之氣。

獺肝 味甘，温，有毒。入肝、腎二經。 鬼疰傳屍慘滅門，冰吞殊效；疫毒蠱灾常遍户，未服奇靈。

葛洪云：屍疰鬼疰，使人寒熱，沉沉默默，不知病之所苦，而無處不惡。 積月累年，碖磜至死；死後傳人，乃至滅門。 惟用獺肝陰乾爲末，水服二錢，每日三服，以瘥爲度。 其爪亦搜逐癆蟲。

膃肭臍 味鹹，熱，無毒。入腎經。酒洗，炙。陰痿精寒，瞬息起經年之恙；鬼交尸疰，纖微消沉頓之痾。

一名海狗腎，兩重薄皮裹丸核，皮上有肉，黄毛三莖共一穴，濕潤常如新。置睡犬旁，驚狂跳躍者真也。固精壯陽，是其本功。鬼交尸疰，蓋陽虚而陰邪侵之，陽旺則陰邪自辟耳。按，陽事易舉、骨蒸癆嗽之人忌用。

猪脊髓 味甘，平，無毒。補虚癆之脊痛，益骨體以除蒸。心血共硃砂，補心而治驚癇；猪肺同薏苡，保肺而蠲咳嗽。賭本益脾，可止瀉而亦可化癥；腎仍歸腎，能引導而不能補益。

猪，水畜也，在時屬亥，在卦屬坎。其肉性寒，能生濕痰，易招風熱。四蹄治杖瘡，下乳汁，洗潰瘍。膽主傷寒燥熱，頭肉生風發痰，腸潤腸去垢，腦損男子陽道，血能敗血，肝大損人，腸動冷氣，舌能損心。按，猪性陰寒，陽事弱者勿食。

禽部

鴨 味甘，鹹，平，無毒。入肺、腎二經。流行水腑，滋陰氣以除蒸；闖達金宫，化虚痰而止嗽。

類有數種，惟毛白而烏嘴鳳頭者，爲虚癆聖藥。白屬西金，黑歸北水，故葛可久治癆，有白鳳膏也。

烏骨雞 味甘，鹹，平，無毒。入肺、腎二經。最辟妖邪，安五臟，善通小便，理煩蒸。産中亟取，崩帶多求。

雞爲陽禽，屬木應風，在卦爲巽。其色有丹、白、黄、烏之異，總不如白毛烏骨，翠耳金胸爲最上乘也。雞冠血，發痘瘡，通乳難，塗口喎。肝，可起陰，治小兒疳積目昏。雞屎白，惟雄雞屎有白。利小便，治鼓脹。雞子，清煩熱，止咳逆。卵殼，主傷寒痰復，研敷下疳，卵中白皮，主久咳氣結。肫肉黄皮，名雞裹金，去煩熱，通大、小腸。

淘鵝油 味鹹，温，無毒。理痹痛癱疽，可穿筋透骨。取其脂熬化，就以其嗉盛之，則不滲漏，雖金銀磁玉之器盛之，無不透漏者，可見入骨透髓之功。然但資外傳，不入湯丸。

雀卵 味酸，温，無毒。入腎經。强陰莖而壯熱，補精髓而多男。

雀屬陽而性淫，故强壯陽事。下元有真陽謂之少火，天非此火不能生物，人非此火不能有生。火衰則陰痿精寒，火足則精旺陽强，雀卵之於人大矣。雄雀屎名白丁香，一頭尖者是雄，兩頭團者是雌。療目痛，决癰癤，理帶下疝瘕。　按，陰虚火盛者勿食，不可同李食。孕婦食之，生子多淫。服术人亦忌之。

五靈脂 味甘，温，無毒。入肺經。惡人參。酒飛去沙，曬。止血氣之痛，無異手拈；行冷滯之瘀，真同仙授。

五靈脂乃寒號禽之糞也，氣味俱厚，獨入厥陰，主血。生用行血，炒熟止血，痛證若因血滯者，下咽如神。　按，性極羶惡，脾胃虚薄者，不能勝也。

蟲魚部

蜂蜜 味甘，平，無毒。入脾經。忌生葱。凡蜜一斤，入水四兩，磁器中煉去沫，滴水不散爲度。和百藥而解諸毒，安五臟而補諸虚；潤大腸而悦顔色，調脾胃而除心煩。同薑汁行初成之痢，同薤白塗湯火之瘡。

採百花之英，合雨露之氣釀成，其氣清和，其味甘美，虚實寒熱之證，無不相宜也。　按，大腸虚滑者，雖熟蜜，亦在禁例。酸者食之，令人心煩。同葱食害人，同萵苣食令人利下。食蜜飽後，不可食鮓，令人暴亡。　蠟性濇，止久痢，止血，生肌定痛，火熱暴痢者忌之。

露蜂房 味甘，温，有毒。惡乾薑、丹參、黄芩、芍藥、牡蠣。炙。 拔疔瘡附骨之根，止風蟲牙齒之痛；起陰痿而止遺尿，洗乳癰而塗瘰癧。

蜂房乃黄蜂之窠，蜂大房大，且露天樹上者爲勝。 按，其用以毒攻毒，若癰疽潰後禁之。

牡蠣 味鹹，寒，無毒。入腎經。貝母爲使，惡麻黄、辛夷、吴茱萸。火煅，童便淬之。 消胸中之煩滿，化痰凝之瘰癧。固精濇二便，止汗免崩淋。 按，寒者禁與，虚熱者宜之。

龜甲 味鹹，寒，有毒。入心、腎二經。惡沙參、蜚蠊。去肋酥炙。 補腎退骨蒸，養心增智慧。固大腸而止瀉痢，除崩漏而截痎瘧。小兒顖門不合，臁瘡朽臭難聞。

龜禀北方之氣，故有補陰之功。若入丸散，須研極細，恐着人腸胃，變爲瘕也。煎成膠良。

龜、鹿皆永年，龜首藏向腹，能通任脉，取下甲以補腎補血，皆陰也。鹿鼻反向尾，能通督脉，取上角以補火補氣，皆陽也。 按，腎虚而無熱者不用。

鼈甲 味鹹，寒，無毒。入肝經。惡礬。酒浸一宿，炙黄。 解骨間蒸熱，消心腹癥瘕。婦人漏下五色，小兒脇下堅疼。肉冷而難消，脾虚者大忌。

鼈色青，主治皆肝證；龜色黑，主治皆腎證。同歸補陰，實有分別。龜甲以自散者爲佳，鼈甲以不經湯煮者爲佳。肝無熱者忌之。

珍珠 味鹹，寒，無毒。入肝經。絹包，入豆腐中煮一香，研極細。安魂定悸，止渴除蒸，收口生肌，點睛退翳。

稟太陰之精氣而結，故中秋無月，則蚌無胎。宜其主用多入陰經。按，珠體最堅，研如飛麵方用。不細，傷人臟腑。病不由火熱者忌之。

桑螵蛸 味鹹，平，無毒，入腎經。畏旋覆花。蒸透再焙。起陽事而痿弱何憂，益精氣而多男可冀。

即螳螂之子，必以桑樹上者爲佳也。一生九十九子，用一枚即傷百命，仁人君子聞之，且當慘然，況忍食乎？

海鰾蛸 味鹹，温，無毒。入肝經。惡白及、白歛、附子。炙黃。止吐衄腸風，濇久虛瀉痢。外科燥膿收水，眼科去翳清煩。

味鹹入血，性濇能收，故有軟堅止滑之功。

瓦楞子 味鹹，平，無毒。火煅醋淬研。消老痰至效，破血癖殊靈。

鹹走血而軟堅，故主治如上。瓦楞子即蚶殼。

石决明 味鹹，平，無毒。入肝、腎二經。鹽水煮，水飛。 内服而障翳潛消，外點而赤膜盡散。七孔、九孔者良，十孔者不佳。久服，令人寒中。

蟹 味鹹，寒，有小毒。畏紫蘇、大蒜、木香。忌柿。 和經脉而散惡血，清熱結而續筋骨。合小兒之顖，解漆毒之瘡。爪能墮胎。

性寒，能發風，能簿藥力。孕婦食之，令兒横生。

蘄州白花蛇 味鹹，温，有毒。去頭尾，酒浸三宿，去盡皮骨，俱有大毒。 主手足癱痪及肢節軟疼，療口眼歪斜及筋脉攣急。厲風與破傷同寶，急驚與慢驚共珍。

透骨搜風，截驚定搐，爲風家要藥。内達臟腑，外徹皮膚，無處不到，服者大忌見風。産蘄州者最佳，然不可多得。龍頭虎口，黑質白花，脇有二十四方勝紋，腹有念珠斑，口有四長牙，尾有爪甲長一二分，腸如連珠，眼光如生。産它處者，或兩目俱閉，或一開一閉也。按，白花蛇性走竄，有毒，惟真有風者宜之。若類中風屬虚者，大忌。烏稍蛇大略相同，但無毒而力淺，色黑如漆，尾細有劍脊者良。

穿山甲 味鹹，寒，有毒。炙黄。 搜風逐痰，破血開氣。療蟻瘻絶靈，截瘧疾至妙。治腫毒，未成即消，已成即潰；理痛痺，在上則升，在下則降。

穴山而居，寓水而食，能走竄經絡，無處不到，達病所成功。患病在某處，即用某處之甲，此要訣也。性猛，不可過服。古名鮻魚甲。

白殭蠶 味鹹，辛，温，無毒。入肺、脾二經。惡桑螵蛸、桔梗、茯苓、萆薢。米泔浸一日，待涎浮水上，焙去絲及黑口。治中風失音，去皮膚風癢，化風痰，消瘰癧，拔疔毒，滅瘢痕。男子陰癢，女人崩淋。

即蠶之病風者，用以治風，殆取其氣相感歟？

雄蠶蛾 味鹹，温，有小毒。炒去足翅。止血收遺泄，强陽益精氣。

健於媾精，敏於生育，祈嗣者宜之。

斑貓 味辛，寒，有毒。入肺、脾二經。畏巴豆、丹參、甘草、豆花。惟黄連、黑豆、葱、茶能解其毒。破血結而墮胎兒，散癥癖而利水道。拔疔疽之惡根，下猘犬之惡物。中蠱之毒宜求，輕粉之毒亦化。

直走精溺之處，蝕下敗物，痛不可當，不宜多用。痛時，以木通等導之。

蟾酥 味辛，温，有毒。入胃、腎二經。發背疔疽，五疳羸弱，立止牙疼，善扶陽事。

入外科方，有奪命之功。然輕用，能爛人肌肉。

蝦蟇 味辛，温，有毒。酒浸一宿，去皮、腸、爪，炙乾。 發時瘡之毒，理疳積之疴，消猘犬之毒，枯腸痔之根。

屬土之精，應月魄而性靈異，過用發濕助火。

水蛭 味鹹，苦，平。入肝經。畏石灰。鹽炒枯黃。 惡血積聚，閉結堅牢，炒末調吞多效；赤白丹腫，癰毒初生，竹筒含咂有功。

鹹走血，苦勝血，爲攻血要藥。誤吞生者入腹，生子嘔血，腸痛瘦黃。以田泥調水，飲數杯，必下也。或以牛羊熱血一二杯，同猪脂飲之亦下。染鬚藥中，能引藥力，倒上至根。

䖟蟲 味苦，寒，有毒。入肝經。去足翅，炒。惡麻黃。 攻血遍行經絡，墮胎只在須臾。

青色之入肝，專啖牛馬之血，仲景用以逐血，因其性而取用者也。非氣壯之人，實有蓄血者，水蛭、䖟蟲不敢輕與。

䗪蟲 味鹹，寒，有毒。畏皂莢、菖蒲、屋遊。 去血積，搜剔極週；主折傷，补接至妙。煎含而木舌旋消，水服而乳漿立至。

即地鼈蟲，仲景大黃䗪蟲丸，以其有攻堅下血之功。虛人斟酌用之。

螻蛄 味鹹，寒，無毒。去翅、足炒。通便而二陰皆利，逐水而十種俱平。貼瘡燥頗效，化骨鯁殊靈。

螻蛄自腰以前，其濇能止二便；自腰以後，其利能通二便。治水甚效，但其性猛，虛人戒之。

蟬殼 味鹹，寒，無毒。入肺、脾、肝三經。沸湯洗净，去足、翅，曬乾。快痘瘄之毒，宜皮膚之風。小兒驚癇夜啼，目疾昏花障翳。

感木土之氣，吸風飲露，其氣清虛，故主療皆風熱之恙。又治音聲不響，及嬰兒夜啼，取其晝鳴夜息之義。按，痘疹虛寒證禁服。

蠍 味辛，平，有毒。入肝經。善逐肝風，深透筋骨。中風恒收，驚癇亦簡。

諸風掉眩，皆屬肝木。蠍屬木，色青，獨入厥陰，風家要藥。全用謂之全蠍，但用尾謂之蠍稍，其力尤緊。按，似中風、小兒慢脾風，病屬虛者忌。

醫宗必讀卷之五

傷寒

黄帝曰：熱病者，皆傷寒之類也。其死皆以六七日之間，其愈皆十日以上者，何也？冬寒之氣，感而即病，名曰傷寒。不即病者，寒毒藏於肌膚，至春變爲温病，至夏變爲暑病。岐伯對曰：巨陽者，諸陽之屬也。巨，太也。太陽爲六經之長，統攝陽分，故諸陽皆其所屬。其脉連於風府，故爲諸陽主氣也。風府，督脉穴。太陽經脉，覆於巔背之表，故主諸陽之氣分。人之傷於寒也，則爲病熱，熱雖甚，不死。寒邪束於肌表，則玄府閉，陽氣不得散越，鬱而爲熱，寒散則熱退，故雖甚不死。其兩感於寒而病者，必不免於死。兩感者，陰陽俱傷，表裏同病也。太陽與少陰同病，則頭痛與日乾煩滿；陽明與太陰同病，則身熱譫言與腹滿不欲食；少陽與厥陰同病，則耳聾與囊縮而厥。三陰三陽俱受病，水漿不入，昏不知人，六日當死也。傷寒一日，巨陽受之，故頭項痛，腰背强。足太陽爲三陽之表，而脉連風府，故傷寒者多從太陽始。太陽之經，從頭項下肩髆，挾脊，抵腰中，故其見病如此。二日，陽明受之，陽明主肉，其脉挾鼻絡於目，故身熱目疼而鼻乾，不得卧也。胃不和，則卧不安也。三日，少陽受之，少陽主膽，其脉循脇絡於耳，故胸脇痛而耳聾。邪傳少陽者，三陽已盡，將入太陰，故爲半表半裏之經。仲景曰：脉弦細，頭痛發熱者，屬少陽。口苦咽乾，脇下硬滿，乾嘔不能食，往來寒熱。蓋邪在陰則寒，在陽則熱，在半表半裏，故寒熱俱見也。三陽經絡皆受其病，而未入於臟者，故可汗而已。三陽爲表屬腑，邪未入臟，可汗而解。四日，太陰受之，太陰脉佈胃中，絡於嗌，故腹滿而嗌乾。邪在三陽，失於汗解，則傳三陰，自太陰始也。仲景曰：脉浮而緩，手足自温，繫在太陰，腹滿而吐，食不下，自利益甚，腹自痛也。五日，少陰受之，少陰脉貫腎，絡於肺，繫舌本，故口燥舌乾而渴。腎屬水，而熱邪涸之，故燥渴。仲景曰：少陰爲病，脉微細，但欲寐也。六日，厥陰受之，厥陰脉循陰器而絡於肝，故煩滿而囊縮。至厥陰而六經傳遍，邪熱甚於陰分，故煩滿。仲景曰：厥陰爲病，氣上撞心，心中痛，飢不欲食，食則吐蚘，下之利不止。按，傷寒傳變，先自三陽，後入三陰，此常序也。東垣曰：太陽經病若渴者，自入於本也，名曰傳本。太陽傳陽明者，名巡經傳。太陽傳少陽者，名越經傳。太陽傳少陰者，名表裏傳。太陽傳太陰者，名誤下傳。太陽傳厥陰者，名巡經得度傳。陶節庵曰：或自太陽始，日傳一經，六日至厥陰而愈者，或不罷再傳者，或間經傳者，或傳二三經而止者，或始終只在一經者，或越經而傳者，或初入太陽、不發熱便入少陰而成陰證者，或真中陰經者。有兩經或三經齊病不傳者，爲合病。有一經先病、未盡、又過一經之傳者，爲併病。有太陽、陽明合病，有太陽、少陽合病，有少陽、陽明合病，有三陽合病。若三陽與三陰合病，即是兩感。三陰三陽，五臟六腑皆受病，營衛不行，五臟不通，則死矣。

傳經已遍，邪當漸解，若過經而不解，則深入於腑，腑不解則深至一臟，故五臟六腑皆病。邪盛於外，則營衛不行，氣竭於內，則五臟不通，所謂其死皆以六七日者如此。劉草窗謂，傷寒傳足不傳手，其説蓋出此篇，而誕妄實甚。夫人之氣血運行週身，豈邪遇手經而有不入者哉？寒之傷人，必生皮毛，皮毛者肺之合，故外則寒栗鼻塞，內則喘嗽短氣，非傳肺乎？舌苔昏亂，非傳心與胞絡乎？泄瀉秘結，非傳太陽乎？癃閉，非傳小腸乎？痞滿上下不通，非傳三焦乎？且本文云：五臟六腑皆病，豈手經不亦內乎？然經言傳變不及手經者，何也？足之六經，可盡週身上下之脈絡，而手經已在其內，不必復言矣。其不兩感於寒者，七日，巨陽病衰，頭痛少愈。八日，陽明病衰，身熱少愈。九日，少陽病衰，耳聾微聞。十日，太陰病衰，腹減如故，則思飲食。十一日，少陰病衰，渴止不滿，舌乾已而嚏。十二日，厥陰病衰，囊縱，少腹微下，大氣皆去，病日已矣。所謂其愈皆十日以上者如此。又有言傷寒以不服藥爲中醫者，其説本於此。不知經文爲氣實者言也，若正虛邪勝則死。譬如人溺洪濤，不爲援手，而聽其自渡，全活者幾希矣。帝曰：治之奈何？岐伯曰：治之各通其臟脈，病日衰已矣。其未滿三日者，可汗而已；其滿三日者，可泄而已。各通者，言各明經脈隨證施治也。未滿三日，其邪在表，汗之而愈；滿三日者，其邪在裏，下之而愈。然此特道其常耳。正理論云：脈大浮數，在表可汗；脈實沉數，在裏可下。故日數雖多，有表證者必汗；日數雖少，有裏證者必下。第當以表裏爲辨，不可以日數拘也。

愚按，冬氣嚴寒，萬類潛藏，君子固密，則不傷於寒。固密者，毋勞爾形，毋摇爾神，形神並守，皆行於閉蟄封藏之本者也。一有不謹，而犯寒威，則殺厲之毒，乘於肌體，冬月即發，名正傷寒。伏而不發，至春變温，至夏變熱，變態不測，殊可憂虞。治之或差，反掌生殺。自仲景以來，名賢代起，立言不患不詳，患其多而惑也。陶節庵曰：得其要領，易於拾芥，脈證與理而已；求之多岐，則支離繁碎，如涉海問津矣。脈證者，表裏、陰陽、虛實、寒熱也。理者，知其常，通其變也；多岐者，蔓衍之方書也。余有感於斯言，約六法以盡之。曰汗、吐、下、温、清、補。汗者，治在表也。而汗法有三：一曰温散，寒勝之時，陰勝之臟，陽氣不充，則表不解，雖身有大熱，必用辛溫；一曰涼解，炎熱熾盛，表裏枯涸，陰氣不營，亦不能汗，宜用辛涼；一曰平解，病在陰陽之間，既不可溫，又不可涼，但宜平用，期於解表而已。吐者，治其上也。吐中有發散之意，可去胸中之實。經曰：「在上者，因而越之」是也。下者，攻其裏也。而下法有五：痞滿在氣，燥實在血，四證具者，攻之宜峻也。但見滿燥實者，攻之稍緩；但見痞實者，攻之更緩；或行血蓄，或逐水停，輕重緩急，隨證靈通也。溫者，溫其中也。臟有寒邪，不溫則死。夫氣爲陽，氣虛則寒，故溫即是補，又名救裏者，以陽虛可危，亟當救援也。清者，清其熱也。有熱無結，本非下證，若不清之，熱何由散？下後餘邪，亦宜清也。補者，救其虛也。古人言之已詳，今人畏而不用，使傷寒犯虛者，坐而待斃，大可憾已。如屢散而汗不解，陰氣不能達也。人知汗屬於陽，升陽可以解表，不知汗生於陰，補陰可以發汗也。又如內熱不解，屢清而火不退，陰不足也。人知寒涼，可以去熱，不知壯水可以制火也。又如正虛邪熾，久而不痊，補正則邪自除，溫中則寒自散，此必見衰微之陰脉者也。傷寒論曰：陰證得陽脉者生，陽證得陰脉者死。人皆奉其言，未知繹其義。夫正氣實者，多見陽脉；正氣虛者，多見陰脉。證之陽者，假實也；脉之陰者，真虛也。陳氏曰：凡察陰證，不論熱與不熱，惟憑脉用藥。至爲穩當。不論浮沉大小，但指下無力，重按全無，便是伏陰。然則沉小者，人知爲陰脉，不知浮大者，亦有陰脉也。是知傷寒雖具萬變，「虛實」二字可以提綱。正勝則愈，邪勝則死。正氣實者，雖感大邪，其病亦輕；正氣虛者，雖感微邪，其病亦重。氣實而病者，攻之即愈，雖不服藥，經盡即安，何足慮也！所可慮者，惟挾虛耳。奈何庸淺之輩，不察虛實，但見發熱，動手便攻，虛而攻之，無不死者。謬之甚矣。獨不觀仲景立三百九十七法，而治虛寒者一百有奇，垂一百一十三方，而用人參、桂、附者八十有奇。東垣、丹溪、節菴亦有補中益氣、回陽返本、温經益元等湯，未嘗不補也，謂傷寒無補法，可乎？且曰：傷寒無補法。夫實者，不藥可愈；虛者，非治弗痊。能察其虛而補救者，握傷寒之要矣，何必求之多歧哉！

傷寒十六證

傷寒者，寒傷營血，脉浮而緊，頭痛發熱，無汗惡寒。傷風者，風傷衛氣，脉浮而緩，頭痛發熱，有汗惡風。傷寒見風者，既傷於寒，復感風邪，惡寒不躁，其脉浮緩。傷風見寒者，既傷於風，復感寒邪，惡風煩躁，其脉浮緊。以上四證，皆冬月即病者。温病者，冬受寒邪，來春乃發，發熱頭疼，不惡寒而渴，脉浮數。温瘧者，冬受寒邪，復感春寒。風温者，冬受寒邪，復感春風，頭痛身熱，自汗身重，嘿嘿欲眠，語言難出，四肢不收，尺寸俱浮。温疫者，冬受寒邪，復感春温時行之氣。温毒者，冬受寒邪，春令早熱，復感其邪。以上五證，皆冬傷於寒，而病發于春，皆有温之名也。熱病者，冬傷於寒，至夏乃發，頭疼、身熱、惡寒，其脉洪盛。傷暑者，暑語爲邪，自汗煩渴，身熱脉虛。傷濕者，感受濕邪，身重而痛，自汗，身不甚熱，兩脛逆冷，四肢沉重，胸腹滿悶。風濕者，既受濕氣，復感風邪，肢體重痛，額汗脉浮。痙者，身熱足寒，頭項强急，面赤目赤，口噤頭摇，角弓反張，若先受風邪，復感於寒，無汗惡寒，爲剛痙；先受風邪，復感於濕，惡風有汗，爲柔痙。

類傷寒五症　一曰痰。中脘停痰，憎寒發熱，自汗胸滿，但頭不痛，項不强，與傷寒異耳。一曰食積。胃中停食，發熱頭痛，但身不痛，氣口緊盛，與傷寒異耳。一曰虚煩。氣血俱虚，煩躁發熱，但身不痛，頭不痛，不惡寒，不浮緊，與傷寒異耳。一曰脚氣。足受寒濕，頭痛身熱，肢節痛，便閉嘔逆，但脚痛，或腫滿，或枯細，與傷寒異耳。一曰内癰。脉浮數，當發熱而惡寒。若有痛處，飲食如常，蓄積有膿也。胸中痛而咳，脉數，咽乾不渴，濁唾腥臭，肺癰也；小腹重，按之痛，便數如淋，汗出惡寒，身皮甲錯，腹皮腫急，脉滑而數，腸癰也；胃脘痛，手不可近，胃脉細，人迎盛者，胃脘癰也。以人迎盛而誤認傷寒，禁其飲食，必死。

表證　發熱惡寒，惡風，頭痛身痛，腰脊强，目痛鼻乾，不眠，胸脇痛，耳聾，寒熱，嘔，脉浮而大，或緊或緩。有汗，脉浮緩無力，表虚也；無汗，脉浮緊，表實也。

裏證　不惡寒，反惡熱，掌心腋下汗出，腹中硬滿，大便不通，腹痛腹鳴自利，小便如常，譫語潮熱，咽乾口渴，舌乾煩滿，囊縮而厥，唇青舌卷，脉沉細，或沉實。腹鳴自利、不渴、唇青舌卷，無熱惡寒，下利清穀，身痛，脉沉微，裏虚也。腹中硬，大便閉，譫語潮熱，腹痛，不惡寒，反惡熱，譫語，掌心脇下有汗，咽燥，腹滯裏實也。表裏俱見，屬半表半裏。表裏俱無，不可汗下，小柴胡湯隨證加減。

陰證

身静氣短，少息，目不了了，鼻中呼不出，吸不入，水漿不入，二便不禁，面如刀割，色青黑，或喜向壁卧，閉目不欲見人，鼻氣自冷，唇口不紅，或白、或青、或紫，手足冷，指甲青紫，小便白或淡黄，大便不實，手按重無大熱，若陰重者，冷透手也。陰毒者，腎本虚寒，或傷冷物，或感寒邪，或汗吐下後，變成陰毒。頭痛，腹中絞痛，眼睛痛，身體倦怠，而不甚熱，四肢逆冷，額上手背有冷汗，恍惚，身痛如被杖，虚汗不止，鄭聲嘔逆，六脉沉微，或尺衰寸盛，五日可治，六七日不可治。陰證似陽者，煩躁面赤，身熱咽痛，煩渴，脉浮微，手足冷，大便泄，小便清，昏沉多眠。又有身熱，反欲得衣，口不渴，指甲黑。此陰盛於内，真陽失守也。

陽證

身動，氣高而喘，目睛了了，呼吸能往能來，口鼻氣熱，面赤唇紅，口乾舌燥，譫語，能飲凉水，身輕如常，小便赤，大便閉，手足温，指甲紅。陽毒者，邪熱深重，失汗失下，或誤服熱藥，熱毒散漫，舌卷焦黑，鼻中如烟煤，咽喉痛甚，身面錦斑，狂言直走，踰垣上屋，登高而歌，棄衣而走，脉洪大滑促。五日可治，六七日不可治。或昏噤咬牙，見鬼神，吐膿血，藥入即吐。陽證似陰者，手足冷，大便閉，小便赤，煩悶，昏迷不眠，身寒却不欲衣，口渴，指甲紅，脉沉滑，或四肢厥冷。陰厥脉沉溺，指甲青而冷；陽厥脉沉滑，指甲紅而温。此陽極於内，真陰失守也。

六經證治

足太陽膀胱，此經從頭頂貫腰脊，故頭痛，惡寒，發熱脊强。然風與寒常相因，寒則傷營，惡寒頭痛，脉浮緊而無汗，用麻黄湯，開發腠理以散寒，得汗而愈。風則傷衛，惡風頭痛，脉浮緩而有汗，用桂枝湯充實腠理，以散風止汗而愈。若夫風寒兼受，營衛俱傷，用大青龍湯。此三湯者，冬月天寒腠密，非辛温不能發散，故宜用也。若春温夏熱之證，皆用羌活衝和湯辛凉解之。傳至陽明，則目痛鼻乾，不眠，以葛根湯、升麻湯治之。此經有在經、在腑之别，如目痛鼻乾，微惡寒，身熱，脉浮洪，病在經也；潮熱自汗，譫語發渴，大便閉，揭去衣被，手揚足擲，發班發黄，狂亂惡熱，脉沉數，病在腑也。傳至少陽，則寒熱而嘔，胸痛脇痛，口苦耳聾，此爲半表半裏之經。表證多者，小柴胡湯；裏證急者，大柴胡湯。過此不已，則傳陽明之腑，表證悉罷，名爲入裏，惡熱譫語，口燥咽乾，不大便，脉沉實。如痞滿燥實，四證皆具，三焦俱傷，宜大承氣湯。但見痞燥實三證，邪在中焦，宜調胃承氣湯，不用枳、樸，恐傷上焦之氣也。但見痞實二證，邪在上焦，宜小承氣湯，不用芒硝，恐傷下焦之血也。小腹急，大便黑，小便不利，如狂喜忘，蓄血證也，宜桃仁承氣湯。傳至三陰，四肢厥冷，腸痛吐瀉，口唾冷涎，畏寒戰慄，面如刀割，引衣踡卧，脉見遲軟，急宜温之，輕者理中湯，重者四逆湯。或初病起，不發熱，便見寒證者，名爲真中陰經，亦以二湯主之。以上各經治法，一見表證，即與汗之；一見裏證，即與下之；一見虚寒，即與温補。但當以脉證爲據，不可以口數爲拘也。

可汗

頭痛項强，皮節腰背俱强，身疼拘急，惡寒發熱，無汗，脉浮數，或浮緊，皆可汗。若汗後不解，仍發熱，脉浮，須再汗之。

不可汗

無表證者，不可汗。脉沉不可汗。尺脉遲不可汗。脉微弱者，雖惡寒不可汗。咽中閉塞者，不可汗。諸動氣者，不可汗。淋家不可汗。亡血虚家，不可汗。厥者不可汗。汗家不可重汗。太陽與少陽併病，頭項强痛，或眩冒，心下痞，不可汗。脉弦細，頭痛而熱，屬少陽，不可汗。昔范雲患傷寒，時武帝有九錫之命，謂徐文伯曰：「可速愈乎？」文伯曰：「甚易。但元氣不足，恐二年後不復起耳。」雲曰：「朝聞道，夕死可矣，况二年乎？」遂以蒸法取汗而愈。後二年果卒，虚者其可輕汗哉！

可吐

病在膈上者，可吐。汗下後虚煩懊憹者，可吐。

不可吐

脉虚不可吐。厥逆者，不可吐。膈上寒，乾嘔，宜温不宜吐。

可下

注後不解，邪傳胃腑，可下。潮熱腹痛，脉實可下。陽明多汗，譫語，有燥糞，可下。潮熱，手足腋下汗出，譫語者，可下。吐後腹滿，可下。凡臍腹硬或痛，不可按者，可下。下後不解，臍腹硬痛，可再下。結胸，脉不浮，可下。少陰病，下利清水，其色青者，心下必痛。口乾者，可下。大陽證，熱結膀胱，小便不利，小腹急結，其人如狂者，血蓄也，可下。陽明證，其人喜忘，大便黑，必有瘀血，可下。陽明無汗，小便不利，心中懊憹，必發黄，可下。

不可下

表未解者，不可下。腹脹可按而減者，不可下。諸虚者，不可下。陽微者，不可下。咽中閉塞者，不可下。諸動氣者，不可下。脉弱者，不可下。脉浮大者，不可下。小便清白者，不可下。陽明病面赤，心下雖硬滿，不可下。

用火法

以火燒地，布桃葉，柏葉亦可。設席，置病人於上，即汗出。或醋炒香附，熱熨胸背，即汗。或置火於床下。或艾炙。

用水法

傷寒，思飲水爲欲愈，若不與則不愈；若恣飲，則水停。宜以新汲水少與之，待再思再與。熱甚者，以青布浸新汲水中，置病人胸前，熱則易之；甚者，置病人於水中，或浸手足，或漱口。若表未解及陰證似陽者，忌之。

發熱

翕翕而熱者，表也。羌活衝和湯。蒸蒸而熱者，裏也。輕者，大柴胡湯；重者，承氣湯。半表半裏者，表裏俱熱而輕於純在裏也。小柴胡湯。至於三陰發熱，則有腹痛肢冷，脉沉下利爲異。四逆湯。

潮熱屬陽明，一日一發，日晡而作，陽明内實也。大便硬者，承氣湯。表未罷者，小柴胡湯。煩熱兼渴者，竹葉石膏湯。心煩不眠，酸棗仁湯。煩而心悸，小建中湯。煩而悶者，梔子豉湯。熱者，白虎湯。寒者。附子湯。

惡寒 不見風，亦惡寒，身雖熱，不欲去衣被。發熱惡寒者，陽也。羌活衝和湯。無熱惡寒者，陰也。理中湯。下證悉具，微惡寒者，表未解也。先解表而後攻裏。下後不解，發熱而渴，惡寒，白虎湯。惡寒而嘔，心下痞者，五苓散。汗後惡寒，虚也。芍藥附子甘草湯。背惡寒，表未解也。葛根湯。背惡寒而潮熱，柴胡加桂湯。口渴心煩，背微惡寒，白虎加人參湯。背惡寒，潮熱腹滿，小承氣湯。少陰病，口中和，背惡寒，附子湯。汗後不解，反背惡寒者，虚也。芍藥甘草附子湯。

惡風 密室無風，不惡。太陽惡風，無汗而喘，麻黃湯。有汗，桂枝湯。吐下後不解，表裏俱熱，時時惡風，燥渴而煩，白虎加人參湯。汗多亡陽，惡風者，桂附湯。

自汗 惡風寒者，桂枝湯。惡寒自汗，表虚也，小建中湯，或黃芪建中湯。自汗，不惡風寒，表證罷，裏證實也，承氣湯。汗多，小便利，必津液竭，大便雖硬，不可攻，宜蜜導。用蜜於銅器中，微火煎，稍凝，攪之，勿令焦，皂角末少許和之，乘熱捻作棗子樣，冷納穀道中，欲大便急去之。自汗而渴，小便難，五苓散。汗多不止，曰亡陽，桂枝附子湯。外用白朮、藁本、川芎、白芷各一兩，牡蠣粉各二兩，細末，紗囊，周身撲之。盜汗，在半表半裏，膽有熱也，小柴胡湯。頭汗者，熱不得越，陽氣上騰，譫語，承氣湯。心下滿，頭汗出，水結胸也，小半夏茯苓湯。頭汗出，齊頸而還，發黃也，茵蔯五苓散。頭汗出，小便難者死。手足汗，大便燥，譫語，大承氣湯。寒不能食，小便不利，水穀不分，手足汗者，理中湯。

頭痛 太陰、少陰有身熱，無頭痛；厥陰有頭痛，無身熱。若身熱又頭痛，屬陽經也。頭痛發熱，無汗惡寒，麻黃湯。大便六七日不通，頭痛有熱，小便清者，不在裏，仍在表，羌活冲和湯。頭痛甚者，必衄，葛根葱白湯、川芎石膏湯。少陽頭痛，小柴胡湯。頭痛寒熱，寸脉大，痰厥也，瓜蒂散。厥陰頭痛，嘔而吐沫，吴茱萸湯。厥陰頭痛，脉微遲，爲欲愈；如不愈，小建中湯。陽明頭痛，不惡寒，微惡熱，不大便，調胃承氣湯。

身痛 太陽脉浮，身痛無汗，麻黃湯。陽明下證已見，但身痛者，表未解也，麻黃湯。發熱有汗，身痛，桂枝湯。陽明脉浮身痛，葛根湯。汗後脉沉遲，身痛，血虚也，黄芪建中湯。陰毒嘔逆，下利，身痛如被杖，唇青面黑，甘草四逆湯。一身盡痛，發熱惡寒，面寒，桂枝湯。一身盡痛，發熱面黃，二便反利，甘草附子湯。一身盡痛，發熱發黃，頭汗出，背强，小便不利，濕也，茵蔯五苓散。一身盡痛，發熱面黃，熱結瘀血也，抵當湯。

筋惕肉瞤 汗多亡陽，筋肉失養，故惕惕瞤動。瞤動兼肢冷者，真武湯。輕者，茯苓桂枝甘草白术湯。汗吐下後見此者，先服防風白术牡蠣湯，次服小建中湯。

胸脇滿 胸滿多表證，葛根湯。喘而胸滿，麻黄杏仁石膏湯。脇下痞硬，中和湯，去棗加牡蠣。胸脇俱滿，或硬痛，或嘔，或不大便，舌上白苔，但小柴胡湯。邪在胸，汗下之而煩熱，梔子豉湯。胸中痞硬，氣上衝喉，寒也，瓜蒂散。陽明、少陽合病，下利身熱，脇痛，大柴胡湯。汗後頭痛，心痞脇滿，十棗湯。

結胸 病發於陽而反下之，熱入裏作結胸。脉浮者，先以小柴胡解表，然後下之。按之則痛，小結胸也，小陷胸湯。不按亦痛，大結胸也，大陷胸湯。懊憹躁渴，實熱結胸也，三黄瀉心湯。血結胸者，小腹滿，小便不利，抵當湯。飲水不散，水結胸也，小半夏茯苓湯。用陷胸等藥不效者，枳實理中丸。煩亂欲死，宜水漬法，凝雪湯漬布敷胸中，熱除爲度。

痞 滿而不痛，病名曰痞。病發於陰，而反下之，因作痞也。輕者通用，枳桔湯。胸滿脉濡，半夏瀉心湯。手足温，按之濡，關上浮者，黄連瀉心湯。乾嘔有水氣，生薑瀉心湯。下利腹鳴，甘草瀉心湯。胃寒咳逆，理中湯。關脉沉緊，大柴胡湯。

大腹滿 六七日不大便，腹滿常痛者，承氣湯。腹滿時痛者，桂枝芍藥湯。腹滿吐食，枳桔理中湯。汗後脹滿，厚朴半夏甘草人參湯。腹滿漉漉有聲，水與氣也，半夏茯苓湯，加桂枝。

小腹滿 臍下滿也。胸腹滿爲邪氣，小腹滿爲有物。小腹滿，小便利，蓄血也。重者，桃仁承氣湯。輕者，犀角地黃湯。小腹硬滿，小便自利，發狂者，抵當湯。小腹滿，手足厥冷，真武湯。不結胸，小腹滿，按之痛，冷結也，灸關元穴。

腹痛 陽邪痛者，其痛不常，按而痛甚爲實。陰寒痛者，痛無休歇，按而痛減爲虛。右關脉實，腹痛便閉，承氣湯。下之早因而腹痛，小建中湯。陽脉濇，陰脉弦，腹痛泄利，建中湯，或桂枝芍藥湯。少陰厥逆，或利而咳，四逆加五味子乾薑湯。厥陰小腹痛，當歸四逆湯。

咽痛 少陰證也。不可汗，不可下，甘桔湯，爲陰陽通用之藥。脉陰陽俱緊，主無汗，有汗曰亡陽，屬少陰，當咽痛，猪膚湯。陽毒咽痛，口瘡赤爛，升麻六物湯。或蜜浸黃連汁噙。非時暴寒，附於少陰之經，脉弱咽痛，必下利。先用半夏桂甘湯，次服四逆湯。下利咽痛，手足徹冷，無熱證者，理中湯。

脇痛 往來寒熱，脇痛胸痛，小柴胡湯加茯苓。身凉，表證罷，乾嘔脇痛，有水也，十棗湯。

呃逆

仲景作咳逆，即此證也。切勿誤作「咳」。脉微細，呃逆，胃寒也，橘皮乾薑半夏生薑湯、丁香柿蒂湯。脉洪大而呃，心火上奔，肺不得納，甘草瀉心湯。服藥無效，用嗅法。硫黄、乳香等分爲末，酒煎嗅之。失下呃逆，大便實者，小承氣湯。

嘔吐噦

嘔者，聲物俱出；吐者，無聲出物；噦者，有聲無物。太陽、陽明合病，當自利；若不利，但嘔，葛根加半夏湯。少陽有嘔證，小柴胡湯。嘔而渴者，茯苓湯、五苓散。先渴後嘔，水停心下，赤茯苓湯。先嘔後渴，此爲欲解，當與水飲。瘥後餘熱在胃而嘔者，竹葉加薑汁湯。太陽、少陽合病，自利而嘔，黄芩半夏生薑湯。寒熱嘔而不渴，薑附湯。嘔而發熱，心下急，微煩，大柴胡湯。胸中有熱，胃中有邪，陰陽不交，腹痛欲吐，黄連湯。黄連加半夏生薑湯。三陽發熱而吐，俱用小柴胡湯。發熱六七日，不解，煩渴欲飲，水入即吐，五苓散。虛熱少氣，氣逆欲吐，竹葉石膏湯。寒多而吐，理中湯。不飲而吐，理中湯去术，加生薑。汗下後，胃虛冷吐，乾薑黄連黄芩人參湯。少陰吐者，真武去附子，加生薑。吐逆，二便秘，厥逆無脉，大承氣湯。心下有水氣，乾嘔身熱，微喘，或自利，小青龍湯。不發熱，不惡寒，肋痛乾嘔，十棗湯。自汗頭痛乾嘔，桂枝湯。乾嘔自利，黄芩半夏生薑湯。裏寒外熱，脉微欲絶，乾嘔，通脉四逆湯。

咳嗽

有聲無痰曰咳，有痰有聲曰嗽。太陽證罷，表未解，心下有水氣，乾嘔發熱而咳，小青龍湯。太陽發熱，咳嗽，方同上。太陽發熱，嘔噦而咳，小柴胡湯。少陽寒熱往來，咳嗽，胸脇滿，或泄利，小柴胡去參、棗，加五味子、乾薑。少陰咳嗽，真武湯。少陰腹痛，小便不利，四肢沉重。咳嗽者，水氣也，真武湯加五味子、細辛、乾薑。

喘

太陽無汗而喘，太陽、陽明合病，胸滿而喘，俱麻黃湯。邪氣壅盛而喘，雖汗而喘不已，宜再發之，麻黃杏子石膏湯。誤下，太陽利不止，喘而有汗，脉促，葛根黃連黄芩湯。太陽汗後飲多，水停而喘，小青龍湯去麻黃，加杏仁。小腹滿，加茯苓。太陽下之，微喘，表未解也，桂枝湯加厚朴、杏仁。水停心下，腎氣乘心，爲悸爲喘，五苓散。陰喘脉伏而逆，理中湯、四逆湯。喘而氣促，腹滿，大柴胡湯。

煩躁

太陽中風，脉浮緊，發熱惡寒，身痛無汗，煩躁，大青龍湯。煩躁，消渴，辰砂五苓散。下利咳嘔，煩躁，猪苓湯。下利咽痛，胸滿而煩，猪膚湯。自汗煩躁，小便多，芍藥甘草湯。少陰心煩不卧，黃連雞子湯。少陰吐利，手足厥冷，煩躁欲死，吴茱萸湯。下後復發汗，晝則煩躁，夜則安靜，不渴無熱，乾薑附子甘草湯。六七日，無大熱，陰盛隔陽，身冷脉細，煩躁不飲水，霹靂散。陰躁，欲坐井中，薑附湯。

懊憹

懊者煩惱，憹者鬱悶，比之煩躁，殆有甚焉。汗吐下後，虚煩不眠，甚則懊憹，梔子豉湯。陽明脉浮，咽燥腹滿而喘，發熱汗出，惡熱懊憹，梔子豉湯。陽明病，下後懊憹，有燥屎，承氣湯。短氣煩躁，懊憹，大陷胸湯。陽明無汗，小便不利，懊憹發黄，茵陳蒿湯。

戰慄 戰者身動，慄者鼓頷，邪欲解也。慄而不戰，陰盛陽虚，薑附四逆湯。

悸 心中築築然動，怔忡不安。脉結代，心悸，炙甘草湯。傷寒三四日，心悸而煩，小建中湯。汗發過多，心悸喜按，桂枝甘草湯。心神不寧，怔忡不卧，安神丸。少陰病，厥逆，心下悸，四逆散加桂。飲水多而悸，雖有他邪，亦先治水，茯苓甘草湯。寒熱心悸，小便不利，心煩喜嘔，小柴胡湯。少陽發汗，譫語悸動，小柴胡湯。

渴 或因熱耗津液，或因汗下過多。太陽脉弦而渴，小柴胡加天花粉。太陽表不解，有水氣而渴，小青龍去半夏，加瓜蔞湯。脇下痛，手足温而渴，小柴胡去半夏，加人參、天花粉。厥陰病，消渴，氣上衝心，茯苓白术甘草桂四物湯。汗下後寒熱，胸脇滿，小便不利，頭汗心煩，渴而不嘔，柴胡桂枝乾薑湯。太陽脉浮而渴，桂枝湯。脉浮發熱，渴欲飲水，小便不利，猪苓湯。少陰下利，咳而嘔渴，煩不得眠，猪苓湯。汗多不可服。汗吐下後，六七日不解，表裏俱熱，惡風大渴，白虎加人參湯。汗後脉大而渴，白虎加人參湯。夏至左右，虚煩而渴，發熱，不惡寒，竹葉石膏湯。小便不利而渴，必發黄，茵陳五苓散。少陰自利而渴，小便清利，下焦虚寒，甘草乾薑湯。心煩，但欲寐，或自利而渴，少陰也，理中湯。陽明脉長而實，有汗而渴，承氣湯。脉沉滑，熱實煩躁而渴，大陷胸湯。

口噪咽乾 引飲曰渴，不引飲曰燥乾。少陽邪在中焦，口苦舌乾，不甚渴，脉弦，小柴胡湯。口乾，脉浮緊、微數，白虎加人參湯。陽明無大熱，背惡寒，口燥咽乾，方同上。少陰病二三日，口燥咽乾，急下之，大承氣湯。

嗽水不欲嚥 此證屬陽熱，熱在經、不在腑也。陽明身熱，頭痛脉微，嗽水不欲嚥，必發衄，犀角地黄湯。外證無寒熱，嗽水不欲嚥，必發狂，此蓄血也，桃仁承氣湯。甚者，抵當湯。不止，茅花湯。

發狂 熱毒在胃，併于心，神志不定而狂，少卧不飢，妄言笑，登高而歌，棄衣而走，踰垣上屋。六七日未得汗，脉洪數，面赤目腫，大熱煩躁，狂言欲走，葶藶苦酒湯。陽毒發狂，斑爛譫語，升麻湯。火劫汗多亡陽，煩躁驚狂，金匱風引湯，柴胡湯加龍骨、牡蠣。三陽熱極，脉大身熱，渴而狂，黄連解毒湯。甚者，承氣湯。汗吐下後虚者，人參白虎湯加辰砂。陽毒發狂，眼赤，脉洪，口渴，三黄石膏湯。血上逆則喜忘，血下蓄則如狂，輕者犀角地黄湯，重者抵當湯。脉弦長而狂，調胃承氣湯。陽勝陰絶，發狂譫妄，面赤咽痛，發斑，脉洪實，或滑促，宜酸苦之藥，收陰抑陽，大汗而解，葶藶苦酒生艾湯。

譫語 胃熱乘心，神識昏冒，妄言不休，實則譫語，虚則鄭聲。譫語者數數更端，聲高脉實。鄭聲者只將一事一語，鄭重諄復，聲低脉微。極當明辨。已發汗，身和譫語，柴胡桂枝湯。婦人經水適來，熱入血室，譫語，小柴胡湯。譫語，不惡寒，反惡熱，白虎湯。煩躁不眠，白虎加梔子湯。三陽合病，腹滿身重，口中不和，面垢譫語，遺尿，脉滑，實不可下，白虎湯。腹滿微喘，口乾咽爛，或不大便，譫語，是因火劫，白虎湯。身熱汗出，胃實譫語，或下利譫語，調胃承氣湯。下利譫語，必有燥屎，承氣湯。譫語，小便利，大便實，小腹滿，手不可近，爲瘀血，抵當湯。鄭聲脉微，自利厥逆，白通湯。氣虚獨言，脉細弱者，理中湯。

自利

太陽與陽明合病，自利，葛根湯。嘔者，加半夏。太陽與少陽合病，自利。黄芩湯。自利而渴，屬少陰，白虎湯。自利下血，柏皮湯。少陰腎虚，客熱下利，咽痛，胸滿心煩，猪膚湯。協熱自利，臍下必熱，白頭翁湯。温毒，下利，膿血，桃花湯。下後，脉數不解，自利不止，必協熱，當便膿血，犀角地黄湯。自利不渴，屬太陰，理中湯。自利清穀，脉微，白通湯、四逆湯。自利，腹寒痛，手足冷，理中湯，或吴茱萸湯。自利不止，裹寒下脱，桃花湯、赤石脂禹餘糧湯。

鬱冒

鬱結而氣不舒，昏冒而神不清。太陽誤下，利不止，復發汗，表裏俱虚，鬱冒。漬形爲汗。吐下後復發汗，又與水噦而冒，理中湯。熱而鬱冒，不得卧，有燥屎，調胃承氣湯。

瘈瘲

熱極生風，風主動，故瘈瘲。瘈則筋急而縮，瘲則筋緩而伸，或縮或伸，動而不定。汗出時蓋覆不週，腰背手足搐搦，牛蒡根湯。脉浮數，有風熱，防風通聖散。血不養筋，大秦艽湯。

動氣 藏氣不調，肌膚間築築跳動，隨臟所主，而見于臍之左右上下。獨不言當臍者，脾爲中州，以行四臟之津液，左右上下皆不宜汗下，中州敢輕動乎？此證須手探之，切勿忽也。四旁有動氣，保命四氣散。

剛痓柔痓 太陽中風，重感寒濕而致也。大發濕家汗則成痓；新產血虛，汗出傷風，亦成痓。傷寒頭痛，汗出而嘔，若汗之必發痓。《經曰：身熱足寒，頭項强急，惡寒，頭熱面赤，背反張，口噤，脉沉細，如發癎狀是也。若先受風，復感寒，無汗惡寒，爲剛痓。先受風，復感濕，惡風有汗，爲柔痓。仰面開目爲陽，合面閉目爲陰。燥渴爲陽，口中和爲陰。脉浮緊數爲陽，沉細濇爲陰。陽痓易治，陰痓難治。通用小續命湯。剛痓去附子，柔痓去麻黃。陰痓厥逆，筋脉拘急，汗多，桂心白术散。閉目合眼，附子防風散。胸滿口噤，卧不着席，咬牙攣急，大承氣湯。頭項强，小腹滿，小便不利，五苓散。風盛血燥，防風當歸散。

手足厥逆 四肢冷，謂之四逆，即名爲厥也。厥逆，脉沉細，踡卧惡寒，引衣自覆，不飲水，下利清穀，四逆湯。脉不至者，通脉四逆湯。脉遲弱，理中湯。手足指微冷，謂之清，理中湯。寒熱而厥，面色不澤，用綿衣包手足温，大汗而解，急服五味子湯。少陰病，吐利厥逆，煩躁欲死，吴茱萸湯。厥而自熱，黄芪人參建中湯。厥而渴者，白虎湯。厥而悸，先治其水，茯苓甘草湯。厥而惡熱，不眠，譫語，白虎湯。諸陽受氣于胸，邪客則陽氣不舒，手足厥逆，脉乍緊，心滿而煩，病在胸中，當吐之，瓜蒂散。先發熱而後厥者，手揚足擲，煩躁飲水，畏熱，大便秘，小便赤，怫鬱，大抵熱深，厥亦深，脉沉滑，頭面有汗，指甲溫，皆伏熱也，大小承氣湯。

頭眩　上虛則眩。　半表半裏，表中陽虛，目眩，葛根湯。　風家多頭眩，葛根湯。　口苦咽乾，頭眩，小柴胡湯。　陽明頭眩，不惡寒，能食而咳，茯苓白术甘草乾薑湯。　太陽病發汗，汗不止，眩冒，身瞤動，振振欲擗地，真武湯。

衄血　鼻血出也。　太陽病，衄血，及服桂枝。　後衄者，爲欲解，犀角地黄湯。　脉浮大，發熱下利，鼻衄乾嘔，黄芩芍藥湯。　衄煩渴，欲飲水，水入即吐，先服五苓散，次服竹葉石膏湯。　自利而衄，麻黄升麻湯。　少陰病，但厥無汗，而强發之，必衄，名下厥上竭，爲難治，當歸四逆湯、黑錫丹。　汗後熱退，鼻血不止，新汲井水，草紙數層，貼頂上及項脊，温則易，必止。

吐血　當汗不汗，熱毒深入，故吐血，内有瘀積，桃仁承氣湯、抵當湯。　服桂枝後吐血，犀角地黄湯，或柏枝湯。　血紫黑成塊，脉遲細，口不渴，小便清，理中湯加丹皮。

蓄血　太陽病不解，熱結膀胱，發狂，血自下，桂枝湯。　熱在下焦，小腹急滿，小便自利，其人如狂，桃仁承氣湯、抵當湯。

下血 太陽病不解，其人如狂，熱結膀胱，血自下者愈；若不愈，桂枝湯。小腹急滿，抵當湯。少陰下血，桃花湯。腹滿身熱，下膿血，黃連阿膠湯、地榆散。

小便不利 已汗復下，小便不利，心煩，小柴胡湯。太陽汗後脉浮，小便不利，微熱而渴，五苓散。身黃，小便不利，腹微滿者，茵陳蒿湯。小便不利，大便乍難乍易，微熱，有燥屎也，承氣湯。潮熱，大便泄，小便不利，柴苓湯。風濕自汗，身重，小便不利，甘草附子湯。熱鬱不通，田螺搗樸消，少加麝，如泥，貼臍上。寒鬱不通，炒器熨臍下。

小便自利 太陽病，小便自利，以飲水多，心下悸，桂枝茯苓甘草湯。身黃，小便當不利，今反自利，其人如狂，下焦蓄血，抵當湯。熱而小腹滿，應小便不利，今反自利，蓄血也，抵當湯。二便俱利，脉沉遲，四逆湯。

小便數 頻來而短少也。太陽汗吐後，小便數，譫語，調胃承氣湯。太陽自汗，四肢拘急，心煩，微惡寒，小便數，甘草乾薑湯、芍藥甘草湯。

發黃 發熱，身盡痛，面目俱黃，太陽中濕，連翹赤小豆湯。熱不去，瘀血在裏，面黃，小便微利，麻黄連軺赤小豆湯。往來寒熱，身痛發黄，小柴胡加梔子湯。發熱頭汗，渴欲飲水，小便利，大便快，發黄，五苓散加茵陳湯。小便不利，四肢沉重，似瘧，不欲飲，茵陳五苓散。傷冷脉虚，小便如常，變爲陰黄，理中加茵陳湯。下之太過，脾虚津竭，飲水自傷，此陰濕變黄，茵陳茯苓湯、茵陳四逆湯。

發斑　熱甚傷血，裏實表虚，發爲斑也。斑見紫黑者，十死一生。或陽證誤温，或當汗失汗，當下失下，或汗下未解，或下早，熱邪入胃，或下遲，熱留胃中，皆發斑。陽毒結熱，舌卷焦黑，鼻如烟煤，狂言見鬼，面赤錦斑，陽毒升麻湯。赤斑咽痛，玄參升麻湯。表證多者，防風通聖散去硝、黄。以上皆消散。斑出咽痛，猪膽雞子湯、紫雪細細嚥之。赤斑，大青四逆湯。通用升麻湯、犀角地黄湯、黄連四物湯。冬暖受邪，至春發斑，温毒也，黑膏化毒丹。以上皆解毒。温毒煩渴，便實腹痛。

赤斑　承風湯。汗下虚極發斑，白虎湯，加人參、白术。

狐惑　失汗所致，食少胃空，蟲嚙五臟，故唇口生瘡，蟲食其臟，則上唇生瘡爲惑；蟲食其肛，則上唇生瘡爲狐。其喉齒燥聲啞，惡食，面目乍赤、乍白、乍黑，舌上白苔，唇黑，四肢沉重，喜眠。清熱，黄連犀角湯。聲啞，桃仁湯。殺蟲，雄黄鋭散爲膏，納穀道中。

多眠　太陽病，脉細多眠，外已解也，小柴胡湯。尺寸細，但欲寐者，少陰證也，四逆湯。陽脉浮滑，陰脉濡弱，多汗，或發汗後，身猶灼熱，喘息多眠，風温也，萎蕤湯。

不得眠 眠安卧也。吐下後不眠，酸棗仁湯。吐下後，懊憹不眠，梔子豉湯。大熱嘔，錯語不眠，黄連解毒湯。少陰病二三日以上，心煩不眠，黄連鷄子湯。太陽大汗，胃乾，不眠；欲飲水者，少少與之，若下後渴而不眠，猪苓湯。脉浮，小便不利，不眠，五苓散。下後復發汗，不眠，無表證，脉沉，乾薑附子湯。

短氣 呼吸短促，不能接續，似喘而不摇肩，似呻吟而無痛。汗出不徹，故短氣，葛根加人參湯。腹滿短氣，邪在表爲虚，甘草附子湯。風濕相搏，汗出短氣，小便不利，惡風，不欲去衣，甘草附子湯。水停，心下短氣，五苓散。乾嘔短氣，汗出，不惡寒，此表解裏未和，十棗湯。太陽下之早，心下硬結，胸短氣，大陷胸湯。

蚘厥 臟寒，故食即吐蚘也。胃中虚冷，理中丸，或四逆湯。仲景止用烏梅丸。吐蚘而渴，理中湯，加大黄，入蜜和之。

百合病 似寒無寒，似熱不熱，欲食不食，欲卧不卧，欲行不行，嘿嘿不知所若，如見鬼狀，小便赤，病後失調，攻下非法，故成百合病。通用小柴胡湯加百合、知母、粳米、生薑。血熱，百合地黄湯。一月不解而渴，百合一斤，水二十碗，漬宿煮熱，浴身。

陰陽易 男病新瘥，女與之交，曰陽易；女病新瘥，男與之交，曰陰易。細考之，即女勞復也。有謂男病愈後，因交而女病；女病愈後，因交而男病。於理未然。古今未嘗見此證也。證狀：體重少氣，少腹裏急，或引陰中拘攣，熱上冲胸，頭重不欲舉，眼中生花，膝脛拘急。通用燒裩散，取女人裩襠近隱處，剪燒灰，水調方寸匕，日三服。女病用男裩。新瘥後大虛，因交復作，垂死，獨參湯調燒裩散，多有用參至一二斤而愈者。古用豭鼠糞湯。寒者，當歸白朮湯。

勞復 非但强力持重，若梳沐微勞，及七情，皆復也。脉虚者，補中益氣湯、麥門冬湯。挾外證者，則謂之復，非爲勞也，小柴胡湯。

食復 新瘥胃虚，食稍多則復，羊肉及酒尤忌。腹滿脉實，煩熱便秘，大柴胡湯。輕者，二陳湯加山楂、麥芽、砂仁、神麯。消導後熱不退，補中益氣湯。

過經不解 十二日當愈不愈，則再傳，是爲過經。潮熱者實也，先與小柴胡，外已解，加芒硝。嘔，微煩，大柴胡湯。過經譫語，脉實當下，調胃承氣湯。

汗後不解 或表邪未盡，或邪傳裏，或邪氣乘虚内客。汗後脉大如瘧狀，再汗之，麻黄湯。汗後心下痞硬，嘔吐不和，大柴胡湯。大汗大渴，煩而脉大，白虎加人參湯。汗後惡熱，脉實，調胃承氣湯。汗後不可更行桂枝，汗出而喘。無大熱者，麻黃杏仁甘草湯。太陽，大汗出，胃乾不眠，欲飲水者，少少與之。若脉浮，小便不利，微熱消渴，五苓散。汗後，脉洪數，煩渴，五苓散。汗後脹滿，厚朴生薑人參湯。汗過多，心悸發顛，桂枝甘草湯。汗後惡寒，表虛也，脉細神倦，芍藥甘草附子湯。大陽汗出不解，發熱，心悸肉瞤，真武湯。汗後身痛，脉沉，桂枝加芍藥人參湯。汗後熱不去，內拘急，四肢疼，下利惡寒，四逆湯。汗後臍下悸，欲作奔豚，桂枝甘草大棗湯。

下後不解　下後熱不去，心中結痛，梔子豉湯。下後心煩，腹滿，卧起不安，梔子厚朴湯。太陽桂枝證，誤下之，利不止，脉促喘而汗出，表未解，葛根湯、黃連黃芩湯。陽明下之，心下懊憹，梔子豉湯。有燥屎，大承氣湯。太陽下後，脉促胸滿，桂枝芍藥湯。大下後，脉沉遲，厥逆下利，咽喉不利，吐膿血，難治，麻黃升麻湯。

合病　兩經、三經齊病不傳者，爲合病。三陽合病，腹滿身重，口中不和，譫語，遺尿，不可汗下，白虎湯。太陽、陽明合病，脉浮長，大便硬，小便利，脾約丸。惡寒者，升麻葛根湯。不惡寒，反惡熱，大便通者，白虎湯。大便秘、譫語者，調胃承氣湯。喘而胸滿，不可下，麻黃湯。嘔不下利，葛根加半夏湯。太陽、少陽合病，脉浮弦，脇下硬，往來寒熱，小柴胡湯。自下利者，黃芩湯。嘔者，黃芩加半夏生薑湯。少陽、陽明合病，脉弦長，因發汗，因利小便，胃中燥實，調胃承氣湯。脉長自利者，爲順；滑而數者，爲負。有宿食，大承氣湯。負者，尅賊也。

併病一經先病，未盡，又過一經之傳者，爲併病。或始則二陽合病，後則一陽病衰，一陽邪盛，歸併於一經，二者皆併病也。

太陽、陽明併病，太陽病發汗不徹，轉屬陽明，續自微汗出，不惡寒，若面色怫鬱，痛無常處，是陽明復併歸太陽，當再汗，麻黄湯。太陽證，未罷，桂枝麻黄各半湯。太陽證罷，但見陽明證者，下之，大承氣湯。太陽、少陽併病，頭痛，太陽眩冒，心下痞，當刺肺俞、肝俞、大椎。慎勿下。太陽不勝，陽明不負，不相尅爲順。少陽脉勝，陽明脉負，鬼賊相尅爲逆。

兩感日傳二經，陰陽俱病也。表裏不可並攻，陰陽難同一法，故曰必死。東垣以氣實而感之淺者，猶或可治，大羌活湯。

舌苔邪在表者，舌上無苔；半表半裏，白苔而滑；傳裏則乾燥，熱深則黄，熱極則黑也。陽明病，脇下硬滿而喘，發熱汗出，不大便而嘔，舌上白苔者，小柴胡湯。脉陰陽俱緊，舌上滑苔，小柴胡去半夏，加人參括蔞湯。腹痛，理中湯。熱聚於胃則舌黄，承氣湯。舌純黑有二種，皆死證也。有火極似水者爲熱極，大承氣湯。有水來尅火者爲寒極，脉證必寒，附子理中湯。七八日不解，熱結在裏，表裏俱熱，時時惡風，舌燥，欲飲水數升，白虎湯加人參。

瘥後昏沉 因發汗不透，餘毒在心胞絡也。發汗出時，蓋覆不週，則汗出不均，腰背手足搐搦，或冷或熱，牛蒡根散。瘥後，腰已下有水氣者，牡蠣澤瀉散。

摘陶氏十法

發狂難制，以醋炭氣入鼻即定，方可察其陰陽。初病起，頭痛發熱，傳裏時熱極發狂，當下之。初病起，頭不痛，身微熱，面赤煩躁，欲坐臥凉水中，陰極似陽，當温之。須察脉來有力、無力，此爲良法。

腹中痛甚，將凉水一碗，與病人飲之，其痛稍減者，屬熱，當凉之。凉之不愈，渴而大便實者，下之。若小腹痛，大便黑，小便利，身目黄者，蓄血也，行血藥下之。若飲水痛增者，屬寒，當温之。須察脉來有力無力，此爲良法。

寒證脉伏，或吐瀉脱而無脉，以薑汁、好酒各半盞，與病人服，脉出者生，不出者死。更覆手取之，而無脉，則絶矣。

舌上有苔，不拘何色，用井水浸新青布拭净後，用生薑浸水刮之。或以薄荷爲末，入蜜少許，刷牙擦之。若發黃者，生薑渣遍身擦之，即退。

鼻衄不止，山梔炒黑爲末，吹鼻中，外用濕草紙，搭於鼻中，血止。

熱邪傳裏，服藥後，將鹽炒麩皮一升，絹包，於病人腹上熨之。藥氣得熱則行，大便易通。

吐血不止，韭汁磨墨呷之。如無韭汁，雞子清亦可。赤屬火，黑屬水，有相制之理也。

陰毒，昏不知人，四肢如冰，唇青甲黑，藥不得入，將葱一握束縛，切去根葉，留白三寸，如餅。先將麝香半分填於臍内，後加葱餅於上，以火熨之，爛即易。納三餅後，稍醒，先灌薑汁，後服薑附湯。如不醒，再灸關元穴三十壯，不醒者必死。

熱邪亢極，黄連一兩，煎水一碗，放井中待冷。浸新青布，搭胸上，稍熱即易，熱勢稍減即止。夏月方用此法。

服藥即吐者，將生薑汁半盞熱飲，吐即止。大抵服寒藥熱飲，熱藥寒飲，中和之劑温飲。

傷寒死候

陽證見陰脉者死。陰陽毒過六七日者死。脉浮而滑，身汗如油，水漿不入，喘息不休，身體不仁者死。咳逆上氣，脉散者死。陽反獨留，體如烟薰，直視摇頭，心絶。汗出髮潤而喘，肺絶。唇吻反青，四肢汗出，肝絶。環口黧黑，虚寒發黄，脾絶。脉緊盛，汗出不解者死。尺寸俱虚，熱不止者死。身熱喘急，脉陽而躁者死。大發濕家汗則痓，熱而痓者死。發少陽汗則譫語，發少陰汗則動血，謂之下厥上竭者死。發動氣汗者死。發風温汗者死。發濕温汗，曰重暍死。汗後不爲汗衰，謂之陰陽交者死。不得汗者死。發熱脉躁疾，狂言不能食，謂之三死。咳逆不止者死。臟結者死。結胸證，舌有白苔也。舌卷囊縮者死。脉代者死。少陰吐利煩躁，四逆者死。結胸證悉具，煩躁者死。發厥至七八日，膚冷而躁，無時暫安，曰臟厥死。少陽與陽明合病，脉長大而弦，曰負者死。陰陽易病，頭重眼花，四肢拘急，小腹絞痛，手足攣痛，離經脉見者死。厥而下利，當不能食，反能食者，除中死。少陰病，厥逆無脉，與白通猪膽湯。脉暴出者死。脉陰陽俱虛，熱不止者死。七八日以上，大發熱者死。

脉候

浮濇而緊爲傷寒。浮而緊者，表實可汗。浮而緩弱，表虛宜救。沉數或疾滑，或沉實，裏實可下。沉細微遲軟，裏虛可温。中候而數爲胃實。中候而遲爲胃虛。寸口沉細無力，爲陽中伏陰。尺部沉數有力，爲陰中伏陽。寸部數大有力，爲重陽。尺部遲細無力，爲重陰。寸脉微細，爲脱陽。尺部無力，爲脱陰。寸脉弱者忌吐。尺脉弱者忌下。純弦之脉，名曰負死脉也。陰病見陽脉者生。浮、數、動、滑、大。陽病見陰脉者死。沉、濇、弱、弦、微、結、促、濡、緩、緊、遲、芤、散、革、代。

醫案

社友韓茂遠傷寒，九日以來，口不能言，目不能視，體不能動，四肢俱冷，衆皆曰陰證。比余診之，六脉皆無，以手按腹，兩手護之，眉皺作楚，按其趺陽，大而有力，乃知腹有燥屎也。欲與大承氣湯，病家惶懼，不敢進。余曰：「吾郡能辨是證者，惟施笠澤耳。」延至診之，與余言若合符節，遂下之，得燥屎六七枚，口能言，體能動矣。故按手不及足者，何以救此垂絶之證耶？

休寧吴文哉傷寒，煩躁面赤，昏亂悶絶，時索冷水，其弟日休乞余決死期。手揚足擲，難以候脉，五六人制之，方得就診，洪大無倫，按之如絲。余曰：「浮大沉小，陰證似陽也。與附子理中湯，當有生理。」日休駭曰：「醫者十輩至，不曰柴胡、承氣，則曰竹葉、石膏，今反用熱劑，嗚呼敢？」余曰：「温劑猶生，凉劑立斃矣。」日休卜之吉，遂用理中湯加人參四錢、附子二錢，煎成入井，冰冷與飲。甫及一時，狂躁定矣。再劑而神爽，服參至五斤而安。文哉遺以書曰：「弟爲俗子所誤，既登鬼録矣，而兄翁拯全之，大奇亦大幸也！方弟躁熱之時，醫以三黄湯入牛黄服之，轉加悶絶，舉室哀號，惟是治終具，候目瞑而已。不意兄翁毅然以爲可活，參、附一投，陰霜見晛，荆妻稚子，含淚歡呼，一日即甦，經年乃復。嗚呼！父母生之，兄翁再生之。昊天罔極，莫可云喻！敢誌巔末，乞附案帙，俾天下萬世，知藥不可浪投，命不可輕棄，何莫非大仁人回春之澤哉！」

同社王月懷傷寒，至五日，下利不止，懊憹目脹，諸藥不效。有以山藥、茯苓與之，慮其瀉脫。余診之，六脉沉數，按其臍則痛，此協熱自利，中有結糞，小承氣倍大黃服之，得結糞數枚，諸症悉安。

婁水張爾和傷寒，第二日，頭痛發熱，正在太陽。余曰：「方今正月，天令猶寒，必服麻黃，兩日愈矣。若服衝和湯，不惟不得汗，即使得汗，必致傳經。」遂以麻黃湯熱飲之，更以滚水入浴桶，置床下熏之，得汗如雨。密覆半日，易被，神已爽矣。至晚索粥，家人不與，余曰：「邪已解矣，必不傳裏，食粥何妨？」至明日，果愈。不以麻黃汗之，傳變深重，非半月不安也。

光禄卿吴玄水患傷寒，頭痛腹脹，身重不能轉側，口内不和，語言譫妄。有云表裏俱有邪，宜以大柴胡下之。余曰：「此三陽合病也，誤下之，决不可救。」乃以白虎湯連進兩服，諸證漸減。更加天花粉、麥門冬，二劑而安。

縣學師楊龍友如夫人，發熱頭疼，六日後，忽見紅瘮，衆皆以爲發斑，用升麻、犀角等湯，凡五分，不效。余視之曰：「此瘮也，非斑也。斑爲陽明火毒，瘮爲太陰風熱，一表一裏，如天與淵。」乃用防風二錢，黄芩一錢，甘草五分，薄荷、桔梗、蟬殼各一錢。四劑霍然矣。

儒者吳君明，傷寒六日，譫語狂笑，頭痛有汗，大便不通，小便自利，衆議承氣湯下之。余診其脉浮而大，因思仲景云：傷寒不大便六七日，頭疼有熱，小便清，知不在裏仍在表也。方今仲冬，宜與桂枝湯，衆皆咋舌掩口，謗之甚力，以譫狂爲陽盛，桂枝入口，必斃矣。余曰：「汗多神昏，故發譫妄。雖不大便，腹無所苦，和其營衛，必自愈耳。」遂違衆用之。及夜而笑語皆止，明日大便自通。故夫病變多端，不可膠執。向使狐疑，而用下藥，其可活乎？

内戚顧淡之勞神之後，煩躁大熱，頭痛時作時止，醫者禁其飲食，與之解表。見四日熱不退，欲與攻裏，余診之曰：脉不浮緊，安得表耶？又不沉實，安得裏耶？惟心部大而濇，此勞心而虚煩，乃類傷寒，非真傷寒。禁食餓絶矣，與之粥，兼進歸脾湯。五日而安。

傷寒諸劑

麻黄湯　治太陽經脉浮緊，頭痛身疼，發熱惡寒，無汗而喘。

麻黄二錢，去根、節。　桂枝一錢。　甘草五分。　杏仁八枚，去皮、尖，炒。

水盞半，加生薑三片、棗一枚，煎八分，熱服。

桂枝湯 治太陽中風，發熱汗出，鼻鳴乾嘔。

桂枝　赤芍藥各二錢。甘草一錢。

水盞半，生薑五片、大棗三枚，煎八分，溫服。

大青龍湯 治傷寒中風，頭痛發熱，無汗煩躁。

麻黄三錢，去節。桂枝一錢。杏仁五枚，去皮尖炒。甘草四錢。石膏三錢。

水鍾半，生薑一錢，棗一枚，煎八分，溫服。

小青龍湯 治表不解有水氣，發熱嘔咳，或渴或利，或小便不利，小腹滿而喘。

麻黄　桂枝　芍藥各一錢。甘草五分。乾薑　細辛各五分。五味子十二粒。半夏一錢。熟。水二鍾，煎八分服。

桂枝麻黄各半湯 治太陽脉浮緩，無汗身疼。

桂枝五錢。芍藥　甘草　麻黄各三錢。杏仁三十個，去皮、尖。

水四鍾，生薑三錢，大棗四枚，煎二鍾，分三服。

麻黃升麻湯　治大下後脉沉遲，尺脉不至，咽喉不利，厥逆，泄利不止。

麻黃八錢。升麻　當歸各四錢。知母去毛。黄芩炒。委蕤各二錢。石膏　白朮炒黃。芍藥　天門冬去心。桂枝　茯苓去皮。甘草　乾薑各一錢。

水四鍾，煎二鍾，分三服。

麻黃連翹赤小豆湯　治瘀熱在裏，身自發黃，中濕身痛。

麻黃去根、節。連翹　甘草各四錢。桑白皮蜜炙。赤豆各一兩二錢。杏仁三十個。水四鍾，生薑七錢，大棗八枚，煎二鍾，分三服。

桂枝甘草湯　治發汗過多，叉手干冒心，心下悸欲得按。

桂枝三錢。甘草一錢。水一鍾，煎八分服。

桂枝芍藥湯　治脉浮腹痛。

桂枝湯加芍藥一倍。

桂枝附子湯　治風濕身疼，脉浮虚濇。

桂枝湯加附子一錢。

葛根湯 治太陽無汗惡風，太陽、陽明合病。

葛根一錢五分。麻黄一錢。桂枝　芍藥　甘草各六分。

水二鍾，生薑五片，大棗二枚，煎一鍾服。

葛根葱白湯 治已汗未汗，頭痛。

葛根　芍藥　知母去毛。川芎各一錢。生薑三片。葱白五個。水二鍾，煎一鍾，熱服。

葛根半夏湯

葛根湯加半夏，水煎服。

小柴胡湯 治傷寒四五日，往來寒熱，胸滿心煩，喜嘔，少陽經發熱，及風温濕熱。

柴胡三錢。黄芩　人參去蘆。半夏各一錢。甘草五分。

水二鍾，薑三片，棗一枚，煎一鍾，熱服。

柴胡桂枝湯 治風温，汗後身熱，心下煩熱，妨悶動氣。

柴胡二錢。桂枝一錢。甘草七分。人參一錢。半夏熟。芍藥各七分。黄芩一錢。生薑五片。

水二鍾，棗二枚，煎一杯，温服。

柴胡桂枝乾薑湯　治往來寒熱，胸脇滿，小便不利，嘔而不渴。

柴胡一錢五分。黄芩　桂枝　乾薑各八分。甘草五分。牡蠣七分。括蔞根一錢。水二鍾，煎一鍾，温服。

柴苓湯　治小便難，微熱腹滿。

小柴胡湯加茯苓，水煎服。

柴胡加桂湯　治身熱欲近衣，身熱不渴。

柴胡　黄芩　半夏各一錢。泡。甘草　肉桂各五分。

水二鍾，生薑三片，大棗一枚，煎一鍾服。

五苓散　治小便不利而渴，中暑，煩躁霍亂。

猪苓　澤瀉　白术炒。茯苓各一錢。肉桂五分。

右爲細末，每服二錢，白湯調下。

辰砂五苓散 治表裏未解，頭痛發熱，心胸鬱悶，唇口乾焦，狂言見鬼，小便閉。

五苓散加辰砂，研細水飛。白湯調服。

小建中湯 傷寒三四日，心悸而煩，少陰惡寒，手足蜷而濕。

桂枝一錢。芍藥二錢。甘草六分。錫糖三匙。生薑五片。大棗一枚。水鍾半，煎八分，納錫，令化，温服。

黄芪建中湯 傷寒身痛，汗後身痛，脉弱宜服。

黄芪一錢五分，炒。芍藥二錢，炒。肉桂一錢，去皮。甘草六分。生薑五片。大棗三枚。水二鍾，煎一鍾，去渣，入錫一大匙，煎一沸服。若微溏利，或嘔者，不用錫。

大柴胡湯 治身熱不惡寒，反惡熱，大便秘。

柴胡一錢二分。黄芩　芍藥各一錢。半夏八分。大黄七分。枳十四分。水二鍾，生薑三片，棗一枚，煎一鍾，熱服。

大承氣湯 治五六日不大便，腹痛煩渴，少陰口燥舌乾，日晡發熱，脉實，三焦俱有邪。

大黄五錢。芒硝四錢。厚朴二錢，炒。枳實一錢，炒。

水二鍾，先煎朴、實至鍾半，投大黄，煎至一鍾，去渣，納芒硝一沸，熱服。

小承氣湯　六七日不大便，腹脹滿，潮熱，狂言而喘，專瀉上焦之痞熱。

大黄四錢。厚朴二錢，炒。枳十一錢，炒。水二鍾，煎一鍾，熱服。

調胃承氣湯　太陽、陽明不惡寒，反惡熱，大便秘，譫語，嘔逆，宜服。

大黄六錢，酒洗。芒硝四錢。甘草一錢。

水鍾半，煎八分，去渣，入硝，一沸服。

桃仁承氣湯　小腹急，大便黑，小便不利，中焦積血也。

桃仁十個。肉桂去皮。甘草各一錢。大黄二錢五分。芒硝一錢五分。

水二鍾，煎一鍾，去渣，入硝，煎一沸，熱服。

梔子豉湯　治吐下後心中懊憹，大下後身熱不去，心中痛。

肥梔子四枚。香豉五錢。

水二鍾，煎梔子至一鍾，入豉，煎至七分服。

梔子厚朴湯 太陽下後腹痛，起卧不安。

梔子五枚。厚朴三錢。枳實一錢。水二鍾，煎一鍾，温服。

猪苓湯 治嘔而渴，心煩不得眠，熱在下焦，小便不利。

猪苓　澤瀉　滑石　茯苓　阿膠各一錢五分。

水二鍾，煎一鍾，入阿膠煎鎔，温服。

黄芩湯 太陽、少陽合病，協熱下利。

黄芩三錢。芍藥　甘草各一錢。水鍾半，棗二枚，煎一鍾，熱服。

黄芩芍藥湯 衄後脉微。黄芩湯，去大棗。

黄芩半夏生薑湯 治乾嘔而利。黄芩湯，加半夏、生薑。

黄連湯 治腹滿痛，大便秘，胸中有熱，腹痛欲嘔。

黄連　甘草　乾薑　芍藥各一錢。人參　半夏各五分。大棗一枚。桂五分。水二鍾，煎一鍾服。

黄連阿膠湯 一名黄連雞子湯。治温精下利膿血，少陰煩躁，不得卧。

黄連二錢。阿膠一錢五分。黄芩　芍藥各一錢。雞子黄二枚。

水二鍾，煎三物至一鍾，去渣，入膠，煎一沸，入雞子黄，匀服。

黄連犀角湯 治狐惑。

犀角三錢，磨。黄連二錢。烏梅四個。木香三分，磨。

水鍾半，煎八分，入犀角、木香汁，匀服。

黄連解毒湯 治大熱乾嘔，譫語，呻吟不眠。

黄連三錢。黄芩　黄柏　梔子各一錢。

水二鍾，煎一鍾，熱服。

黄連瀉心湯

黄連　生地　知母各一錢五分。甘草五分，水鍾半，煎八分服。

升麻湯 治無汗而喘，小便不利而煩渴。

升麻　蒼术　麥門冬　麻黄各一錢。黄芩　大青各七分。石膏一錢。淡竹葉十片。水二鍾，煎一鍾，熱服。

升麻葛根湯　治無汗惡寒，發斑，小兒瘡疹、疫癘通用。

升麻　葛根　芍藥　甘草等分。

水二鍾，煎一鍾。寒多熱服，熱多温服。

升麻六物湯　治赤斑，口瘡，赤爛。

升麻　梔子各一錢五分。大青　杏仁　黄芩各一錢。

水鍾半，葱白三莖，煎八分，温服。

陽毒升麻湯　治陽毒赤斑，狂言，吐膿血。

升麻一錢五分。犀角磨。射干　黄芩　人參　甘草各八分。水鍾半，煎八分，入犀角汁服。

玄參升麻湯　治咽痛發斑。

玄參　升麻各一錢五分。甘草八分。水鍾半，煎八分，温服。

白虎湯　治汗後脉洪大而渴，虚煩中暍。

知母三錢。石膏五錢。甘草一錢。粳米一撮。

水二鍾，煎一鍾，温服。

白虎人參湯　一名化斑湯。治赤斑口燥，煩渴中暍。白虎湯，加人參。

竹葉石膏湯　治陽明汗多而渴，衄而渴，欲飲水，水入即吐，瘥後渴。

竹葉十四片。麥門冬　人參各一錢。甘草四分。石膏三錢。半夏八分。粳米一撮。水二鍾，煎一鍾，入生薑汁一匙，服。

茵陳湯　治頭汗出，欲發黄。

茵陳蒿三錢。大黄二錢。梔子三枚。水二鍾，煎一鍾服。

茵陳五苓散　頭汗出，發黄，秋疫癘及黄疸。

茵陳三錢。五苓散三錢。每服二錢，米湯調服。

茵陳四逆湯　治陰黄，四肢厥冷。

茵陳一錢。甘草炙，一錢五分。乾薑炮，一錢五分。附子一錢。水煎，温服。

大陷胸湯 治大結胸，手不可按。此藥極峻，不可輕用。

大黄四錢。芒硝三錢。甘遂末三分。

水二鍾，煎一鍾，入硝，煎一沸，入甘遂，末服。

小陷胸湯 治小結胸。

黄連一錢五分。半夏三錢。括蔞實二錢。水二鍾，煎一鍾服。

抵當湯 治血結胸，譫語，小腹滿，飲水不欲嚥。

水蛭　虻蟲各十枚。桃仁十枚。大黄八錢。

水二鍾，煎一鍾，熱服。

小半夏湯 治水結胸。

半夏四錢。白茯苓二錢五分。水二鍾，煎一鍾，入薑汁，熱服。

半夏瀉心湯

半夏一錢。黄連五分。人參　甘草　黄芩　乾薑各一錢。水鍾半，薑五片，棗五枚，煎八分，温服。

半夏生薑湯　治咳逆，水穀不下，而嘔吐。

半夏五錢。生薑一兩。水煎服。

半夏桂甘湯　治非時暴寒，伏於少陰，脉微弱，次必下利。一名腎寒。

半夏　桂枝　甘草各三錢。生薑五片，水煎服。

厚朴半夏甘草人參湯

厚朴　半夏各一錢。甘草　人參各五分。水鍾半，薑五片，煎八分服。

甘草瀉心湯　半夏瀉心湯，加甘草。

生薑瀉心湯　治下痢，心下痞，腹中雷鳴。

甘草瀉心湯　減甘草一半，加生薑一倍。

赤茯苓湯 治厥陰消渴，氣上衝，吐下後，身振摇，肉惕。

赤茯苓　陳皮　人參各一錢。白术　川芎　半夏各六分。水鍾半，煎八分，温服。

茯苓甘草湯

茯苓三錢。桂枝二錢。甘草一錢。生薑五片，水煎服。

茯苓桂甘白术湯

茯苓三錢。桂枝一錢五分。甘草　白术各一錢。

水二鍾，煎一鍾，温服。

四逆湯 治太陰自利不退，陰證脉沉身痛。

附子三錢。甘草　乾薑各一錢五分。水鍾半，煎八分服。

當歸四逆湯

當歸　桂枝　芍藥　細辛各一錢。甘草　通草各七分。水鍾半，大棗三枚，煎七分服。

通脉四逆湯 厥逆下利，脉不至。四逆湯，加甘草一倍。

真武湯 治陰證，脉沉身痛，少陰腹痛，小便不利。

附子三錢。生薑五錢。白术一錢。茯苓　芍藥各二錢。

水三鍾，煎鍾半分，二服。

附子湯 治陰證，脉沉身痛，少陰背惡寒，口中和。

附子生用，二錢。人參　白术　茯苓　芍藥各一錢。

水二鍾，煎一鍾，分二服。

甘草附子湯 風温，小便不利，大便反快。

甘草炙。附子各一錢。白术　桂枝各一錢五分。

水二鍾，煎一鍾，温服。

甘草乾薑湯 少陰，小便色白，吐逆而渴，動氣，下之反劇，身雖有熱，反欲踡卧。

甘草二錢。乾薑一錢。水煎服。

理中湯 治太陰自利，不渴，痰多而嘔，腹痛霍亂。

人參　白朮　乾薑各一錢。甘草八分。

水二鍾，煎一鍾。服腹痛甚，加附子。寒而吐者，加生薑。小便不利，加茯苓。腎氣動者，去朮。

附子防風湯

附子　防風　柴胡　白朮一錢五分。桂心　茯苓　乾薑各五分。五味子各八分。甘草四分。生薑五片。水鍾半，煎八分服。

芍藥甘草附子湯　汗下後惡寒。

芍藥　甘草　附子各二錢。水二鍾，煎八分服。

霹靂散　陰盛隔陽，身冷脉浮，煩躁欲水。

附子一隻，炮。用冷灰埋之，取出細研。入真臘茶一錢，同研，分二服。每服水一鍾，煎六分，入蜜一匙，冷服。

白通湯　少陰下利。

葱白三莖。附子三錢。乾薑二錢五分。水鍾半，煎七分服。

正陽散　陰毒面青，四肢厥冷。

乾薑五分。附子一錢。甘草五分。麝一分。皂莢一分。爲細末，水一鍾，煎五分服。

枳實理中丸　治寒實結胸。

枳實十六枚。乾薑　白朮　甘草　人參　茯苓各一兩。爲末，蜜丸，彈子大。熱湯化下，連進二三服。

乾薑附子湯　下後復發汗，晝夜不得眠，無表證，脉微。

乾薑二錢。附子三錢。水煎服。

乾薑黄芩黄連人參湯　寒氣内格，食入即吐。

乾薑　黄芩　黄連　人參等分。

水鍾半，煎八分服。

脾約丸　津少，大便秘。

大黄　枳實　白芍藥　厚朴各五錢。麻子仁一兩。杏仁三錢。爲末，蜜丸，桐子大。每服三十丸，温水下。

金匱風引湯

大黄　乾薑　龍骨各二兩。　桂枝　甘草　牡蠣各一兩。　凝水石　滑石　赤石脂　白石脂　石膏　紫石英各三兩。

爲粗末，以囊盛之，取三指一撮，井水二鍾，煎一鍾，去渣服。

百合地黄湯　治百合病。

百合七枚。　生地黄汁一鍾。　先以水洗百合，漬一宿，洗去白沫，別以水二鍾，煎取一鍾，入地黄汁一沸，分二服。

犀角地黄湯　衄後脉微，發狂發黄，失汗，成瘀血，大便黑，嗽水不欲嚥。

犀角一錢，鎊。　生地黄四錢。　牡丹皮　芍藥各一錢。

水二鍾，煎八分，入犀角服。

大青四物湯　一名阿膠大青湯。　治赤斑。

大青　阿膠　甘草各一錢。　豉三錢。

水鍾半，煎八分。入阿膠，候鎔，温服。

黑膏　治温毒發斑，嘔逆，使毒從皮中出。

生地黄二兩六錢。好豉一兩六錢。

猪膏十兩。合露之煎，令三分減一，絞去渣，入雄黄、麝香如豆大，攪和，分三服。忌蕪荑。

紫雪　脚氣及暑中三陽，所患必熱，煩躁發狂。

升麻六錢。黄金十兩。寒水石　石膏各四兩八錢。犀角　羚羊角各一兩。玄參一兩六錢。沉香　木香　丁香各五錢。甘草八錢。

水五鍾，煮金至三鍾，去金。入諸藥，再煎至一碗，去渣，投朴硝三兩二錢，微火煎，柳條勿停手攪，候欲凝入盆中，更下朱砂、麝香各三錢，急攪令勻，候冷凝成雪。每服一錢，細細嚥之。

吴茱萸湯　嘔，胸滿吐利，手足厥冷，煩躁欲死。

吴茱萸　生薑各三錢。人參一錢。水鍾半，棗一枚，煎一鍾服。

甘桔湯　少陰咽痛。

桔梗三錢。甘草二錢。水鍾半，煎八分服。

枳桔湯　痞證胸滿不痛。

桔梗　枳殼各三錢。水煎，熱服。

防風白朮牡蠣散　防風　白朮　牡蠣等分。

爲末，每服二錢，米飲調服。汗出，服小建中湯。

五積散 治感冒脚氣，食積，心腹滿痛，嘔吐，背項拘急。

川芎　蒼朮　桔梗　橘皮　枳殼各七分。白芷　官桂　人參各五分。厚朴　芍藥　茯苓　當歸　乾薑　麻黃　半夏各八分。甘草炙，五分。水二鍾，薑三片，葱白三莖，煎八分服。

十棗湯　痞硬脇痛，乾嘔短氣，汗出，不惡寒。

芫花　甘遂　大戟各等分。

水鍾半，先煎。大棗十枚，取八分，入藥末七分。平旦温服，若病不除，再服五分。

桃花湯　少陰下利膿血，并温毒下利。

赤石脂五兩三錢，一半煎用，一半爲末用。糯米三合。乾薑三錢。

水二鍾，煮米令熟，去渣，温服。一鍾入赤石脂末方寸匕，日三服，愈止服。

衝和湯 即九味羌活湯。治傷寒兩感。春分後，代桂枝麻黄湯用。

羌活　防風　蒼术各一錢。甘草　白芷　川芎　生地黄　黄芩各一錢五分。細辛七分。

水二鍾，薑三片，棗一枚，煎一鍾，熱服取汗。有汗者，去蒼术，加白术；渴，加葛根、石膏。

柿蒂湯

柿蒡　丁香各一錢五分。水鍾半，薑五片，煎八分服。

烏梅丸 治蚘厥。

烏梅七十五個。細辛　附子　人參　柏皮　桂枝各一兩五錢。乾薑二兩五錢。黄連四兩。蜀椒　當歸各一兩。十味各搗末，以苦酒漬烏梅一宿，去核蒸之，五升米飯在下，飯熟，搗梅成泥，和匀諸藥，蜜丸，桐子大。米飲下十丸，漸加至二十丸。忌生冷滑物。

牛蒡根湯 汗不流，是汗出時蓋覆不密，故腰背手足搐搦。

牛蒡根　麻黄　牛膝　天南星各六錢。

爲末，好酒一升，同研，以新布濾取汁，用炭火半秤，燒一地坑，通赤，去火令净，投藥汁在坑內，燒令黑色，取出細研。每酒調服五分，日三服。

地榆散 傷寒熱毒不解，晚即壯熱，腹痛便膿血。

地榆　犀角　黃連　茜根　黃芩　梔子仁各八分。水二鍾，韭白五莖，煎一鍾服。

酸棗仁湯 汗下後，晝夜不得眠。

酸棗仁炒。甘草　知母　麥門冬各一錢。茯苓　川芎各二分。乾薑三分。水煎服。

茅花湯 鼻血不止。

茅花一握，無花用根。水三鍾，煎鍾半分，二服。

柏皮湯 熱毒入深，吐血。

柏皮三錢。黃連　黃芩各一錢五分。

水二鍾，煎一鍾，去渣，入阿膠，候鎔服。

麥門冬湯

麥門冬　甘草各二錢五分。

粳米湯鍾半，棗二枚，竹葉十五片，煎八分服。

小續命湯 方見「中風」。

黑錫丹 方見「眩運」。

大秦艽湯 方見「中風」。

補中益氣湯 方見「類中風」。

藿香正氣散 方見「類中風」。

萎蕤湯 治風温，冬温，春月傷寒。

萎蕤　石膏各一錢。麻黄　白薇　羌活　杏仁　甘草　川芎各六分。青木香五分。乾薑一錢。水煎服。

牡蠣澤瀉湯 瘥後，從股以下有水氣。

牡蠣　澤瀉　蜀漆　商陸　葶藶　海藻　瓜蔞根各等分。爲末，米飲調服。

猪膚湯　少陰下利，咽痛，胸滿而煩。

猪膚五兩。水四鍾，煎二鍾，加白蜜十匙，白粉二合，熬香，和令得所，分二服。

猪膽雞子湯　傷寒五六日，出斑。

猪膽三個。雞子一枚。苦酒十匙。和勻，煎三沸服。

鼈甲散　傷寒八九日，不瘥，諸藥不效，名壞傷寒。

鼈甲　升麻　前胡　烏梅　黄芩　犀角　枳實各七分。生地黄一錢。甘草五分。

水鍾半，煎八分服。

白頭翁湯　協熱而利，渴而下利。

白頭翁　黄栢　秦皮　黄連各一錢五分。

水鍾半，煎八分服。

赤石脂禹餘糧湯　痞而下利不止，當治下焦。

赤石脂　禹餘糧各三錢。水煎服。

葶藶苦酒湯 發狂煩躁，面赤咽痛，大下傷血，發熱脉濇。

葶藶五錢。　苦酒一碗半。　艾汁半碗。　煎取七分，作二服。

治䘌桃仁湯 傷寒失汗，變成狐惑，唇口生瘡，聲啞不出。

桃仁　槐子　艾各三錢。

水二鍾，棗十個，煎一鍾，分二服。

雄黃鋭散 狐惑，唇瘡，聲啞。

雄黃　桃仁　苦參　青葙子　黄連等分。

爲末，艾汁爲丸，如小指尖大。綿裹，内下部中。

豭鼠糞湯 男女陰陽易。

韭根一大握。　豭鼠糞十四枚，兩頭尖者是。

水鍾半，煎七分，去渣，再煎一二沸，温服。

安神丸 方見「驚悸」。

瓜蒂散 寸脉大，胸滿，多痰有涎，病頭痛。

瓜蒂炒。 赤小豆各等分。

二味别搗篩爲末，合和。以水二鍾，煮香豉一合，作稀粥，去渣，取三分之一，和散一錢，頓服之。如未吐，少少又加。

大羌活湯 治兩感元氣實，感之輕者可活。

防風 羌活 獨活 防已 黄芩 黄連 蒼术 白术 甘草炙 細辛各二錢。知母 川芎 生地黄各一兩。

每服五錢，水二鍾，煎一鍾，熱飲之。未愈，連服三四劑，若有他證，遵仲景法。

辟邪丸 服此，雖與病人同床合被，亦不能傳染也。

雄黄一兩。丹參 鬼箭羽 赤小豆各二兩。

右爲末，蜜丸梧子大。空心温水下五丸。

宛委山莊重校醫宗必讀卷之六

真中風

靈樞經曰：虚邪偏客於身半，其入深者，内居營衛，營衛衰則真氣去，邪氣獨留，發爲偏枯。此言邪氣深而中臟者也。其邪氣淺者，脉偏痛。此言邪氣淺而中腑者，以痛爲辨也。又曰：痱之爲病也，身無痛者，四肢不收，志亂不甚，其言微知可治，甚則不能言，不可治也。此亦言中臟之證，其名曰痱，身無痛者也，以志不甚亂，微能言者可治。若志亂，而不能言，則不可治矣。偏枯，身偏不用而痛，言不變，志不亂，病在分腠之間。巨針取之，益其不足，損其有餘，乃可復也。此亦言中腑之證，肢體必痛，且能言，而神氣清明，淺而可復也。

愚按，中風者，言爲風邪所中，其受病重，非若傷風之輕也。風是四時八方之氣，常以冬至之日，自坎而起，候其八方之風，從其鄉來者，主長養萬物。若不從其鄉來者，名爲虚賊風，害萬物。體虚者則中之，當時未必即發，重感風邪，病遂發焉。臟腑有俞，俞皆在背，中風多從俞入者也。而有中腑、中臟、中血脉之分。中腑者，其病在表，多着四肢，故肢節廢，脉浮惡風，拘急不仁，外有六經之形證。太陽經證，頭疼、身熱、脊强。陽明經證，目痛、鼻乾、不得卧。少陽經證，耳聾脇痛，寒熱嘔，口苦。太陰經證，腹滿自利，咽乾。少陰經證，舌乾口燥。厥陰經證，煩滿囊縮。以小續命湯及疏風湯汗之。中臟者，其病在裏，多滯九竅，故唇緩，二便閉，脾。不能言，心。耳聾，腎。鼻塞，肺。目瞀，肝。以三化湯及麻仁丸下之。中血脉者，病在半表半裏，外無六經之證，内無二便之閉，但見口眼喎斜，半身作痛，不可過汗，恐虚其衛；不可大下，恐損其營。惟當養血順氣，以大秦艽湯、羌活愈風湯和之。中腑者，多兼中臟，如左關脉浮弦，面目青，左脇痛，筋脉拘急，目瞤，頭目眩，手足不收，坐踞不得，此中膽兼中肝也，用犀角散。左寸脉浮洪，面赤汗多，惡風，心神顛倒，話言蹇澀，舌强口乾，忪悸恍惚，此中胞絡兼中心也，加味牛黄散。右關脉浮緩，或浮大，面黄汗多，惡風，口喎語澀，身重怠惰嗜卧，肌膚不仁，皮肉瞤動，腹脹不食，此中胃兼中脾也，防風散。右寸脉浮澀而短，鼻流清涕，面白多喘，胸中冒悶，短氣自汗，聲嘶，四肢痿弱，此中大腸兼中肺也，五味子湯。左尺脉浮滑，面目黧黑，腰脊痛引小腹，不能俯仰，兩耳虚鳴，骨節疼痛，足痿善恐，此中膀胱兼中腎也，獨活散。此皆言真中風也，而有氣血之分焉。氣虚者，右手足不仁，用六君子加鈎藤、薑汁。血虚者，左手足不仁，四物湯加鈎藤、竹瀝、薑汁。氣血俱虚者，左右手皆不仁，八珍湯加鈎藤、竹瀝、薑汁。凡中風昏倒，先須順氣，然後治風，用竹瀝、薑汁調蘇合香丸。如口噤，抉開灌之；如抉不開，急用牙皂、生半夏、細辛爲細末，吹入鼻内。有嚏可治，無嚏則死。最要分别閉與脱二證明白。如牙關緊閉，兩手握固，即是閉證，用蘇合香丸，或三生飲之類開之；若口開心絶，手撒脾絶，眼合肝絶，遺尿腎絶，聲如鼾肺絶，即是脱證。更有吐沫直視，肉脱，筋骨痛，髮直摇頭，上攛，面赤如妝，汗出如珠，皆脱絶之症。宜大劑理中湯灌之。及灸臍下，雖曰不治，亦可救十中之一。若誤服蘇合香丸、牛黄、至寶之類，即不可救矣。蓋斬關奪門之將，原爲閉證設，若施之脱證，如人既入井，而又下之石也。世人蹈此弊而死者，不可勝數，故特表而出之。惟中臟之證，是閉而非脱者，宜蘇合香丸、牛黄丸、至寶丹、活命金丹之類。若中腑與中血脈之證，斷不宜用。爲内有麝香入脾治肉，牛黄入肝治筋，龍腦入腎治骨，恐反引風邪，深入骨髓，如油入麵，莫之能出。

角弓反張　陰陽經絡，週環於身，風氣乘虚入於諸陽之經，則腰背反折攣急，如角弓之狀，宜小續命湯。有汗不惡寒曰柔痓，無汗惡寒曰剛痓。

口噤　手三陽之筋，結入於頷頰；足陽明之筋，上夾於口。風寒乘虚入其筋則攣，故令牙關急而口噤也，秦艽升麻湯。用甘草二段，每段長一寸，炭火上塗麻油炙乾，抉開牙關，令咬定，約人行十里許，又換甘草一段，然後灌藥，極效。或以蘇合香丸擦牙，或南星冰片擦之。

不語　脾脉絡胃夾咽，連舌本，散舌下，心之别脉繫舌本，心脾受風，故舌强不語，亦有因腎脉不上循喉嚨、挾舌本者。喉嚨者，氣之所以上下；會厭者，音聲之户；舌者，聲之機；唇者，聲之扇。風寒客於會厭，故卒然無音。若因痰迷心竅，當清心火；若因濕痰，當清脾熱；若因風熱，當清肝火；若因風痰，當導痰涎；若因虛火上炎，當壯水之主；若因虛寒厥逆，當益火之原。神仙解語丹、滌痰湯、加味轉舌膏、八味丸，隨證選用。取龜尿少許，點舌，神效。置龜于新荷葉上，以猪鬃鼻內戳之，立出。

手足不隨 肌膚盡痛，諸陽之經，皆起於手足，而循行於身體，風寒客於肌膚，始爲痺，復傷陽經，隨其虛處而停滯，與血氣相搏，故風痺而手足不隨。實者，脾土太過，當瀉其濕；虛者，脾土不足，當補其氣。血枯筋急者，四物湯；木旺風淫者，四物湯加鈎籐、秦艽、防風；痰多者，六君子加秦艽、天麻、竹瀝、薑汁。

自汗 風多者，桂枝湯。若表虛者，玉屏風散。陽氣虛者，芪附湯。若兼盜汗者，補中益氣送六味地黃丸，或當歸六黃湯。

半身不遂 譬如樹木，或有一邊津液不蔭注，而枝葉偏枯，故知偏枯一證，皆由氣血不週。經曰：風氣通於肝。風搏則熱盛，熱盛則水乾，水乾則氣不榮，精乃亡，此風病之所由作也。故曰治風先治血，血行風自滅。古方有順風勻氣散、虎骨散、虎脛骨酒。外用蠶沙二石，分作三袋，蒸熱，着患處。冷，再易。以瘥爲度。内用羊脂入粳米、葱白、薑、椒、豉，煮熟，日食一具，十日止，大效。

口眼喎斜　多屬胃土，而有筋脉之分。經云：足之陽明，手之太陽，筋急則口目爲僻，眥急不能卒視。此胃土之筋病也。又云：足陽明之脉，挾口環唇。此胃土之脉爲病也。口目常動，故風生焉；耳鼻常静，故風息焉。先燒皂角薰之，以逐外邪；次燒乳香薰之，以順血脉。酒煎桂枝，取汁一碗，軟布浸收，左喎搨右，右喎搨左，服清陽湯、秦艽升麻湯。或二方合用。外感加葱白。

小便不利　中風，小便不利，不可以藥利之，自汗則津液外亡，小便自少，清熱止汗，小便自行也。

遺尿　多屬氣虚，宜參芪湯，少加益智，頻頻啜之。

多食　風木盛則尅脾，脾受尅，求助於食，當瀉肝理風以安脾，脾安則食自如常也。

痰涎壅盛　宜用吐法。稀涎散，或橘紅一片，逆流水七碗，煎至二碗，頓服，白湯導之，吐痰之聖藥也。二陳湯，星香散加竹瀝、薑汁。虚者，六君子同星香散。脉沉伏無熱者，三生飲加全蝎一個。養正丹可以墜下痰涎，鎮安元氣。肥人多中氣盛於外而歉於内。人肥必氣急而肺盛，肺金尅肝木，故痰盛，治法以理氣爲急。

身痛 中脇者多身痛，爲風氣所束，經脉不和，宜鐵彈丸。虚寒者，十味剉散。

昏冒 心神不足，痰滯於心胞絡，宜至寶丹，或牛黄清心丸。

預防中風 寶鑑云：凡大指、次指麻木，或不用者，三年内有中風之患，宜服愈風湯、大麻丸。薛立齋云：預防者，當養氣血，節飲食，戒七情，遠幃幕。若服前方，適所以招風取中也。脉中風之脉，每見沉伏，亦有脉隨氣奔，指下洪盛者。浮遲者吉，堅大急疾者凶。浮大爲風，浮遲爲寒。浮數無熱亦爲風，大爲火。滑爲痰。

三生飲 治卒中昏冒，口眼喎斜，半身不遂，痰氣上壅，或六脉沉伏，或浮盛者，並宜服之。但脱絶證見者難治。

南星生用，一兩。川烏去皮，生用，五錢。生附子五錢。木香二錢五分。

每服五錢，水二鍾，薑十片，煎六分服。

小續命湯　通治八風、五痺、痿厥等疾。春夏，加石膏、知母、黄芩；秋冬，加桂、附、芍藥。

麻黄去節。人參去蘆。黄芩去腐。芍藥炒。甘草炙。川芎　杏仁去皮尖，炒。防己　官桂各一兩。防風一兩五錢。附子炮去皮、臍，五錢。每服五錢，水一盞，半生薑五片，煎一盞服。

疏風湯　治表中風邪，半身不遂，語言微澁。

麻黄去節，三兩。杏仁去皮、尖，炒。益智仁各一兩。升麻各五錢。每服五錢，水煎熱服。

三化湯

厚朴薑炒。大黄　枳實麸炒。羌活各三錢。水二碗，急火煎至一碗服。

麻仁丸

厚朴去皮，薑汁炒。芍藥炒。枳實麸炒，各四兩。大黄蒸焙，八兩。麻仁别研二兩。杏仁去皮、尖炒，三兩。爲末，蜜丸，梧子大。每服三錢，温水下。

大秦艽湯

秦艽　石膏各一錢。甘草炙。川芎　當歸　芍藥炒。羌活　獨活　防風　黃芩炒。白朮土炒。白芷　茯苓　生地黃　熟地各五分。細辛三分。水煎服。天寒，加生薑五片。春夏，加知母一兩。

羌活愈風湯

治肝腎虛，筋骨弱，語言難，精，神昏憒，或肢體偏枯，多思健忘。

羌活　甘草炙。防風　黃芪蜜炙。蔓荊子　川芎　獨活　細辛　枳殼炒。麻黃去根。地骨皮　人參　知母酒炒。甘菊花去蒂。薄荷葉　白芷　枸杞子　當歸　杜仲炒。秦艽　柴胡　半夏製。厚朴薑汁炒。前胡　熟地黃各二兩。白茯苓　黃芩各三兩。生地黃　蒼朮炒。石膏　芍藥各四錢。官桂一兩。

每服一兩，水煎服。大寒之後，加半夏、人參、柴胡、木通，迎而奪少陽之氣也；穀雨之後，加石膏、黃芩、知母，迎而奪陽明之氣也。季夏，加防己、白朮、茯苓，勝脾土之濕也；大暑之後，加厚朴、藿香、桂，迎而奪太陰之氣也；霜降之後，加當歸、桂、附，勝少陰之氣也。

天麻丸

熱勝則風動，宜靜，是養血也；宜和，是行營衛、壯筋骨也。非大藥不能治。

附子一兩，炮。天麻酒浸三宿，曬乾。牛膝酒浸一宿，焙乾。萆薢另研。玄參各六兩。杜仲七兩。炒去絲。當歸十兩，全用。生地黄十六兩。羌活十兩。獨活五兩。

右爲末，煉蜜丸，桐子大。每服五錢，空心白湯下。服藥後飢則食，不飢且止，大忌壅塞。

犀角散　治肝中風，流注四肢，上攻頭面疼痛，言語蹇澁，上焦風熱，口眼喎斜，脚膝軟痛。

羌活去蘆。羚羊角各七錢。犀角　石膏各一兩。人參去蘆。甘菊花　獨活去蘆。黄芪　川芎　白术土炒。黄芩　天麻　枳殼去穰，麸炒。當歸去蘆。酸棗仁炒。防風去蘆。白芷各五錢。甘草炙，二錢半。

每服五錢，水一盞，生薑五片，煎服。

牛黄散　治心臟中風恍惚，恐懼悶亂，不得睡卧，語言錯亂。

牛黄另研。麝香另研。犀角　羚羊角　龍齒另研。防風　天麻煨。獨活　人參　沙參　茯神去木。川升麻　甘草炙。白鮮皮　遠志去木。天竺黄各二錢半。龍腦一錢。硃砂水飛。鐵粉另研。麥門冬各五錢。

爲細末，研令勻。每服二錢，麥門冬湯下。

防風散　治脾臟中風，手足緩弱，舌强語澁，胸膈煩悶，志意恍惚，身體沉重。

防風　麻黄去節。人參　川芎　附子炮去皮、臍。桂心　黄芪去蘆。赤茯苓去皮。酸棗仁炒。白术炒。獨活去蘆。桑白皮蜜炙。羚羊角各七錢半。甘草炙五錢。

每服四錢，水一盞，薑五片，煎服。

五味子湯 治肺臟中風，多汗惡風，時咳短氣，晝瘥夜甚，偃卧，胸滿息促。鼻兩邊下至口，上至眉，色白，急灸肺俞百壯。若色黄，其肺已化爲血，不治。

五味子　杏仁炒去皮。　桂心各五錢。　防風　甘草炙。　赤芍藥　川芎各一兩。　川椒二錢半。

每服五錢，水二盞，煎至一盞服。

獨活散 治腎臟中風，腰脊疼痛，脚冷痺弱，頭昏耳聾，語音渾濁，四肢沉重。

獨活　附子　當歸　防風　天麻　桂心各一兩。　川芎　甘菊花　枳殼　山茱萸　黄芪酒炒。　丹參　牛膝酒浸。　甘草炙。　細辛去苗。　菖蒲　白术　萆薢各五錢。

每服四錢，水一盞半，生薑五片，煎服。

四君子湯 治氣虚脉弱。

人參　白术　茯苓　甘草各等分。

水煎服。加陳皮名異功散；加橘紅、半夏，名六君子湯。

四物湯 滋陰補血。

熟地黄　川芎　芍藥　當歸各等分。

水煎服。四物、四君子兩方合用，名八珍湯。更加黄芪、肉桂，名十全大補湯。肉桂、芍藥、甘草，小建中湯也。黄芪、肉桂、芍藥、甘草，即黄芪建中湯也。半夏、橘紅、茯苓、甘草，即二陳湯。

附子理中湯　治脾胃冷弱，心腹疼痛，嘔吐瀉利，霍亂轉筋，體冷微汗，手足厥冷，心下逆冷，腹中雷鳴，虚寒之證，並皆治之。

人參　附子炮。　乾薑炒。　甘草炒。　白术各等分。

水煎服。

蘇合香丸　治傳屍骨蒸，疰忤鬼氣，卒心痛，霍亂吐利，時氣鬼魅，瘴瘧，疫痢瘀血，月閉痃癖，丁腫驚癎，中風中氣，痰厥昏迷。

白术　青木香　犀角　香附炒去毛。　朱砂水飛。　訶黎勒煨，去皮。　檀香　安息香酒熬膏。　沉香　麝香　丁香　蓽撥各一兩。　龍腦　薫陸香别研。　蘇合香各一兩。

右爲細末，研藥匀，用安息香膏，并蘇合香油，煉蜜和，劑如彈子大，以蠟匱固。緋絹當心帶之，一切邪神不敢近。

至寶丹 治中風不語，中惡氣絶，中諸物毒，疫毒、瘴毒、蠱毒，産後血暈，口鼻血出，惡血攻心，煩躁氣喘，吐逆難産，悶亂，死胎不下，並用童便、薑汁磨服。又療心肺積熱，嘔吐，邪氣攻心，大腸風秘，神魂恍惚，頭目昏眩，眠睡不安，唇口乾燥，傷寒譫語。

人參　天竺黄　犀角　朱砂水飛。　雄黄水飛。　玳瑁　琥珀各一兩。　麝香　龍腦各二錢五分。　金箔半入藥，半爲衣。　銀箔各五十片。　牛黄　天南星各五錢。　安息香一兩五錢。爲末，無灰酒攪澄飛過，去沙土，約得浄數一兩，火熬成膏。

右爲細末，將安息香膏重湯煮烊，入諸藥中和攪成劑，丸如龍眼核大。人參湯磨服。

牛黄清心丸 治諸風緩縱不隨，語言蹇澁，怔忡健忘，頭目眩冒，胸中煩鬱，痰涎壅塞，精神昏憒，心氣不足，神志不定，驚恐怕怖，悲憂慘慼，虚煩少睡，喜怒無時，癲狂昏亂。

白芍藥　麥門冬去心。　黄芩　當歸　防風　白术各一兩半。　柴胡　桔梗　芎藭　白茯苓　杏仁去皮尖，雙仁，炒黄，别研。各一兩二錢五分。　神麯　蒲黄　人參各二兩半。　羚羊角　麝香　龍腦各一兩。　甘草炒五兩。　肉桂　大豆黄卷碎炒。　阿膠碎炒。各一兩七錢半。　白斂　乾薑炮，各七錢五分。　牛黄一兩二錢。　犀角二兩。　雄黄水飛，八錢。　乾山藥七兩。　金箔一千二百片。　大棗一百枚，蒸研膏。

右除棗、杏仁、金箔、犀角、羚羊角、牛黄、雄黄、腦麝外，爲細末，入餘藥和勻，煉蜜與棗膏爲丸，每丸一錢，即於内分金箔四百片爲衣。温水化服。

養正丹 一名來復丹，一名黑錫丹，一名三和丹。治上盛下虚，内寒外熱，及伏暑泄瀉如水。

硝石一兩，同硫黄爲末，入磁碟内微火炒，柳條攪，火不可太過，恐傷藥力。再研極細。名二氣末。太陰玄精石水飛。舶上硫黄透明者各一兩。五靈脂水澄去沙，曬乾。青皮去白。陳皮去白。各二兩。

右用五靈脂、青皮、陳皮爲末，次入玄精石末，及前二氣末，拌匀，好醋打糊爲丸，豌豆大。每服三十丸，空心米飲下。

稀涎散 治中風口噤，單蛾雙蛾。

江子仁六粒，每粒分作兩半。牙皂三錢，切片。明礬一兩。

右先將礬化開，却入二味攪匀，待礬枯爲末。每用三分吹入，諸病皆愈。痰涎壅盛者，燈心湯下五分。在喉者即吐，在膈者即下。

星香湯 治中風痰盛，服熱藥不得者。

南星四錢。木香五分。水一盞，薑十片，煎七分服。

藿香正氣散 治傷寒頭痛，憎寒壯熱，或感濕氣，霍亂吐瀉，伏暑吐瀉轉筋。加香薷、扁豆、黄連，名藿薷湯。

大腹皮洗。白芷　茯苓　紫蘇　藿香各一錢。厚朴薑汁炒。白朮土炒。陳皮去白。桔梗　半夏各七分。甘草四分。生薑三片，棗一枚，煎服。

清陽湯　治口眼喎斜，頰顋緊急，胃中火盛，汗不出而小便數。

黃芪　當歸身　升麻各二錢。葛根一錢五分。甘草炙。紅花　黃柏　桂枝各一錢。蘇木　生甘草各五分。

酒三盞，煎一盞服。炒香附，熨摩緊急處，即愈。

秦艽升麻湯　治口眼喎斜，四肢拘急，惡風寒。

升麻　葛根　甘草炙。芍藥　人參各五錢。秦艽　白芷　防風　桂枝各三錢。

每服一兩，水二盞，葱白三莖，煎一盞服。

順風勻氣散　治中風，半身不遂，口眼喎斜。

白朮二錢。人參　天麻各五分。沉香　白芷　紫蘇　木瓜　青皮　甘草炙。各三分。烏藥一錢五分。

生薑三片，水煎服。

虎骨散　治半身不遂，肌肉乾瘦，爲偏枯。忌用麻黄發汗，此方潤筋去風。

當歸二兩。　赤芍藥　續斷　白术土炒。　藁本　虎骨各一兩。　烏蛇肉五錢。

右爲末。每服二錢，食後温酒調下。骨中煩疼，加生地黄一兩；臟寒自利，加天雄五錢。

虎脛骨酒

石斛去根。　石楠葉　防風　虎脛骨酥炙。　茵芋葉　杜仲炒。　川牛膝　川芎　狗脊燎去毛。　當歸　續斷　巴戟去心，各一兩。

右剉，以酒一斗，漬十日，每熱服一碗。

地黄飲子　治舌瘖不能言，足廢不能行，腎虚弱，其氣厥不至舌下。

熟地黄　巴戟去心。　山茱萸　肉蓯蓉酒浸，焙。　石斛　附子炮。　五味子　白茯苓　菖蒲　遠志去心。　官桂　麥門冬去心，各五分。

薑五片，棗二枚，薄荷七葉，水二盞，煎八分服。

滌痰湯　治中風，痰迷心竅，舌强不能言。

南星薑製，二錢。　半夏湯洗七次，二錢。　枳實炒。　橘紅二錢二分。　石菖蒲　人參各八分。　竹茹六分。　甘草三分。茯苓一錢。

水二鍾，生薑五片，煎一鍾，食後服。

加味轉舌膏

連翹　遠志去木。薄荷　柿霜各一兩。菖蒲六錢。梔子炒。防風　桔梗　黄芩酒炒。玄明粉　甘草　酒大黄各五錢。犀角　川芎各三錢。

右爲末，煉蜜丸，彈子大，朱砂五錢爲衣。食後，臨卧，薄荷湯送下一丸。

鐵彈丸

治中風昏憒，口噤直視，瘈瘲，口眼喎斜，涎潮語澀，筋攣骨痛，癱瘓偏枯，或麻木，或瘙癢。此藥極止疼痛，通經絡，活血脉。

乳香另研。没藥另研，一兩。川烏頭一兩五錢。五靈脂淘净，四兩。麝香一錢。

先將乳香、没藥陰凉處細研，次入麝，次入藥，再研匀，滴水和丸，如彈子大。每服一丸，食後，臨卧，薄荷酒磨服。

十味剉散

治中風血溺，筋骨疼痛，舉動艱難。

附子三兩，炮。黄芪炙。白芍藥　當歸各二兩。川芎　防風　白术各一兩五錢。肉桂一兩。茯苓熟地各七錢半。

每服四錢，水一碗，薑八片，棗三枚，煎六分，臨卧服。

醫案

徽商汪華泉忽然昏仆，遺尿手撒，汗出如珠，衆皆以絶證既見，决無生理。余曰：「手撒脾絶，遺尿腎絶，法在不治，惟大進參、附，或冀萬一。」遂以人參三兩，熟附五錢，煎濃灌下，至晚而汗減。復煎人參二兩，芪、术、附各五錢，是夜服盡，身體稍稍能動。再以參、附膏加生薑、竹瀝盞許，連進三日，神氣漸爽。嗣後，以理中、補中等湯，調養二百日而安。

延平太守唐東瀛多鬱多思，又爲府事勞神，昏冒痰壅，口喎語濇，四肢不隨，時欲悲泣，脉大而軟，此脾肺氣虚，風在經絡。余以補中益氣去黄芪，加秦艽、防風、天麻、半夏，十劑，證減二三。更加竹瀝、薑汁，倍用人參，兼與八味丸。兩月乃愈。

燕邸張可真，自遠方歸，忽中風昏冒，牙關緊閉。先以牙皂末取嚏，次以筋抉開，灌蘇合丸二丸，後以防風散投之，連進三服，出汗如洗。此邪自外解，去麻黄、獨活、羚羊角，加秦艽、半夏、膽星、鈎籐、薑汁。十劑，痰清神爽。服六君子，加竹瀝、薑汁、鈎籐，六十日痊。

吳門太史姚現聞中風昏憒，語言不出，面赤時笑，是心臟中風也。乙亥孟秋，延余診之，六部皆得石脉。余歸，謂唐名必曰：「石者，冬令之脉也，新秋見之，非其時矣！其象先見於非時，當其時豈能再見耶？」果至冬月而歿。

錢台石年近六旬，昏倦不能言，鼻塞，二便閉，此心、肺二臟中風也。服順氣疏風化痰之劑，已瀕於危矣。比余診之，六脉洪大，按之搏指，乃至虛反有盛候也，宜補中爲主，佐以祛風化痰，方可回生。舉家惶懼，兩日不決，余瞋目而呼曰：「今日無藥則斃矣！若服參而病進，余一人獨任其咎！」乃以大劑補中益氣，加秦艽、鈎藤、防風、竹瀝。再劑而神爽，加減調治，五十日始愈。

類中風

火中　虛中　濕中　寒中　暑中　氣中　食中　惡中

類中風者，有類乎中風，實非中風也。或以風爲他證，或以他證爲風，投治混淆，傷生必矣。茲以相類之證八種，總彙於此，使學者臨證洞然也。

火中

河間曰：癱瘓者，非肝木之風，亦非外中於風，良由將息失宜，心火暴甚，熱氣拂鬱，心神昏冒，筋骨不用，卒倒無知，因喜怒悲愁，恐五志過極，皆爲熱甚也。心火盛者，凉膈散；肝火動者，小柴胡湯；水虛火炎者，六味地黄丸；痰多者，貝母瓜蔞散。

涼膈散 見「真中風」。

小柴胡湯 治肝膽有熱，往來寒熱。

柴胡一錢六分。黄芩　人參　半夏各八分。生薑三片。大棗三枚。甘草四分。水煎，温服。

六味地黄丸 治腎水不足，發熱作渴，小便淋閉，氣壅痰嗽，頭目眩暈，眼花耳聾，咽乾齒動，腰腿痿軟，便血吐血，盗汗失音，水泛爲痰。

熟地黄八兩，杵膏。山茱萸肉　乾山藥各四兩。牡丹皮　白茯苓　澤瀉各三兩。

右爲末，和地黄膏，加煉蜜丸，如桐子大，每服五錢，空心，食前滚湯下。

貝母瓜蔞散 治痰多，口眼喎斜，手足麻痺。

貝母去心。瓜蔞　南星泡。荆芥　防風　羌活　黄柏炒。黄芩炒。黄連炒。白术土炒。陳皮去白。半夏湯泡七次。薄荷　甘草炙。威靈仙　天花粉各五分。水二鍾，薑三片，煎八分，至夜服。

虚中 東垣以卒倒昏憒，皆屬氣虚，過於勞役，耗損真元，脾胃虚衰，痰生氣壅，宜六君子湯。虚而下陷者，補中益氣湯。因於房勞者，六味地黄丸。

六君子湯 見「真中風」。

六味地黃丸 見「火中」。

補中益氣湯

黃芪一錢五分。人參二錢五分。甘草炙五分。橘皮七分。白术一錢，土炒。升麻三分。柴胡三分。歸身一錢。水二盞，煎一盞，食遠服。

濕中 丹溪曰：東南之人，多由濕土生痰，痰生熱，熱生風，清燥湯主之。內中濕者，脾土本虛，不能制濕，或食生冷水濕之物，或厚味醇酒，停於三焦，注於肌肉，則濕從內中矣，宜滲濕湯。外中濕者，或山嵐瘴氣，或天雨濕蒸，或遠行涉水，或久卧濕地，則濕從外中矣。其證頭重體痛，四肢倦怠，腿膝腫痛，身重浮腫，大便泄瀉，小便黃赤，宜治濕羌活湯；虛者，獨活寄生湯。

清燥湯 治氣虛濕熱，肺金受邪，絶寒水生化之源，小便赤少，大便不實，腰膝痿軟，口乾作渴，體重麻木，頭目眩暈，飲食少思，自汗盜汗，倦怠氣促。

黃芪一錢五分。五味子九粒，杵，炒。黃連　神麯炒。猪苓　柴胡　甘草炙，各二分。蒼术炒。白术炒。

麥門冬去心。陳皮　生地黄　澤瀉各五分。茯苓　人參　當歸　升麻三分。黄柏酒炒，三分。水二鍾，煎一鍾服。

滲濕湯

蒼术泔浸，炒。白术土炒。茯苓各一錢半。陳皮　澤瀉　猪苓各一錢。甘草三分。香附　撫芎　砂仁　厚朴去皮，各七分。水二鍾，薑三片，燈草十尺，煎八分服。

除濕羌活湯　治風濕相搏，一身重痛。

蒼术泔浸，炒。藁本各二錢。羌活七分。防風　升麻　柴胡各五分。水煎温服。

獨活寄生湯　治腎虚卧濕，腰背拘急，筋攣骨痛，脚膝冷痺，緩弱偏枯，腫重艱步。

獨活　桑寄生　牛膝　杜仲炒。秦艽　細辛　白芍藥炒。茯苓　人參　當歸　熟地黄　防風各等分。甘草減半。

水二鍾，生薑三片，煎一鍾，空心温服。

寒中　身體强直，口噤不語，四肢戰掉，卒然眩暈，身無汗者，此寒毒所中也。宜薑附湯，或附子麻黄湯。

薑附湯 治中寒昏倒，及陰證傷寒，大便自利。

乾薑　熟附子各等分。　水煎服。

附子麻黃湯 治中寒昏冒，口眼喎僻。

麻黄　白术炒。　人參　甘草炙。　附子泡。　乾薑各等分。　水煎服。

暑中 面垢悶倒，昏不知人，冷汗自出，手足微冷，或吐或瀉，或喘或滿，或渴，先以蘇合香丸抉開灌之，或以來復丹研末，白湯灌下，或研蒜水灌之，或剥蒜肉入鼻中，皆取其通竅也。不蛀皂角，刮去黑皮，燒過存性，每皂角灰一兩，甘草末六錢，和勻，每服一錢，新汲水調下，待其稍甦，辨證與藥。靜而得之，謂之中暑。中暑者，陰證也，當發散也。或納凉於廣厦，或過食於生冷，頭痛惡寒，肢節疼痛，大熱無汗，此陰寒所遏，陽氣不得發越，輕者香薷飲，重者大順散。動而得之，謂之中熱。中熱者，陽證也。熱傷元氣，非形體受病也。或行役於長途，或務農於赤日，頭痛躁熱，肌膚大熱，大渴，多汗少氣，蒼术白虎湯主之。熱死人，切勿便與冷水，及卧冷地，宜置日中，或令近火，以熱湯灌之，即活。

蘇合香丸 見「真中風」。

來復丹 見「真中風」。

香薷飲 本方加人參、白朮、陳皮、茯苓、木瓜、黄芪，各十味，香薷飲虚者宜之。

香薷去根。三錢。　厚朴一錢五分。　白扁豆微炒。一錢。　甘草五分。

水二盞，煎一盞，沉冷服。此暑月發散之劑，惟中暑者宜之。若奔走勞役而中熱者，用此温散之劑，復傷其氣，如火益熱矣。世多不知而混用，故特表而出之。

大順散 治納凉太過，飲冷太多，脾胃受寒，霍亂吐瀉，此捨時從證之劑也。

甘草三兩。　乾薑　杏仁去皮、尖。　肉桂去皮，各四錢。

右先將甘草炒熱，次入乾薑同炒，令薑裂。次入杏仁同炒，令杏仁不作聲爲度。後入桂磨篩，每服二錢，井華水調服，沸湯點服亦得。

蒼朮白虎湯

知母一錢。　石膏三錢。　甘草三分。　粳米一錢。　蒼朮二錢。

水二杯，煎一杯服。

氣中 七情内傷，氣逆爲病，痰潮昏塞，牙關緊急，極與中風相似。但風中身温，氣中身冷。風中脉浮應人迎，氣中脉沉應氣口。以氣藥治風猶可，以風藥治氣則不可。急以蘇合香丸灌之，候醒，以八味順氣散加香附，或木香調氣散，有痰者星香散。若其人本虚，痰氣上逆，關格不通，宜養正丹。

蘇合香丸 見「真中風」。

八味順氣散

白术炒黄。白茯苓　青皮去白。白芷　橘紅　烏藥　人參各五分。甘草炙，三分。水一碗，煎七分服。

木香調氣散

白豆蔻研。丁香　檀香　木香各二兩。藿香　甘草炙，各八兩。砂仁四兩。

右爲細末。每服二錢，沸湯，入鹽少許，點服。

星香散 見「真中風」。

養正丹 見「真中風」。

食中　醉飽過度，或感風寒，或着氣惱，以致填塞胸中，胃氣不行，忽然厥逆昏迷，口不能言，肢不能舉，若誤作中風、中氣，治之必死。宜煎薑鹽湯探吐。風寒者，藿香正氣散。氣滯者，八味順氣散。吐後別無他證，只以蒼朮、白朮、陳皮、厚朴、甘草之類調之。

藿香正氣散見「真中風」。

八味順氣散見「氣中」。

惡中　登冢入廟，吊死問喪，飛尸鬼擊，卒厥客忤，手足逆冷，肌膚粟起，頭面青黑，精神不守，或錯言妄語，牙閉口噤，昏暈不知人，宜蘇合香丸灌之。俟少甦，服調氣平胃散。

蘇合香丸見「真中風」。

調氣平胃散

木香　烏藥　白豆蔻　檀香　砂仁各一錢。藿香一錢二分。蒼朮一錢五分。厚朴薑汁炒。陳皮各一錢。甘草五分。

水二鍾，生薑三片，煎一鍾，食前服。

醫案

太史楊方壺夫人忽然暈倒，醫以中風之藥治之，不效。迎余診之，左關弦急，右關滑大而軟。本因元氣不足，又因怒後食停，先以理氣消食之藥進之，得解黑屎數枚。急以六君子加薑汁，服四劑而後暈止。更以人參五錢，芪、术、半夏各三錢，茯苓、歸身各二錢加減，調理兩月而愈。此名虛中，亦兼食中。

邑尊張太羹令郎，丙子六月間未申時，暈絶不知人，至更餘未甦，此得之生冷太過也。皂角末吹鼻中，無嚏。舉家驚惶。余以皂角灰存性，新汲水灌之，更取沉檀焚之，俾香氣滿室，以達其竅。至子後方甦，服十味香薷飲而安。此暑中挾虛。

給諫晏懷泉夫人，先患胸腹痛，次日卒然暈倒，手足厥逆。時有醫者，以牛黄丸磨就將服矣。余診之，六脉皆伏，惟氣口稍動，此食滿胸中，陰陽痞隔，升降不通，故脉伏而氣口獨見也。取陳皮、砂仁各一兩，薑八錢，鹽三錢，煎湯，以指探吐，得宿食五六碗，六脉盡見矣。左關弦大，胸腹痛甚，知爲大怒所傷也。以木香、青皮、橘紅、白术、香附，煎成與服，兩劑痛止。更以四君子加木香、烏藥調理，十餘日方瘥。此食中兼氣中。

章仲輿令愛在閣時，昏暈不知人，蘇合香丸灌醒後，狂言妄語，喃喃不休。余診其左脉七至，大而無倫；右脉三至，微而難見。正所謂兩手如出兩人，此祟憑之脉也。綫帶繫定二大拇指，以艾炷灸兩介甲至七壯，鬼即哀詞求去。服調氣平胃散加桃奴，數日而祟絶。此名惡中。

傷風

經曰：虚邪賊風，陽先受之。又曰：肉腠閉拒，雖有大風苛毒，弗之能害。脾虚則肌肉不充，肺虚則玄府不閉。風邪乘虚，乃客於經。驚諸盜賊，若重關高壘，則不能入，少有疏漏，而後犯之，故曰虚邪賊風。又曰：肉腠閉拒，弗之能害。風者，天之陽氣，其乘於人則傷衛。衛者陽也，故曰陽先受之。

愚按，風爲陽邪，善行數變，其傷人也，必從俞入，俞皆在背，故背常固密，風弗能干。已受風者，常曝其背，使之透熱，則潛消默散。經文所謂「乘虚來犯」固矣，若其人素有痰熱，壅遏於太陰、陽明之經，内有窠囊，則風邪易於外束，若爲之招引者然。所謂風乘火勢，火借風威，互相鼓煽也。治實之法，秋冬與之辛温，春夏與之辛凉，解其肌表，從汗而散；治虚之法，固其衛氣，兼解風邪。若專與發散，或汗多亡陽，或屢痊屢發，皆治之過也。治風火之法，辛凉外發，甘苦内和，勿與苦寒。恐正不得申，邪不得解耳。

神术散

治傷風頭痛，鼻塞聲重。

蒼术　藁本　白芷　細辛　羌活　川芎　甘草炙，各六分。

水鍾半，薑三片，葱白三莖，煎八分，熱服。

川芎茶調散

治傷風，頭目昏痛，鼻塞聲重。

薄荷葉四兩。川芎二兩。羌活　甘草一兩。荆芥二兩。白芷一兩。防風七錢。細辛五錢。

右爲末，每服二錢，茶調下。

參蘇飲

治傷風發熱頭痛，咳嗽，涕唾稠粘。

人參　蘇葉　乾葛　半夏製。前胡　桔梗　枳殼　陳皮　茯苓　甘草各八分。木香磨，一分。

水鍾半，薑五片，棗一枚，煎八分服。

消風散

治四時感冒，發熱惡寒，頭痛聲重。

蒼术　麻黄　荆芥　白芷　陳皮各一錢。甘草五分。水鍾半，薑三片，葱白一莖，煎八分服。

人參敗毒散

治頭痛發熱惡寒，鼻塞聲重。

人參　羌活　桔梗去蘆。柴胡　前胡　獨活　川芎　茯苓　枳殼炒。甘草各一錢。

水鍾半，薑三片，煎服。

柴胡升麻湯

柴胡　前胡　升麻　桑白皮　赤芍藥　乾葛　黃芩炒。石膏　荆芥各一錢。

水二鍾，薑三片，淡豆豉二十粒，煎一鍾服。

虚癆

經曰：陰虛生內熱。陰者，水之屬也。腎水不足，則虛火燔炎，故內熱。此言血虛之癆也。又曰：勞則喘且汗出，內外皆越，故氣耗矣。又曰：有所勞倦，形氣衰少，穀氣不盛，上焦不行，下脘不通，而胃氣熱，熱氣薰胸中，故內熱。勞字從力、從火。勞力則二火炎於高巔。氣急而喘，內越也；氣蒸而汗，外越也。內外皆越，故氣耗矣。一勞則傷脾，脾主四肢，故困倦無氣以動；脾主肌肉，故形氣衰少；脾主消穀，脾虛不運，故穀氣不盛。脾者，肺之母也，肺處上焦，主氣以下佈者也，上虛不能生金，則肺薄而濁氣不能達於下脘。地氣不升，天氣不降，清氣陷下，濁氣逆上，故內熱。此言氣虛之癆也。

愚按，內經之言虛癆，惟是氣血兩端。至巢氏病源，始分五臟之勞，七情之傷，甚而分氣、血、筋、骨、肌、精之六極，又分腦、髓、玉房、胞絡、骨、血、筋、脉、肝、心、脾、肺、腎、膀胱、膽、胃、三焦、大、小腸、肉、膚、皮、氣之二十三蒸。本事方更分傳屍鬼疰，至於九十九種，其鑿空附合，重出複見，固無論矣。使學者惑於多歧，用方錯雜，伊誰之咎乎？盍以內經爲式，第於脾、腎分主氣血，約而該、確而可守也。夫人之虛，不屬於氣，即屬於血，五臟六腑，莫能外焉。而獨舉脾、腎者，水爲萬物之元，土爲萬物之母，二臟安和，一身皆治，百疾不生。夫脾具土德，脾安則土爲金母，金實水源，且土不凌水，水安其位，故脾安則腎愈安也。腎兼水火，腎安則水不挾肝上泛而凌土濕，火能益土運行而化精微，故腎安則脾愈安也。孫思邈云：補脾不如補腎。許學士云：補腎不如補脾。兩先生深知二臟爲生人之根本，又知二臟有相贊之功能，故其說似背，其旨實同也。救腎者必本於陰血，血主濡之，血屬陰，主下降，虛則上升，當斂而抑，六味丸是也。救脾者，必本於陽氣，氣主煦之，氣爲陽，主上升，虛則下陷，常升而舉，補中益氣湯是也。近世治癆，專以四物湯加黃柏、知母，不知四物皆陰，行秋冬之氣，非所以生萬物者也。且血藥常滯，非痰多食少者所宜；血藥常潤，久行必致滑腸。黃柏、知母，其性苦寒，能瀉實火。名曰滋陰，其實燥而損血；名曰降火，其實苦先入心，久而增氣，反能助火。至其敗胃，所不待言。丹溪有言：實火可瀉，虛火可補，癆證之火，虛乎，實乎？瀉之可乎？矯其偏者，輒以桂、附爲家常茶飯，此惟火衰者宜之，若血氣燥熱之人，能無助火爲害哉！大抵虛癆之證，疑難不少，如補脾保肺，法當兼行，然脾喜溫燥，肺喜清潤，保肺則礙脾，補脾則礙肺，惟燥熱而甚，能食而不瀉者，潤肺當急，而補脾之藥，亦不可缺也。倘虛羸而甚，食少瀉多，雖喘嗽不寧，但以補脾爲急，而清潤之品宜戒矣。脾有生肺之能，肺無扶脾之力，故補脾之藥，尤要於保肺也。嘗見癆證之死，多死於泄瀉，泄瀉之因，多因於清潤，司命者能不爲兢兢耶？又如補腎理脾，法當兼行，然方欲以甘寒補腎，其人減食，又恐不利於脾；方欲以辛溫快脾，其人陰傷，又恐愈耗其水。兩者並衡，而較重脾者，以脾土上交於心，下交於腎故也。若腎大虛，而勢困篤者，又不可拘。要知滋腎之中，佐以砂仁、沉香；壯脾之中，參以五味、肉桂，隨時活法可耳。又如無陽則陰無以生，無陰則陽無以化，宜不可偏也。然東垣曰：甘溫能除大熱。又曰：血脱補氣。又曰：獨陰不長。春夏之溫可以發育，秋冬之寒不能生長。虛者必補以人參之甘溫，陽生陰長之理也。且虛癆證，受補者可治，不受補者不治，故葛可久治癆，神良素著，所垂十方，用參者七。丹溪專主滋陰，所述治癆方案，用參者亦十之七。不用參者，非其新傷，必其輕淺者耳。自好古肺熱傷肺，節齋服參必死之説，印定後人眼目，甘用苦寒，直至上嘔下泄，猶不悔悟，良可悲已！幸李瀕湖、汪石山詳爲之辨，而宿習難返，貽禍未已。不知肺經自有熱者，肺脉按之而實，與參誠不相宜；若火來乘金者，肺脉按之而虛，金氣大傷，非參不保。前哲有言曰：土旺而金生，勿拘拘於保肺；水壯而火熄，毋汲汲於清心。可謂洞達内經之旨，深窺根本之治者也。

傳屍勞瘵

虛癆熱毒，積久則生惡蟲，食人臟腑，其證蒸熱咳嗽，胸悶背痛，兩目不明，四肢無力，腰膝酸疼，卧而不寐，或面色脱白，或兩頰時紅，常懷忿怒，夢與鬼交，同氣連枝，多遭傳染，甚而滅門，大可畏也。法當補虛以復其元，殺蟲以絶其根。能殺其蟲，雖病者不生，亦可絶其傳疰耳。凡近視此病者，不宜飢餓，虛者須服補藥。宜佩安息香及麝香，則蟲鬼不敢侵也。

吐血

上盛下虛，血隨氣上，法當順氣，氣降則血歸經矣。蘇子降氣湯。脉來微軟，精神困倦，是氣虛不能攝血。人參飲子，或獨參湯。脉洪有力，精神不倦，胸中滿痛，或吐血塊，用生地黄、赤芍藥、當歸、丹皮、丹參、桃仁、大黄之屬，從大便導之。血以上出爲逆，下出爲順，苟非大虛泄瀉者，皆當行之，以轉逆爲順，此釜底抽薪之妙法。若吐血已多，困倦虛乏者，不可行也。吐多而急欲止之，生地黄、當歸、丹皮、赤芍藥煎湯，入藕汁、童便各一鍾，血餘灰二錢，墨灰五分調匀，熱服。怒氣傷肝者，丹皮、芍藥、木香之屬；勞心者，蓮子、糯米、柏仁、遠志、棗仁、茯神之屬；酒傷者，乾葛、茅花、側柏、荆芥穗之屬；飲食傷胃者，白术、陳皮、甘草、穀芽、砂仁之屬。吐血色黯、脉遲而寒者。理中湯。勞力者。蘇子降氣湯加阿膠，或以猪肺煮熟，蘸白及末食之。

咳嗽血　涎唾中有少血散漫者，此腎虚火炎之血也。六味地黄湯加童便、阿膠。血如紅縷、在痰中嗽出者，此肺血也。二冬、二母、白及、阿膠、甘草、苡仁、紫菀、百合、桔梗。肺傷者，其人勞倦。人參救肺散。肺痿吐膿血。薏苡仁煮粥，日服半升。凡血證既久，古人多以胃藥收功。四君子湯。

咯血　不嗽而血從咯出，此腎血也。地黄、牛膝、牡丹皮、茯苓、當歸、青黛、玄參、童便。

咳嗽　有聲無痰曰咳，肺因火爍也；新定清寧膏。有痰有聲曰嗽，脾受濕侵也。二陳湯。脾虚倦怠者。六君子湯。

死證　虚癆不服參、芪，爲不受補者死。癆嗽聲啞者死。一邊不能睡者死。癆證久瀉者死。大肉去者死。吐血，淺紅色似肉、似肺，謂之咳白血，必死。

脉法　寸口脉浮而遲，浮則爲虚，遲則爲癆。左手脉細，右手浮大勁急，爲正虚邪盛，必死。久病沉細而數者死。中空外急，此名革脉。婦人半産漏下，男子亡血失精。脉結者，三年内必死。脉代者，三月内必死。

醫案

邑宰何金陽福建邵武府人，名望海。令郎，虚損已瀕於危，見余拙刻微論、藥解、脉象諸書，遣使聘余。手書云：「嘗聞一命之士，存心愛物，於人必有所濟，况老先生天地萬物爲體，分醫國之餘，著述嘉刻，皆本性命而立言。望海神交，深知雲間有李先生，東垣再來也。緣小兒天根，久躭書癖，昕夕窮神，而不自節。氣暴陰傷，形瘁於勞，精摇於夢，汗出乎寐，而柴栅其中，餌藥歷歲，毫末無功，不遠數千里，專迓台車，俯矜望海，杕杜單傳，年幾半百，僅舉獨子。顧其羸賴，焦腑俱焚。伏讀老先生廣嗣論中『一日至我而斬』之語，念之大懼，不自知其涕泗之沾襟也。以是乞刀圭，如仙掌金莖，一灑甘露，起骨而肉之。仰惟仁人君子，必不遐遺，則小兒自此，有生之年，皆老先生引手之賜也。金石可銷，此心不晦。再造之天，敢忘銜結耶？」余感其言遂往，比至，而病益進矣。簡其所服，以四物知柏爲主，芩、連、二冬爲加減。診其脉大而數，按之極軟。余曰：「中氣大寒，反爲藥苦矣。」乃以歸脾湯入肉桂一錢，人參五錢。當晚得熟寐，居十日而汗止精藏。更以還少丹兼進，補中益氣，間服一月而瘥。

少宗伯顧隣初，丙辰年患發熱困倦，目昏耳鳴，脚軟不能行，大便燥結，手足麻痺，腰胯疼痛。余診之曰：腎虛不能上交，心虛不能下濟，且尺脉遲軟，力勉其用八味丸、十全大補湯加圓眼三十枚。五十餘日，精神漸旺，肌肉漸充。致書鳴感。一日，多飲虎骨酒，大便仍結。醫者皆云八味丸非久服之藥，十全大補宜去肉桂，反用知母、玄參佐之，服之數月，遂致不起。

學憲黄貞父下血甚多，面色痿黄，發熱倦怠，盜汗遺精。余診之曰：脾虛不能統血，腎虛不能閉藏，法當以補中益氣，五貼併一而進之。十日汗止，二十日血止，再以六味地黄丸間服，一月而安。

南都許輪所孫女，吐血痰嗽，六月診之，兩尺如爛綿，兩寸大而數。余曰：金以火爲讎，肺不浮濇，反得洪大，賊脉見矣，秋令可憂。八月初五復診，肺之洪者變爲細數，腎之軟者變爲疾勁。余曰：歲在戊午，少陰司天，兩尺不應。今尺當不應而反大，寸當浮大而反沉細。尺寸反者死，肺至懸絶，十二日死。計期當死於十六日，忽能食者過期，況十六、十七二日皆金，未遽絶也。十八日交寒露，又值火日。經曰：手太陰氣絶，丙日篤，丁日死。言火日也。寅時乃氣血注肺之時，不能注則絶，必死於十八日寅時矣。輪所聞之，潸然淚下，以其能食，猶不肯信。至十八日未曉而終。

汪望洋之孫，年方舞象，發熱咳嗽，羸弱頭眩。二冬、二母、知、柏、芩、連，不啻百劑，病勢轉增，余診其脉，右脉虛軟，乃知脾肺氣虛，火不生土之候也。遂用補中益氣加五味子、苡仁、薑、桂，至三錢，十劑而減，兩月乃安。春初又發，令其服補中丸，一年諸證永痊矣。

吴門張飲光發熱乾咳，呼吸喘急。始用蘇子降氣，不應，乃服八味丸，喘益急，迎余。余視其兩頰俱赤，六脉數大，此肺肝蘊熱也。以逍遥散用牡丹皮一兩，苡仁五錢，蘭葉三錢，連進兩劑，喘吸頓止。以地黄丸料用麥冬、五味煎膏，及龜膠爲丸，至十斤而康。

給諫章魯齋在吾邑作令時，令郎凌九，吐血發熱，遺精盜汗，形肉衰削，先有醫士戒之曰：勿服人參，若誤服之，無藥可救矣。兩月弗效。召余診曰：此脾肺氣虚之候，非大劑參、芪不可。魯齋駭曰：「前有醫者戒之甚嚴，而兄用之甚多，何相懸也？」余曰：「此醫能任决效否？」曰：「不能也。」余曰：「請易參五斤，毋掣其肘，期於三月，可以報績。」陳論甚力，魯齋信而從之，遂用六君子，間用補中益氣及七味丸療之。日輕一日，果如所約。

尚寶卿須日華林下多鬱，且有暴怒，吐血甚多，倦怠異常。余以六君子納參一兩、乾薑一錢、木香八分，四日而血止。後因怒氣，血復大作。余曰：先與平肝，繼當大補，然夏得秋脉，所謂早見非時之脉，當其時不能再見矣。果如期而歿。

太宗伯董玄宰，乙卯春，有少妾吐血蒸嗽，先用清火，繼用補中，俱不見效，迎余治之。余曰：「兩尺沉實，少腹按之必痛。」詢之果然。此怒後蓄血，經年弗效，乃爲蒸熱，熱甚而吐血，陰傷之甚也。乃與四物湯加鬱金、桃仁、穿山甲、大黄少許，下黑血升餘，少腹痛仍在。更以前藥加大黄三錢煎服，又下黑血塊及如桃膠、蜆肉者三四升，腹痛乃止。虚倦異常，與獨參湯飲之，三日而熱減六七，服十全大補湯百餘日而康復如常。

刑部主政唐名必，勞心太過，因食海鮮吐血，有痰喉間如鯁，日晡煩熱。喜其六脉不數，惟左寸濇而細，右關大而軟。思慮傷心脾也，以歸脾湯大料加丹參、丹皮、麥門冬、生地黄二十餘劑，而證減六七，兼服六味丸。三月遂不復發。

吴門周復庵年及五旬，荒於酒色，忽然頭痛發熱，醫以羌活湯散之，汗出不止，昏暈不甦。余與之灸關元十壯而醒。四君子加薑、桂，日服三劑，至三日少康。分拆家産，勞而且怒，復發厥。余用好參一兩、熟附二錢、煨薑十片，煎服。稍醒，但一轉側即厥。一日之間，計厥七次。服參三兩，至明日，以羊肉羹、糯米粥與之，尚厥二、三次。至五日而厥定。向余泣曰：「已蒙再生，不知有全愈之日否？」余曰：「脉有根蒂，但元氣虚極，非三載調攝，不能康也。」幸其恪信余言，遵守用藥，兩月之間，服參四斤。三年之内，進劑六百貼，丸藥七十餘斤，方得步履如初。親友衆多，議論雜出，若非病人任之專，或久而見疑，服藥少怠，未有獲生者也。

侍御馮五玉令愛，發熱咳嗽，已及半載。十月間，吐鮮血甚多，一日之内，不過食粥一盞，大肉消陷，大便溏泄，沉困着床，脉來七至。余曰：「法在不救，人所共知。若能惟余是聽，不爲旁撓，可救十中之一。」每貼用人參五錢，桂、附各一錢，芪、术三錢，歸、芍二錢，陳皮一錢。日投三貼，約進七十劑，及壯水丸三斤，而後起於床。又三月，而飲食如舊。若泥常法而棄之，幽潛沉冤矣。

新定拯陰理癆湯

治陰虚火動，皮寒骨熱，食少痰多，咳嗽短氣，倦怠焦煩。內經陰虚內熱之方。

牡丹皮一錢。當歸身一錢，酒洗。麥門冬一錢，去心。甘草炙，四分。苡仁三錢。白芍藥七分，酒炒。北五味三分。人參六分。蓮子三錢，不去衣。橘紅一錢。生地黄二錢，忌銅鐵器，薑汁酒炒透。

水二鍾，棗一枚，煎一鍾，分二次徐徐呷之。肺脉重按有力者，去人參；有血，加阿膠、童便；熱盛，加地骨皮；泄瀉，減歸、地，加山藥、茯苓；倦甚，用參三錢；咳者，燥痰也，加貝母、桑皮；嗽者，濕痰也，加半夏、茯苓；不寐，加棗仁；汗多，亦用。此余自立之方，用治陰虚火熾，譬如溽暑伊鬱之時，而商飈颯然倏動，則炎熇如失矣。久服無敗胃之虞。

新定拯陽理癆湯

治癆傷氣耗，倦怠懶言，動作喘乏，表熱自汗，心煩，遍身作痛。內經癆倦氣耗之方。

黄芪三錢，酒炒。人參二錢，去蘆。肉桂七分，去皮。當歸一錢五分，酒炒。白术二錢，土炒。甘草五分，酒炒。陳皮一錢，去白。北五味四分，打碎。

水二鍾，薑三片，棗肉二枚，煎一鍾服。如煩熱口乾，加生地黄；氣浮心亂，加丹參、棗仁；

咳嗽，加麥門冬；挾濕，加茯苓、蒼术；脉沉遲，加熟附子；脉數實，去桂，加生地黄；胸悶，倍陳皮，加桔梗；痰多，半夏、茯苓；泄瀉，升麻、柴胡；口渴，加乾葛；夏月，去肉桂；冬月，加乾薑。

四物湯

理中湯

異功散

六君子湯

八珍湯 五方並見「中風」門。

補中益氣湯 見「類中風」。

十全大補湯 治諸虚癆傷，飲食不進，久病尫羸，潮熱背痛，夢遺脚軟，喘嗽煩悶。

肉桂去皮。甘草炙。芍藥炒。黄芪蜜水炒。當歸酒洗。川芎　人參去蘆。白术土炒。茯苓去皮。熟地各等分。

每服六錢，水二鍾，薑三片，棗肉二枚，煎一鍾服。

小建中湯

桂枝去皮。甘草炙。生薑各一錢。芍藥二錢。大棗一枚。膠飴一錢。水鍾半，煎一鍾，入飴，更上微火鎔化，温服。酒家、嘔家俱禁此湯，以其甜也。加黄芪，名黄芪建中湯。

八味地黄丸 治腎虚發熱作渴，淋閉痰嗽，頭眩眼花耳鳴，咽燥舌痛，牙疼，腰腿痿軟，自汗盗汗，便血，吐衄血，發熱失音，水泛爲痰。

熟地黄八兩，杵膏。山茱萸肉 乾山藥各四兩。牡丹皮 白茯苓 澤瀉各三兩。熟附子一兩。肉桂去皮，一兩。

右爲末，和地黄膏，加煉蜜丸，桐子大。每服三錢，空心食前，滚湯下。去附子，名七味丸。去桂、附，名六味丸。

還少丹 大補心腎脾胃，一切虚損。

乾山藥 牛膝酒浸。遠志去心。山茱萸去核。白茯苓 五味子烘。巴戟酒浸，去心。肉蓯蓉酒浸，去甲。石菖蒲 楮實 杜仲薑汁、酒炒，斷絲。舶茴香各一兩。枸杞子烘。熟地黄各二兩。

爲末，煉蜜丸，如桐子大。每服三錢，温酒或鹽湯下，日三服。久服令人悦顔，輕健不老。

酸棗仁湯 治心腎不交，怔忡恍惚，夜卧不安，精血虚耗，脾胃泄瀉。

酸棗仁一錢五分。遠志肉　黄芪蜜水炒。蓮肉去心。人參　當歸酒炒。白茯苓　茯神各一錢。陳皮　甘草炙，各五分。

水二鍾，薑三片，棗一枚，煎一鍾，日三服。心熱者，加黄連、生地黄、麥門冬、木通。

白术散 治脾胃虚寒，嘔吐泄瀉，食少胸滿。

白术土炒。人參　草果　厚朴酒浸，炒。肉果麵裹煨透。陳皮　木香　麥柏炒，各一錢。甘草炙，五分。

水二鍾，薑五片，棗二枚，煎一鍾服。

小甘露飲 治脾癆實熱，身黄咽痛。

黄芩一錢。升麻五分。茵陳一錢。山梔八分。桔梗炒，六分。生地黄一錢五分。石斛二錢。甘草四分。

水鍾半，薑五片，煎八分服。

温肺湯 治肺癆虚寒，胸滿冷痛。

人參一錢。甘草四分，炙。半夏　肉桂　橘紅　乾薑炒，各八分。木香五分。水鍾半，煎八分服。

涼肺湯 治肺痨實熱，咳嗽喘急。

知母去毛，炒。 貝母 天門冬去心。 麥門冬各一錢半。 黄芩 橘紅各一錢。 甘草五分。 桑皮八分。

水鍾半，煎八分服。

温腎丸 治腎痨虚寒，腰痛足軟，遺濁。

熟地黄酒煮，杵膏。 杜仲炒，去絲。 菟絲子 石斛去根。 黄芪 續斷 肉桂去皮。 磁石煅，醋淬。 牛膝去蘆。 沉香別研。 五加皮 山藥炒，各一兩。

右爲末，用雄羊腎兩對，葱椒酒煮爛，入酒及地黄膏爲丸，如梧子大。每服五錢，空心酒下。

涼腎湯 治腎痨實熱，腹脹耳聾。

生地黄三錢。 赤茯苓一錢。 玄參一錢。 遠志一錢，去木。 知母八分，酒炒。 黄柏六分，酒炒。 水鍾半，煎八分服。

人參養榮湯 治脾肺俱虚，發熱惡寒，倦怠泄瀉，種種虚證，勿論其脉，但用此湯。

白芍藥一錢五分。 人參 陳皮 黄芪蜜炙。 桂心 當歸 白朮土炒。 甘草炙，各一錢。 熟地黄 五味子炒杵。 茯苓各八分。 遠志肉五分。 水二鍾，薑三片，棗二枚，煎服。

逍遥散　治血虚煩熱，肢體疼痛，口乾盜汗，嗜卧，月水不調，寒熱如瘧，痰嗽骨蒸。

白茯苓　白术土炒。　當歸　白芍藥酒炒。　柴胡各一錢。　甘草炙，五分。　水鍾半，薑三片，煎八分服。

加山梔、牡丹皮名加味逍遥散。

清骨散　治骨蒸熱。

銀柴胡一錢五分。　胡黄連　秦艽　鼈甲醋炙。　青蒿　地骨皮　知母各一錢。　甘草五分。

水二鍾，煎一種，食遠服。

三才封髓丹　降心火，益腎水。

天門冬去心。　熟地黄　人參各五兩。　黄柏酒炒。　砂仁各三兩。　甘草一兩五錢。

爲末，麵糊丸，桐子大。每服五錢，肉蓯蓉五錢，切片，酒一鍾，煎二三沸，去渣，空心送下。

生脉散　治火旺金虚，倦怠煩渴。

人參二錢，去蘆。　麥門冬三錢，去心。　五味子三分，杵。　水一鍾，煎八分服。

猪賭丸　肌體羸瘦，服之即肥，其效如神。

牡蠣煅。白术各四兩。苦參三兩。

爲細末，以猪賭一具，煮極爛，研如膏，和丸，如桐子大。每服三錢，米飲送下，日三服。

調中益氣湯

黄芪炙，一錢。人參　甘草炙。當歸　白术各五錢。五味子十五粒。柴胡　白芍藥炒。升麻二分。橘皮三分。

水鍾半，煎八分，食前温服。

蘇子降氣湯 治虚陽上攻，氣不升降，痰涎壅盛，胸膈噎塞，并久年肺氣，至效。

蘇子炒。半夏泡，各二錢五分。前胡去蘆。甘草炙。厚朴薑汁炒。橘紅去白，各一錢。當歸去蘆，一錢五分。沉香七分。

水二鍾，薑三片，煎一鍾服。虚人，加黄芪一錢，肉桂五分。

人參飲子 脾胃虚弱，氣虚倦怠，衄血吐血。

人參去蘆，二錢。五味子二十粒。黄芪去蘆炙。麥門冬去心。白芍藥炒。當歸身各一錢五分。甘草炙，一錢。

水二鍾，煎一鍾，食遠服。

四生丸　治吐血衄血。

生荷葉　生艾葉　側柏葉　生地黄各等分。

搗爛丸如雞子，每服一丸，水煎去渣服。

大阿膠丸　治嗽血吐血。

阿膠微炒。卷柏　生地黄　大薊獨根者佳。雞蘇葉　五味子各一兩。柏子仁另研。茯苓　百部　遠志去木。人參　麥門冬去心。防風各一兩五錢。乾山藥一兩。熟地黄一兩。

爲末，煉蜜丸，如彈子大。煎麥門冬湯，嚼一丸。

犀角地黄湯　治大熱，血積胸中。

犀角　大黄各一錢。黄芩三錢。黄連二錢。生地黄四錢。

水二鍾，煎一鍾，食後服。

茅花湯　治鼻衄不止。

茅花五錢。水一鍾，煎六分服。

百花膏 治癆嗽吐血。

款冬花 百合蒸焙，等分。

爲末，蜜丸，龍眼大。每服一丸，臨卧，薑湯嚼下。

噙化丸 治癆嗽有效。

玉露霜 柿霜 貝母 百合各二兩。 白茯苓 海石各一兩。 甘草五錢。 秋石二錢。

入薄荷葉細末，白硼砂少許，煉蜜丸，如龍眼大。每噙化爲丸。

新定清寧膏 潤肺不傷脾，補脾不礙肺，余所新定者也。凡癆嗽吐血，必不可缺，極有效驗。

麥門冬去心，十兩。 生地黄酒炒，十兩。 廣橘紅三兩。 桔梗二兩。 甘草二兩。 龍眼肉八兩。

煎成膏，加苡仁八兩，淘净，炒熟。 川貝母二兩，糯米拌炒，米熟去米。 真蘇州薄荷净葉五錢。忌火。

俱爲細末，拌匀煎膏。時時挑置口中噙化。

肺癰神湯 肺癰者，癆傷氣血，内有積熱，外受風寒。胸中滿急，隱隱痛，咽乾口燥，時出濁唾腥臭，吐膿如米粥者死，脉滑數或實大。凡患者右脇按之必痛，但服此湯，未成即消，已成即潰，已潰即愈。此余新定，屢用屢驗者也。

桔梗二錢。金銀花一錢。薏苡仁五錢。甘草節一錢二分。黄芪一錢，炒。貝母一錢六分。甜葶藶八分，微炒。陳皮一錢一分。白及一錢。

水二鍾，薑一片，煎一鍾，食後徐徐服。新起，加防風一錢，去芪；潰後，加人參一錢；久不斂，加合歡皮一錢。一名夜合，即槿樹皮。

十灰散　一切血證，用此止之。

大薊　小薊　荷葉　側柏葉　茅根　茜根　棕櫚皮　大黄　牡丹皮　山梔各等分。

各燒灰存性，研細。碗蓋於地一宿，藕汁調服。

白鳳膏　治久癆積虚，咳嗽痰血，蒸熱困倦。

黑嘴白鴨一隻。大京棗二升。陳煮酒一瓶。參苓平胃散一升。

將鴨縛定，量病人飲酒多少，以酒盪温，割開鴨項，滴血入酒，飲之。直入肺經受補。將鴨去毛，於肺邊開一孔，取去腸雜，拭净。次將棗去核，每個中納參苓散，填滿鴨腹中，麻綫紮定。沙鍋内，用火慢煨，將酒三次添入，以乾爲度。但食其棗，參湯送之。或同鴨肉搗丸服。

芎歸血餘散　治傳屍癆瘵，去鬼殺蟲。

室女頂門生髮一小團。皂角湯洗净，醋浸一宿，曬乾，紙燃火燒，存性。川芎五錢。當歸三錢。木香　桃仁去皮，炒，各二錢。安息香　雄黃各一錢。全蝎二枚。江上大鯉魚生取頭，醋炙。

右爲末。分四服，每服井水一大碗，净室中，煎七分，入紅硬降真香末五分。燒北斗符入藥。月初五更，空心向北，仰天咒曰：「瘵神瘵神，害我生人，吾奉帝勅，服藥保身，急急如律令。」咒五遍。面北服藥畢，南面吸生氣，入口腹中，燒降香，置床下。午時，又如前服藥。

用黃紙一方，新筆净水，研透明朱砂書此符。書時，念前北斗咒。

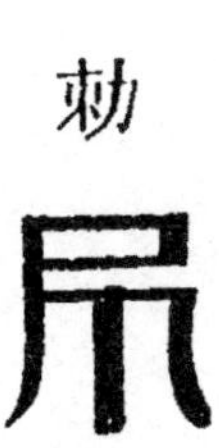

北斗符式

鼈甲生犀散

殺瘵蟲，取下惡物。

天靈蓋一具，男者色不赤可用，女者色赤不用，檀香煎湯，候冷洗。咒曰：「雷公靈，雷公聖，逢傳屍，即須應。急急如律令。」咒七遍訖，次用酥炙黃。生鼈甲一枚，醋炙。虎長牙二枚，醋炙。安息香　桃仁去皮，炒。檳榔各五錢。生犀角　木香　甘遂　降真香　乾漆炒，存性。阿魏酒浸研，各三錢。雷丸二錢。穿山甲取趾，醋炙。全蝎三個。蚯蚓十條，生研和藥。

右爲末。每服五錢，先用豉心四十九粒，東向桃、李、桑、梅小稍各二莖，長七寸，生藍青七葉，青蒿一小握，葱白連根洗五莖，石柏内同杵。用井水一碗半，煎取一盞，入童便一盞，内藥末，煎取七分，入麝一字。月初旬五更，空心温服，即以被覆取汗，恐汗中有細蟲，軟帛拭之，即焚其帛。少時必瀉，以净桶盛，急鉗取蟲，烈火焚之，並收入磁瓶中，雄黃蓋之，以瓦油盞鐵綫紮定，泥固，埋深山中絶人行處。

道藏經曰：每值庚申日，其夜不睡，守之至曉，屍蟲不能爲害。三守庚申，三屍長絶。每夜叩齒三十六通，左手捧心，呼三屍之名，上屍彭琚出，中屍彭瓆出，下屍彭璚出，令不得爲害。常以庚申去手甲，丑日去足甲。每年七月十六日，將所去手、足甲燒灰，和水服之，三屍九蟲皆滅。

宛委山房重校醫宗必讀卷之七

水腫脹滿

黄帝曰：脉之應於寸口，如何而脹？岐伯曰：其脉大堅以濇者，脹也。邪盛則大，邪實則堅，濇者氣血虚而不流利也。洪大之脉，陰氣必衰；堅强之脉，胃氣必損。故大堅以濇，病當爲脹。陰爲臟，陽爲腑。脉病在陰，則脹在臟；脉病在陽，則脹在腑。夫脹者，皆在於臟腑之外，排臟腑而郭胸脇，脹皮膚，故命曰脹。胸腹者，臟腑之郭也；膻中者，心主之宫城也。胃者，太倉也；咽喉、小腸者，傳送也。咽喉傳送者，自上而入；小腸傳送者，自下而出。胃之五竅者，閭里門户也。咽門、賁門、幽門、闌門、魄門，胃氣之所行也，是爲五竅。閭，巷門也；里，隣里也。周禮：五家爲比，五比爲閭。蓋二十五家也。五家爲軌，十軌爲里。蓋五十家也。言胃之五竅，象如閭里門户。廉泉、玉英者，津液之道也。二穴俱任脉，玉英即玉堂。故五臟六腑者，各有畔界，其病各有形狀，營氣循脉，衛氣逆爲脉脹。清者爲營，營行脉中，其氣精專，未即致脹。濁者爲衛，衛行脉外，其氣慓疾，行于分肉之間，故必由衛氣之逆而後病，及于營則爲脉脹。衛氣並脉，循分爲膚脹。衛氣逆，而並于脉，腹循分肉之間，故爲膚脹。心脹者，煩心短氣，卧不安。肺脹者，虛滿而喘咳。肝脹者，脇下滿而痛引小腹。脾脹者，善噦，四肢煩悗，音美，挽，關亂也。體重不能勝衣，卧不安。腎脹者，腹滿引背，央央然腰髀痛。此五臟之脹也。胃脹者，腹滿，胃脘痛，鼻聞焦臭，妨于食，大便難。大腸脹者，腸鳴而痛濯濯，冬日重感于寒，則飧泄不化。小腸脹者，少腹䐜音嗔。脹，引腰而痛。膀胱脹者，少腹滿而氣癃。三焦脹者，氣滿于皮膚中，輕輕然而不堅。膽脹者，脇下痛脹，口中苦，善太息。此六腑之脹也。濯濯，腸鳴水聲也。氣癃者，膀胱氣閉，小水不通也。厥氣在下，營衛留止，寒氣逆上，真邪相攻，兩氣相搏，乃合爲脹也。厥逆之氣，自下而上，營衛失常，故真邪相攻，而合爲脹也。

黄帝曰：水與膚脹、鼓脹、腸覃、石瘕、石水，何以别之？岐伯曰：水始起也，目窠上微腫，如新卧起之狀。目下爲窠，微腫者，形如卧蠶也。其頸脉動，時咳，頸脉，足陽明人迎也。陽明之脉，自人迎下循腹裏，水邪乘之，故頸脉動，水之標在肺，故爲時咳。陰股間寒，足脛瘇，即腫。腹乃大，其水已成矣。以手按其腹，隨手而起，如裹水之狀，此其候也。以上皆水腫之候也。○膚脹者，寒氣客於皮膚之間，鼞鼞然不堅，腹大，身盡腫，皮厚。鼞鼞，鼓聲也。寒氣客于皮膚之間，陽氣不行，病在氣分，故有聲如鼓。氣本無形，故不堅，氣無所不至，故腹大身盡腫。若因于水，則有水處腫，無水處不腫。按，其腹窅而不起，腹色不變，此其候也。寒氣在膚腠之間，按散則不能猝聚，故窅而不起，以其皮厚，故腹色不變也。○按，此上兩條，以按其腹隨手而起者屬水，窅而不起者屬氣，此固然也。然氣亦有隨手而起者，水亦有窅而不起者，未可以起與不起爲的辨。但當察皮厚色蒼，或一身盡腫，或自上而下者，多屬氣；若皮薄色澤，或腫有分界，或自下而上者，多屬水。○鼓脹者，腹脹，身皆大，大與膚脹等也。色蒼黄，腹筋起，此其候也。内傷脾腎，心腹脹滿，旦食則不能暮食，中空無物，腹皮綳急，其象如鼓，故名鼓脹。其狀與上文膚脹無異，但腹有筋起爲别。○膚脹屬肺，鼓脹屬脾。○腸覃者，寒氣客於腸外，與衛氣相搏，氣不得榮，因有所繫，癖而内著，惡氣乃起，瘜肉乃生。覃，延布而深也。寒氣與衛氣相搏，則蓄積不行，留于腸外，有所繫着，故癖積起，瘜肉生也。其始生也，大如雞卵，稍以益大，至其成如懷子之狀。久者離歲，按之則堅，推之則移。月事以時下，此其候也。離歲，越歲也。寒邪客于腸外，不在胞中，故無妨于月事。其非血病可知，蓋由汁沫所聚而生也。○石瘕生于胞中，寒氣客于子門，子門閉塞，氣不得通。惡血當瀉不瀉，衃以留止，日以益大，狀如懷子，月事不以時下，皆生于女子，可導而下。衃，凝敗之血也。子門閉塞，則衃血留止，其堅如石，故曰石瘕。可以導血之劑下之也。

帝曰：其有不從毫毛生，病生于内。五臟陽以竭也。津液充郭，其魄獨居，孤精于内，氣耗于外，形不可與衣相保，此四極急而動中，是氣拒于内而形施于外，治之奈何？氣爲陽，陽竭則不能通調水道，故津液充滿于皮郭。脉主氣而魄藏焉，無氣則魄獨居，形體腫脹，不可與衣相保，四肢腫急，喘而動中，是氣逆而拒于内，形大而施于外。岐伯曰：平治於權衡，去菀陳莝，微動四極，温衣，繆刺其處，以復其形。開鬼門，潔净府，精以時服，五陽以佈，疏滌五臟，故精自生，形自盛，骨肉相保，巨氣乃平。權衡陰陽，各得其平。菀者，積也。陳者，久也。莝者，腐也。陰陽平治，水氣自去。微動四極者，運動四肢也。温則水氣易行，故須温衣。不拘隧穴，名曰繆刺。腠理謂之鬼門，膀胱謂之净府。開者，發汗也。潔者，滲利也。陽氣既和，陰精時服，由是五陽宣佈，陰水盡滌，精血自生，形肉自盛，骨肉與衣相保，大氣平矣。此章言胃土陽虚，不能制水溢之陰也。○岐伯無石水之對，必有缺文。陰陽别論曰：陰陽結邪，多陰少陽曰石水，少腹腫，其脉當沉。愚按，内經之論腫脹，五臟六腑，靡不有之。詳考全經，如脉要論曰：胃脉實則脹。病形篇曰：胃病者腹䐜脹。本神篇曰：脾氣實則腹脹，涇溲不利。應象論曰：濁氣在上，則生䐜脹。此四條皆實脹也。太陰陽明論曰：飲食起居失節，入五臟，則䐜滿閉塞。師傳篇曰：足太陰之别公孫，虚則鼓脹。此二條皆虚脹也。經脉篇曰：胃中寒則脹滿。方宜論曰：臟寒生滿病。風論曰：胃風膈寒不通，失衣則䐜脹。此三條皆寒脹也。六元正紀、至真要等論有云：太陰所至爲胕腫。及土鬱之發，太陰之初氣，太陰之勝復。皆濕勝之腫脹也。或曰水運太過，或曰寒勝則浮，或曰太陽司天，太陽勝復。皆寒勝之腫脹也。或曰少陰司天，少陰勝復；少陽司天，少陽勝復。或曰熱勝則腫。皆火勝之腫脹也。或曰厥陰司天在泉，厥陰之復。或曰陽明之復。皆木邪侮土及金氣反勝之腫脹也。由是則五運六氣，亦各有腫脹矣。然經有提其綱者，曰諸濕腫滿，皆屬于脾。又曰其本在腎，其末在肺。皆聚水也。又曰腎者，胃之關也。關門不利，故聚水而從其類也。可見諸經雖皆有腫脹，無不由于脾、肺、腎者。蓋脾土主運行，肺金主氣化，腎水主五液。凡五氣所化之液，悉屬于腎；五液所行之氣，悉屬于肺；轉輸二臟，以制水生金者，悉屬于脾。故腫脹不外此三經也。但陰陽虚實，不可不辨。大抵陽證必熱，熱者多實；陰證必寒，寒者多虚。先脹于内而後腫于外者爲實，先腫于外而後脹于裏者爲虚。小便黄赤，大便秘結爲實；小便清白，大便溏泄爲虚。滑數有力爲實，弦浮微細爲虚。色紅氣粗爲實，色悴聲短爲虛。凡諸實證，或六淫外客，或飲食内蕩，陽邪急速，其至必暴，每成于數日之間。若是虛證，或情志多勞，或酒色過度，日積月累，其來有漸，每成于經月之後。然治實頗易，理虛恒難。虛人氣脹者，脾虛不能運氣也；虛人水腫者，土虛不能制水也。水雖制于脾，實則統于腎。腎本水臟，而元陽寓焉。命門火衰，既不能自制陰寒，又不能温養脾土，則陰不從陽，而精化爲水，故水腫之證多屬火衰也。丹溪以爲濕熱，宜養金以制水，使脾無賊邪之患；滋水以制火，使肺得清化之權。夫制火固可保金，獨不慮其害土乎？惟屬熱者宜之。若陽虛者，豈不益其病哉！更有不明虛實，專守下則脹已之一法，雖得少寬于一時，真氣愈衰，未幾而腫脹再作，遂致不救，殊可嘆也。余于此證，察其實者，直清陽明，反掌收功；苟涉虛者，温補脾腎，漸次康復。其有不大實亦不大虛者，先以清利見功，繼以補中調攝。又有標實而本虛者，瀉之不可，補之無功，極爲危險。在病名，有鼓脹與蠱脹之殊。鼓脹者，中空無物，腹皮繃急，多屬于氣也；蠱脹者，中實有物，腹形充大，非蟲即血也。在女科，有氣分與血分之殊。氣分者，心胸堅大，而病發于上，先病水脹，而後經斷；血分者，血結胞門，而病發于下，先因經斷，而後水脹。在治法，有理肺與理脾之殊。先喘而後脹者，治在肺；先脹而後喘者，治在脾。以上諸法，此其大略也。若夫虛實混淆，陰陽疑似，貴在臨證之頃，神而明之，其免于實實虛虛之害乎？四肢不腫，但腹脹者，名單腹脹，難愈。

死證　腹脹身熱者死。腹脹寒熱如瘧者死。腹大脹、四末清、脱形、泄甚爲逆。腹脹便血，脉大時絶者死。以上脹滿。脣黑或腫，肝傷。缺盆平，心傷。臍突，脾傷。足心平，腎傷。背平，肺傷。五傷者死。陰囊及莖腫腐者死。瀉後腹脹而有青筋者死。大便滑泄，水腫不消者死。水腫先起于腹，後散四肢者，可治；先起于四肢，後歸于腹者死。以上水腫。

脉法　盛而緊。大堅以濇。遲而滑，皆脹滿。沉而滑。浮而遲。弦而緊，皆水腫。二病之脉，實大者可治，虚微者難治。

醫案

太學何宗魯，夏月好飲水。一日，太宗師發放，自早起候至未申，爲炎威所逼，飲水計十餘碗。歸寓，便脹悶不能食。越旬日，腹如抱甕，氣高而喘。余視之曰：皮薄而光，水停不化也。且六脉堅實，其病暴成，法當利之。遂以舟車丸每服三錢，香薷湯送，再劑，而二便湧决如泉。復進一錢五分，腹減如故。用六君子十貼，即愈。

徽州方太和，大怒之後復大醉，至明日，目下如卧蠶。居七日，而肢體皆腫，不能轉側，二便不通，煩悶欲絶。余診之，脉沉且堅，當逐其水。用疏鑿飲子，一服而二便快，再服而四肢寬。更以五皮飲服三日，隨愈。以上二案，水腫實證。

武林文學錢賞之，酒色無度。秋初腹脹。冬杪，遍體腫急，臍突背平，在法不治，迎余治之。舉家叩首，求救哀迫。余曰：「我非有起死金丹，但當盡心力而圖之耳。」即用金匱腎氣丸料大劑煎服，兼進理中湯。服五日無效，余欲辭歸矣。其家曰：「自知必死，但活一日則求一日之藥，即使不起，安敢歸咎乎？」勉用人參一兩，生附子三錢，牛膝、茯苓各五錢。三日之間，小便解下約有四十餘碗，腹有綴紋。舉家拜曰：「皆再造之恩也。」約服人參四斤，附子一斤，薑、桂各一斤餘，半載而瘥。此水腫之虛者。

都憲李來吳，積勞多鬱，肢體脹滿，以自知醫，輒用胃苓湯加枳殼。三月以來，轉加痞悶。余診其脉沉濇而軟，視其色黄白而枯，此虛證也。宜大温大補，始猶不信，争之甚力。僅用參二錢，稍覺寬舒。欲加桂、附，執不肯從。余曰：「證坐虛寒，喜行攻伐，已見既堅，良言不納。雖有扁、倉，豈能救耶？」越兩月，果歿。此氣脹之虛者。

錦衣太傅徐擔寧，禀畀素壯，病餘，肥甘過度，腹脹氣粗。余診之，脉盛而滑，按之不甚虛。宜以利氣之劑，少佐參、术。感于多歧之説，旦暮更醫。余復診曰：即畏參不用，攻擊之劑，决不可投也。後與他醫商之，仍用理脾疏氣之劑而安。此氣脹之不實，亦不大虛者。

光禄卿吴伯玉夫人，患腹滿而痛，喘急異常，大便不通，飲食不進。醫者用理氣利水之劑，二十日不效。余診之，脉大而數，右尺爲甚，令人按腹，手不可近。余曰：「此大腸癰也。」脉數爲膿已成，用黄芪、皂刺、白芷之類，加葵根一兩，煎一碗，頓服之，未、申痛甚。至夜半，而膿血大下，昏暈不支，即與獨參湯稍安，更與十全大補，一月而愈。此似脹而實非者。

五皮飲 治脾肺不能運行，氣滿，皮膚水停不利。

大腹皮洗。　赤茯苓皮　生薑皮　陳皮　桑白皮炒，各一錢五分。　水鍾半，煎八分，日進三服。

胃苓湯 方見「泄瀉」。

香蘇散 治水氣虚腫，小便赤濇。

橘紅去白，二錢。　防己　木通　紫蘇葉各一錢。

水鍾半，薑三片，煎八分服。

實脾飲 治陰水發腫，用以實脾。

厚朴薑汁炒。　白术炒。　木瓜　大腹皮　附子炮。　木香忌火。　草果　白茯苓　乾薑炒，各一錢。

水鍾半，薑五片，煎七分服。

復元丹 治脾、腎俱虚，遍身水腫，小便不通。

附子炮，二兩。木香煨。茴香炒。川椒炒，出汗。厚朴薑汁炒。獨活　白术炒。橘紅　吴茱萸炒。桂心各一兩。澤瀉二兩。肉果煨。檳榔各五錢。

爲末，糊丸，桐子大。每服三錢，紫蘇湯送下。

金匱腎氣丸 治肺、脾、腎俱虚，遍身腫脹，小便不利，痰氣喘急，非此藥不救。

白茯苓四兩。附子炮，七錢。川牛膝　肉桂去皮。澤瀉去皮。車前子　山茱萸去核。山藥　牡丹皮各一兩。熟地黄四兩，酒浸，杵膏。蜜丸，桐子大。每服四五錢，空心白湯下。

補中益氣湯 方見「類中風」。

理中湯 方見「傷寒」。

導水茯苓湯 治遍身水腫，喘滿，小便秘濇，諸藥不效者，用此即愈。

赤茯苓　麥門冬去心。澤瀉　白术各三兩。桑白皮　紫蘇　檳榔　木瓜各一兩。大腹皮　陳皮　砂仁　木香各七錢半。右爲粗末，每服五錢，水二鍾，燈草二十五根，煎八分服。連進三服，小水漸利。

沉香琥珀丸　治水腫、小便閉。

琥珀　杏仁去皮、尖，炒。　紫蘇　赤茯苓　澤瀉各五錢。　葶藶炒。　郁李仁去皮。　沉香各一兩五錢。　陳皮去白。　防己各七錢五分。

爲末，蜜丸，梧子大，以麝香爲衣。每服二錢五分。加至五錢，空心人參湯送下。

疏鑿飲子　治通身水腫，喘呼氣急，煩躁多渴，大小便不通，服熱藥不得者。

澤瀉　商陸　赤小豆炒。　羌活去蘆。　大腹皮　椒目　木通　秦艽去蘆。　茯苓皮　檳榔各一錢。

水鍾半，薑五片，煎九分服。

敷藥　治腹滿如石，或陰囊腫大。先用甘草嚼，後用此。

大戟　芫花　甘遂　海藻各等分。

爲細末，用釅醋調麵和藥，攤綿紙上，覆貼腫處，以軟綿裹住。

小胃丹

芫花醋拌一宿，瓦器内，炒黑不可焦。　甘遂長流水浸半日，煮，曬乾。　大戟長流水煮，再用水洗，曬。各五錢。　大黄濕紙裹煨，切，酒炒。一兩五錢。黄柏炒，三兩。

右爲細末，以白术膏丸，如蘿蔔子大。臨卧，白湯送下。每服一錢，欲利，空心服。

十棗湯 見「傷寒」。

舟車神佑丸 去一切水濕痰飲如神。

甘遂　芫花　大戟各一兩，俱醋炒。大黄二兩。輕粉一錢。黑牽牛爲末，四兩。青皮　陳皮　木香　檳榔各五錢。

爲細末，水丸，椒目大。空心服五丸，日三服。痞悶者多服，反煩滿，宜初服二丸，每服加二丸，快利爲度。戴人每令病者先服百餘粒，繼以濬川等藥投之，五更當下，種種病出，輕者一二度，重者五六度，方愈。藥雖峻急，爲效極神。弱者當依河間漸次進，實者依戴人治之。

六聖濬川散

大黄煨。牽牛取頭末。郁李仁各一兩。木香三錢。芒硝三錢。甘遂五分。評曰：諸濕爲土，火熱能生濕土，故夏熱則濕，秋凉則燥。嘗考戴人治法，假令肝木乘脾土，土不勝木，求救於子，巳土能生庚金，味辛者爲金，大加生薑，使伐肝木，然不開脾土，無由行也。先以舟車丸，通其閉塞之路，瀉其所不勝，後以薑汁調濬川散大下之，是瀉其所勝也。戴人每言，導水丸必用禹功散繼之，舟車丸必以濬川散繼之。

神芎導水丸　治一切因熱積聚。

黄芩一兩。黄連　川芎　薄荷各五錢。大黄二兩。滑石　黑丑頭，末，各四兩。爲末，水丸。有血積者，加桂五錢。

加味枳术湯　治氣爲痰飲所隔，心下堅脹，名曰氣分。

枳殼麩炒。官桂去皮。紫蘇　陳皮　檳榔　桔梗　白术炒。五靈脂炒。木香各八分。半夏薑製。茯苓　甘草各四分。水二鍾，生薑三片，煎一鍾服。

椒仁丸　治先因經水斷絶，後至四肢浮腫，小便不通，血化爲水。

椒仁　甘遂　續隨子去皮研。附子炮。郁李仁　黑牽牛炒。五靈脂研。當歸　吴茱萸　玄胡索各五錢。芫花醋浸，一錢。元青十枚，去頭翅足，米炒。槃蝥十枚，製同元青。膽礬　信砒各一錢。石膏二錢。爲末，糊丸，雞豆大。每服一丸，橘皮湯下。藥雖峻厲，所用不多，畏而不服，有養病害身之患。

雞矢醴法

羯鷄矢八合，炒，微焦。

無灰好酒二碗，煎至碗半，濾取汁，五更熱飲則腹鳴，辰、巳時行二三次黑水，次日足有縐紋。又飲一次，漸縐至膝上而愈。

雞金散

雞裏金一具，焙。真沉香二錢。砂仁三錢。陳香橼去白，五錢。

爲末，每用一錢五分，薑湯下。虚者參湯。

中滿分消丸

治中滿熱脹，有寒者忌服。

黄芩去腐，炒，一兩。黄連炒，五錢。薑黄　白术炒。人參去蘆。甘草炙。猪苓去皮，各一錢。白茯苓去皮。乾生薑　砂仁各二錢。枳實炒。半夏泡，各五錢。厚朴薑炒，一兩。知母炒，四錢。澤瀉　陳皮各三錢。爲末，蒸餅丸，如桐子大。每服百丸，白湯下。

中滿分消湯

治中滿寒脹，熱者忌用。

黄芪炒。吴茱萸炒。厚朴薑製。草豆蔻　黄柏各五分。益智仁　半夏製。茯苓　木香　升麻各三分。人參　青皮炒。當歸　黄連炒。澤瀉　生薑　麻黄不去節。柴胡　乾薑炒。川烏　蓽澄茄各二分。水二鍾，煎一鍾服。

禹餘糧丸 許學士、朱丹溪皆贊此方爲水脹之聖藥。

蛇含石大者，三兩。鈥銚盛，燒通紅，鉗取出，傾入醋中，候冷取出，研極細。禹餘糧石三兩。真針砂五兩。淘净炒乾，用醋二鍾，同餘糧鍋内煮乾，更用銚并藥燒紅，傾净磚地上候冷，研極細。羌活　木香　茯苓　川芎　牛膝酒浸。桂心　白豆蔻　大茴香炒。蓬术炮。附子炮。乾薑炮。青皮　京三稜炮。白蒺藜　當歸酒浸，各五錢。

爲末，入前三味拌勻，蒸餅丸如桐子大。食前白湯下三十丸至五十丸。前三味非甘遂、芫花之比，又有各項藥扶持，虚人老人亦可服也。最忌鹽，一毫入口，發疾愈甚。服藥後，即於小便内旋去，不動臟腑。每日三服，更以温補藥助之，真神方也。

土狗 一名螻蛄。焙乾爲末，用上半節即消上身之水，下半身即消下身之水，左可消左，右可消右，方士以此爲神奇。

積聚

靈樞曰：喜怒不節則傷臟，臟傷則病起于陰也。清濕襲虛，病起于下；風雨襲虛，病起于上。喜怒不節，内傷于臟，故起于陰；清濕襲虛，陰邪之在表也，故起于下；風雨襲虛，陽邪之在表也，故起于上。虛邪之中人也，始于皮膚，腠理開，邪從毛髮入，着孫絡之脉，往來移行腸胃之間，濯濯有音，寒則䐜滿雷引，故時切痛。孫絡，脉之細者。有水則濯濯有聲，動而得也。有寒則雷鳴相引，不動亦得也。着陽明之經，挾臍而居，飽則大，飢則小。胃受水穀，故飽則大，飢則小也。着于緩筋，飽則痛，飢則安。緩筋在肌肉之間，故與陽明之積同。着于腸胃之募原，痛而外連于緩筋，飽則安，飢則痛。募原者，皮裏膜外也。着于伏衝之脉，揣之應手而動，發手則熱氣下于兩股，如湯沃之狀。伏衝，即衝脉之在脊者，以其最深，故曰伏衝。其上行者循背裏，絡于督脉，其下行者，注少陰之大絡，出于氣街，循陰股内廉，入膕中，故揣按則應手而動，起手則熱氣下行也。着于膂筋，在腸後者，飢則積見，飽則不見，按之不得。膂筋在脊内，故居腸胃之後，飢則腸空，故積可見；飽則腸滿蔽之，故積不可見也。着于輸之脉者，閉塞不通，津液不下，孔竅乾壅。凡諸輸穴，皆經氣聚會之處，所以通血氣，若不通則津液乾壅。此以上謂風雨襲陰之虛，病起于上而積生也。

積之始生，得寒乃生，厥乃成積也。厥氣生足悗，足悗生脛寒，脛寒則血脉凝濇。寒氣上入于腸胃則䐜脹，䐜脹則腸外之汁沫迫聚不得散，日以成積。厥者，逆也，寒逆于下，故生足悗，言肢節痛而不利也。血受寒則凝濇，漸入腸胃，則陽氣不化，故爲䐜脹，腸外汁沫不散，則日以成積。卒然多食飲，則腸滿，起居不節，用力過度，則絡脉傷。陽絡傷則血外溢，血外溢則衄血；陰絡傷則血內溢，血內溢則後血。腸胃之絡傷，則血溢于腸外，腸外有寒，汁沫與血相搏，則並合凝聚，不得散而積成矣。食傷腸胃，汁溢膜外，與血相搏，乃成食積。又或用力，傷陰陽之絡，以動其血，血得寒沫相聚腸外，乃成血積。貪口腹、妄作勞者多有之。卒然外中于寒，若內傷于憂怒，則氣上逆，六腧不通，温氣不行，凝血藴裹而不散，津液濇滲，着而不去，而積皆成矣。寒邪中于外，喜怒傷其內，氣因寒逆，則六經之腧不通，温暖之氣不行，陰血凝聚，血因氣逆而成積，此性情乖戾者多有之。積之始生節，寒氣下逆而成積；卒然多食節，飲食起居而成積；卒然外中節，情志外傷挾寒成積。合三節而言，總是清濕襲陰之虚，病起于下而成積也。

難經曰：積者，五臟所生，其始發有常處，其痛不離其部，上下有所終始，左右有所窮處。聚者，六腑所成，其始發無根本，上下無所留止，其痛無常處。肝之積名曰肥氣，在左脇下，如覆杯，令人嘔逆，或兩脇痛引小腹，足寒轉筋。肺之積名曰息賁，在右脇下，如覆杯，氣逆背痛，久則喘咳。心之積名曰伏梁，起臍上，大如臂，上至心下，久則令人煩心。脾之積名曰痞氣，在胃脘，大如覆盃，痞蹇吐泄，久則飲食不爲肌膚。腎之積名曰賁豚，發于少腹，上至心若豚狀，上下無時，久則喘逆，骨痿少氣。癥者，按之應手，亦如五積之不移。瘕者，假物成形，如血鼈、石瘕之類。痃，皮厚也，在肌肉之間而可見者也。癖者，僻也。內結于隱僻，外不可見也。

愚按，積之成也，正氣不足，而後邪氣踞之，如小人在朝，由君子之衰也。正氣與邪氣勢不兩立，若低昂然，一勝則一負。邪氣日昌，正氣日削，不攻去之，喪亡從及矣。然攻之太急，正氣轉傷，初、中、末之三法，不可不講也。初者，病邪初起，正氣尚强，邪氣尚淺，則任受攻；中者，受病漸久，邪氣較深，正氣較弱，任受且攻且補；末者，病魔經久，邪氣侵凌，正氣消殘，則任受補。蓋積之爲義，日積月累，匪伊朝夕，所以去之亦當有漸，太亟則傷正氣，正傷則不能運化，而邪反固矣。余嘗製陰陽二積之劑，藥品稍峻，用之有度，補中數日，然後攻伐，不問其積去多少，又與補中，待其神壯則復攻之，屢攻屢補，以平爲期。此余獨得之訣，百發百中者也。經曰：大積大聚，其可犯也，衰其半而已。故去積及半，純與甘温調養，使脾土健運，則破殘之餘積，不攻自走，必欲攻之無餘，其不遺人夭殃者，鮮矣。經曰：壯者氣行即愈，怯者着而爲病。潔古云：壯盛人無積，虛人則有之，故當養正則邪自除。譬如滿座皆君子，一二小人自無容身之地。雖然，此無輕淺者言耳，若大積大聚，不搜而逐之，日進補湯無益也。審知何經受病，何物成積，見之既確，發直入之兵以討之，何患其不愈？兵法云：善攻者，敵不知其所守。是亦醫中之良將也夫。

脉候　堅强者生，虛弱者死。細沉附骨者，積脉也，沉而有力爲積，脉沉緊者有寒積，脉浮而牢，積聚也。

醫案

襄陽郡守于鑑如在白下時，每酒後腹痛，漸至堅硬，得食輒痛。余診之曰：脉浮大而長，脾有大積矣。然兩尺按之軟，不可峻攻，令服四君子湯七日，投以自製攻積丸三錢，但微下，更以四錢服之，下積十餘次，皆黑而韌者。察其形不倦，又進四錢，于是腹大痛而所下甚多。服四君子湯十日，又進丸藥四錢，去積三次，又進二錢，而積下遂至六七碗許。脉大而虛，按至關部豁如矣。乃以補中益氣調補，一月全愈。

親家工部王漢梁，鬱怒成痞，形堅而痛甚，攻下太多，遂泄瀉不止，一晝夜計下一百餘次。一月之間，肌體骨立，神氣昏亂，舌不能言，已治終事，待斃而已。余診之曰：「在證雖無活理，在脉猶有生機，以真臟脉不見也。」舉家喜曰：「諸醫皆曰必死，何法之治，而可再起耶？」余曰：「人虛之候，法當大温大補。」一面用枯礬、龍骨、粟殼、樗根之類，以固其腸；一面用人參二兩、熟附五錢，以救其氣。三日之間，服參半斤，進附二兩，瀉遂減半，舌轉能言。更以補中益氣加生附子、乾薑，併五貼爲一劑，一日飲盡。如是者一百日，精旺食進，瀉減十九。然每日夜猶下四五行，兩足痿廢，用仙茅、巴戟、丁附等爲丸，參附湯並進，計一百四十日，而步履如常，痞瀉悉愈。向使委信不專，有一人參以他説，有片語畏多參附，安得有再生之日哉？詳書之，以爲信醫不專者之藥石。

社友姚元長之内，久患痞積，兩年之間，凡攻擊之劑無遺用矣，而積未盡除，形體尩羸。余聞之，而告其友曰：積消其半，不可伐已，但用補湯，元氣一復，病祟全祛耳。元長信之，遂作補丸，服畢而痞果全消。踰三年調理失宜，胸腹痛甚，醫者以痛無補法，用理氣化痰之藥，痛不少衰。余診之，大而無力，此氣虚也，投以歸脾湯加人參二錢，其痛立止。

給諫侯啓東，腹中嘈痛，余按其左脇，手不可近，凡飲食到口，喉間若有一物接之者然。余曰：「脉大而數，腹痛嘔涎，面色痿黄，此虚而有濕，濕熱相兼，蟲乃生焉。當煎人參湯送檳黄丸以下蟲積，蟲若不去，雖服補湯何益？」豫瞻先生過畏，不敢投，終莫能起。

倒倉法

肥嫩牡黄牛肉三十斤，切小塊，去筋膜，長流水煮爛，濾去滓，取汁入鍋中，慢火熬至琥珀色則成矣。先令病人斷慾食淡，前一日不食夜飯，設一室明快而不通風，置穢桶瓦盆，貯吐下之物，另一磁盆盛所出之溺。病者入室，飲汁積至一二十杯，寒則重湯温而飲之。飲急則吐多，飲緩則下多，先急後緩，吐利俱多，因病之上下而爲之，活法也。以去盡病根爲度。吐下後必渴，不得與湯，以自出之溺飲之，非惟止渴，抑且浣濯餘垢。倦睡覺飢，先與稠米湯，次與淡稀粥，三日後，方少與菜羹，次與厚粥調養，一月沉疴悉安。以後忌牛肉數年。積久形成，依附腸胃回轉曲迂處，自非刳腸剖骨之神，可以丸散犯其藩墻乎？肉液充滿流行，有如洪水泛漲，浮槎陳朽，皆順流而下，不可停留，凡屬凝滯，一洗而空。

新製陰陽攻積丸 治五積六聚，七癥八瘕，痃癖、蠱血、痰食，不問陰陽，皆妙。

吴茱萸泡。　乾薑炒。　官桂去皮。　川烏泡，各一兩。　黄連炒。　半夏洗。　橘紅　茯苓　檳榔　厚朴炒。　枳實炒。　菖蒲忌鐵。　玄胡索炒。　人參去蘆。　沉香　琥珀另研。　桔梗各八錢。　巴霜另研，五錢。　爲細末，皂角六兩，煎汁泛爲丸，如绿豆大。每服八分，漸加一錢五分，生薑湯送下。

千金硝石丸

硝石六兩。　大黄八兩。　人參　甘草各三兩。

爲細末，用三年苦酒三升，置器中，以竹片作準，每入一升刻一痕，先入大黄，不住手攪，使微沸，盡一刻乃下餘藥。又盡一刻，微火熬丸，梧子大。每服三十丸。忌風冷，宜軟粥將息。

肥氣丸 治肝之積在左脇下。春、夏加黄連五錢。

柴胡二兩。黄連七錢。厚朴五錢。椒去閉口者，炒，四錢。甘草炙，三錢。廣茂炮。昆布　人參各二錢半。皂角去皮、弦、子，煨。茯苓各一錢半。川烏炮，一錢二分。乾薑　巴霜各五分。除茯苓、皂角、巴豆爲細末，另研茯苓、皂角爲末，和勻，方入巴豆，蜜丸桐子大。初服二丸，一日加一丸，二日加二丸，漸加至大便微溏，再從兩丸加服，積去大半，勿服。

息賁丸　治肺之積在右脇下。

厚朴薑炒，八錢。黄連炒，一兩二錢。人參去蘆，二錢。乾薑炮。茯苓另末。川椒炒，去汗。紫菀去苗，一錢五分。桂枝　桔梗　京三稜炮。天門冬　陳皮　川烏炮。白豆蔻各一錢。青皮五分。巴霜四分。丸法、服法俱同肥氣丸。

伏梁丸　治心之積起臍上。

黄連一兩五錢。人參　厚朴薑製，各五錢。黄芩三錢。肉桂　茯神　丹參炒，各一錢。川烏炮。乾薑炮。紅豆　菖蒲　巴荳霜各五分。丸服法同肥氣丸。

痞氣丸　治脾之積在胃脘。

厚朴薑炒，五錢。黄連八錢。吳茱萸炮，三錢。黄芩　白朮各二錢。茵陳酒炒。砂仁　乾薑炒，各一錢五分。茯苓另末。人參　澤瀉各一錢。川烏炮。川椒各五分。巴霜另研。桂各四分。

丸服法同肥氣丸。

奔豚丸　治腎之積發于小腹，上至心下。

厚朴薑製，七錢。黃連炒，五錢。苦楝子酒煮，三錢。茯苓另末。澤瀉　菖蒲各一錢。玄胡索一錢五分。附子　全蝎　獨活各一錢。烏頭炮。丁香各五分。巴霜四分。肉桂二分。

丸服法同肥氣丸。秋冬，另加厚朴五錢。

三聖膏　石灰十兩。篩過極細，炒紅。

用好醋熬成膏，入大黃末一兩，官桂末五錢，攪勻，瓦器封貯，紙攤烘暖，貼患處。

補中益氣湯　方見「類中風」。

四君子湯　**歸脾湯**　**十全大補湯**　三方俱見「虛癆」。

酒積　輕者，葛根、神麯、黃連、白豆蔻；甚者用甘遂、牽牛。

氣積　輕者，木香、枳殼、厚朴、橘紅；甚者，枳實、牽牛。

血積 輕者，乾漆、桃仁、牡丹、歸尾、赤芍藥、紅花；甚者，大黄、䖟蟲、水蛭、穿山甲、花蕊石。

痰積 輕者，半夏、瓜蔞；甚者，滚痰丸。老痰，海石、瓦楞子。痰在皮裏膜外，白芥子。

水積 輕者，五苓散；甚者，商陸、甘遂、芫花。

茶積 輕者，薑黄、芝麻；甚者，茱萸、椒薑。

癖積 輕者，三稜、蓬朮；甚者，巴霜、大黄。

穀積 輕者，麥芽、穀芽、神麯、砂仁；甚者，鷄裏金。

肉積 輕者，山楂、阿魏；甚者，硇砂、硝石。

蛋積 白豆蔻、橘紅、豆豉、薑汁。

菜積 丁香、肉桂、麝香。

麵積　蘿蔔子，薑酒煎。

龜鼈積　紫蘇、橘皮、木香、薑汁。白馬尿治鼈積。

狗肉積　杏仁、山楂。

蟲積　雄黄、錫灰、檳榔、雷丸、蕪荑、榧子、使君子。

瘧積　鼈甲、草果。

反胃噎塞　噎塞者，食不得入，是有火也；反胃者，食入反出，是無火也。

內經曰：三陽結，謂之膈。三陽者，大腸、小腸、膀胱也。結者，結熱也。小腸結熱則血脉燥，大腸結熱則後不固，膀胱結熱則津液涸。三陽俱結，前後秘濇，下既不通，必反上行，此所以噎食不下，縱下而後出也。黄帝針經云：胃病者，膈咽不通，飲食不下。咽者，嚥物之門户。膈者，心肺之分野。不通者，濁氣在上，腎、肝吸入之陰氣不得下，而反在上也，病在于胃。愚按，反胃噎膈，總是血液衰耗，胃脘乾槁。槁在上者，水飲可行，食物難入，名曰噎塞；槁在下者，食雖可入，良久復出，名曰反胃。二證總名爲膈，故內經止有「三陽結，謂之膈」一語。潔古分吐證爲三端：上焦吐者，皆從于氣，食則暴吐；中焦吐者，皆從于積，或先吐而痛，或先痛而吐；下焦吐者，皆從于寒，朝食暮吐，暮食朝吐。巢氏泿分五噎十膈，支派煩多，惑人滋甚。惟張雞峰以爲神思間病，法當内觀静養，斯言深中病情。大抵氣血虧損，復因悲思憂恚，則脾胃受傷，血液漸耗，鬱氣生痰，痰則塞而不通，氣則上而不下，妨碍道路，飲食難進，噎塞所由成也。脾胃虚傷，運行失職，不能熟腐五穀，變化精微，朝食暮吐，暮食朝吐，食雖入胃，復反而出，反胃所由成也。二者皆在膈間受病，故通名爲膈也。噎塞之吐，即潔古之上焦吐；反胃之吐，即潔古之下焦吐。王太僕云：食不得入，是有火也；食入反出，是無火也。噎塞大都屬熱，反胃大都屬寒，然不可拘也。脉大有力，當作熱治；脉小無力，當作寒醫。色之黄白而枯者爲虚寒，色之紅赤而澤者爲實熱。以脉合證，以色合脉，庶乎無誤。經曰：能合色脉，可以萬全。此證之所以疑難者，方欲健脾理痰，恐燥劑有妨于津液；方欲養血生津，恐潤劑有礙于中州。審其陰陽火旺者，當以養血爲亟；脾傷陰盛者，當以温補爲先。更有憂恚盤礴，火鬱閉結，神不大衰，脉猶有力，當以倉公、河間之法下之。小小湯丸，累累加用，關扃自透，膈間痰盛，微微湧出，因而治下，藥勢易行；設或不行，蜜鹽下導，始終勾引，自然宣通。此皆虚實陰陽之辨，臨證之權衡也。或泥于金匱、局方，偏主辛温；或泥于玉机、心法，偏主清潤。若是者皆賴病合法耳，豈云法治病乎？

死證　年滿六旬者難治，稟厚，善守禁忌，尊信醫藥，亦有生者。糞如羊屎者不治。口吐白沫者不治。胸腹嘈痛如刀割者死。

脉候　緊而滑者吐逆，小弱而濇者反胃。或沉緩無力，或大而弱，爲氣虛。數而無力，或濇小爲血虛。弦爲痰，滑爲痰。寸緊尺濇，胸滿不能食而吐。難經曰：脉革則吐逆。

醫案

邑宰張孟端夫人，憂怒之餘，得食輒噎，胸中隱隱痛。余診之曰：脉緊且滑，痰在上脘，用二陳加薑汁、竹瀝。長公伯元曰：半夏燥乎？余曰：濕痰滿中，非此不治，遂用四劑，病尚不減，改大半夏湯，服四貼，胸痛乃止。又四貼，而噎亦減。服二十劑而安。若泥半夏爲燥，而以他藥代之，故能愈乎？惟痰不盛，形不肥者，不宜與也。

江右太學方春和，年近六旬，多慾善怒，患噎三月，日進粉飲一鍾，腐漿半鍾，且吐其半。六脉細軟，此虛寒之候也。用理中湯加人乳、薑汁、白蜜、半夏，一劑便減，十劑而日進糜粥。更以十全大補加竹瀝、薑汁，四十貼諸症皆愈。

南都徐奉誠，膈噎不通，渣質之物不能下咽，惟用人乳、醇酒數杯，吐沫不已，求治於余。余曰：口吐白沫，法在不治，脉猶未敗，姑冀萬一。用人參、黄芪、當歸、白术、陳皮、桃仁、牛乳、白蜜、薑汁，連進十劑，白沫漸少。倍用參、术，三月全安。

嘉定錢遠之，二十五歲，以鼓盆之戚，悲哀過度，不能食飯。又十餘日，粥亦不能食，隨食隨吐，二便閉濇，自謂必死。求余診，余曰：脉按有力，非死證也。以酒蒸大黄加桃仁、當歸、砂仁、陳皮，蜜丸與服，丸五服，而下燥屎乾血甚多，病若失。數日之間，能食倍常。

大半夏湯 治肥人痰盛，胃反嘔吐。

半夏湯洗，五錢。 人參三錢。 白蜜三錢。

水三鍾，和蜜揚之二百四十遍，煎至八分服。

香砂寬中湯 治氣滯胸痞，胃寒噎塞。

木香磨。 白术炒。 陳皮 香附各一錢半。 白豆蔻 砂仁 青皮 檳榔 半夏麯 茯苓各一錢。 厚朴薑製，一錢二分。 甘草三分。

水二鍾，薑三片，煎一杯，入蜜少許，食前服。

補氣運脾丸　治脾虚噎塞。

人參二錢。白术三錢。橘紅　茯苓各一錢五分。黄芪一錢，蜜炙。砂仁八分。甘草四分，炙。半夏一錢，無痰去之。

水二鍾，薑三片，棗一枚，煎一鍾，食遠服。

滋血潤腸湯　治血枯及死血在膈，大便燥結。

當歸酒洗，三錢。芍藥煨。生地黄各一錢五分。紅花酒洗。桃仁去皮、尖，炒。大黄酒煨。枳殻炒，各一錢。

水鍾半，煎七分，入韭汁半酒鍾，食前服。

人參利膈丸　治血少便燥，膈氣之聖藥也。

木香　檳榔各七錢半。人參　當歸酒洗。藿香　甘草　枳實炒，各一兩。大黄酒蒸。厚朴薑製，各二兩。

爲末，水爲丸，桐子大。每服三錢，白湯下。

丁沉透膈湯　治虚寒嘔吐，噎塞不通。

白术三錢，炒。香附炒。砂仁　人參各一錢。丁香　麥芽　木香　肉果　白豆蔻　青皮各五分。沉香　厚朴薑製。藿香　陳皮各七分半。甘草炙，錢五分。半夏湯洗七次。神麯炒。草果各二分半。　水二鍾，薑三片，棗一枚，煎八分服。

秦川剪紅丸

治蟲血成膈氣。

雄黃別研。木香各五分。檳榔　三陵煨。蓬术煨。貫仲去毛。乾漆炒烟盡。陳皮各一兩。大黃一兩五錢。

爲末，麵糊丸，桐子大。每服五十丸，米飲下。

四生丸

治一切結熱。

北大黃去皮，酒潤，一兩。黑丑净取頭末，一兩。皂角去皮生用，一兩。芒硝五錢。

爲末，水丸，梧子大。每服二三十丸，白湯下。

昆布丸

治噎塞妨礙，飲食不下。

昆布洗出鹹水。麥門冬去心。天門冬去心。訶黎勒各一兩五錢。木通　大黃微炒。朴硝　郁李仁去皮、尖，炒。桂心　百合各一兩。羚羊角　杏仁去皮、尖，炒。蘇子炒。射干各五錢。柴胡　陳皮去白。檳榔各一五分。

爲末，蜜丸，桐子大。每服三十丸，薑湯下。

柿餅燒灰存性，酒服一錢，數服即效。

白水牛喉去兩頭節並筋膜，節節取下，米醋一碗，炙至醋盡，爲末。每服一錢，米飲下。

甘蔗汁二碗。薑汁一碗。每服一碗，日三服即不吐。

驢尿熱服半鍾，日服二次，便不吐。

雄猪腊烘乾爲末，每服三錢，酒下。

猫胞一具，烘乾爲末，水調服，即效。

干葉白槿花陰乾爲末，老米湯調送一錢，日服三四次，頗有效。

蘆根五兩，水二杯，煎一杯，温服，時時呷之，尤效。

杵頭糠布包，時時拭齒。另煎湯，時時呷之效。

補中益氣湯見「類中風」。理中湯見「傷寒」。

凡反胃證得藥而愈者，切不可便與粥飯，惟以人參五錢、陳皮二錢、老黄米一兩，作湯細啜。旬日之後，方可食粥。倉廩未固，不宜便進米穀，常致不救。

瘧疾

黄帝曰：痎瘧皆生于風，其蓄作有時者，何也？凡瘧皆名痎，昔人之解多非也。蓄者，伏也。作者，發也。岐伯對曰：瘧之始發也，先起于毫毛，伸欠乃作，寒慄鼓頷，腰脊俱痛，寒去則内外皆熱，頭痛如破，渴欲冷飲。起于毫毛者，發寒毛竪也。伸欠者，呵欠也。陰陽上下交争，虚實更作，陰陽相移也。陽虚則外寒，陰虚則内熱，陽盛則外熱，陰盛則内寒。邪入於陰，則陰實陽虚；邪入於陽，則陽實陰虚。故虚實更作者，陰陽相移易也。陽并于陰，則陰實而陽虚，陽明虚則寒慄鼓頷也，巨陽虚則腰背頭項痛。三陽俱虚，則陰氣勝，骨寒而痛，寒生于内，故中外皆寒。陽盛則外熱，陰虚則内熱，外内皆熱則喘而渴，故欲冷飲也。皆得之夏傷于暑，熱氣盛藏于皮膚之内，腸胃之外，此營氣之所舍也。令人汗孔疏，腠理開。因得秋氣，汗出遇風，及得之以浴，水氣舍于皮膚之内，與衛氣并居。陽暑傷氣，其證多汗，感而即發，邪不能留；陰暑無汗，故留藏也。瘧必因于盛暑貪凉，不避風寒，或浴凉水，或食生冷。壯者邪不能干，怯者舍于營衛，但外感于寒者多爲瘧，内傷于冷者多爲痢也。衛氣者，日行于陽，夜行于陰，此氣得陽而外出，得陰而内薄，内外相薄，是以日作。其氣之舍深，内薄于陰，陽氣獨發，陰邪内着，陰與陽争不得出，是以間日而作也。其氣之舍深，則邪在臓矣。在腑者其行速，在臓者其行遲，故間日而作也。邪氣客于風府，循膂而下，衛氣一日一夜大會于風府，日下一節，故其作也晏。此先客于腰背也，每至于風府，則腠理開，邪氣入，則病作，以此日作稍益宴也。其出于風府，日下一節，二十五日下至骶骨，二十六日入于脊內，注于伏膂之內。項骨三節，脊骨二十一節，共二十四節。邪氣自風府日下一節，二十五日下至尾骶。復自後而前，故二十六日入于脊內，以注伏膂之脉。其氣上行九日，出于缺盆之中，其氣日高，故作日益蚤也。邪在伏膂，循脊而上，無關節之阻，故九日而出缺盆，其氣日高，則自陰就陽，其邪日退，故作漸蚤也。邪氣內薄于五臟，橫連募原，其道遠，其氣深，其行遲，不能與衛氣俱行，不得皆出，故間日乃作也。此重申上文未盡之義也。夏傷于暑，其汗大出，腠理開發，因淒滄之水寒，藏于皮膚之中，秋傷于風，則病成矣。水寒者，浴水乘凉也。因暑受寒，汗不得出，寒邪先伏于皮膚，得秋風而病發矣。夫寒者，陰氣也。風者，陽氣也。先傷于寒，而後傷于風，故先寒而後熱也。病以時作，名曰寒瘧。先傷于風而後傷于寒，故先熱而後寒也，亦以時作，名曰温瘧。但熱而不寒者，陰氣先絕，陽氣獨發，則少氣煩冤，手足熱而欲嘔，名曰癉瘧。○其間二日者，邪氣與衛氣客于六腑，而有時相失，不能相得，故休數日乃作也。客，猶會也。邪在六腑，則氣遠會希，故間二日，或休數日也。觀此，則丹溪所謂子、午、卯、酉日爲少陰瘧，寅、申、巳、亥爲厥陰瘧，辰、戌、丑、未爲太陰瘧，非矣。子午雖曰少陰，而卯酉則陽明矣；巳亥雖曰少陰，而寅申則少陽矣；丑未雖曰太陰，而辰戌則太陽矣。三日發者，猶可以此爲言；四日作者，又將何以辨之？殊屬牽强，按此施治，未必無誤，不可以爲訓也。帝曰：夏傷于暑，秋必病瘧，今瘧不必應者，何也？岐伯曰：此應四時者也，其病異形者，反四時也。秋瘧應四時者也，春、夏、冬之瘧，病形多異，四時皆能爲瘧。秋病者，寒甚；冬病者，寒不甚。陽氣伏于内也。春病者，恐風；夏病者，多汗。○温瘧者，得之冬中于風寒，「傷寒」門有温瘧。氣藏于骨髓，至春則陽氣大發，邪氣不能自出，因遇大暑，腦髓爍，肌肉消，腠理發泄，或有所用力，邪氣與汗皆出，此病藏于腎，其氣先自内出之于外也。如是者，陰虚而陽盛，陽盛則熱矣；衰則氣復返入，入則陽虚，陽虚則寒矣。故先熱而後寒。癉瘧者，肺素有熱，氣盛于身，厥逆上衝，中氣實而不外泄，有所用力，腠理開，風寒舍于皮膚之内，分肉之間而發，發則陽氣盛，其氣不及于陰，故但熱而不寒。

愚按，經言：夏傷于暑，秋爲痎瘧。又言：痎瘧皆生于風。又言：風寒之氣不常。又言：汗出遇風，及得之以浴。此皆以風寒暑濕爲言也。語温瘧，則曰：風寒中腎。語癉瘧，則曰：肺素有熱。夫冬寒既可以中腎，則心、肝、脾、肺四臟，獨無令氣之邪可以入客乎？肺熱既可以入瘧，則肝、脾、心、腎之氣鬱而爲熱者，獨不可以成瘧乎？然語六氣者道其常，語五臟者盡其變也。須知風與暑，陽邪也；寒與水，陰邪也。風者，陽中之凉氣也；暑者，熱中之寒邪也。由是則四者皆屬于寒。夫夏傷於暑，汗出腠開，當風浴水，凄滄之寒，伏于皮膚。及遇秋風，新凉束之，表邪不能外越，陰欲入而陽拒之，陽欲出而陰遏之，陰陽相薄，而瘧作矣。淺者，病在三陽，隨衛氣以爲出入，而一日一作；深者，病在三陰，邪氣不能與衛氣並出，或間日，或三四日而作。作愈遲者，病愈深也。經之論瘧，無漏義矣。而仁齋、丹溪又分痰與食、飲與血、瘴與勞與牝，此不過瘧之兼證耳，非因而成瘧者也。故治瘧者，察其邪之淺深，證之陰陽，令其自臟而腑，散而越之，邪去則安。古法：有汗欲其無汗，養正爲先；無汗欲其有汗，散邪爲急。然邪在陽者取汗易，邪在陰者取汗難。必使由陰而陽，由晏而早，乃得之也。又熱多者，凉藥爲君；寒多者，温藥爲主。至于痰、食、血、飲、瘴、勞與牝之七證，各隨其甚者，而兼理之。世俗又有鬼瘧之名，此爲時行疫氣，投平胃散無不截者。總之，脉實證實者，攻邪以治標；脉虚證虚者，補正以治本。久瘧必虚，惟人參、生薑各一兩，連投二服于未發之前，莫不應手取效。貧困者白术可代，血虧者當歸可代。近世不明表裏虚實，輒用知母、石膏、芩、連、梔、栢，若表未解而得此寒凉，則寒邪愈固；或用常山、草果、巴豆、砒、雄，若正已虚而得此剋伐，則元氣轉虚。故夫綿延不已者，皆醫之罪耳，豈病之咎耶？

發散　瘧疾多因風寒暑濕，天之邪氣所傷，當分經絡而發汗，其七情痰、食、水、血，皆兼見之候，隨證治之。

風瘧　惡寒自汗，煩躁頭疼，必先熱後寒，宜柴胡、蘇葉、細辛、白芷、羌活、生薑之類。

温瘧　受冬月之寒，復因暑風而發，亦先熱後寒。如熱多者，小柴胡湯。寒多者。小柴胡湯加桂。

寒瘧　納凉之風寒，沐浴之水寒，先受于腠中，復因秋風凉肅而發，先寒後熱，宜羌活、紫蘇、生薑之類，散其太陽之邪，次用柴胡湯。近來不問何經，但用柴胡者，非也。

癉瘧 肺素有熱，陰氣先絶，陽氣獨發，少氣煩寃，手足熱而嘔，此但熱而不寒。盛暑發者，人參白虎湯。秋凉發者。小柴胡湯。

濕瘧 汗出澡浴，或冒雨，或濕襲，其證身體重而痛，嘔逆脹滿。胃苓湯加羌活、紫蘇。

牝瘧 陽氣素虚，當盛暑時，乘凉飲冷，陰盛陽虚，故但寒而不熱也。柴胡薑桂湯。

食瘧 或肥甘無度，或生冷受傷，食滯痰生，其證飢而不能食，食則脹滿、嘔吐、腹痛。青皮、草果、豆蔻、砂仁、神麯、山楂之類。

瘴瘧 嶺南地方，天氣炎，山氣濕，多有嵐瘴之毒。發時迷悶，甚則狂妄，亦有不能言者。皆由血瘀於心，涎聚於脾，須疏通大腑。凉膈散。或小柴胡加大黄、木香。

勞瘧 或素有弱證，或因瘧成癆。十全大補湯。有熱者，去桂。

瘧母 治之失宜，營衛虧損，邪伏肝經，脇下有塊，此證當以補虚爲主，每見急攻塊者，多致不救。六君子湯加木香、肉桂、蓬朮、鼈甲。

鬼瘧　俗以夜發爲鬼瘧，非也。邪入陰分，發於六陰。四物湯加知母、紅花、升麻、柴胡。提起陽分，方可截之。惟時行不正之氣，真鬼瘧也。平胃散加雄黄、桃仁。

截瘧法　瘧發四五遍後，曾經發散者，方可截之。何首烏散、常山飲、獨蒜丸。久瘧大虚者，人參一兩，生薑一兩，連進三服。若病邪初起，未經發散，遽用酸收劫止之劑，必致綿延難愈，或變成他證，不可不謹也。

脉候　瘧脉自弦。弦數多熱，弦遲多寒，弦而浮大可吐之，微則爲虚。代散者死。

醫案

太史楊方壺，瘧發間日，脉見弦緊，兩發後苦不可支，且不能忌口，便懇截之。余曰：「邪未盡而强截之，未必獲效；即使截住，必變他證。不若治法得所，一二劑間，令其自止。」升麻、柴胡各二錢，提陽氣上升，使遠於陰而寒可止；黄芩、知母各一錢五分，引陰氣下降，使遠於陽而熱自已，以生薑三錢，劫邪歸正，甘草五分，和其陰陽。一劑而減半，再劑而竟止矣。

新安程武修患瘧，每日一發，自巳、午時起，直至次日寅、卯而熱退，不踰一時，則又發矣。已及一月，困頓哀苦。命兩郎君叩首無算，以求速愈。余曰：「頭痛惡寒，脉浮而大，表證方張，此非失汗，必誤截也。」武修云：「寒家素有截瘧丸，百發百中，弟服之，病勢增劇，何也？」余曰：「邪未解而劇止之，邪不能伏，請以八劑四日服盡，决效耳。」石膏、黄芩各三錢，抑揚明之熱，使其退就太陰；白豆蔻三錢、生薑五錢，救太陰之寒，使其退就陽明；脾胃爲夫妻，使之和合，則無陰陽乖亂之愆。半夏、檳榔各一錢五分，去胸中之痰；蘇葉二錢，發越太陽之邪；乾葛一錢，斷入陽明之路。甫三劑而瘧止。改用小柴胡倍人參，服四劑；補中益氣服十劑，而瘥。

相國沈銘縝，丙辰秋，患瘧吐蚘，悶不思食，六脉沉細。余曰：「瘧傷太陰，中寒蚘動也。」用理中湯加烏梅三個、黄連五分。進四劑後，胸中豁然，寒熱亦减，蚘亦不吐。去黄連，加黄芪二錢、生薑五錢，五劑而瘧止。以手書謝云：「早年攻苦，即有寒中之患，醫者但明疏氣，不解扶陽，積困於今。雖當盛暑，寒冷忌不沾唇，尚且瘧發蚘動，爲性命憂。幸老年侄隔垣之視，一匕回春，豈弟超邁庸儔，直當上參和、扁。嗣此有生，詎非慈造，鐫之焦府，與日偕長矣。」

清脾飲 治瘧疾，脉來弦數，或但熱不寒，或熱多寒少，口苦咽乾，小便赤澀。

青皮炒。厚朴薑製。白术炒黄。黄芩　草果各八分。柴胡　茯苓　半夏各錢半。甘草五分。炙。

水一鍾，生薑五片，煎一鍾服。近來，不問虚實，概用此湯，過矣。

白虎加桂枝湯　治但熱不寒及有汗者。

知母一錢五分。桂枝五分。甘草五分。粳米一錢。石膏五錢。

水鍾半，煎八分服。

參蘇飲　方見「傷風」。

小柴胡湯　方見「傷寒」。

補中益氣湯　方見「類中風」。

凉膈散　方見「中風」。

理中湯　方見「傷寒」。

十全大補湯　**六君子湯**　方見「虚癆」。

香薷飲 方見「中暑」。

二术柴葛湯 諸瘧必用。

白术炒焦。 蒼术炒。 柴胡 陳皮各七分。 甘草四分。

水鍾半，生薑五片，煎八分服。 一日一發，及午前發，邪在陽分，加枯芩、茯苓、半夏。 熱甚口渴，加石膏、知母、麥門冬。 間日或三四日發，或午後及夜發者，邪在陰分，加四物湯，酒炒黄芪、紅花，提起陽分，方可截之。 脉虚神倦，加人參、黄芪；傷食加神麯、麥芽、山楂、黄連；痰多，加生薑、半夏；要截，加檳榔、常山、烏梅。

常山飲 治瘧痰在胸，用此吐之。 若用砒霜之類，即使瘧愈，脾胃受傷，須用此湯爲穩。

常山一兩，酒炒。 水二鍾，煎一鍾，空心服。 苦酒浸一宿，多炒透熟，即不吐。

露薑飲 治痰瘧寒瘧。

生薑四兩。 連皮搗汁一碗，露一宿，空心服。

交加雙解飲子 治瘴瘧神效。

肉豆蔻二大枚。草豆蔻二枚。厚朴五錢。甘草四錢。生薑四錢。

水二鍾，煎一鍾，空心服。五藥，俱一半生，一半熟。

瘧母丸　元氣不甚虛者宜此。

青皮　桃仁　紅花　麥芽各二兩。鼈甲四兩，醋炙。海粉　香附　三稜　蓬术各一兩半。

九味俱用醋煮，神麯糊丸，如桐子大。每服三錢，薑湯送下。

祛瘧飲　三發後可用，因其衰而減之，立效。

知母去毛，酒炒，五錢。貝母去心，九分。柴胡去蘆，七分。檳榔八分。陳皮去白。山楂肉　枳實各一錢半。甘草去皮，炙，二分。紫蘇一錢。

水二鍾，煎一鍾，渣用水二鍾，煎八分，俱露一宿，臨發日五更，服頭煎，未發前，一時服二煎。

截瘧飲　虛人久瘧不止，此極見效。

黃芪酒炙，二錢。人參　白术炒。茯苓各一錢半。甘草六分。砂仁　草果　橘紅各一錢。五味子八分。烏梅三枚。

水二鍾，生薑十大片，棗二枚，煎一鍾服。

何首烏忌鐵爲末，酒調下三錢，臨發先服。或煎湯服。

獨蒜十二枚，煨熟。桃仁一百粒，去皮尖炒。擣爛，入黄丹，丸如緑豆大。每服九丸，發日五更，面東，酒送下。

桃仁一味，研爛，不犯水，加黄丹丸，五月五日合。

常山末二錢，酒浸炒透，即不發吐。烏梅肉四枚，研爛爲丸。此截瘧必效之方，世俗畏常山發吐，不知其有神功，但炒透即不吐耳。

生鼈甲 不見湯煮者。醋炙黄爲末，烏梅肉爲丸，每服三錢，必效。

痢疾 經名腸澼，古稱滯下。

帝曰：腸澼便血，何如？岐伯曰：身熱則死，寒則生。腸中下痢曰腸澼，便血者赤痢也。陽勝陰衰則身熱，故死；營氣未傷則身不熱，故生。帝曰：腸澼下白沫，何如？岐伯曰：脉沉則生，脉浮則死。白沫者，白痢也。病屬陰而見陰脉爲順，故沉則生；陽脉爲逆，故浮則死。有屬熱者，不拘此例。帝曰：腸澼下膿血，何如？岐伯曰：脉懸絶則死，滑大則生。膿血者，赤白兼下也。懸絶者，脉至如絲，懸懸欲絶也。邪實正虚故死，滑因血盛氣未傷故生。帝曰：身不熱，脉不懸絶，何如？岐伯曰：滑大者曰生，懸濇者曰死，以臟期之。身不熱，脉不懸絶，皆非死候也。若不滑而濇，不大而小，仍死證也。故滑大爲生，濇小爲死也。以臟期之者，肝見庚、辛死，心見壬、癸死，肺見丙、丁死，脾見甲、乙死，腎見戊、己死也。

愚按，痢之爲證，多本脾腎，脾司倉廩，土爲萬物之母，腎主蟄藏，水爲萬物之元，二臟皆根本之地，投治少差，寃沉幽冥，究其疵誤，皆寒熱未明，虚實不辨也。晚近不足論，即在前賢，頗有偏僻，如局方與復庵，例行辛熱；河間與丹溪，專用苦寒。何其執而不圓，相去天壤耶？夫痢起夏秋，濕蒸熱鬱，本乎天也；因熱求涼，過吞生冷，由於人也。氣壯而傷於天者，鬱熱居多；氣弱而傷於人者，陰寒爲甚。濕土寄旺四時，或從於火，則陽土有餘，而濕熱爲病，經所謂墩阜是也。或從於水，則陰土不足，而寒濕爲病，經所謂卑監是也。言熱者遺寒，言寒者廢熱，豈非立言之過乎？至以赤爲熱，白爲寒，亦非確論；果爾，則赤白相兼者，豈真寒熱同病乎？必以見證與色脉辨之，而後寒熱不淆也。須知寒者必虚，熱者必實，更以虚實細詳之，而寒熱愈明耳。脹滿惡食，急痛懼按者，實也；煩渴引飲，喜冷畏熱者，熱也；脉强而實者，實也；脉數而滑者，熱也；外此則靡非虚寒矣。而相似之際，尤當審察。如以口渴爲實熱似矣，不知凡係瀉痢，必亡津液，液亡於下，則津涸於上，安得不渴？更當以喜熱、喜冷分虚實也。以腹痛爲實熱似矣，不知痢出於臟，腸胃必傷，膿血剥膚，安得不痛？更當以痛之緩急，按之可否，臟之陰陽，腹之脹與不脹，脉之有力無力分虚實也。以小便之黄赤短少爲實熱似矣，不知水從痢去，泄必不長，液以陰亡，溺因色變，更當以便之熱與不熱，液之涸與不涸，色之澤與不澤分虛實也。以裏急後重爲實熱似矣，不知氣陷則倉廩不藏，陰亡則門户不閉；更當以病之新久，質之强弱，脉之盛衰分虛實也。至於治法，須求何邪所傷，何臟受病，如因於濕熱者，去其濕熱；因於積滯者，去其積滯；因於氣者調之，因於血者和之。新感而實者，可以通因通用；久病而虛者，可以塞因塞用。是皆常法，無待言矣。獨怪世之病痢者，十有九虛，而醫之治痢者，百無一補。氣本下陷，而再行其氣，後重不益甚乎？中本虛衰，而復攻其積，元氣不愈竭乎？濕熱傷血者，自宜調血，若過行推蕩，血不轉傷乎？津亡作渴者，自宜止泄，若但與滲利，津不轉耗乎？世有庸工，專守痛無補法，且曰：直待痛止，方可補耳。不知因虛而痛者，愈攻則愈虛愈痛矣。此皆本末未明，但據現在者爲有形之疾病，不思可慮者在無形之元氣也。請以宜補之證悉言之：脉來微弱者可補，形色虛薄者可補，疾後而痢者可補，因攻而劇者可補。然而尤有至要者，則在脾、腎兩臟，如先瀉而後痢者，脾傳腎爲賊邪難療；先痢而後瀉者，腎傳脾爲微邪易醫。是知在脾者病淺，在腎者病深，腎爲胃關，開竅於二陰，未有久痢而腎不損者。故治痢不知補腎，非其治也。凡四君、歸脾、十全、補中，皆補脾虛，未嘗不善，若病在火衰，土位無母，設非桂、附大補命門，以復腎中之陽，以救脾家之母，飲食何由進？門户何由固？真元何由復？若畏熱不前，僅以參、术補土，多致不起，傷哉！

積分新舊　舊積者，濕熱食痰也，法當下之；新積者，下後又生者也，或調或補，不可輕攻。若因虛而痢者，雖舊積亦不可下，但用異功散，虛回而痢自止。丹溪有先用參、术補完胃氣而後下者，亦一妙法也，虛者宜之。

色黑有二　焦黑者，熱極反兼勝已之化，芍藥湯。黑如漆之光者，瘀血也。桃仁承氣湯。

裏急　裏急而不得便者，水也。重者承氣湯，輕者芍藥湯。裏急頻見污衣者，虛也。補中益氣湯去當歸，加肉果。

後重　邪迫而後重者，至圊稍減，未幾復甚。芍藥湯。虛滑而後重者，圊後不減，以得解愈虛故也。真人養臟湯。下後仍後重者，當甘草緩之，升麻舉之。

虛坐努責　虛坐而不得大便，血虛故裏急，宜歸身、地黄、芍藥、陳皮之屬。

噤口　食不得入，到口即吐，有邪在上膈，火氣衝逆者。黄連、木香、桔梗、橘紅、茯苓、菖蒲。有胃虛嘔逆者，治中湯。有陽氣不足，宿食未消者，理中湯加砂仁、陳皮、木香、豆蔻。有肝氣嘔吐者，木香、黄連、吴茱萸、青皮、芍藥之類。有水飲停聚者，輕者五苓散，重者加甘遂。有積穢在下，惡氣薰蒸者，承氣湯。石蓮爲末，陳米湯調下。石蓮，即是蓮子之老者。市中皆木蓮，不可用。丹溪用人參、黃連煎濃，加薑汁，細細呷之。如吐再吃。但得一呷，下咽便開。

休息痢 屢止屢發，久不愈者，名曰休息。多因兜澁太早，積熱未清，香連丸加參、朮、甘草、茯苓、枳實。有調理失宜者，隨證治之。有虛滑甚者，椿根白皮東引者，水浸一日，去黃皮，每兩配人參一兩、煨木香二錢，粳米三錢，煎湯飲之。或大斷下丸。

腹痛 因肺金之氣，鬱在大腸之間，宜桔梗開之，白芍藥、甘草、陳皮、木香、當歸爲主。惡寒加乾薑，惡熱加黃連。

肛門痛 熱留於下，宜槐花、木香。挾寒者，理中湯。

蟯蟲痢 其形極細，九蟲之一也。胃弱腸虛，則蟯蟲乘之，或癢，或從穀道中溢出。雄黃銳散，方見「傷寒」。內服桃仁、槐子、蕪荑。

死證 下純血者死，如屋漏水者死，大孔如竹筒者死，唇若塗朱者死，發熱不休者死。色如魚腦，或如猪肝者，皆半生半死。脉細，皮寒，氣少，泄利前後，飲食不入，是謂五虛，死。惟用參、附，十可救一。

脉候　沉小微細者言，洪大滑數者死。仲景云：沉弦者重，脉大者爲未止，微弱者爲欲自止，雖發熱不死。

醫案

屯院孫瀟湘夫人，下痢四十日，口乾發熱，飲食不進，腹中脹悶，完穀不化，尚有謂其邪熱不殺穀者，計服香連、枳殼、荳蔻、厚朴等三十餘劑，絶穀五日，命在須臾。迎余診之，脉大而數，按之豁然，詢得腹痛而喜手按，小便清利，此火衰不能生土，内真寒而外假熱也。亟煎附子理中湯，冰冷與服，一劑而痛止，六劑而熱退食進。兼服八味丸二十餘日，霍然起矣。

淮安郡侯許同生令愛，痢疾腹痛，脉微而軟，余曰：「此氣虚不能運化精微，其窘迫後重者，乃下陷耳。」用升陽散火湯一劑，繼用補中益氣湯十劑，即愈。

文學顧偉男之内，痢疾一月，諸藥無功。余診之曰：氣血兩虚，但當大補，痢家藥品一切停廢，以十全大補連投十劑，兼進補中益氣，加薑、桂二十餘劑而安。

兵尊張綱菴，秋間患痢，凡香連、枳、朴等劑，用之兩月而病不衰。余診之，滑而有力，失下之故也。用香連、歸、芍、陳皮、枳殼，加大黄三錢，下穢物頗多，診其脉尚有力，仍用前方，出積滯如魚腸者約數碗，調理十餘日而痊。

撫臺毛孺初痢如魚腦，腸鳴切痛，聞食則嘔，所服皆芩、連、木香、菖蒲、藿香、橘紅、芍藥而已。後有進四君子湯者，疑而未果。飛艇相招，兼夜而往。診得脉雖洪大，按之無力，候至右尺，倍覺濡軟。余曰：「命門火衰，不能生土，亟須參、附，可以回陽。」孺翁曰：「但用參、术可愈否？」余曰：「若無參、附，雖進參、术，無益於病。且脾土大虚，虚則補母，非補火乎？」遂用人參五錢，熟附一錢半，炮薑一錢，白术三錢。連進三劑，吐止食粥，再以補中益氣加薑、附，十四劑而安。

大黄湯 治膿血稠粘，裏急後重，腹痛脉實。

錦紋大黄一兩。好酒二鍾，浸半日，煎至鍾半，去渣，分二次服。

芍藥湯 經曰：溲而便膿血，知氣行而血止也。行血則便膿自愈，調氣則後重自除。

芍藥一錢五分。當歸 黄連 黄芩各八分。大黄一錢。桂枝五分。甘草炒。檳榔各四分。木香五分。水二鍾，煎一鍾服。痢不減，漸加大黄。

白术黄芩湯　服前藥，痢雖除，更宜調和。

白术三錢，土炒。黄芩二錢。甘草一錢。水鍾半，薑三片，煎八分服。

承氣湯見「傷寒」。

藿香正氣散見「中風」。

蘇合香丸見「中風」。

黄連丸

乾薑炮。黄連炒。砂仁炒。川芎　阿膠蛤粉炒。白术各一兩。乳香另研，三錢。枳殼麩炒，五錢。

爲末，鹽梅三個，取肉，少入醋，丸如桐子大。每服二錢，食前服。

蒼术地榆湯　治脾經受濕，下血痢。

蒼术六錢，炒。地榆二錢。水二鍾，煎一鍾服。

鬱金散　治熱毒痢，下血不止。

真鬱金　槐花炒，各五錢。甘草炙，二錢半。

右爲細末，每服二錢。食前，豆豉湯調下。

芍藥黄芩湯

黄芩　芍藥各二錢。甘草　水鍾半，煎八分服。

香連丸

黄連二十兩。吴茱萸十兩，水拌同炒，令赤，去茱萸。木香四兩八錢八分。

右爲細末，醋糊丸，桐子大。每服三錢，空心米湯送下。

導氣湯

木香　檳榔　黄連各六分。大黄　黄芩各一錢半。枳殼一錢炒。芍藥六錢。當歸五錢。

分二服，水二鍾，煎一鍾，食前服。

真人養臟湯　治虚寒痢疾，久而不愈。

白芍藥　木香各一錢六分。人參　白术炒。當歸各六分。訶子肉一兩二錢。肉果麵裹煨，五分。粟殼蜜炙，三錢六分。甘草炙。肉桂各八分。

水二鍾，煎一鍾，食前温服。

理中湯 見「傷寒」。

治中湯 即理中湯，加陳皮、青皮。

補中益氣湯

異功散

四君子湯

十全大補湯

歸脾湯 俱見「虚癆」。

倉廩湯 治噤口痢，乃熱毒衝心。

人參　茯苓　甘草炙。　前胡　川芎　羌活　獨活　桔梗　柴胡　枳殻　陳倉米各八分。水二鍾，生薑三片，煎一鍾服。

訶黎勒丸 治休息痢。

樗白皮二兩。 訶子五錢，去核。 母丁香三十粒。

爲末，糊丸，梧子大。每服三錢，陳米湯入醋少許送下，日三服。

蕪荑丸 治久痢及下部有蟲。

蕪荑炒。 黃連各二兩。 蚺蛇膽五錢。

爲末，蜜丸，桐子大。每服二錢，食前杏仁湯下。

瓜蔞散 治五色痢久不愈。

瓜蔞一枚，黃色者，炭火煨存性，蓋地上一宿，出火毒。 右研細末。作一服，温酒調下。

大斷下丸 治臟寒久痢。

高良薑一兩五錢。 乾薑炮，一兩五錢。 細辛一兩五錢。 龍骨研。 枯礬 赤石脂 肉豆蔻麵煨。 訶子肉各一兩。 牡蠣煅，一兩。 附子製，一兩。

石榴皮醋浸，炒黃。 右爲細末，醋糊丸，桐子大。每服三錢，米湯下。

泄瀉

經曰：春傷於風，夏生飧泄，邪氣留連，乃爲洞泄。肝應於春，屬木，主風。春傷於風，肝受邪也。木旺則賊土，夏令助其濕氣，則生飧泄。飧泄者，下利清穀也。邪氣久而不去，脾土太虛，水來侮之，則倉廩不藏而爲洞泄。洞泄者，下利清水也。又曰：清氣在下，則生飧泄。清氣本上升，虛則陷下，陷下則不能收而飧泄。又曰：濕勝則濡泄。土强制水，濕邪不乾，腸胃自固，土虛濕勝，濡泄至矣。又曰：暴注下迫，皆屬於熱。暴注者，卒暴注泄也。腸胃有熱，傳化失常，火性疾速，故如是也。下迫者，後重裏急也。火性急速而能燥物故也。諸病水液，澄澈清冷，皆屬於寒。水穀不化，澄澈清冷，皆得寒水之化，如秋冬寒凉，水必澄清也。夫火熱之證，必以暴至；水寒之證，必以漸成。故曰「暴泄非陰，久泄非陽」也。

愚按，内經之論泄瀉，或言風，或言濕，或言熱，或言寒，此明四氣皆能爲泄也。又言清氣在下，則生飧泄，此明脾虛下陷之泄也。統而論之，脾土强者，自能勝濕，無濕則不泄，故曰濕多成五泄。若土虛不能制濕，則風寒與熱皆得干之而爲病。治法有九：一曰淡滲。使濕從小便而去，如農人治澇，導其下流，雖處卑濕，不憂巨浸。經云：治濕不利，小便非其治也。又云「在下者，引而竭之」是也。一曰升提。氣屬於陽，性本上升，胃氣注迫，輒爾下陷，升、柴、羌、葛之類，鼓舞胃氣，上騰則注下自止。又如地上淖澤，風之即乾，故風藥多燥，且濕爲土病，風爲木藥，木可勝土，風亦勝濕，所謂「下者舉之」是也。一曰清凉。熱淫所至，暴注下迫，苦寒諸劑，用滌燔蒸，猶當溽暑伊鬱之時，而商飈颯然倏動，則災熇如失矣，所謂「熱者清之」是也。一曰疏利。痰凝氣滯，食積水停，皆令人瀉，隨證祛逐，勿使稽留。經云：實者瀉之。又云「通因通用」是也。一曰甘缓。泻利不已，急而下趋，愈趋愈下，泄何由止？甘能缓中，善禁急速，且稼穡作甘，甘为土味，所谓「急者缓之」是也。一曰酸收。泻下有日，则气散而不收，无能统摄，注泄何时而已。酸之一味，能助收肃之权。经云「散者收之」是也。一曰燥脾。土德無慙，水邪不濫，故瀉皆成於土濕，濕皆本於脾虛，倉廩得職，水穀善分，虛而不培，濕淫轉甚。經云「虛者補之」是也。一曰温腎。腎主二便，封藏之本，况腎屬水，真陽寓焉！少火生氣，火爲土母，此火一衰，何以運行三焦，熟腐五穀乎？故積虛者必挾寒，脾虛者必補腎。經云「寒者温之」是也。一曰固濇。注泄日久，幽門道滑，雖投温補，未克奏功，須行濇劑，則變化不愆，揆度合節，所謂「滑者濇之」是也。夫是九者，治瀉之大法，業無遺藴。至如先後緩急之權，豈能豫設？須臨證之頃，圓機靈變，可以胥天下於壽域矣。

難經五泄：胃泄，飲食不化，色黄，承氣湯。脾泄，腹脹滿，泄注，食即嘔吐，建中湯、理中湯。大腸泄，食已窘迫，大便色白，腸鳴切痛，乾薑附子湯。小腸泄，溲而便膿血，少腹痛，承氣湯。大瘕泄，裏急後重，數至圊而不能便。莖中痛，承氣湯。

腎泄　五更溏泄，久而不愈，是腎虚失閉藏之職也。五味子散。亦有食積者，香砂枳朮丸。寒積，理中湯，宜夜飯前服。酒積，葛花解酲湯。

鶩泄　中寒，糟粕不化，色如鴨糞，澄澈清冷，小便清白。附子理中湯。

飧泄　水穀不化而完出也。史記名迥風。風邪入胃，木來賊土，清氣在下。升陽除濕湯。

洞泄　一名濡泄。瀉下多水也。胃苓湯。水液去多，甚而轉筋血傷，故筋急也。升陽除濕湯。

痰泄　痰留於肺，大腸不固，脉必弦滑，以藥探吐。其人神必不瘁，色必不衰。或二陳湯加蒼朮、木香。

火泄　腹痛瀉水，腸鳴，痛一陣、瀉一陣，火也。黄芩芍藥湯。張長沙謂之協熱自利。

直腸泄　食方入口而即下，極爲難治。大斷下丸。

脉候　胃脉虚則泄，脉滑按之虚者必下利，腎脉小甚爲洞泄，肺脉小甚爲泄，泄脉洪大者逆。下利日十餘行，脉反實者死。腹鳴而滿，四肢清泄，其脉大者，十五日死。腹大脹，四末清，脱形，泄甚，不及一時死。下則泄瀉，上則吐痰，皆不已，爲上下俱脱死。

醫案

大宗伯董玄宰，夏初水泄，完穀不化，曾服胃苓湯及四君子湯，不效。余曰：「經云：春傷於風，夏生飱泄。謂完穀也。」用升陽除濕湯，加人參二錢。三劑頓止。

太司寇姚岱芝，吐痰泄瀉，見食則惡，面色痿黄，神情困倦。自秋及春，無劑弗投，經久不愈。比余診之，口不能言，亟以補中益氣去當歸，加肉果二錢、熟附一錢、炮薑一錢、半夏二錢、人參四錢。日進二劑，四日而瀉止，但痰不減耳。余曰：腎虚水泛爲痰，非八味丸不可，應與補中湯並進。凡四十日，服人參一斤，飲食大進，痰亦不吐，又半月而酬對如常矣。

胃苓湯 一名對金飲子，即五苓散、平胃散二方合用也。治暑濕，停飲泄瀉，小便不利。

蒼术製，一錢五分。厚朴製。陳皮各一錢。甘草五分。白术八分，炒。茯苓一錢二分。澤瀉一錢。肉桂三分。猪苓一錢。

水二鍾，薑三片，棗二枚，煎八分服。

薷苓湯　治夏月暑瀉，欲成痢疾。

香薷一錢五分。黄連薑汁炒。厚朴薑汁炒。扁豆炒，各一錢。猪苓　澤瀉各三錢二分。白术炒。茯苓各八分。甘草五分。

水二鍾，薑三片，煎八分服。

六一散　一名益元散。治傷暑水渴。　加紅麯，名青六丸。加薑末，名温六丸。

滑石水飛，六兩。甘草末一兩。新汲水調服。

戊巳丸

黄連酒炒，四兩。白芍藥三兩。吴茱萸炮炒，二錢。

爲末，神麯和丸，桐子大。米飲送二錢。

升陽除濕湯　治受風飧泄，及虚弱，不思食，小便黄赤，四肢困倦。

蒼术一錢。柴胡　羌活　防風　神麯　澤瀉　猪苓各六分。陳皮　麥芽　甘草炙，各三分。升麻五分。

水鍾半，薑三片，煎七分服。

漿水散 治暴瀉如水，一身盡冷汗出，脉弱氣少，不能言，甚者嘔吐，此爲急病。

半夏二兩，薑製。 良薑二錢五分。 乾薑炙。 肉桂 甘草炙。 附子炮。各五錢。 右爲細末，每服四錢，水二鍾，煎一鍾服。

連理湯 即理中湯加黄連、茯苓。

人參 白术各一錢五分。 乾薑二錢，炒。 甘草炙，五分。 茯苓一錢五分。 黄連一錢，炒。 水二杯，煎一杯，食遠服。

茱萸斷下丸 治臟腑虚寒，腹痛泄瀉，大效。

吴茱萸二兩，炒。 赤石脂 乾薑各一兩五錢。 艾葉炒。 縮砂仁 肉豆蔻 附子製，各一兩。 爲末，麵糊丸。每服三錢，米飲送下。

大斷下丸 方見「痢疾」。

固腸丸

樗皮四兩，醋炙。 滑石二兩，水飛。

爲末，粥丸。此丸性燥，滯氣未盡者勿服。

補中益氣湯　**四君子湯**　**六君子湯**　**異功散**　見「虚癆」。

承氣湯　**理中湯**　見「傷寒」。

金匱腎氣丸　見「腫脹」。

八味丸　見「虚癆」。

四神丸　治脾胃虚寒，大便不實，飲食不思。

肉果麵煨，二兩。　補骨脂四兩。　五味子二兩。　吴茱萸浸炒，一兩。

右爲末，生薑八兩、紅棗一百枚，煮熟，取棗肉，去皮和丸，如桐子大。每服四錢，空心米飲下。

葛花解酲湯　治酒傷吐瀉。

青皮三錢。　木香五分。　橘紅　人參　猪苓去皮。　茯苓各一錢五分。　神麴炒。　澤瀉　乾薑炒。　白术各二錢。　白豆蔻　葛花　砂仁各五錢。

右爲細末。每服三錢，白湯調服，得汗即愈。

枳术丸 消食止瀉。

枳實去瓤，麵炒，一兩。白术二兩，土炒。

右爲末，荷葉裹，燒飯爲丸，如桐子大。每服三錢，白湯下。用白术者，令胃强不復傷也。

加木香、砂仁各一兩，名香砂枳术丸。

宛委山房重校醫宗必讀卷之八

頭痛

經曰：風氣循風府而上，則爲腦風。新沐中風，則爲首風。首風之狀，頭面多汗，惡風，當先風一日則病甚，頭痛不可以出内，至其風日，則病少愈。風府者，督脉穴，入頂髮際一寸。太陽之脉，連于風府，太陽受風，則腦痛而爲腦風也。濯首曰沐，沐則腠開風客，乃爲首風。風傷衛，則汗出而惡風，風爲陽邪，故先風一日則病發，先甚者亦先衰，故至其風日，則病少愈也。頭痛數歲不已，當犯大寒，内至骨髓，髓以腦爲主，腦逆故頭痛，齒亦痛，名曰厥逆。髓以腦爲主者，諸髓皆屬於腦也。大寒入髓，則腦痛，其邪深，故數歲不已。髓爲骨之充，齒者，骨之餘也，故頭痛，齒亦痛。是邪逆於上，故名厥逆。頭痛巔疾，下虚上實，過在足少陰、巨陽。頭痛，巨陽病也。太陽之脉交巔上，其支别者，從巔至耳上角，其直行者，從巔入絡腦。下虚，少陰腎虚也；上實，巨陽膀胱實也。腎虚不能攝巨陽之氣，故虚邪上行，而爲頭痛也。頭痛耳鳴，九竅不利，腸胃之所生。耳者，腎之外候，腎氣虚，故耳鳴也。九竅不利者，氣虚不能達也。腸胃者，七衝門之道路，氣之所以往來者也。氣虚則不能上升於巔頂，故頭痛。頭痛甚則腦盡痛，手足寒至節，死不治。三陽受邪，伏而不去，久則陽氣敗絶，故手足之寒上至於節也。

愚按，經之論頭痛，風也、寒也、虚也。運氣論頭痛十條，傷寒論太陽頭痛一條，皆六氣相侵，與真氣相薄，經氣逆上，干於清道，不得運行，壅遏而痛也。頭爲天象，六腑清陽之氣，五臟精華之血，皆會於此。故天氣六淫之邪，人氣五賊之變，皆能相害。或蔽覆其清明，或瘀塞其經絡，與氣相薄，鬱而成熱，脉滿而痛。若邪氣稽留，脉滿而氣血亂，則痛乃甚，此實痛也。寒濕所侵，真氣虚弱，雖不相薄成熱，然邪客於脉外，則血泣脉寒，囊縮緊急，外引小絡而痛，得温則痛止，此虚痛也。因風痛者，抽掣惡風；因熱痛者，煩心惡熱；因濕痛者，頭重而天陰轉甚；因痰痛者，昏重而欲吐不休；因寒痛者，絀急而惡寒戰慄；氣虚痛者，惡勞動，其脉大；血虚痛者，善驚惕，其脉芤。頭痛自有多因，而古方每用風藥，何也？高巔之上，惟風可到。味之薄者，陰中之陽，自地升天者也。在風寒濕者，固爲正用；即虚與熱者，亦假引經。須知新而暴者，但名頭痛；深而久者，名爲頭風。頭風必害眼者。經所謂東風生於春，病在肝。目者，肝之竅；肝風動，則邪害空竅也。察内外之因，分虚實之證，胸中洞然，則手到病去矣。

風濕挾熱頭痛

上壅損目及腦痛，偏正頭痛，年深不愈。並以清空膏主之。痛甚，加細辛。痰厥頭痛，太陰脉緩。清空膏去羌活、防風，加半夏、天麻。陽明頭痛，發熱、惡熱而渴。白虎湯加白芷。腎厥頭痛，即經所謂下虚上實，其脉舉之則弦，按之則堅。玉真丸，來復丹。傷食頭痛，胸滿嗞酸，噫敗卵臭，惡食，雖發熱而身不痛。香砂枳术丸。傷酒頭痛。葛花解酲湯。怒氣腸肝。沉香降氣散，蘇子降氣湯。頭痛，九竅不利，屬氣虛。補中益氣湯加芍藥、川芎、細辛。眉尖後近髮際曰魚尾，魚尾上攻頭痛，屬血虛。四物湯加薄荷。動作頭痛，胃熱也。酒炒大黃五錢，濃茶煎服。心煩頭痛。清空膏加麥門冬、丹參。上熱頭痛，目赤下寒，足䯒爲甚，大便微秘。既濟解毒湯。

偏頭風 半邊頭痛。左爲血虛，右屬氣熱。萆麻子五錢，去殼。大棗十五枚，去核。共搗研如泥。塗綿紙上，用筯一隻卷之，去筯，納鼻中良久，取下清涕即止。生蘿蔔汁，仰卧注鼻中，左痛注右，右痛注左。芎犀丸極效。

雷頭風 頭痛而起核塊，或頭中如雷鳴。震爲雷，震仰盂，用青荷葉者，象震之形與色也。清震湯。有因痰火，耳如雷鳴。熟半夏一兩、大黃煨二兩，天麻、黄芩各六錢，薄荷葉三錢，甘草三錢，水泛緑豆大。臨卧，茶吞二錢，痰利爲度。

頸頭痛 手足青至節，旦發夕死，夕發旦死。腦爲髓海，受邪則死。灸百會穴，猛進大劑參、附，亦有生者。

大頭痛 頭大如斗，此天行時疫也。感天地非時之氣，甚而潰裂出膿，此邪客上焦。普濟消毒飲子。輕者名發頤，腫在兩耳前後。甘桔湯加薄荷、荆芥、鼠粘子、連翹、黄芩。

眉稜骨痛 外挾風寒，內成鬱熱，上攻頭腦，下注目睛，眉骨作痛。有屬心肝壅熱者，有風痰上攻者，有濕氣内鬱者。選奇湯，神效。戴元禮云：眼眶痛有二證，俱屬肝經，肝虛見光則痛。生熟地黄丸。肝經停飲，痛不可開，晝靜夜劇。導痰湯。

脉候 寸口緊急，或短，或弦，或浮，皆頭痛。浮滑爲風痰，易治。短濇爲虛，難治。浮弦爲風。浮洪爲火。細或緩爲濕。

少宰蔣恬菴，頭痛如破，昏重不寧，風藥、血藥、痰藥，久治無功。余曰：尺微寸滑，腎虛水泛爲痰也。地黄四錢，山藥、丹皮、澤瀉各一錢，茯苓三錢，沉香八分，日服四貼。兩日，輒減六七。更以七味丸人參湯送，五日其痛若失。

清空膏 丹溪曰：東垣清空膏，諸般頭痛皆治，惟血虛頭痛，從魚尾相連者勿用。太陽、厥陰巔頂痛，宜來復丹等，亦非此藥所能治。

羌活 防風各一兩。柴胡七錢。川芎五錢。甘草炙，一兩半。黄連炒，一兩。黄芩三兩，一半生用，一半酒炒。爲細末。每服三錢，茶調如膏，抹在口中，少用白湯，臨卧送下。

白虎湯 見「中暑」。

安神丸　治鬱熱頭痛。

黄芪　羌活　黄柏酒炒，各一兩。防風二錢半。知母酒炒。生地黄酒潤。柴胡　升麻各五分。炙甘草三錢。生甘草三錢。

每服五錢，水二鍾，煎至鍾半，加蔓荆子五分。川芎三分，煎至一鍾，臨卧熱服。

透頂散　治新久偏、正頭風，及夾腦風。

細辛表白者二莖。瓜蒂七個。丁香三粒。糯米七粒。冰片　麝香各一分半。

將冰、麝研細，將前味研勻，另自治爲末，後入乳鉢内，與冰、麝和勻，磁瓶密固，用一大豆許，隨患人左右搐之。久出涎，則安。

大川芎丸　治風寒痰飲，偏正頭疼。

川芎一斤。天麻四兩。爲末蜜丸，每丸一錢。每服一丸，食後，茶酒下。

玉壺丸　治風痰吐逆，頭痛目眩，胸滿吐涎。

南星生。半夏生，各一兩。天麻半兩。白麵三兩。

爲末，水丸，桐子大。每服三十丸，用水一碗，先煎沸，下藥者，候藥浮即熱，漉起，生薑湯下。

玉真丸 腎虚逆上頭痛，謂之腎厥。

硫黄二兩。石膏煅赤，研。半夏湯洗。硝石研，各一兩。

爲末，生薑汁丸，桐子大，陰乾。每服二十丸，薑湯下。灸關元百壯。寒甚者去石膏，用鍾乳粉。

來復丹 見「中暑」。

葛花解酲湯 見「泄瀉」。

沉香降氣散 治氣壅、痞塞、頭痛。

沉香二錢八分。砂仁七錢五分。甘草炙，五錢五分。香附鹽水炒，去毛，六兩二錢半。

爲極細末，每服二錢，淡薑湯下。

蘇子降氣湯 虚陽上攻，氣不升降，痰涎壅盛。

蘇子炒，研。半夏湯泡，各二錢半。前胡去蘆。甘草炙。厚朴薑製。陳皮去白，各一錢。當歸去蘆，一錢半。

沉香七分。

水二鍾，生薑三片，煎一鍾服。虚寒者加桂五分、黄芪一錢。

既濟解毒湯　治上熱，頭目赤腫而痛，煩悶不得安卧，下體寒，足胻尤甚，大便微秘。

大黄便通者勿用。　黄連酒炒。　黄芩酒炒。　甘草炙。　桔梗各二錢。　柴胡　升麻　連翹　當歸身各一錢。

水二鍾，煎一鍾，食後服。

神芎散　治風熱上攻，頭痛鼻塞。

青黛二錢五分。　蔓荊子　川芎各一錢三分。　鬱金　芒硝各一錢。　石膏一錢三分。　細辛根一錢。　薄荷葉二錢。　紅豆一粒。　爲細末，搐鼻。

茶調散　治風熱上攻，頭目昏痛。

黄芩酒浸，炒，二兩。　川芎一兩。　細茶三錢。　白芷五錢。　薄荷三錢。　荆芥穗四錢。　爲細末，每服三錢，茶送下。巔頂及腦痛，加細辛、藁本、蔓荆子各三錢。

菊花散　治風熱頭痛。

甘菊花去蒂。　旋覆花去梗。　防風　枳殼去穰，麵炒。　羌活　蔓荆子　石膏　甘草炙，各一錢五分。

水二鍾，薑五片，煎一鍾服。

芎犀丸 治偏正頭風，鼻流臭涕，服他藥不效者，服此決效。

川芎　朱砂水飛。　石膏研。　片腦各四兩。　人參　茯苓　甘草炙。　細辛各一兩。　犀角　梔子各一兩。

麥門冬去心，三兩。　阿膠炒，兩半。　爲末，蜜丸，彈子大。每服一丸。食後茶送。

清震湯 治頭面疙瘩，或聞雷聲。

青荷葉一個，全用。　升麻四錢。　蒼术泔浸。四錢。　水二鍾，煎八分，食後服。

黑錫丹 治真頭痛。

沉香　附子製。　葫蘆巴　肉桂各五錢。　茴香　破故紙　肉豆蔻　金鈴子　木香各一兩。　黑錫

硫黄與黑錫，結砂子各一兩。　爲末，研匀，酒煮麵糊丸，桐子大，陰乾。每服五錢，空心薑鹽湯送下。

一方有陽起石五錢，巴戟一兩。

普濟消毒飲子 治大頭瘟。腫甚者，宜砭刺之。

黄芩　黄連各八分。　人參五分。　橘紅　玄參　甘草生，各四分。　馬屁勃　牛蒡子　板藍根　連翹

白殭蠶炒。　升麻各一分。　柴胡　桔梗各五分。　薄荷六分。

水二鍾，煎一鍾服。便秘，加酒、煨大黄一錢。

選奇湯　治眉棱骨痛。

防風　羌活各三錢。黄芩酒炒，一錢。甘草三錢，夏生冬炙。

每服三錢，水煎熱服。

生熟地黄丸　治肝虚頭痛，目暗。

生地黄　熟地黄各一斤半。甘菊去蒂，一斤。石斛　防風　牛膝各六兩。羌活　杏仁各四兩。

爲末，蜜丸，桐子大。每服三錢，以黑豆三升，炒令煙盡，淬好酒六升，每用半鍾，食前送下。

導痰湯　治痰飲頭痛。

半夏熟，四兩。天南星炮，去皮。赤茯苓去皮。枳實麵炒。橘紅各一兩。甘草炙，五錢。每服四錢，水一鍾，薑十片，煎八分，食後服。

心腹諸痛　心痛　胃脘痛　胸痛　腹痛　少腹痛　脇痛

經曰：厥心痛與背相控，善瘈，如從後觸其心。傴僂者，腎心痛也。腹脹胸滿，心痛尤甚，胃心痛也。如以錐針刺其心，心痛甚者，脾心痛也。色蒼蒼如死狀，終日不得太息，肝心痛也。卧若徒居，心痛間動作痛，益甚，色不變，肺心痛也。〇陽明有餘，土歸於心，滑則病心疝、心痛，引少腹滿，上下無定處，溲便難者，取足厥陰。心痛腹脹嗇然，大便不利，取足太陰。心痛知氣，不足以息，取手太陰。心痛引背不得息，取足少陰。兩章論心痛凡十種，皆他臟病干之而痛，非本經自病也。

愚按，内經之論心痛，未有不兼五臟爲病者，獨詳於心而略於胸、腹，舉一以例其餘也。心爲君主，義不受邪，受邪則本經自病，名真心痛，必死不治。然經有云：邪在心則病心痛，喜悲，時眩仆。此言胞絡受邪，在腑不在臟也。又云：手少陰之脉動，則病嗌乾，心痛渴而欲飲。此言别絡受邪，在絡不在經也。其絡與府之受邪，皆因怵惕思慮，傷神涸血，是以受如持虚。而方論復分九種：曰飲，曰食，曰熱，曰冷，曰氣，曰血，曰悸，曰蟲，曰疰。苟不能遍識病因，將何以爲治耶？胃屬濕土，列處中焦，爲水穀之海，五臟、六腑、十二經脉皆受氣於此。壯者邪不能干，弱者着而爲病，遍熱遍寒，水停食積，皆與真氣相搏而痛。肝木相乘爲賊邪，腎寒厥逆爲微邪，挾他臟而見證，當與心痛相同。但或滿或脹，或嘔吐，或不能食，或吞酸，或大便難，或瀉利，面浮而黄。本病與客邪，必參雜而見也。胸痛即膈痛，其與心痛别者，心痛在歧骨陷處，胸痛則横滿胸間也。其與胃脘痛别者，胃脘在心之下，胸痛在心之上也。經曰：南風生於夏，病在心，俞在胸脇。此以胸屬心也。肝虚則胸痛引背脇，肝實則胸痛不得轉側，此又以胸屬肝也。夫胸中實，肺家之分野，其言心者，以心之脉從心係却上肺也；其言肝者，以肝之脉貫膈，上注肺也。脇痛舊從肝治，不知肝固內舍胠脇，何以異於心肺內舍膺脇哉？若謂肝經所過而痛，何以異於足少陽手心主所過而痛者哉？若謂經脉挾邪而痛，何以異於經筋所過而痛者哉？故非審色按脉，熟察各經氣變，卒不能萬舉萬當也。且左右肺肝，氣血陰陽，亦有不可盡拘，而臨證者可無詳察耶？復痛分爲三部，臍以上痛者爲太陰脾，當臍而痛者爲少陰腎，少腹痛者爲厥陰肝，及衝，任，大，小腸。每部各有五賊之變，七情之發，六氣之害，五運之邪。至紛至博，苟能辨氣血虛實，內傷外感，而爲之調劑，無不切中病情矣。

心痛

有停飲則惡心煩悶，時吐黄水，甚則摇之作水聲。小胃丹或胃苓湯。食積則飽悶，噫氣如敗卵，得食輒甚。香砂枳术丸加神麯、莪术。火痛忽增忽減，口渴便秘。清中湯。外受寒，内食冷。草豆蔻丸。虚寒者。歸脾湯加薑、桂、菖蒲。氣壅攻刺而痛。沉香降氣散。死血脉必濇，飲下作呃。手拈散。甚者，桃仁承氣湯。心痛而煩，發熱動悸，此爲虚傷。炒香散。蟲痛面上白癍，唇紅能食，或食後即痛，或痛後即能食，或口中沫出。上半月，蟲頭向上易治；下半月，蟲頭向下難治。先以鷄肉汁，或蜜糖，飲之，引蟲頭向上，隨服剪紅丸。蚘蟲嚙心，痛有休止，或吐蚘蟲，蚘動則惡心嘔吐。烏梅丸、蕪荑散。鬼疰心痛，昏憒妄言。蘇合香丸。熱厥心痛。金鈴子散。寒厥心痛。术附湯。

胃脘痛

治法與心痛相倣，但有食積，按之滿痛者，下之，大柴胡湯。虚寒者，理中湯。

胸痛 肝虛者，痛引背脇，補肝湯。肝實者，不得轉側，喜太息，柴胡疏肝散。有痰，二陳湯加薑汁。

脇痛 左痛多留血，代抵當湯。右痛多痰氣，痰，二陳湯；氣，推氣散。左爲肝邪，枳芎散。右爲肝移邪於肺，推氣湯。挾寒，理中湯加枳殼。死血日輕夜重，或午後熱，脉濇或芤，桃仁承氣湯加枳殼、鼈甲。痰飲，導痰湯加白芥子。食積，有一條扛起者，是也。枳朮丸加吴茱萸、黄連、神麯、山楂。肝火盛，龍薈丸。虛冷，理中湯送黑錫丹。肝脉軟，補肝湯。

驚傷脇痛 桂枝散。

腹痛 芍藥甘草湯主之。稼穡作甘，甘者己也；曲直作酸，酸者甲也；甲己化土，此仲景妙方也。脉緩，傷水，加桂枝、生薑；脉洪，傷金，加黄芩、大棗；脉濇，傷血，加當歸；脉弦，傷氣，加芍藥；脉遲，傷火，加乾薑。綿綿痛而無增減，欲得熱手按，及喜熱飲食，其脉遲者，寒也。香砂理中湯。冷痛，用溫藥不效，大便秘者，當微利之。藿香正氣散加官桂、木香、大黄。時痛時止，熱手按而不散，脉大而數者，熱也。大金花丸，或黄連解毒湯。暑痛。十味香薷飲。濕痛，小便不利，大便溏，脉必細緩。胃苓湯。痰痛或眩暈，或吐冷涎，或下白積，或小便不利，或得辛辣熱湯則暫止，脉必滑。輕者，二陳湯加枳殼、薑汁。重者，用礞石滚痰丸。食積痛甚，大便後減，其脉弦，或沉滑。平胃散加枳實、山楂、麥芽、砂仁、木香。甚者，加大黃。酒積痛。葛花解酲湯加三稜、莪术、茵陳。氣滯必腹脹脈沉。木香順氣散。死血作痛，痛有定在而不移，脈濇或芤。虛者，四物湯料加大黃、蜜丸服。實者，桃仁承氣湯，或用丹皮、香附、穿山甲、降香、紅花、蘇木、玄胡索、當歸尾、桃仁加童便、韭汁、酒。蟲痛，心腹懊憹，往來上下，痛有休止，或有塊耕起，腹熱善渴，而色乍青、乍白、乍赤，吐清水者，蟲也。或雞汁吞萬應丸下之，或椒湯吞烏梅丸安之。乾霍亂，一名攪腸痧、疝痛、內癰，皆腹痛，各詳具本門。

愚再按，近世治痛，有以諸痛屬實，痛無補法者；有以通則不痛，痛則不通者；有以痛隨利減者；互相傳授，以爲不易之法。不知形實病實，便閉不通者，乃爲相宜；或形虛脈弱，食少便泄者，豈容混治？經曰：實實虛虛，損不足而益有餘。如此死者，醫殺之耳。須知痛而脹閉者多實，不脹不閉者多虛；拒按者爲實，可按者爲虛；喜寒者多實，愛熱者多虛；飽則甚者多實，飢則甚者多虛；脈實氣粗者多實，脈虛氣少者多虛；新病年壯者多實，久痛年衰者多虛；補而不效者多實，攻而愈劇者多虛。痛在經者，脈多弦大；痛在臟者，脈多沉微。必以望、聞、問、切四者詳辨，則虛實灼然。實者固可通利，虛者安可通利乎？故表虛而痛者，陽不足也，非温經不可；裏虛而痛者，陰不足也，非養營不可。上虛而痛者，以脾傷也，非補中不可；下虛而痛者，脾腎敗也，非温補命門不可。亦泥痛無補法，則殺人慘於利器矣。

浮長滑數者死。大痛而喘，人中黑者死。寸口脉弦，脇下拘急而痛，其人惡寒。

脉候 弦爲痛、爲食，濇爲痛，短數爲痛，大爲病久，痛甚者脉必伏。細小沉遲者生，實大

醫案

給諫章魯齋，暑月自京口歸邑，心中大痛，吴門醫者令服香薷飲，痛勢轉增。余曰：寸口弦急，痰食交結也。服香砂二陳湯兩貼，痛雖略減，困苦煩悶，更以胃苓湯加半夏二錢、大黄三錢，下黑屎數枚，痛減三四。仍以前湯用大黄四錢，下膠痰十數碗始安。

孝廉李長蘅，吴門舟次，忽發胃脘痛，用順氣化食之劑，弗效。余診之曰：脉沉而遲，客寒犯胃也。以參蘇飲加草豆蔻二錢，煎就，加生薑自然汁半碗，一服而減，二服而瘥。

縣令章生公在南都應試時，八月初五，心口痛甚，至不能飲食。余診之，寸口濇而軟，與大劑歸脾湯加人參三錢、官桂一錢。生公云：「痛而驟補，實所不敢，得無與場期礙乎？」余曰：「第能信而服之，可以無礙；恐反投破氣之藥，其礙也必矣。」遂服之，不踰時而痛減。更進一劑，連飲獨參湯，兩日而愈，場事獲竣。

太史焦漪園，當臍切痛，作氣食療之無功。余診之曰：「當臍者，少陰腎之部位也，况脉沉而弱，與氣食有何干？涉非徒無益，反害真元。」以八味丸料煎飲，不十日而健復如常。

京鄉胡慕東，名忻。少腹作痛，連於兩脇，服疏肝之劑，日甚一日。余診之，左關、尺俱沉遲，治以理中湯加吳茱萸，一劑知，十劑起矣。

加味七氣湯　治七情鬱結，心腹作痛。

蓬术　青皮　香附醋炒，各一錢半。　玄胡索一錢。　薑黄一錢。　草豆蔻八分。　三稜炮，七分。　桂心五分。　益智仁七分。　陳皮八分。　藿香七分。　炙甘草四分。　水二鍾，煎一鍾，食前服。死血，加桃仁、紅花。

手拈散　治血滯，心腹作痛。

玄胡索醋炙。　五靈脂醋炒。　草果　没藥各等分。　爲細末，每服三錢，熱酒調下。

桃仁承氣湯　見「傷寒」。

小胃丹　見「腫脹」。

胃苓湯

代抵當湯見「泄瀉」。行瘀血。如血老而甚者，去歸、地，加蓬术。

生地黄　當歸尾　穿山甲各三錢。降香一錢五分。肉桂去皮，一錢。桃仁去皮、尖，炒，二錢。大黄去皮，三錢。芒硝八分。

水二鍾，煎一鍾。血在上食後服，血在下食前服。

清中湯　治火痛。

黄連　梔子炒，各二錢。陳皮　茯苓各一錢半。熟半夏一錢。草豆蔻　甘草炙，各七分。水二鍾，薑三片，煎八分，食前服。

草豆蔻丸　治客寒犯胃，心腹作痛。熱者亦可服。

草豆蔻一錢半，煨。吴茱萸　益智仁　殭蠶炒，各八分。當歸身　青皮各六分。神麯　薑黄各四分。生甘草三分。桃仁七個，去皮。熟半夏一錢。澤瀉一錢。麥芽炒，一錢半。炙甘草六分。柴胡四分。人參　黄芪　陳皮各八分。

爲末，水丸。每服三錢，食遠白湯下。

大柴胡湯 見「傷寒」。

加味歸脾湯 治心虚悸動而痛。

人參　黄芪炙。白术炒。當歸　茯苓　酸棗仁各一錢半。遠志肉八分。木香　甘草炙，各五分。龍眼肉二錢。大棗二枚。煨薑三片。菖蒲八分。桂心五分。

水二鍾，煎一鍾，食後服。亦有加柴胡、山梔者。

沉香降氣散 見「頭痛」。

二陳湯 見「虚癆」。

理中湯 見「傷寒」。

妙香散 治心氣不足，恍惚虚煩，盗汗不寐，跳動不寧。

山藥薑汁炒。茯苓去皮。茯神去皮、木。遠志去心，炒。黄芪各一兩。人參　桔梗　甘草炙，各五錢。木香煨，二錢半。辰砂三錢，另研。麝香一錢，另研。爲細末，每服三錢，或湯、或酒調下。

金鈴子散

治熱厥心痛，或作或止。

金鈴子　玄胡索各二兩。爲末，每服三錢，酒調下。痛止，與香砂枳术丸。

术附湯

治寒厥心痛，脉微氣弱。

附子炮，一兩。白术炒，四兩。甘草炙，一兩。

爲末，每服三錢，用水一鍾半，薑五片，棗二枚，煎一鍾，食前服。

蕪荑散

蟲蛟心痛，貫心則殺人，宜亟服之。

乾漆炒至煙盡，一兩。蕪荑五分。雷丸五分。爲末，每服三錢，温水調服。

烏梅丸

見「傷寒」。

剪紅丸

見「反胃」。

蘇合丸

見「中風」。

補肝湯

山茱萸　甘草　桂心各三兩。桃仁　細辛　柏子仁　茯苓　防風各一兩。大棗二十枚。

水九碗，煎四碗，分三服。

柴胡疎肝散

柴胡　陳皮醋炒，各二錢。川芎　枳殼麸炒。芍藥各一錢半。甘草炙，五分。香附一錢五分。水二鍾，煎八分，食前服。

推氣散　治右脇疼痛，脹滿不食。

片薑黄　枳殼麸炒。桂心忌火，各五錢。甘草炙，二錢。

爲細末，每服三錢，薑湯調下。

枳芎散　治左脇刺痛。

枳實　川芎各五錢。甘草炙，二錢。爲末，每服三錢，薑湯下。

導痰湯　治痰飲，痞塞爲痛。

熟半夏四兩。天南星炮，去皮。枳實麩炒，去瓤。赤茯苓去皮。橘紅各一兩。甘草炙，五錢。每服四錢，水一碗，薑十片，煎八分，食遠服。

龍薈丸

當歸　龍膽草　梔子　黃連　黃柏　黃芩各一兩。大黃　蘆薈　青黛各五錢。木香二錢五分。麝香五分，另研。細末，蜜丸，如綠豆大。每服三錢，生薑湯下。

黑錫丹見「頭痛」。

葛花解酲湯見「泄瀉」。

桂枝散驚氣傷肝，脇中疼痛。

枳殼二兩。桂枝三兩。細末，每服二錢，薑棗湯調下。

芍藥甘草湯一名戊巳湯。治腹痛如神。

芍藥四錢。甘草二錢。水二杯，煎一杯服。酸以收之，甘以緩之。

霍香正氣散方見「中風」。

十味香薷飲 見「類中風」。

大金花丸 加梔子，去大黄，名黄連解毒湯。又名梔子金花丸。

黄連　黄柏　黄芩　大黄各等分。

爲末，水丸。每服二錢，白湯下。

木香順氣散 治氣滯腹痛。

木香　香附　檳榔　青皮醋炒。陳皮　厚朴薑製。蒼术泔浸，炒。枳殻麸炒。砂仁各一錢。甘草炙，五分。

水二鍾，薑三片，煎一杯，食前服。

萬應丸 取蟲積如神。

黑丑取頭末。大黄　檳榔各八兩。雷丸醋煮。木香各一兩。沉香五錢。

將黑丑、大黄、檳榔同爲末，大皂角、苦楝皮各四兩，煎湯泛爲丸，緑豆大，雷丸、木香、沉香爲衣。每服三錢，五更用砂糖水下。

腰痛

内經云：太陽所至爲腰痛。足太陽膀胱之脉所過，還出，別下項，循肩膊內，挾脊抵腰下，故爲病頭如拔，挾脊痛，腰似折，髀不可以曲，是經虛則邪客之，痛病生矣。邪者風熱濕燥寒，皆能爲病，大抵寒濕多而風熱少也。○又云：腰者，腎之府，轉摇不能，腎將憊矣。房室勞傷，腎虛腰痛，陽氣虛弱，故不能運動憊敗也。

愚按，内經言太陽腰痛者，外感六氣也；言腎經腰痛者，内傷房慾也。假令作强伎巧之官，謹其閉蟄封藏之本，則州都之地，真氣佈濩，雖六氣苛毒，弗之能害。惟以欲竭其精，以耗散其真，則腎臟虛傷，膀胱之腑，安能獨足？於是六氣乘虛，侵犯太陽，故分别施治。有寒、濕，有風熱，有挫閃，有瘀血，有滯氣，有痰積，皆標也，腎虛其本也。標急則從標，本重則從本，標本不失，病無遁狀矣。

寒 感寒而痛，其脉必緊，腰間如冰，得熱則減，得寒則增。五積散，去桔梗，加吳茱萸。或薑附湯加肉桂、杜仲。外用摩腰膏。兼寒濕者，五積散加蒼、朮、麻、黄。

濕 傷濕如坐水中，腎屬水，久坐水濕，或傷雨露，兩水相得，以致腰痛身重，脉緩，天陰必發。滲濕湯，腎着湯。兼風濕者，獨活寄生湯。

風　有風脉浮，痛無常處，牽引兩足，五積散，加防風、全蝎，或小續命湯。杜仲、薑汁炒爲末，每服一錢，酒送。治腎氣腰痛，兼治風冷，或牛膝酒。

熱　脉洪數發渴，便閉，甘豆湯加續斷、天麻。

閃挫　或跌撲損傷，乳香趁痛散及黑神散，和復元通氣散，酒調下。不效，必有惡血，四物湯加桃仁、穿山甲、大黄。勞役負重而痛，十補湯，下青娥丸。

瘀血　脉濇，轉動若錐刀之刺，大便黑，小便或黄、或黑，日輕夜重，調榮活絡飲，或桃仁酒調黑神散。

氣滯　脉沉，人參順氣散，或烏藥順氣散加五加皮、木香。或用降香、檀香、沉香，各三錢三分，煎湯，空心服。

痰積　脉滑，二陳湯加南星、香附、烏藥、枳殼。脉有力者，二陳湯加大黄。

腎虛　腰肢痿弱，脚膝酸軟，脉或大或細，按之無力，痛亦攸攸隱隱而不甚，分寒、熱二候。

脉細而軟，力怯短氣，小便清利，腎氣丸、茴香丸、鹿茸、羊腎之類。脉大而軟，小便黄，虚火炎，六味丸，封髓丹。

丹溪云：久腰痛，必用官桂開之，方止。

五積散 見「類中風」。

小續命湯 見「中風」。

獨活寄生湯 治腎虚，受風受濕，腰腿拘急，筋骨攣痛，行步艱難。

獨活　桑寄生　杜仲炮，去絲。牛膝　細辛　秦艽　茯苓　桂心　防風　芎藭　人參各一錢半。甘草　當歸　芍藥　地黄各一錢。

水二鍾，生薑五片，煎八分，食前服。如無寄生，續斷似之。

牛膝酒

牛膝　川芎　羌活　地骨皮　五加皮　薏苡仁　甘草各一兩。海桐皮二兩。生地黄十兩。

爲粗末，絹袋盛，入好酒二斗，浸二七日。每服一杯，日三四杯。

腎着湯 治腎虚傷濕，腰中如帶五千錢，腰冷如坐水中，不渴，小便自利，此證名爲腎着。

乾薑炒。茯苓　甘草　白术各二兩。

每服四錢，水一鍾，煎七分，空心温服。

滲濕湯 治寒濕所傷，身體重着，如坐水中，小便赤濇，大便溏泄。

蒼术炒。白术炒。甘草炙，各二兩。茯苓去皮。乾薑炮，各一兩。橘紅　丁香各二錢半。每服四錢，水一鍾，棗一枚，薑三片，煎七分服。

摩腰膏 治老人腰痛，女人白帶。

附子尖　烏頭尖　南星各二錢半。朱砂　雄黄　樟腦　丁香各一錢半。乾薑　麝香五分半。

爲細末，蜜丸，龍眼大。每用一丸，生薑汁化開，如厚粥，火上烘熱，放掌上摩腰中。候藥盡，即烘綿衣裹緊，腰熱如火。間二日用一丸。

甘豆湯 治風熱腰痛，二便不通。

黑豆二合。甘草二錢。水二鍾，生薑七片，煎服。間服敗毒散。

敗毒散 風熱證通用。

羌活　獨活　前胡　柴胡　人參　茯苓　甘草炒。枳殼　桔梗　芎藭各等分。

每服三錢，生薑五片，煎服。

乳香趁痛散 治打墜腰痛。加全蝎，更妙。脚氣痛用。

虎脛骨酒炙黃。 敗龜酒炙，各二兩。 騏驎蝎 赤芍藥 當歸 自然銅煅，醋淬研。 白附子炮。 没藥 防風 辣桂 骨碎補炒。 蒼耳子微炒。 白芷各三兩。 牛膝 天麻 檳榔 五加皮 羌活各一兩。 爲末，每服一錢，酒調。

黑神散

黑豆炒，去皮，半升。 熟地黃酒浸。 當歸酒潤。 肉桂 乾薑炒黑。 甘草炙。 芍藥 蒲黃各四兩。 爲細末，每服二錢，童便半鍾，酒少許，煎服。

復元通氣散 治一切氣滯及閃挫腰痛。

大茴香炒。 穿山甲炒，各二兩。 玄胡索 白牽牛炒。 橘紅 甘草炙，各一兩。 木香忌火。一兩五錢。 爲細末，每服二錢，熱酒調下。

十全大補湯 即十補湯，見「虛勞」。

青娥丸　治腎虛腰痛。

補骨脂四兩，炒。杜仲薑汁炒，四兩。

爲末。胡桃肉三十個，研熟，蜜少許，丸桐子大。每服四錢，酒送。

橘核酒　治跌打損傷，瘀血作痛。

橘核炒，去皮。研細末，每服二錢，酒調下。

調榮活絡飲　治失力腰閃，或跌撲瘀血。

大黃　當歸　牛膝酒洗。杏仁去皮，炒，各二錢。赤芍藥　紅花　生地酒洗。羌活各一錢。川芎一錢五分。桂枝三分。

水鍾半，煎八分，食前服。

人參順氣散　治氣滯腰痛。

白朮　白芷　陳皮　桔梗　枳殼　人參　甘草　川芎　麻黃去節。烏藥　白薑各一錢。水二鍾，煎一鍾服。

烏藥順氣散

白术　茯苓　青皮　白芷　陳皮　烏藥　人參各一兩。甘草五錢。

爲末，每服三錢，水一鍾，煎七分服。

二陳湯見「中風」。

無比山藥丸　治腎虚腰痛。

赤石脂煅。茯神去皮、木。山茱萸去核。熟地黄酒煮。巴戟去心。牛膝酒浸。澤瀉各三兩。杜仲薑汁炒。菟絲子酒浸。山藥各三兩。北五味六兩。肉蓯蓉酒浸，四兩。爲末，蜜丸，桐子大。每服三錢，酒下。

六味丸　**八味丸**見「虚癆」。

補陰丸

龜板酒炙。黄柏酒炒。知母　側柏葉　枸杞子　五味子　杜仲薑汁炒。砂仁各五錢。甘草二兩半。

猪脊髓地、黄膏爲丸，每服五錢，淡鹽湯下。

痛氣

内經曰：任脉爲病，男子内結七疝，女子帶下瘕聚。任脉起於中極之下，以上毛際，循腹裏上關元，總諸陰之會。故諸種疝證，無不由任脉爲之原，諸經爲之派耳。七疝詳列於後。瘕聚者，女子之疝也。◯從少腹上，衝心而痛，不得前後爲衝疝。既上衝心，又不得大小便，能上而不能下也。◯肝所生病爲狐疝。卧則入腹，立則出腹入囊，似狐之晝出穴而溺，夜入穴而不溺，故名狐疝也。蓋環陰器，上抵少腹者，乃肝經之部分，是受疝之處也。一切疝證，非肝木受邪，即肝木自病，此言狐疝，乃肝經自病也。◯三陽爲病發寒熱，其傳爲癩疝。三陽者，手太陽小腸、足太陽膀胱、足少陽膽也。小腸、膀胱，皆在下部，膽與肝爲夫婦，且支脉出氣街，繞毛際，故三陽皆能病疝也。癩者頑痺不仁，睾丸腫大，如升如斗者，是也。◯黄脉之至也，大而虚，積氣在腹中，有厥氣，名曰厥疝。黄脉，土脉也。肝木乘脾，故大而虚也。厥者，逆也，言厥逆上升也。肝部應春，於象爲木，皆主上升，怒則氣上，故爲厥疝。◯脾傳之腎，病名疝瘕，少腹冤熱而痛，出白。脾受所不勝之邪，傳於所勝，則脾失運化之常，又遇寒水之臟，則稽留成有形之瘕。瘕者，即方書所云「狀如黄瓜」者是也。有氣不得申，曰冤氣，聚而痛，白精自出。經曰：寸口脉沉而弱，疝瘕，少腹痛。又曰：脉急者，疝瘕少腹痛。◯足陽明之筋，病㿗疝，腹筋急。又曰：肝脉滑甚，爲㿗疝。既曰足陽明病㿗疝，又曰肝滑爲㿗疝，則知此證肝木乘胃也。㿗者，裏大膿血，甚則下膿血也。◯脾脉微大爲疝氣，滑甚爲㿗癃。又曰：腎脉滑甚爲㿗癃。内裏膿血，外小便閉，名曰㿗癃疝。此亦脾邪傳腎也。

愚按，內經所謂任脉爲病，內結七疝，合言疝證之原也。所謂衝疝、狐疝、癩疝、厥疝、瘕疝、𤸇疝、𤸇癃疝，分言七疝之狀也。巢氏不能詳考內經原具七疝，乃强分厥、癥、寒、氣、盤、胕、狼，自附於內經之七疝，不亦妄乎？宜張子和非之曰：此俗工所立，謬名似矣。及其立論，但辨陰器與小腸、膀胱、腎了不相干，專屬肝經受病，竟不知任脉爲七疝之原，亦不知經文自有七疝散，見於各論之中。又添寒、水、筋、血、氣、狐、癩之七種，此其疵謬，與巢氏未有以異也。若言疝爲筋病，皆挾肝邪則可；若言止在厥陰一經，不亦與內經相戾耶？且執病在下者，引而竭之，不問虛實，概與攻下，其禍有不可勝言者，豈待下後始補，而可回其生乎？學者但當以內經爲正，不當惑於多歧。丹溪以爲疝證皆始於濕熱，蓋大勞則火起於筋，醉飽則火起於胃，房勞則火起於腎，大怒則火起於肝。火鬱之久，濕氣便盛，濁液凝聚，并入血隧，流於厥陰。肝性急速，爲寒所束，宜其痛甚，此亦補前人未備之一端，不可守爲揆度也。故夫治法，寒則多痛，熱則多縱，濕則腫墜，虛者亦腫墜，在血分者不移，在氣分者多動。蓋睾丸有兩：左丸屬水，水生肝木，木生心火，三部皆司血，統納左之血者肝也；右丸屬火，火生脾土，土生肺金，三部皆司氣，統納右之氣者肺也。是故諸寒收引，則血泣而歸肝，下注於左丸；諸氣憤鬱，則濕聚而歸肺，下注於右丸。且睾丸所絡之筋，非盡由厥陰，而太陰、陽明之筋亦入絡也。故患左丸者，痛多腫少；患右丸者，痛少腫多：此確然者耳。

衝疝　氣上衝心，二便不通。巢氏狼疝略似。治法，木香散。

狐疝　卧則入腹，立則出腹。子和亦有狐疝。仲景治狐疝時上時下者，蜘蛛散。或用牡蠣六兩，鹽泥固濟，炭三斤煅，至火盡，取二兩。乾薑一兩，焙爲細末。二味和勻，水調得所，塗痛處，小便大利即愈。

㿉疝　陰囊腫大，如升如斗，甚而如栲栳大者，三層茴香丸、荔枝散、宣胞丸、地黄膏子丸。木腎不痛，南星、半夏、黄柏、蒼朮、枳實、山楂、白芷、神麯、滑石、茱萸、昆布，酒糊丸，空心鹽湯下。雄楮葉，不結子者。曬乾爲末，酒糊丸，鹽湯下。用馬鞭草搗塗，效。張子和亦有㿉疝。

厥疝　脾受肝邪，氣逆有積。巢氏亦有厥疝，但增吐飲食。肝邪甚者，當歸四逆湯，用苦楝散、木香陳皮散。

瘕疝　脾傳腎，少腹熱痛，出白。即巢氏之癥疝，子和之筋疝也。丹溪所謂内鬱濕熱者，與此疝相似。烏頭梔子湯，或加橘核、桃仁、吴茱萸。丹溪云：陽明受濕，熱傳入太陽，發熱惡寒，小腹悶痛。梔子、桃仁、枳實、山楂等分，同煎，加生薑汁。

㿗疝　足陽明筋病，内有膿血。即巢氏之胕疝，子和之血疝也。宜用桃仁、玄胡索、甘草、茯苓、白朮、枳殼、山楂、橘核、荔枝核。

㿉癃疝 内有膿血，小便不通。加味通心散，或五苓散加桃仁、山楂。

巢氏七疝 厥。厥，逆心痛，吐食。癥。氣乍滿，心下痛，氣積如臂。寒。寒，飲食脇腹盡痛。氣。乍滿乍減而疝。盤。臍旁作痛。胕。臍下有積者。狼。小腹與陰相引痛，大便難。

子和七疝 寒。囊冷硬如石，陰莖不舉，或連睾丸痛，得之寒，及使内過勞。水。囊腫，陰汗出，或按小腹作水聲。筋。陰莖腫脹，或潰膿，或痛而裏急，筋縮，或莖中痛，挺縱不收，白物隨溲而下。血。小腹兩旁，狀如黄瓜，血滲脬囊，結成癰腫，膿少血多。氣。上連腎，下及囊，或因怒哭則氣脹，怒哭罷則氣散。狐。卧則入小腹，立則歸囊中，出入上下，與狐相似也。㿗。囊大如升斗，不痛不癢，濕症也。

小腸疝 小腸之病，小腹引睾丸，必連腰脊而痛。小腸虚，則風冷乘間而入，邪氣既入，則厥而上衝，肝肺控引睾丸，上而不下。茴香、楝實、吴茱萸、陳皮、馬藺花，醋炒各一兩。芫花醋炒五錢。醋糊丸，每服一錢，加至三錢，酒送。又方：益智、蓬术各五錢，大茴、山茱萸、牛膝、續斷、川芎、葫蘆巴、防風、牽牛炒，甘草各二錢半，爲細末，每服三錢，水煎，空心連滓服。白湯調下亦得。

膀胱氣 小腹腫痛，不得小便是也。五苓散一兩，分三服。葱白一莖，茴香一錢，鹽八分，水一鍾，煎七分服。

三服盡，當下便如墨汁，續用硇砂丸。

脉候　弦急搏皆疝脉，視在何部而知其臟。尺部脉滑爲寒疝。東垣曰：滑脉寸上見者爲大熱，陽與陽併也。尺部見滑爲大寒，丙丁不勝壬癸，從寒水之化也。

醫案

常州尹文輝，嗜火酒，能飲五斤。五月間入閩中，溪水驟漲，涉水至七里，覺腹痛之甚。半月後，右丸腫大，漸如斗形。閩中醫者皆與肝經之劑，及温熱之品，半載無功，歸而就商於余。余曰：嗜火酒則濕熱滿中，涉大水則濕寒外束。今病在右，正是脾肺之濕，下注睾丸。以胃苓湯加梔子、枳殼、黄柏、茴香，十劑而略减，即以爲丸，服至十八斤全安。經今十五年不再發。

文學駱元賓，十年患疝，形容枯槁，余視之左脇有形，莫大如臂，以熱手握之，瀝瀝有聲，甚至上攻於心，悶絶者久之。以熱醋熏炙，方甦。余曰：「此經所謂厥疝，用當歸四逆湯。」半月，積形衰小，更以八味丸間服。喜其遵信余言，半載無間，積塊盡消，後不復患。

木香散　治肝邪上厥，痛悶欲絶。

木香　陳皮　良薑　訶子　乾薑　枳實各一錢半。草豆蔻　黑牽牛　川芎各一錢。

水二鍾，煎一鍾，空心服。

蜘蛛散

仲景以之治狐疝。

蜘蛛十四枚，微炒。　桂五分。

右爲末，每服一錢。雷公云：蜘蛛勿用五色者、身上有刺毛者、薄小者。須用屋西南有網、身小尻大、腹内有蒼黄膿者佳。去頭足，微炒研。

三層茴香丸

治一切疝如神，癩疝尤爲要藥第一料。

大茴香拌鹽五錢，炒，和鹽秤。　川楝子去核，炒。　沙參　木香各一兩。

右爲細末，水煮米糊爲丸，桐子大。每服三錢，空心鹽湯下，日三服。纔完，便接第二料。

照前方加蓽撥一兩。　檳榔五錢。

共前藥六味，重五兩半，爲末，糊丸，服法如前。未愈，服第三料，照前二方加白茯苓四兩。附子製，一兩。

共前八味，重十兩，糊丸，服法同前，但每服三錢。雖三十年之久，大如栲栳者，皆可除根。

荔枝散

治陰丸腫大，痛不可忍。

荔枝核十四枚，燒灰存性，用新者。沉香　大茴香炒。木香　青鹽　食鹽各一錢。川楝肉　小茴香各二錢。

爲末。每服三錢，空心熱酒調服。

宣胞丸　治外腎腫痛。

黑丑半生半熟。木通　青木香盤蝥七枚，同炒。

爲末，酒糊丸，桐子大。每服二錢，鹽湯下。

地黃膏子丸　治男婦奔豚氣塊，小腹控睾而痛，上冲心腹。

人參　沉香　木香　白术炒。玄胡索　血竭　蛤蚧　當歸　廣茂炮。吴茱萸　續斷　川芎

全蝎　茴香炒。川楝子麩炒。柴胡　没藥　青皮　肉桂已上分兩無定數，隨證加減用。

右爲細末，地黃膏子丸，如桐子大。空心温酒下二十丸，日加一丸，至三十丸。

當歸四逆湯

當歸尾七分。附子炮。官桂　茴香　柴胡各五分。芍藥四分。玄胡索　川楝子　茯苓各三分。澤瀉二分。

水二鍾，煎一鍾，空心服。

川苦楝散

木香　川楝巴豆拌炒，去豆。　茴香鹽炒，去鹽。

等分爲末，每服二錢，空心食前酒調下。

木香楝子散　疝氣久不愈者，服此神效。

石菖蒲一兩，炒。　青木香一兩，炒。　萆薢五錢。　荔枝核二十枚，炒。　川楝子三十個，巴豆二十枚，同炒黄赤色，去巴豆不用。

爲細末。每服二錢，入麝香少許，空心炒茴香，鹽酒調下。

烏頭梔子湯　治内有鬱熱，外爲寒束。

川烏頭炮。　梔子仁炒，各三錢。　水二鍾，煎一鍾，空心服。

加味通心散　治㿗癃疝，内有膿血，小便不通。

瞿麥穗　木通去皮。　梔子去殼。　黄芩　連翹　甘草　枳殼去穰。　川楝子去核。　歸尾　桃仁去皮、尖，炒。　山楂　等分。爲末。每服三錢，燈心、車前草煎湯，空心調服。

五苓散見「傷寒」。

磠砂丸

木香　沉香　巴豆肉各一兩。青皮二兩。銅青五錢，研。磠砂一錢，研。

二香、青皮、巴豆，慢火炒紫色，去巴豆，爲末，入磠砂、銅青，同研匀，蒸餅和丸，桐子大。每服七丸至十丸，鹽湯空心下，日二服。

羊肉湯　治寒疝腹痛裏急。

當歸三兩。生薑五兩，寒者加用。羊肉一斤。

水八碗，煮取三碗，温服一碗，一日飲盡。

淋證　即癃證也。小便不通，謂之閉，小便淋瀝，謂之癃。

内經曰：脾受積濕之氣，小便黄赤，甚則淋。此言濕傳膀胱而成淋也。上受濕侵，積久則鬱而爲熱，脾者主轉輸水穀，濕熱輸于膀胱，淋證乃作。○風火鬱於上而熱，其病淋。此言熱傳膀胱而成淋也。少陽甲膽爲相火主風，曰鬱於上者，火邪類歸心經，心移熱于膀胱，而淋證作矣。

愚按，内經言淋，濕與熱兩端而已。病源論謂膀胱與腎爲表裏，但主水，水入小腸與胞，行於陰爲溲便也。若飲食不節，喜怒不時，虚實不調，臟腑不和，致腎虚而膀胱熱。腎虚則小便數，膀胱熱則水下澀；數而且澀，則淋瀝不宣，小腹弦急，痛引於臍，分石淋、勞淋、血淋、氣淋、膏淋、冷淋六種。石林者，有如沙石，膀胱蓄熱而成，正如湯瓶久在火中，底結白磩也。勞淋者，因勞倦而成，多屬脾虛。血淋者，心主血，心遺熱於小腸，搏於血脉，血入胞中，與溲俱下。氣淋者，肺主氣，氣化不及州都，胞中氣脹，少腹滿堅，溺有餘瀝。膏淋者，滴下肥液，極類脂膏。冷淋者，寒客下焦，水道不快，先見寒戰，然後成淋。更有過服金石，入房太甚，敗精强閉，流入胞中；亦有濕痰日久，注滲成淋。由是則致淋之故，殆有多端，若不求其本末，未有獲痊者也。

石淋　清其積熱，滌去沙石，則水道自利，宜神效琥珀散、如聖散、獨聖散，隨證選用。

勞淋　有脾勞、腎勞之分。多思多慮，負重遠行，應酬紛擾，勞於脾也，宜補中益氣湯與五苓散分進。專因思慮者，歸脾湯。若强力入房，或施泄無度，勞於腎也，宜生地黄丸，或黄芪湯。腎虛而寒者，金匱腎氣丸。

血淋　有血瘀、血虛、血冷、血熱之分。小腹硬滿，莖中作痛欲死，血瘀也，一味牛膝煎膏，酒服大效。但虛人能損胃耳，宜四物湯加桃仁、通草、紅花、牛膝、丹皮。血虛者，六味丸加側柏葉、車前子、白芍藥，或八珍湯送益元散。血色鮮紅，心與小腸實熱，脉必數而有力，柿蒂、側柏、黄連、黄柏、生地黄、牡丹皮、白芍藥、木通、澤瀉、茯苓。血色黑黯，面色枯白，尺脉濇遲，下元虚冷也。金匱腎氣丸。或用漢椒根四五錢，水煎冷服。然有内熱過極，反兼水化而色黑者，未可便以爲冷也，須以脉證詳辨之。

氣淋　有虚實之分。如氣滯不通，臍下妨悶而痛者，沉香散、石葦散、瞿麥湯。氣虚者，八珍湯加杜仲、牛膝、倍茯苓。

膏淋　似淋非淋，小便色如米泔，或如鼻涕，此精溺俱出，精塞溺道，故欲出不快而痛，鹿角霜丸、大沉香散、沉香丸、海金沙散、菟絲子丸，隨證選用。

冷淋　多是腎虚。肉蓯蓉丸、澤瀉散、金匱腎氣丸。

胞痺　膀胱者，州都之官，津液藏焉，氣化則能出矣。風寒濕邪氣客於胞中，則氣不能化出，故胞滿而水道不通。小腹膀胱按之内痛。若沃以湯，濇於小便，以足太陽經其直行者，上交巔入絡腦，下灌鼻則爲清涕也。腎着湯、腎瀝湯、巴戟丸。

脉候　少陰脉數，婦人則陰中生瘡，男子則氣淋。盛大而實者生，虚小而濇者死。

醫案

邑宰嚴知非，患淋經年，痛如刀錐，凡清火疏利之劑，計三百帖，病勢日甚，歲暮來就診。余曰：「兩尺數而無力，是虛火也。從來醫者皆泥痛無補法，愈疏通則愈虛，愈虛則虛火愈熾，遂以八味地黃丸料加車前、沉香、人參，服八劑痛減一二，而頻數猶故。原醫者進云：「淋證作痛，定是實火，若多溫補，恐數日後必將悶絶，不可救矣。」知非疑懼，復來商之。余曰：「若不宜溫補，則服藥後病勢必增，今既減矣，復何疑乎？」朝服補中益氣湯，晚服八味丸，逾月而病去其九；更倍用參、芪，十四日而霍然矣。

大司寇杜完三夫人，淋瀝兩載，靡藥不嘗，卒無少效。余診之，見其兩尺沉數，爲有瘀血停留，法留攻下，因在高年，不敢輕投，但於補養氣血之中，加琥珀、牛膝。此等緩劑，須以數十劑收功，而夫人躁急求功，再劑不效，輒欲更端，遂致痼疾。

神效琥珀散 治水道濇痛，頻下沙石。

琥珀　桂心去皮。　滑石水飛。　大黄微炒。　葵子　膩粉　木通　木香　磁石煅，酒焠七次，研。

等分爲細末，每服二錢，燈心、葱白煎湯調服。

如聖散 治沙石淋。

馬藺花　麥門冬去心。　白茅根　車前子　甜葶藶微炒。　檀香　連翹各等分。

右爲末，每服四錢，水煎服。如渴者，加黄芩同煎，入燒鹽少許服。

獨聖散 治沙石淋。

黄蜀葵花、子俱用炒，一兩。爲細末，每服一錢，食前米飲調服。

補中益氣湯 見「虚勞」。

五苓散 見「傷寒」。

歸脾湯 方見「虚癆」。

金匱腎氣丸 方見「腫脹」。

生地黄丸 治腎虚勞淋。

生地黄切，焙。黃芪各一兩半。防風去皮。遠志去木。茯神去木。鹿茸去毛，酥炙。黃芩去朽心。栝蔞各一兩。石葦去毛。當歸焙，各五錢。赤芍藥　戎鹽研。蒲黄　甘草炙，各七錢五分。車前子　滑石各二兩。人參一兩，二錢五分。

爲末，蜜丸梧子大。每服二錢，食前鹽湯下。

黄芪湯　治腎虚勞淋。

桑白皮七錢五分。人參　五味子　白茯苓　旱蓮子　磁石煅，醋焠。滑石各一兩。黄芪二兩。枳殼麩炒。黄芩各半兩。

每服三錢，水一鍾，前七分服。

六味地黄丸

八珍湯

四物湯　俱見「虚癆」。

沉香散　治氣淋臍下妨悶，小便大痛。

沉香　石葦去毛。　滑石　當歸　王不留行　瞿麥各半兩。　葵子　赤芍藥　白术各七錢半。　甘草炙，二錢半。

爲末，每服二錢，大麥湯空心調服，以利爲度。

石葦散

石葦去毛。　赤芍藥各五錢。　白茅根　木通　瞿麥　芒硝　葵子　木香各一兩。　滑石二兩。

每服四錢，水一鍾，煎六分服。

瞿麥湯

瞿麥穗　黄連去鬚。　大黄蒸。　枳殼　當歸　羌活去蘆。　木通　牽牛　延胡索　桔梗　大腹皮　射干各一兩半。　桂心去皮，五錢。

每服四錢，水一鍾半，生薑七片，煎八分服。

鹿角霜丸

鹿角霜　白茯苓　秋石各等分。

爲細末，糊丸，梧子大。每服五錢，米飲下。

大沉香散 治膏淋，臍下妨悶。

沉香　陳皮　黄芪各七錢半。　瞿麥三兩。　榆白皮　韮子炒。　滑石各一兩。　黄芩　甘草炙，各五錢。

爲末。每服二錢，食前米飲調服。

沉香丸

沉香　肉蓯蓉酒浸，切，焙。　荆芥穗　磁石煅，醋焠七次。　黄芪　滑石各一兩。

爲末，蜜丸，梧子大。每服三錢酒送。

海金沙散

海金沙　滑石各一兩。　甘草二錢五分。

研末，每服二錢，燈心湯調送。

菟絲子丸

菟絲子酒蒸，焙，搗。　桑螵蛸炙，各五錢。　澤瀉二錢五分。

爲末，蜜丸，梧子大。每服二錢，空心米飲下。

肉蓯蓉丸

肉蓯蓉酒蒸，焙。　熟地黄酒煮，杵膏。　山藥炒黄。　石斛去根。　牛膝酒浸，焙。　官桂去皮，忌火。　檳榔各五錢。　附子炮，去皮、臍。　黄芪各一兩。　黄連去鬚，七錢五分。　細辛去苗葉。　甘草炙，各三錢五分。

爲末，蜜丸，梧子大。每服二錢，鹽酒下。

澤瀉散　治冷淋，脹滿濇痛。

澤瀉　雞蘇　石葦去毛，炙。　赤茯苓　蒲黄　當歸　琥珀另研。　檳榔各一兩。　枳殼麩炒。　桑螵蛸炒，各五錢。　官桂七錢五分。　爲細末。每服二錢，木通湯調服。

腎着湯　見「腰痛」。

腎瀝湯　見「痺」。

巴戟丸　治胞痺。

巴戟去心，一兩半。　桑螵蛸切破，麩炒。　杜仲去皮，淋，炙。　生地黄烘。　附子炮，去皮臍。　肉蓯蓉酒浸，去甲。　續斷　山藥各一兩。　遠志去木，三錢。　石斛去根。　鹿茸酥炙。　菟絲子酒浸，另搗。　山茱萸去核。　北五味　龍

骨　官桂各七分半。爲末，蜜丸，梧子大。每服三錢，空心陳酒送下。

小便閉癃

經云：肝足厥陰之脉，過陰器，所生病者閉癃。又云：督脉者，女子入繫廷孔。廷，正也，直也，言正中之直孔，即溺竅也。其孔，溺孔之端也。女人溺孔在前陰，半横骨之下也。孔之上際謂之端，乃督脉外起之所，此雖以女子爲言，然男子溺孔亦在横骨下中央，但爲宗筋所函，故不可見耳。其男子循莖下至篡，與女子等。此生病不得前後。莖，陰莖也。不得前後，二便俱閉也。此雖督脉所生，而實亦衝、任之病。蓋此三脉，皆由陰中而上行，故其爲病如此。又云：三焦下腧，在於足太陽之前，少陽之後，出於膕中外廉，名曰委陽，是足太陽絡也。三焦者，足少陽、太陰之所將，太陽之别也，上踝五寸，别入貫腸，出於委陽，並太陽之正，入絡膀胱，約下焦。實則閉癃，虚則遺溺。此言三焦下腧之所行與所主之病也。將，領也。三焦下腧，即足太陽之别絡，故自踝上五寸間，别入腨腸，以出於委陽穴，並太陽之正脉，入絡膀胱，以約束下焦，而其爲病如此。又云：膀胱不利爲癃，不約爲遺溺。不約者，不能約束收攝也。

愚按，閉與癃二證也。新病爲溺閉，蓋滴點難通也；久病爲溺癃，蓋屢出而短少也。閉癃之病，内經分肝與督脉、三焦與膀胱四經，然太陽膀胱，但主藏溺；其主出溺者，皆肝經及督脉及三焦也。又考膀胱爲州都之官，津液藏焉，氣化則能出矣。夫主氣化者，太陰肺經也。若使肺燥不能生水，則氣化不及州都，法當清金潤肺。車前、紫菀、麥門冬、茯苓、桑皮之類。如脾濕不運，而精不上升，故肺不能生水，法當燥脾健胃。蒼术、白术、茯苓、半夏之類。如腎水燥熱，膀胱不利，法當滋腎滌熱。黄柏、知母、茯苓、澤瀉、通草之類。夫滋腎瀉膀胱，名爲正治；清金潤燥，名爲隔二之治。健胃燥脾，名爲隔三之治。又或有水液，只滲大腸，小腑因而燥竭，宜以淡滲之品茯苓、猪苓、通草、澤瀉之類。分利而已。或有氣滯，不能通調水道，下輸膀胱者，順氣爲急，枳殼、木通、橘紅之類。有實熱者，非與純陰之劑，則陽無以化。上焦熱者，梔子、黄芩；中焦熱者，黄連、芍藥；下焦熱者，黄柏、知母。有大虚者，非與温補之劑，則水不能行。如金匱腎氣丸及補中益氣湯是也。如東垣治一人小便不通，目突腹脹，皮膚欲裂，服淡滲之藥無效。東垣曰：疾急矣，非精思不能處。思至夜半，曰：吾得之矣！膀胱爲津液之府，必氣化而能出，服淡滲而病益甚，是氣不化也。無陽則陰無以生，無陰則陽無以化。淡滲氣薄，皆陽藥也；孤陽無陰，欲化得乎？以滋腎丸羣陰之劑授之，即愈。丹溪嘗曰：吾以吐法通小便，譬如滴水之器，上竅閉則下竅無以自通，必上竅開，而下竅之水出焉。氣虚者，補中益氣湯，先服後吐；血虚者，芎歸湯，先服後吐；痰多者，二陳湯，先服後吐；氣閉者，香附、木通探吐。更有瘀血而小便閉者，牛膝、桃仁爲要藥。别録云：小便不利，審是氣虚，獨參湯如神。由是觀之，則受病之源，自非一途，若不從望、聞、問、切察之明，審之當，而浪投藥劑，幾何不以人命爲戲耶？

妊娠小便不通

孕婦胎滿壓胞，多致小便閉塞，宜升舉其氣。補中益氣湯探吐。仲景用八味丸，酒服。或令穩婆手入産户，托起其胎，溺出如注。或令孕婦眠于榻上，將榻倒竪起，胎即不壓而溺出，勝於手托多矣。或各有所因者，並依證施治。

産後小便不通

陳皮去白爲末，空心酒調二錢，外用鹽填臍中，却以葱白皮十餘根作一縛，切作一指厚，安鹽上，用大艾炷，滿葱餅上以火灸之，覺熱氣入腹内即通。此唯氣壅者宜之，若氣虚源涸，或有他因者，更當審詳也。

醫案

郡守王鏡如，痰火喘嗽，正甚時，忽然小便不通，自服車前、木通、茯苓、澤瀉等藥，小腹脹悶，點滴不通。余曰：右寸數大，是金燥不能生水之故。惟用紫苑五錢，麥門冬三錢，北五味十粒，人參二錢，一劑而小便湧出如泉。若淡滲之藥愈多，則反致燥急之苦，不可不察也。

先兄念山，謫官浙江按察，鬱怒之餘，又當盛夏，小便不通，氣高而喘。以自知醫，服胃苓湯四貼，不效。余曰：六脉見結，此氣滯也。但用枳殼八錢，生薑五片，急火煎服，一劑稍通，四劑霍然矣。

孝廉俞彦直，修府志勞神，忽然如喪神守，小便不通。余診之曰：寸微而尺鼓，是水涸而神傷也。用地黄、知母各二錢，人參、丹參各三錢，茯苓一錢五分，黄柏一錢，二劑稍減，十劑而安。

八正散　治心經邪熱，燥渴煩躁，小便不通。

瞿麥　扁蓄　車前子　滑石　甘草炙。　山梔仁　木通　大黄麵裹煨。各等分。

右爲末，每服二錢，水一鍾，入燈心，煎至七分。食後臨卧服之。

五苓散　方見「泄瀉」。

木通湯　治小便不通，小腹痛甚。

木通　滑石各五錢。　牽牛取頭末，二錢半。

右作一服，水二鍾，燈心十莖，葱白一莖，煎至一鍾，食前服。

通心飲　治心經有熱，唇焦面赤，小便不通。

木通　連翹各三錢。　水鍾半，燈心十莖，煎八分服。

牛膝湯 治血結，小便閉，莖中痛。

牛膝五錢。當歸三錢。黄芩二錢。水鍾半，煎八分，日三服。

金匱腎氣丸 治腎虚小便不通，或過服凉藥而愈甚者。每服三錢，淡鹽湯送下。方見「腫脹」。

琥珀散 治老人、虚人心氣閉塞，小便不通。

用琥珀爲末，每服一錢，人參湯下極效。

利氣散 治老人氣虚，小便不通。

黄芪炙。陳皮去白。甘草各一錢。水一鍾，煎七分服。

參芪湯 治心虚客熱，小便濇數。

赤茯苓一錢五分。生地黄　黄芪　桑螵蛸微炙。地骨皮各一錢。人參　五味子　菟絲子酒浸研。甘草炙，各五分。

水一鍾，煎七分。入燈心二十一莖，一沸服。

清肺散 治渴而小便閉澀。

茯苓二錢。猪苓三錢。澤瀉 瞿麥 琥珀各五分。燈心一分。扁蓄 木通各七分。通草二分。車前子一錢。

水二碗，煎至一碗。

滋腎丸 治陰虚小便閉。

黄柏酒洗，焙。知母酒炒，各二兩。肉桂二錢。

右爲末，熟水爲丸，如芡實大。每服百丸，加至二百丸，百沸湯空心服。

滋陰化氣湯 治因服熱藥，小便不利，臍下痛。

黄連炒。黄柏炒。甘草各一錢半。水煎，食前服。未通，加知母。

滑石散 治男婦轉胞，小腹急痛，不得小便。

寒水石二兩。葵子一合。滑石 亂髪灰 車前子

木通去皮、節，各一兩。水十碗，煎至五碗。每服一碗，一日服盡，即利。

洗方 治胞轉小便閉。先用良薑五錢、葱頭二十一枚、紫蘇二兩煎湯，密室內薰洗小腹、外腎、肛門，留湯再添。蘸綿洗，以手撫臍下，拭乾。被中仰坐，垂脚自舒其氣。次用蜀葵子二錢半、赤茯苓、赤芍藥、白芍藥各五錢，每服三錢，煎取清汁，調蘇合丸三丸，並研細青鹽五分，食前温服。

又法 炒鹽半斤，囊盛，慰小腹。

葱熨法 治小便閉，小腸脹。不急治，殺人。用葱白三斤，切細，炒熟，絹包分兩袋，更替熨臍下，即通。

又法 以自爪甲燒灰，水服。

塗臍方 治小便不通。大蒜獨顆者一枚。梔子七枚。鹽花少許。右搗爛，綿紙上，貼臍良久，即通。末通，塗陰囊上，立通。

又法 治小便閉垂死者，神效。

桃枝　柳枝　木通　白礬枯，各一兩。葱白七個。燈心一握。

水三十碗，煎十五碗，用磁瓶熱盛一半藥汁，薰外腎，周迴以被圍繞，不令外風得入，良久便通。加赤豆汁，若冷即易之，效。

小便黄赤

經云：脉熱病者，小便先黄。又云：胃氣盛則身已前皆熱，消穀善飢，溺色黄。又云：肺氣虚則肩背痛寒，少氣不足以息，溺色變。又云：冬脉不及，令人眇清脊痛，小便變。上二段，言肝胃有實熱；下二段，言肺腎有虚寒。此四者，皆能令小便黄赤也。厥陰之勝，胠脇氣并，化而爲熱，小便黄赤。此運氣之屬風者也。少陰司天，熱淫所勝，病溺色變。又云：少陽之勝，溺赤善驚。又曰：陽明司天，燥氣下臨，暴熱至，陽氣鬱發，小便變。此皆運氣之屬熱者也。中氣不足，溲便爲之變。此言虚也。

愚按，小便黄赤，人皆以下焦有熱，清之利之而已矣。寧知内經臟腑寒熱之别，有如是耶？故一切證候，莫不有五臟六腑之分，虚實寒熱之别。苟不詳察，其不禍人者幾希矣。

火腑丹　治心肝有熱，小便黄赤。

黄芩一錢五分。生地黄三錢。木通四錢。水二鍾，煎一鍾。空心時服。

凉胃湯　脾胃有熱，消穀善飢，溺色黄赤。

黄連一錢二分。甘草四錢，生用。陳皮二錢，去白。茯苓四錢，去皮。

水二杯，煎一杯，食遠服。

加味補中益氣湯　治脾肺虚，小便黄赤。

人參一錢。白术一錢，炒黄。黄芪一錢二分。甘草三分。當歸五分。陳皮六分。升麻三分。柴胡一分。茯苓二錢。車前子一錢。

水二鍾，煨薑三片，棗一枚，煎八分服。

温腎湯　治尺脉虚濇，足脛逆冷，小便黄赤。

附子製熟，二錢。肉桂去皮，一錢。熟地二錢。茯苓一錢五分。牛膝一錢二分。

水二杯，煨薑五片，煎一杯，空心服。

宛委山莊邗重校醫宗必讀卷之九

大便不通

經曰：北方黑色，入通於腎，開竅於二陰。腎主五液，津液盛則大便調和，若飢飽勞役，損傷胃氣，及過於辛熱厚味，則火邪伏於血中，耗散真陰，津液虧少，故大便燥結。又有年老氣虛，津液不足而結者，「腎惡燥，急食辛以潤之」是也。

愚按，內經之言，則知大便秘結，專責之少陰一經，證狀雖殊，總之津液枯乾，一言以蔽之也。分而言之，則有胃實、胃虛、熱秘、冷秘、風秘、氣秘之分。胃實而秘者，善飲食，小便赤，麻仁丸、七宣丸之類。胃虛而秘者，不能飲食，小便清利，厚朴湯。熱秘者，面赤身熱，六脉數實，腸胃脹悶，時欲得冷，或口舌生瘡，四順清凉飲、潤腸丸、木香檳榔丸。實者，承氣湯。冷秘者，面白或黑，六脉沉遲，小便清白，喜熱惡冷，藿香正氣散加官桂、枳殼，吞半硫丸。氣秘者，氣不升降，穀氣不行，其人多噫，蘇子降氣湯，加枳殼，吞養正丹。未效，佐以木香檳榔丸。風秘者，風搏肺藏，傳於大腸，小續命湯去附子，倍芍藥，加竹瀝，吞潤腸丸。或活血潤腸丸。更有老年津液乾枯，婦人產後亡血，及發汗，利小便，病後血氣未復，皆能秘結，法當補養氣血，使津液生則自通，誤用硝、黄利藥，多致不救。而巴豆、牽牛，其害更速。八珍湯加蘇子、廣橘紅、杏仁、蓯蓉，倍用當歸。若病證雖屬陰寒，而脉實微躁，宜溫暖藥中略加苦寒，以去熱躁，躁止勿加。如陰躁欲坐井中者，兩尺按之必虚，或沉細而遲，但煎理中湯，待極冷方服；或服藥不應，不敢用峻猛之藥者，宜蜜煎導之。用鹽五分，皂角末五分，入蜜煎中，其功更捷。冷秘者，醬生薑導之。或於蜜煎中，加草烏頭末。有熱者，猪膽汁導之。久虚者，如常飲食法，煮猪血臟湯，加酥食之。血仍潤血，臟仍潤臟，此妙法也。每見江湖方士，輕用硝、黄者十傷四五，輕用巴丑者十傷七八，不可不謹也。或久而愈結，或變爲肺痿，吐膿血，或飲食不進而死。

醫案

少宰蔣恬菴，服五加皮酒，遂患大便秘結，四日以來，腹中脹悶，服大黄一錢，通後復結。余曰：「腎氣衰少，津液不充，誤行疏利，是助其燥矣。」以六味丸煎成，加人乳一鍾，白蜜五錢。二劑後即通，十日而康復矣。

文學顧以貞，素有風疾，大便秘結，經年不愈。始來求治，余曰：「此名風秘，治風須治血，乃大法也。」用十全大補湯加秦艽、麻仁、杏仁、防風，煨皂角仁。半月而效，三月以後，永不復患。

以手書謝曰：「不肖道力，僻處窮鄉，日與庸人爲伍，一旦嬰非常之疾，困苦經年，靡劑不嘗，反深沉痼，遂不遠百里，就治神良。乍聆指教，肺腑快然，及飲佳方，如臭味之投。百日以來，沉疴頓釋。今幸生歸矣。凡仰事俯育，儔非意外之慶，則儔非台翁之賜哉！幸甚！」

麻仁丸　治腸胃熱燥，大便秘結。

厚朴去皮，薑汁浸，炒。　芍藥　枳實麩炒，各半斤。　大黄蒸焙，一斤。　麻仁別研，五兩。　杏仁去皮炒，五兩半。

右爲末，煉蜜和丸，桐子大。每服二十丸，臨卧，温水下。大便通利即止。

七宣丸　治風氣結聚，實邪秘結。

桃仁去皮、尖，炒，六兩。　柴胡　訶子皮　枳實麩炒。　木香各五兩。　甘草炙，四兩。　大黄麯裹煨，十五兩。

右爲末，煉蜜丸，如桐子大。每服二十丸，食前、臨卧各一服。米飲下，以利爲度。

厚朴湯　治胃虚秘結。

厚朴薑汁浸，炒透。　陳皮　甘草各三兩。　白术五兩。　半夏麯　枳實麩炒，各二兩。　右爲粗末，每服五錢，水一鍾半，薑三片，棗一枚。煎至八分，食前大温服。

四順清凉飲　治血燥内熱，大便不通。

大黄蒸。甘草炙。當歸酒洗。芍藥各一錢。

水鍾半，薄荷十葉，煎至七分服。

潤腸丸 治風結血秘，胃中伏火。

羌活 歸尾 大黄煨，各五錢。桃仁去皮、尖。麻仁各一兩。

右爲末，除麻仁、桃仁，另研如泥外，爲細末，煉蜜丸，如桐子大。每服五十丸，空心白湯送下。

木香檳榔丸 疏導三焦，快氣化痰，消食寬中。

木香 檳榔 枳殻麯炒。杏仁去皮、尖，炒。青皮去瓤，各一兩。半夏麯 皂角酥炙。郁李仁各二兩。

右爲末，别以皂角四兩，用漿水一碗，搓揉熬膏。更入熟蜜少許和丸，桐子大。每服五十丸，食後薑湯下。

大承氣湯

大黄 芒硝 厚朴去皮。枳實各二錢。

水二鍾，生薑三片，煎至九分，内硝煎服。

藿香正氣散

小續命湯

養正丹

八珍湯 俱見「中風」。

蘇子降氣湯　治氣滯妨悶，痰盛便秘。

蘇子炒。　半夏湯泡，各二錢半。　前胡　甘草炙。　厚朴薑汁浸，炒。　陳皮各一錢。　當歸一錢五分。　沉香七分。

水二鍾，薑三片，煎一鍾服。　虚人加桂五分，黄芪一錢。

半硫丸　治老人、虚人冷秘。

熟半夏爲細末。　硫黄研極細，用柳木槌子殺過。

以生薑自然汁同熬，入乾蒸餅末，攪和勻。　入帕内，杵數百下，丸如桐子大，每服十五丸至二十丸，温酒或薑湯下。　婦人醋湯下，俱空心服。

橘杏湯

治脉浮氣秘。若脉沉爲血秘，以桃仁代杏仁。

杏仁湯炮，去皮、尖，炒黄，五錢。　橘紅去白净，二錢半。　水一鍾，生薑三片，煎七分服。

益血潤腸丸

熟地黄六兩。　杏仁去皮、尖，炒。　麻仁各三兩，以上三味，俱杵膏。　枳殼麩炒。　橘紅各二兩五錢。　阿膠炒。　肉蓯蓉各一兩半。　蘇子　荆芥各一兩。　當歸三兩。　爲末，以前三味膏同杵千餘下，仍加煉蜜丸，桐子大。每服六十丸，空心白湯下。

穿結藥

治大實大滿，心胸高起，便秘。

蟾酥　輕粉　麝香各一錢。　巴豆五分，另研。

研極細末，用孩兒茶，乳汁和丸，如黍米大。每服三丸，薑湯下。

小便不禁

經曰：督脉生病爲遺溺。又曰：肝所生病爲遺溺。督與肝二經，並循陰器，繫廷孔，病則營衛不至，氣血失常，莫能約束水道之竅，故遺失不禁。又曰：膀胱不約爲遺溺。又曰：手太陰之别，名曰列缺。其病虚則欠呿，小便遺數。由此二節觀之，不獨病在陰器、廷孔而已，三焦爲決瀆之官，失其常，則遺溺何也？三焦之脉，從缺盆佈膻中、下膈，循屬三焦。膀胱之脉，循肩髆内，挾脊抵腰中，入循膂，屬膀胱。凡三焦虚，則膀胱亦虚，故不約也。肺從上焦，通調水道，下輸膀胱，而腎又上連於肺，兩臟爲子母，母虚子亦虚。此言上、中、下三焦氣虚，皆可以致遺溺也。

愚按，世俗之治小便不禁者，但知補濇而已，不知内經論肝、督、膀胱之病，不指爲何邪所干，則知七情六氣，皆能爲病也。又言手太陰虚者，爲子母相關之病，則知所生、所勝、所不勝之五邪，皆足以爲病也。總其大要而言，肺者主氣以下降，生水以下輸；膀胱者，津液藏焉，氣化則能出。水泉不止者，膀胱不藏也。此兩經者，實爲總司。肺虚者爲上虚，當補氣。補中益氣湯。不愈，當以黄柏、生地、麥門冬清其熱。膀胱虚者，爲下虚，當濇脱，桑螵蛸、雞胜胵之類。挾寒者家韭子丸、固脬丸、白茯苓散、菟絲子散之類。滑脱者，牡蠣丸。挾熱者，白薇散或雞腸散。更有睡則遺尿，皆責之虚，所以嬰兒脬氣未固，老人下元不足，多有此證。在嬰兒挾熱者十居七八，在老人挾寒有十居七八，此又不可不辨也。宜大菟絲子丸，猪脬炙，研碎，煎湯送下。更須審寒熱而爲之活。

妊娘尿出不知

用白礬、牡蠣爲末，酒調服二錢。或鷄毛灰末酒服一匕。或炙桑螵蛸、益智仁爲末，米飲下。薛立齋云：此證若脬中有熱，加味逍遥散。若脾肺氣虚，補中益氣湯加益智。若肝腎陰虚，六味丸。

此氣血虛不能制故也。薛立齋云：若因穩婆損胞者，八珍湯兼進補脬飲。若膀胱氣虛而小便頻數，當補脾肺。若膀胱陰虛者，須補肺腎。

產後小便不禁

醫案

方伯張七澤夫人，患飲食不進，小便不禁。余曰：六脉沉遲，水泉不藏，是無火也。投以八味丸料兼進六君子加益智、肉桂，二劑減，數劑而安。

文學俞玄倩，憂憤經旬，忽然小便不禁，醫皆以固脬補腎之劑投之。凡一月，而轉甚。余謂之曰：六脉舉之則軟，按之則堅，此腎肝之陰，有伏熱也。用牡丹皮、白茯苓各二錢，苦參八分，甘草稍六分，黄連一錢。煎成，調黄雞腸與服，六劑而安矣。適有吴門醫者云：既愈當大補之。數日後仍復不禁，再來求治。余曰：「肝家素有鬱熱，得温補而轉熾。」遂以龍膽瀉肝湯加黄雞腸服之，四劑即止。更以四君子加黄連、山梔，一月而愈。

家韭子丸

治遺溺、夢遺、白濁。

家韭子炒，六兩。鹿茸四兩，酥炙。肉蓯蓉酒浸，去甲。牛膝酒浸。熟地黄　當歸各二兩。菟絲子酒浸。

巴戟各一兩五錢。杜仲炒。石斛去苗。桂心　乾薑各一兩。

右爲末，酒糊丸，桐子大。每服五十丸，加至百丸。空心食前，鹽湯温酒送下。

固脬丸

兔絲子二兩，製。茴香一兩。附子泡，去皮、臍。桑螵蛸炙，各五錢。戎鹽二錢五分。

右爲細末，酒糊丸，梧子大。每服三十丸，空心米飲送下。

白茯苓散

白茯苓　龍骨　乾薑炮。附子炮，去皮。續斷　桂心　甘草炙，各一兩。熟地黄　桑螵蛸微炒，各二兩。

右剉碎。每服四錢，水一盞，煎六分，食前服。

鹿茸散　治小便不禁，陰痿脚弱。

鹿茸二兩，去毛，酥炙。韭子微炒。羊躑躅酒拌，炒乾。附子炮。澤瀉　桂心各一兩。爲細末，每服二錢，食前粥飲調服。

菟絲子散　治小便不禁，或過多。

菟絲子二兩，酒浸三日，曬乾，另搗爲細末。牡蠣　附子炮，去皮、臍。五味子各一兩。雞肶去黄皮，微炒。肉蓯蓉各二兩。右爲末，每服二錢，粥湯送下。

牡蠣丸

牡蠣白者，三兩。入磁瓶，鹽泥固濟。炭五斤，煅半日，取出研細。赤石脂三兩，搗碎，醋拌匀濕，於生鐵銚内，慢火炒，令乾。二味各研如粉。酒糊丸，梧子大，每服五十丸，空心鹽湯下。

白薇散

白薇　白歛　白芍藥各等分。

右爲末，每服二錢，粥飲下。

雞腸散

黄雞腸雄者四具，切破洗净，炙令黄。黄連去鬚。肉蓯蓉酒洗，切，焙。赤石脂另研。白石脂另研。苦參各五兩。

右爲末，每服二錢，食前酒下，日二、夜一。

大菟絲子丸　治腎虚，小便不禁。

菟絲子净洗，酒浸。　澤瀉　鹿茸去毛，酥炙。　石龍芮去土。　肉桂去粗皮。　附子炮，去皮，各一兩。　石斛去根，熟地黄　白茯苓去皮。　牛膝酒浸一宿，焙乾。　續斷　山茱萸去核。　肉蓯蓉酒浸切焙。　防風去蘆。　杜仲去粗皮炒，去絲。　補骨脂去衣，酒炒。　蓽澄茄　沉香　巴戟去心。　茴香炒，各三兩。　五味子　桑螵蛸酒浸，炒。　覆盆子去枝、葉、萼。　芎藭各半兩。

右爲細末，酒煮，麵糊丸，如桐子大。每服二十丸，空心温酒或鹽湯任下。

逍遥散　治血虚，小便不禁。

白茯苓　白术土炒。　當歸身　白芍藥酒炒。　柴胡各一錢。　甘草五分。　水一鍾，煨薑三片，煎至六分服。

補中益氣湯

八珍湯

六味丸　俱見「虚癆」。

補脬飲　治産時傷脬，小便漏出。

生黃絲絹一尺，剪碎。白牡丹根皮用千葉者。白及各一錢。

右爲末，水一碗，煮至絹爛如餳，空心頓服。服時，不得作聲，作聲即不效。

桑螵蛸散 治陽氣虛弱，小便不禁。

桑螵蛸三十箇，炒。鹿茸酥炙。黃芪各三兩。牡蠣煨。人參 赤石脂各二兩。右爲末，每服二錢，空心粥飲調服。

遺精 夢與女人交爲夢遺，不因夢而自遺者爲精滑。

經曰：怵惕思慮者則傷神，神傷則恐懼，流淫而不止。怵，恐也；惕，驚也。流淫，謂流出淫精也。思慮而兼之以怵惕，則神傷而心怯，心怯則恐懼而傷腎，腎傷則精不固，此心腎不交，故不能收攝也。又曰：恐懼而不解則傷精，精傷則骨痠痿厥，精時自下。即上文之意而申言之也。又曰：五臟主藏精者也，傷則失守。此言五臟各主藏精，非腎之一臟獨有精也。五臟一有所傷，則失其藏精之職，而不能自守，所以精不能固，時有遺漏之患也。又曰：腎者主水，受五臟六腑之精而藏之。食氣入胃，散精於五臟。又水飲自脾、肺而輸之於腎，水精四佈，五經並行，此水穀日生之精也。後天日生之精，與先天生來之精，互化生成，總輸於腎，故曰「受五臟六腑之精而藏之」。又曰：厥氣客於陰器，則夢接内。陰器者，宗筋之所繫也。足太陰、陽明、少陰、厥陰之筋，皆結聚於陰器，與衝、任、督三脉之所會。然厥陰主筋，故諸筋皆統屬於厥陰也。腎爲陰，主藏精。肝爲陽，主疏泄。陰氣乃泄精之竅，是故腎之陰虛，則精不藏；肝之陽强，則氣不固。若遇陰邪客於其竅，與相火强陽相感，則夢寐之間，精氣漏泄矣。

愚按，古今方論皆以遺精爲腎氣衰弱之病，若與他臟不相干涉。不知内經言五臟六腑各有精，腎則受而藏之，以不夢而自遺者，心腎之傷居多；夢而後遺者，相火之强爲害。若乎五臟各得其職，則精藏而治，苟一臟不得其正，甚則必害心腎之主精者焉。治之之法，獨因腎病而遺者，治其腎；由他臟而致者，則他臟與腎兩治之。如心病而遺者，必血脉空虚，本縱不收。肺病而遺者，必皮革毛焦，喘急不利。脾病而遺者，色黄肉消，四肢懈惰。肝病而遺者，色青而筋痿。腎病而遺者，色黑而髓空。更當以六脉參詳，昭然可辨。然所因更自多端，有用心過度，心不攝腎而失精者，宜遠志丸，佐以靈砂丹。有色慾不遂，而致精泄者，四七湯，吞白丸子。甚者，耳聞目見，其精即出，名曰白淫，妙香散，吞玉華白丹。有色慾過度，精竅虚滑，正元散加牡蠣粉，肉蓯蓉各半錢。吞靈砂丹，仍佐以鹿茸丸、山藥丸、大菟絲子丸、固陽丸之類。有壯年久曠，精滿而溢，清心丸。有飲酒厚味，痰火濕熱，擾動精腑，蒼朮、白朮、半夏、橘紅、茯苓、甘草、升麻、柴胡，俾清升濁降，脾胃健運，則遺滑自止。有脾虚下陷者，補中益氣湯。有腎虚不固者，五倍子二兩，茯苓四兩，爲丸服之，神驗。然其證狀亦復不同。或小便後出，多不可禁者，或不小便而自出，或莖中癢痛，常如欲小便者，或夢女交者，並從前法，分别施治。或實有鬼魅相感，其狀不欲見人，如有對晤，時獨言笑，時常悲泣，脉息乍大、乍小，乍有、乍無，及脉來綿綿，不知度數，而顔色不變，乃其候也。宜朱砂、雄黄、麝香、鬼箭、虎頭骨之類，或但服蘇合丸，神效。更有久曠之人，或縱慾之人，與女交合，泄而不止，謂之走陽。其女須抱定，勿使陰莖出户，急呵熱氣於口中，以指捻住尾閭即救矣。若女人驚而脱去者，十有九死，亟以童女接氣，灌以大劑獨參湯，亦有活者。總其大綱言之，精滑宜濇之，濇而不效，即瀉心火；瀉而不效，即以補中益氣，用升麻、柴胡至一二錢，舉其氣上而不下，往往有功。詎可補之不效，濇之無靈，遂委之命也哉？

醫案

文學顧以功，科試勞神，南都歸，即患精滑。小便後及夢寐間，俱有遺失。自服金櫻子膏，經月不驗，問治於余。余曰：「氣虚而神動，非遠志丸不可。」服十日而減半，一月而痊愈。

武科張寧之禀質素强，縱飲無度。忽小便畢，有白精數點，自以爲有餘之疾，不宜醫治。經三月以來，雖不小便，時有精出，覺頭目眩。運醫者以固精濇脱之劑，治療兩月，略不見功。迎余治之，但見六脉滑大，此因酒味濕熱，下於精臟。遂以白术、茯苓、橘紅、甘草、乾葛、白蔻，加黄柏少許，兩劑後即效，不十日而康復如常。

儒者錢用賓，色慾過度，夢遺精滑。先服清相火之劑，繼服固濇之劑，皆無效。來求余，余以玉華白丹濃煎人參湯，送二錢，兩服後稍固。兼進六味地黄丸，加蓮鬚、芡實、遠志、五味子丸，一月愈。

遠志丸　治心腎不足，夢遺精滑。

茯神去皮、木。白茯苓去皮、膜。人參　龍齒各一兩。遠志去木，薑汁浸。石菖蒲各二兩。

右爲末，蜜丸，桐子大，辰砂爲衣。每服三十丸，空心熱鹽湯下。

靈砂丹　治上盛下虛，痰涎壅盛，最能鎮墜，升降陰陽，調和五臟，補助元氣。

水銀一斤。硫黄四兩。二味用新銚内炒成砂子，入水火鼎，煅煉爲末，糯米糊丸，如麻子大。每服三丸，空心。棗湯、米湯、人參湯任下。忌猪羊血、緑豆粉、冷滑之物。

茯神湯　治慾心太熾，夢遺心悸。

茯神去皮、木，一錢半。遠志去心。酸棗仁炒，各一錢二分。石菖蒲　人參　白茯苓各一錢。黄連　生地黄各八分。當歸酒洗，一錢。甘草四分。

水二鍾，蓮子七粒，槌碎，煎八分，食前服。

四七湯　治七情鬱結，痰氣妨悶，嘔吐惡心，神情不快。

半夏一錢五分。茯苓去皮，一錢二分。紫蘇葉六分。厚朴薑製，九分。

水一鍾，薑七片，紅棗二枚，煎八分服。

青州白丸子 治風痰壅盛，癱瘓、嘔吐、涎沫，氣不舒暢，悶悶不寧。

半夏生，七兩，水浸洗。 南星生，二兩。 白附子生，二兩。 川烏生，半兩，去皮、臍。

右爲末，以生絹袋盛，於井華水内揉出滓，再研再揉，以盡爲度。置磁盆中，日曬夜露，至曉，去舊水，别用井水攪，又曬。至來日早，再換新水攪。春五日，夏三日，秋七日，冬十日。去水曬乾，以糯米粉煎粥清丸，緑豆大，薑湯下二十丸。

妙香散 安心神，閉精氣。

龍骨五色者。 益智仁 人參各一兩。 白茯苓去皮。 遠志去心。 茯神去皮、木，各半兩。 朱砂水飛。 甘草炙，各二錢半。

右爲末，每服二錢，空心温酒調服。

玉華白丹 清上實下，助養本元，最治二便不固，夢遺精滑等證。

鍾乳粉煉成者，一兩。 白石脂净瓦上煅通紅，研細水飛。 陽起石磁礶中煅令通紅，取出酒淬，放陰地上，令乾，各半兩。

左顧牡蠣七錢，洗，用韮葉搗汁，鹽泥固濟，火服取白者。

右四味，各研令極細，拌和作一處，研一二日，以糯米粉煮糊爲丸，如芡實大。入地坑，出火毒一宿。每服一粒，空心濃煎人參湯，待冷送下。不濇不燥，可以久服，大補真元，最祛宿疾。婦人無妊者，當歸、地黄，浸酒送下。凡服藥後，以少少白粥壓之，忌猪羊血、綠豆粉。

正元散 治下元虚，臍腹脹痛，泄利嘔吐，陽虚自汗，夢遺精滑，手足厥冷，一切虚寒。

紅豆炒。乾薑炮。陳皮去白，各三錢。茯苓去皮。人參　白术　甘草炙，各二兩。肉桂去粗皮。川烏炮，去皮，各半兩。附子炮，去皮尖。山藥薑汁浸，炒。川芎　烏藥　乾葛各一兩。黄芪炙，一兩五錢。右爲細末，每服三錢。水一盞，薑三片，棗一枚，鹽少許，煎七分，食前温服。

鹿茸益精丸 治心腎虚冷，漏精白濁。

鹿茸去毛，酥炙。桑螵蛸瓦上焙。肉蓯蓉　巴戟去心。菟絲子酒浸。杜仲去皮，薑汁炒。益智仁　禹餘糧火煅，醋淬。川楝子去皮、核，焙。當歸各三兩。韭子微炒。補骨脂炒。赤石脂　山茱萸去核。龍骨另研，各五錢。滴乳香二錢半。爲末，酒煮，糯米糊爲丸，桐子大。每服七十丸，食前白茯苓煎湯送下。

山藥丸 治諸虚百損，夢失精滑。

赤石脂煅。茯神去皮、木。山茱萸去核。熟地黄酒浸。巴戟去心。牛膝酒浸。澤瀉各一兩。杜仲去皮，薑汁炒。菟絲子酒浸。山藥各三兩。五味子六兩。肉蓯蓉酒浸，四兩。

右爲末，蜜丸，桐子大。每服三錢，鹽湯送下。

大菟絲子丸 見「小便不禁」。

固陽丸

附子炮，三兩。川烏頭炮，三兩。白龍骨二兩。補骨脂　川楝子　舶上茴香各一兩七錢。右爲末，酒糊丸，桐子大。每服五十丸，空心酒下。

補中益氣湯 方見「虚癆」。

蘇合香丸 方見「中風」。

秘真丸 固精安神。

龍骨一分。訶子皮五枚。砂仁五錢。朱砂一兩，水飛。

右爲末，麵糊丸，绿豆大。每服三錢，空心酒下。

金鎖玉關丸 治遺精白濁，心虚不寧。

雞頭肉　蓮子　蓮鬚　藕節　白茯苓　白茯神　乾山藥各等分。　爲末，金櫻子煎膏爲丸，梧子大。每服三錢，米飲湯下。

清心丸　治經絡熱，夢遺心悸。

黄檗皮一兩，爲末。生腦子一錢。同研勻，蜜丸，桐子大。每服十丸，加至十五丸，濃煎麥門冬湯下。

赤白濁

《經》曰：思想無窮，所願不得，意淫於外，入房太甚，宗筋弛縱，發爲筋痿，及爲白淫。此已見「遺精」條矣。茲復收者，爲濁病仍在精竅，與淋病之在溺竅者不同也。每見時醫治濁，多以淋法治之，五苓、八正，雜投不已，而病反增劇，不知經論祇屬精病也。

愚按，經文及細考前哲，諸論而知濁病即精病，非溺病也。故患濁者，莖中如刀割火灼，而溺自清，惟竅端時有穢物，如瘡之膿，如目之眵，淋灕不斷，與便溺絶不相混。大抵由精敗而腐者十之六七，由濕熱流注與虚者十之二三。其有赤、白之分者，何也？精者，血之所化，濁去太多，精化不及，赤未變白，故成赤濁，此虚之甚也。所以少年天癸未至，强力行房，所泄半精半血，壯年施泄無度，亦多精血雜出，則知丹溪以赤屬血、白屬氣者，未盡然也。又以赤爲心虛有熱，由思慮而得；白爲腎虛有寒，因嗜欲而得。亦非確論。總之，心動於欲，腎傷於色。或强忍房事，或多服淫方，敗精流溢，乃爲白濁；虛滑者，血不及變，乃爲赤濁。挾寒則脉來沉遲無力，小便清白，萆薢分清飲、八味丸、内補鹿茸丸之類。挾熱則口渴便赤，脉必滑數有力，清心蓮子飲、香苓散。有胃中濕痰流注，蒼白二陳湯加升麻、柴胡。有屬虛癆，六味地黄丸加蓮鬚、芡實、菟絲、五味、龍骨、牡蠣。有因伏暑，四苓散，加香薷、麥門冬、人參、石蓮肉之類。有稠粘如膠，濇痛異常，乃精塞竅道，香苓散送八味丸，或金匱腎氣丸。有熱者，萆薢分清飲、茯兔丸。有思想太過，心動煩擾，則精敗下焦，加味清心飲、瑞蓮丸之類。如上數端，此其大畧，若夫五臟之傷，六淫之變，難以枚舉，臨症之頃慎之。

脉候 脉大而濇，按之無力，或微細，或沉緊而濇爲虛。尺脉虛浮急疾者，皆難治，遲者易治。

醫案

歸德郡侯李易齋，患白濁，服五苓散數劑，無功。余診之，兩尺大而濇，是龍火虛炎，精瘀竅道。用牛膝、茯苓、黄柏、麥門冬、山藥、遠志、細辛、甘草十劑而安。

光禄卿吴伯玉，閉精行房，時有文字之勞，患白濁，莖中痛如刀割。自服清火疏利之劑，不效。改服補腎之劑，又不效。商治於余。余曰：「敗精久蓄，已足爲害。况勞心之餘，水火不交，坎離順用也。」用萆薢分清飲，加茯神、遠志、肉桂、黄連，四劑即效。兼服補中益氣、六味地黄丸，半月而安。後因勞復發，但服補中益氣，即愈。

清心蓮子飲　治心虚有熱，小便赤濁。

黄芩　麥門冬去心。　地骨皮　車前子　甘草炙，各一錢五分。石蓮肉　白茯苓　黄芪蜜炙。　人參各七分半。　遠志　石菖蒲各一錢。

水二鍾，煎一鍾，空心温服。發熱，加柴胡、薄荷。

萆薢分清飲　治真元不固，赤、白二濁。

益智仁　川萆薢　石菖蒲　烏藥各一錢。

水一鍾，入鹽一捻，煎七分，食前服。一方加茯苓、甘草。

蒼白二陳湯　治濕痰下注爲白濁。

蒼朮糠炒。白朮土炒，各一錢半。橘紅一錢。半夏二錢。茯苓一錢二分。甘草四分。水二鍾，薑三片，煎一鍾服。

四苓散

茯苓去皮。猪苓去皮。白朮土炒。澤瀉各等分。

右爲細末，每服三錢，空心長流水調服。

玄菟丹　治三消渴，利神藥，禁止遺濁。

菟絲子酒浸通軟，乘濕研，焙乾，別取末十兩。五味子酒浸，別爲末，净，七兩。白茯苓去皮。乾蓮肉各三兩。右爲末，別碾乾山藥末六兩，將所浸酒添酒煮糊搜丸，如桐子大。每服五十丸，空心食前米飲下。

六味地黄丸

八味地黄丸

補中益氣湯　見「虚癆」。

金匱腎氣丸　見「腫脹」。

内補鹿茸丸　補益精氣，善止白淫。

鹿茸酥炙。　菟絲子酒浸，蒸焙。　蒺藜炒。　沙苑蒺藜　肉蓯蓉　紫菀　蛇床子酒浸，蒸。　黄芪　桑螵蛸　陽起石　附子炮。　官桂各等分。

右爲細末，蜜丸，桐子大。每服三十丸，食前温酒送下。

香苓散　即五苓散與辰砂妙香散合用。

山藥薑汁炒。　茯苓去皮。　茯神去皮、木。　遠志去心，炒。　黄芪各一兩。　人參　桔梗去蘆。　甘草炙，各半兩。　木香煨，二錢五分。　辰砂三錢，另研。　麝香一錢，另研。　猪苓去皮。　白术土炒。　澤瀉各八分。　肉桂二錢。

右爲末，每服二錢，天、麥二冬去心煎湯，空心調服，日三服愈。

茯菟丸　治思慮太過，心腎虚傷，真陽不固，溺有餘瀝，小便白濁，夢寐頻泄。

菟絲子酒浸，五兩。　石蓮子去殼，二兩。　白茯苓去皮，三兩。

右爲細末，酒糊丸，如桐子大。每服五十丸，空心鹽湯下。

加味清心飲　治心中煩熱，赤濁肥脂。

白茯苓去皮。石蓮肉各一錢半。益智仁　麥門冬去心。人參去蘆。遠志去心，薑汁炒。石菖蒲　車前子　白术炒。澤瀉　甘草炙，各一錢。水二鍾，燈心二十莖，煎一鍾，食前服。有熱，加薄荷少許。

瑞蓮丸　治思慮傷心，赤白二濁。

白茯苓去皮。石蓮肉去心，炒。龍骨生用。天門冬去心。麥門冬去心。柏子仁炒，另研。紫石英火煅，研細。遠志甘草水煮，去心。當歸去蘆，酒浸。酸棗仁炒。龍齒各一兩。乳香半兩，另研。右爲細末，蜜丸，梧子大，朱砂爲衣。每服七十丸，空心温酒，或棗湯下。

遠志丸　治赤濁如神。

遠志八兩，去心。茯神去皮、木。益智仁各二兩。

右爲細末，酒煮，麵糊丸，梧子大。每服五十丸，臨臥棗湯下。

鎖精丸　治赤白濁。

補骨脂炒。青鹽各四兩。白茯苓　五倍子各二兩。

右爲細末，酒煮，糊爲丸，如梧子大。每服三十丸，空心鹽湯下。

水陸二仙丹　治赤白濁。

金櫻子去子及毛净，蒸熟，慢火熬成膏。　芡實肉研爲細粉，各等分。

右以前膏同酒糊爲丸，梧子大。每服三十丸，食前温酒下。一方，用乳汁丸鹽湯下。

赤脚道人龍骨丸　治白濁。

龍骨　牡蠣各半兩。

右研爲末，入鯽魚腹内，濕紙裹，入火内炮熟，取出去紙，將藥同魚肉丸如桐子大。每服三十丸，空心米飲下。鯽魚不拘大小，只以着盡上件藥爲度。更加茯苓、遠志各半兩，尤佳。

痰飲　稠濁者爲痰，清稀者爲飲。

經曰：太陰在泉，濕淫所勝，民病飲積。又曰：歲土太過，雨濕流行，甚則飲發。又土鬱之發，太陰之復，皆病飲發。

按，痰之爲病十嘗六七，而内經叙「痰飲」四條，皆因濕土爲害。故先哲云：脾爲生痰之源。又曰：治痰不理脾胃，非其治也。夫飲入於胃，遊溢精氣，上輸於脾，脾氣散精，上歸於肺，通調水道，下輸膀胱，水精四佈，五經並行，何痰之有？惟脾土虚濕，清者難升，濁者難降，留中滯膈，瘀而成痰。故治痰先補脾，脾復健運之常，而痰自化矣。拆而言之，痰有五，飲亦有五，而治法因之而變。在脾經者名曰濕痰，脉緩面黄，肢體沉重，嗜卧不收，腹脹食滯，其痰滑而易出。

二陳湯、白术丸。挾虛者，六君子湯。酒傷者，白蔻、乾葛。挾食者，保和丸。挾暑者，消暑丸。驚者，妙應丸。在肺經者名曰燥痰，又名氣痰。脉濇面白，氣上喘促，灑淅寒熱，悲愁不樂，其痰濇而難出。利金湯、潤肺飲。在肝經者名曰風痰，脉弦面青，四肢滿悶，便溺秘濇，時有躁怒，其痰青而多泡。水煮金花丸、防風丸、川芎丸。在心經者名曰熱痰，脉洪面赤，煩熱心痛，口乾唇燥，時多喜笑，其痰堅而成塊。小黄丸、大黄湯。在腎經者名曰寒痰，脉沉面黑，小便急痛，足寒而逆，心多恐怖，共痰有黑點而多稀。薑桂丸、八味丸、胡椒理中丸。其人素盛今瘦，水走腸間，轆轆有聲，名曰痰飲。心下冷極，以温藥和之。桂苓甘术湯主之。飲後水流在脇下，咳吐引痛，名曰懸飲。十棗湯下之。飲水流於四肢，當汗不汗，身體疼重，名曰溢飲。大青龍湯汗之。咳逆倚息，短氣不得卧，其形如腫，名曰支飲。五苓散、澤瀉湯利之。膈滿嘔吐，喘咳寒熱，腰背痛，目淚出，其人振振惡寒，身瞤惕者，名曰伏飲。倍术丸。更有一種非痰非飲，時吐白沫，不甚稠粘，此脾虛不能約束津液，故涎沫自出，宜用六君子湯加益智仁以攝之。嗟乎！五痰五飲，證各不同，治法迥别，稍或不詳，妄投藥劑，非徒無益，而又害之。至如脾、肺二家之痰，尤不可混，脾爲濕土，喜温燥而惡寒潤，故二术、星、夏爲要藥；肺爲燥金，喜凉潤而惡温燥，故二母、二冬、地黄、桔梗爲要藥。二者易治，鮮不危困。每見世俗惡半夏之燥，喜貝母之潤，一見有痰，便以貝母投之，若是脾痰，則土氣益傷，飲食忽减矣。即使肺痰，毋過於凉潤，以傷中州，稍用脾藥，以生肺金，方爲善治。故曰：「治痰不理脾胃，非其治也。」信夫。

飲脈皆弦微沉滑。〔脈候〕《經》曰：肝脈軟而散，色澤者，當病溢飲。偏弦爲飲，浮而滑爲飲。沉而滑者懸飲。左右關脈實者，膈上有痰，可吐之。眼胞及眼下如煙煤者，痰也。痰得濇脈，難愈。

醫案

刑部主政徐凌如，勞且怒後，神氣昏倦，汗出如浴，語言錯亂，危困之極，迎余療之。診其脈，大而滑且軟，此氣虚有痰也。用補中益氣湯料，併四貼爲一劑，用參至一兩，加熟附子一錢、熟半夏三錢。四日而稍甦。更以六君子加薑汁一鍾，服數日，兼進八味丸，調理兩月而康。

郡侯王敬如，患痰嗽，輙服清氣化痰丸，漸至氣促不能食。余曰：高年脾土不足，故有是證，若服前丸，則脾土益虚矣。投以六君子湯，加煨薑三錢、益智一錢五分，十劑而痰清。更以前方煉蜜爲丸，約服一斤，飲食乃進。

翰林李集，虚勞而無度，醉而使内，汗出多痰，服寬膈化痰之藥，轉覺滯悶。診其脈，沉而濇，兩尺尤甚。余謂其婿楊玄潤曰：「痰得濇脈，一時難愈，况尺中濇甚，精傷之象也。在法不治。」玄潤强之投劑，勉用補中益氣加半夏、茯苓，兩劑有小效，衆皆喜。余曰：「濇象不減，脉法無根，死期近矣。」果十餘日而歿。

文學朱文哉，遍體如蟲螫，口舌糜爛，朝起必見二鬼，執盤餐以獻。向余慟曰：「余年未三十，高堂有垂白之親，二鬼旦暮相侵，决無生理。尚邀如天之力，得以不死，即今日之秦越人矣。」余診其寸脉乍大乍小，意其爲鬼祟。細察兩關弦滑且大，遂斷定爲痰飲之疴。投滚痰丸三錢，雖微行所下，而痛患如舊。更以小胃丹二錢與之，復下痰積及水十餘碗，遍體之痛減半。至明早，鬼亦不見矣。更以人參三錢，白术二錢，煎湯服小胃丹三錢，大瀉十餘行，約有二十碗，病若失矣。乃以六君子爲丸，服四斤而痊。

白术丸　治濕痰咳嗽。

南星　半夏各一兩，俱湯洗。　白术一兩五錢。

右爲細末，湯浸蒸餅爲丸，梧子大。每服四錢，食後生薑湯下。

二陳湯　治脾胃不和，一切痰證。

半夏湯洗七次。　橘紅各五兩。　白茯苓三兩。　炙甘草一兩五錢。

每服五錢，水二鍾，薑七片，烏梅一枚，煎八分，不拘時熱服。

六君子湯

人參去蘆。白术土炒。茯苓各一錢。半夏　橘紅各一錢五分。炙甘草五分。水二鍾，薑五片，煎至一鍾温服。

理中化痰丸　治虚寒嘔吐泄瀉，飲食難化。

人參　白术炒。茯苓　甘草　乾薑　半夏薑製。等分爲末，水丸，桐子大。每服三錢，白湯送下。

八味丸

補中益氣湯方見「虚勞」。

導痰湯　治痰涎壅盛，痞塞不通。

半夏湯洗七次，四兩。南星炮，去皮。枳實去瓤，麩炒。赤茯苓去皮。橘紅各一兩。甘草炙，半兩。每服四錢，水一鍾，薑十片，煎八分，食後服。

保和丸　治食積酒積。

山楂肉二兩。半夏薑製。橘紅　神麯炒。麥芽炒。白茯苓各一兩。連翹　萊菔子炒。黄連各半兩。

右爲末，滴水爲丸，加白术二兩，名大安丸。

消暑丸 中暑爲患，藥下即甦。一切暑藥皆不及此，人所未知。

半夏一斤，醋五碗，煮乾。甘草生用。茯苓去皮，各半斤。

右爲末，薑汁煮，糊丸。忌用生水，如桐子大。每服五十丸，熱湯送下。有痰，生薑湯下。入夏後，不可缺此。

妙應丸 一名控涎丹。

甘遂去心。紫大戟去皮。白芥子各等分。

右爲末，煮糊丸，如桐子大。曬乾。臨卧淡薑湯下七丸至十丸。氣實痰猛，加丸數不妨加朱砂二錢，全蝎三錢，治驚痰及效。

利金湯 新製。治氣壅之痰。

桔梗炒。貝母薑汁炒，各三錢。陳皮去白，三錢。茯苓二錢。甘草五分。枳殼麸炒，一錢五分。水一鍾，薑五片，煎一鍾，不拘時服。

潤肺飲 新製。

貝母糯米拌炒。天花粉各三錢。桔梗一錢。甘草五分。麥門冬去心。橘紅去白。茯苓去皮，各一錢半。知母酒炒，七分。生地黄二錢半。

水二鍾，薑三片，煎七分，食後服。

水煮金花丸

南星　半夏各一兩，俱生用。天麻五錢。雄黄二錢。白麵三兩。

右爲細末，滴水爲丸，每服五十丸至百丸。先煎漿水令沸，下藥，煮至藥浮爲度，漉出，淡漿水浸。另用生薑湯送下。

防風丸　治一切風痰。

硃砂半兩，研，水飛。天麻酒浸二宿。甘草炙。防風　川芎各一兩。

右爲末，煉蜜丸，朱砂爲衣。每服一丸，重一錢。荆芥湯化服。

川芎丸　消風化痰，清上利膈。

薄荷葉焙。川芎各七兩半。桔梗十兩。甘草炙，三兩半。細辛洗，五錢。防風去苗，二兩半。爲細末，煉蜜丸。每服一丸，重三分。食後臨卧細茶嚼下。

小黄丸

治熱痰咳嗽。

南星湯洗。半夏湯洗。黄芩各一兩。

爲末，薑汁浸，蒸餅爲丸，桐子大。每服七十丸，食後生薑湯下。

天黄湯

天花粉十兩。黄連十兩。竹葉湯爲丸，緑豆大。每服三錢，薑湯下。

薑桂丸

治寒痰咳嗽。

南星洗。半夏洗。官桂去粗皮，各一兩。

右爲末，蒸餅丸，桐子大。每服五十丸，食後生薑湯下。

胡椒理中丸

治虚寒痰多食少。

款冬花去梗。胡椒　甘草炙　蓽撥　良薑　細辛去苗。陳皮去白。乾薑各四兩。白术五兩。

爲末，蜜丸，梧子大。每服三十丸，加至五十丸。米飲下，日二服。

桂苓术甘湯

茯苓四錢。桂枝　白术各三錢。甘草二錢。　水二鍾，煎一鍾，温服。

十棗湯 見「傷寒」。

小胃丹

神芎導水丸

舟車神佑丸

大聖濬川散 俱見「腫脹」。

五苓散 見「傷寒」。

青州白丸子 見「遺精」。

大青龍湯

麻黄去節，六錢。桂枝去皮，二錢。甘草炙，二錢。杏仁去皮，一錢。生薑三錢。大棗三枚，去核。石膏二錢。

水三鍾，先煮麻黄，減一鍾，去上沫，内諸藥，煮取一鍾服。

澤瀉湯

澤瀉二兩半。白术二兩。水二鍾，煎一鍾服。

倍术丸　治五飲。

白术三兩。桂心　乾薑各一兩。

右爲末，蜜丸，每服三十丸，米飲下。

滚痰丸　治一切痰，百種怪證。

大黄蒸少頃，不可過。黄芩各八兩。青礞石硝煅金色。沉香　百藥各五錢。

右爲末，水丸，梧子大。白湯空心服三錢。此藥但取痰積，自腸次第而下，並不刮腸大瀉，爲痰家聖藥。

茯苓丸　治痰滿膈間，兩臂抽痛如神。

半夏二兩。　茯苓一兩。　枳殼去瓤，麩炒，五錢。　朴硝二錢五分。以硝散在竹盤中，少時盛水，置當風處，即乾加芒硝，刮取用。

右爲末，生薑汁煮，麵糊爲丸，桐子大。每服三十丸，薑湯送下。

清氣化痰丸　順氣消食化痰。

半夏　南星去皮、臍。　白礬　皂角　乾薑各四兩。

右先將白礬等三味，用水五碗，煎三碗，却入半夏、南星，浸兩日。再煮至半夏、南星無白點，曬乾。

蘿蔔子炒，另研。　青皮去瓤。　紫蘇子炒。　橘紅　山查　杏仁去皮、尖，炒，研。　葛根　神麯炒。　麥芽炒。　香附各二兩。

右爲末，蒸餅丸，桐子大。每服七十丸，食後茶湯下。

薛新甫曰：有一人素厚味，胸滿痰盛，内多積熱，服之而愈。彼見有效，修合饋送，脾胃虚者，無不受害。

咳嗽　有聲無痰曰咳，肺由火爍；有痰無聲曰嗽，脾受濕侵。有痰有聲曰咳嗽。

黄帝問曰：肺之令人咳，何也？此言咳而不言嗽者，省文也。如秋傷於濕，見於二篇。一篇只有「咳」字，一篇兼有

「嗽」字，則知此篇舉咳，而嗽在其中矣。

岐伯對曰：五臟六腑皆令人咳，非獨肺也。皮毛者，肺之合也。肺主皮毛，肺爲內應，而皮毛爲外合也。皮毛先受邪氣，邪氣以從其合也。其寒飲食入胃，從肺脉上至於肺，則肺寒。肺脉起於中焦，下絡大腸，還循胃口，上膈屬肺。故胃受寒，則從肺脉上至於肺也。肺寒則外內合邪，因而客之，則爲肺咳。外則皮毛受邪，內則肺經受寒，內應外合故咳。所謂形寒飲冷，則傷肺是也。五臟各以其時受病，非其時各傳以與之。各以時者，如春肝、夏心、長夏脾、秋肺、冬腎是也。非其時而病者，乃他臟相傳也。人與天地相參，故五臟各以其時治，時感於寒則受病，微則爲咳，甚則爲泄、爲痛。各以時治者，四時所傷不同，法因之而别也。咳外證也，泄裏證也。寒在表則身痛，寒在裏則腹痛。惟其外內合邪，故爲病，亦兼內外。乘秋則肺先受邪，乘春則肝先受之，乘夏則心先受之，乘至陰則脾先受之，乘冬則腎先受之。四臟各以其時受病，曰先受之者，則次便及乎肺而爲咳矣。肺咳之狀，咳而喘息有音，甚則唾血。肺屬金，所主惟音聲，肺自病，故喘息有音。唾血者隨咳而出，其病在於肺，與嘔血、咯血者不同也。心咳之狀，咳則心痛，喉中介介如梗狀，甚則咽腫喉痺。心脉起於心中，出屬心係，上挾於咽，故病喉間如梗，咽中喉痺。介介如有所梗，妨礙之意。肝咳之狀，咳則兩脇下痛，甚則不可以轉，轉則兩胠下滿。肝脉佈脇肋，故病如此。胠者，腋下脇也，音嘔。脾咳之狀，咳則右胠下痛，陰陰引肩背，甚則不可以動，動則咳劇。脾脉上膈，挾咽，隸於右，故爲右胠。下痛陰陰然，痛引肩背者，脾土體静，故不可以動也。脾咳則右胠下痛者，陰土之氣，應於坤，出西南也。觀平人氣象論曰：胃之大絡，名曰虚里，貫隔絡肺，出於左乳下。豈非陽上之氣，應於艮而出東北乎？人與天地相參，理有無往不合者。腎咳之狀，咳則腰背相引而痛，甚則咳涎。腎繫於腰背，其脉貫脊，故相引而痛。腎主五液，且其脉直者入肺，循喉嚨，故甚則咳涎也。五臟之久咳，乃移於六腑。臟病曰久，乃移於腑，各因其合，而表裏相移也。脾咳不已，則胃受之，胃咳之狀，咳而嘔，嘔甚則長蟲出。脾咳不已，胃必受之；胃不能容，氣逆而嘔。長蟲，蚘蟲也，居腸胃之中，嘔甚，則隨氣而上出矣。肝咳不已，則膽受之，膽咳之狀，咳嘔膽汁。膽汁，苦汁也。肺咳不已，則大腸受之，大腸咳狀，咳而遺失。遺失，甲乙經作遺矢。矢、屎同。心咳不已，則小腸受之，小腸咳狀，咳而矢氣，氣與咳俱失。小腸之下則大腸也，大腸之氣，由於小腸之化，故小腸受邪而咳，則下奔矢氣。腎咳不已，則膀胱受之，膀胱咳狀，咳而遺溺。膀胱爲津液之腑，故邪氣干之，咳而遺溺。久咳不已，則三焦受之，三焦咳狀，咳而腹滿，不欲食飲。久咳則上、中、下三焦俱病，出納升降，皆失其和，且三焦火衰，不能生土，故腹滿不能食飲。此皆聚於胃，關於肺，使人多涕唾，而面浮腫氣逆也。此總結諸咳之證也。諸咳皆聚於胃，關於肺者，胃爲臟腑之本根，肺爲臟腑之華蓋。如上文所云，皮毛先受邪，及寒飲食入胃者，皆肺胃之候也。陽明之脉，起於鼻，會於面，出於口，故多涕唾而面浮腫。肺主氣，故令人氣逆。帝曰：治之奈何？岐伯曰：治臟者，治其俞；治府者，治其合；浮腫者，治其經。此治法也。脉之所注者爲俞，所入者爲合，所行者爲經，諸臟腑皆然，乃刺法也。

示從容篇曰：咳嗽煩冤者，腎氣之逆也。腎虚而龍火亢上，則乘金而爲咳嗽，煩熱冤苦，此虚痨之候也。

按，咳雖肺病，五臟六腑皆能致之。析其條目，經文尚有漏義；總其綱領，不過内傷外感而已。風寒暑濕傷其外，則先中於皮毛，皮毛爲肺之合，肺邪不解，他經亦病，此自肺而後，傳於諸臟也。勞慾情志傷其内，則臟氣受傷，先由陰分而病及上焦，此自諸臟而後傳於肺也。自表而入者，病在陽，宜辛温以散邪，則肺清而咳愈；自内而生者，病在陰，宜甘以壯水，潤以養金，則肺寧而咳愈。大抵治表者，藥不宜静，静則留連不解，變生他病，故忌寒凉收斂，如五臟生成篇所謂「肺欲辛」是也。治内者，藥不宜動，動則虚火不寧，燥癢愈甚，故忌辛香燥熱，如宣明五氣篇所謂「辛走氣，氣病無多食辛」是也。然治表者，雖宜動以散邪，若形病俱虚者，又當補中氣而佐以和解，倘專於發散，恐肺氣益弱，腠理益疏，邪乘虚入，病反增劇也。治内者，雖宜静以養陰，若命門火衰，不能歸元，是參、芪、桂、附在所必用，否則氣不化水，終無補於陰也。至夫因於火者宜清，因於濕者宜利，因痰者消之，因氣者理之，隨其所見之證而調治。在老人、虚人，皆以温養脾肺爲主，稍稍治標可也；若欲速愈而亟攻其邪，因而危困者多矣。謹之。

分條治咳法

肺咳麻黄湯。心咳桔梗湯。肝咳小柴胡湯。脾咳升麻湯。腎咳麻黄附子細辛湯。胃咳烏梅丸。膽咳黄芩加半夏生薑湯。大腸咳赤石脂禹餘糧湯。不止，用猪苓分水散。小腸咳芍藥甘草湯。膀胱咳，茯苓甘草湯。三焦咳，錢氏異攻散。感風者，惡風自汗，鼻流清涕，脉浮，桂枝湯加防風、杏仁、前胡、細辛。感寒者，惡寒無汗，鼻流清涕，脉緊，二陳湯加紫蘇、乾葛、杏仁、桔梗。春月風寒所傷，頭痛聲重，金沸草散。夏月喘嗽面赤，脉洪，黄連解毒丸。秋月身熱自汗，口乾便赤，脉虚大，白虎湯。冬月風寒，形氣、病氣俱實者，加減麻黄湯。感濕者，身體重痛，白术酒。熱嗽，咽喉乾痛，鼻出熱氣，痰濃腥臭，金沸草散，去麻黄、半夏，加薄荷、枇杷、葉五味、杏仁、桑白皮、貝母、茯苓、桔梗。乍寒亦嗽，乍熱亦嗽，金沸草散，消風散，並二方煎服。七情飢飽，邪氣上逆，四七湯加杏仁、五味子、桑皮、人參、阿膠、麥門冬、枇杷葉。飲冷致嗽，紫菀飲。嗽吐、痰食俱出，二陳湯加木香、杏仁、細辛、枳殼。食積痰嗽，二陳湯加瓜蔞、萊菔子、山楂、枳實、麥芽。聲啞，外感寒包熱者，細辛、半夏、生薑，辛以散之。內傷火來尅金者，爲重證，宜壯水清金。經年久嗽，服藥不瘥，餘無他證，與勞嗽異，一味百部膏。咳嗽煩冤，八味丸、安腎丸。暴嗽，諸藥不效，大菟絲子丸。不可以其暴嗽，而疑遽補之非。咳而上氣，喉中水雞聲，射干麻黄湯。醋搶而嗽，甘草二兩，去皮，作二十段，中半劈開。用猪膽汁五枚，浸三日，火炙爲末，蜜丸。茶清吞二錢，臨卧時服之。食鹹哮嗽，白麵二錢，砂糖二錢，糖餅灰汁，捻作餅子，爐內爍熟，剳出。加輕粉四錢，另炒，將餅切作四椏，摻輕粉在內，令患人吃盡，吐出，病根即愈。

肺脹咳而上氣，鼻扇抬肩，脉浮大者，越婢加半夏湯主之。無外邪而內虛之肺脹，宜訶子、海石、香附、瓜蔞仁、青黛、半夏、杏仁、薑汁爲末，蜜調噙之。肺脹躁喘，脉浮，心下有水，小青龍湯加石膏。肺脹而左右不得眠，此痰夾瘀血，礙氣而病，四物湯加桃仁、訶子、青皮、竹瀝、韭汁。

脉候

脉出魚際，爲逆氣喘息。咳而脉虛，必苦胃。浮直而濡者易治。喘而氣逆，脉數有熱，不得卧，難治。上氣喘嗽，面腫肩息，脉浮大者死。久嗽脉弱者生，實大數者死。上氣，喘嗽低昂，脉滑，手足溫者生；脉濇，四肢寒者死。咳而脱形，身熱脉小、堅急，以疾爲逆，不過十五日死。咳嗽羸瘦，脉形堅大者死。咳嗽，脉沉緊者死。浮直者生，浮軟者生，小沉伏匿者死。咳而嘔，腹滿泄瀉，弦急欲絶者死。

醫案

文學金伯倉，咳而上氣，凡清火潤肺、化痰理氣之劑，幾無遺用，而病不少衰。余診，其腎脉大而軟，此氣虛火不歸元。用人參三錢，煎湯，送八味丸五錢，一服而減。後於補中益氣湯，加桂一錢，附子八分，凡五十劑，及八味丸二斤而痊。

太學史明麟，經年咳嗽，更醫數十人，藥不絶口，而病反增劇，自謂必成虛癆。余曰：不然。脉不數不虛，惟右寸浮大而滑，是風痰未解，必多服酸收，故久而彌甚。用麻黄、杏仁、半夏、前胡、桔梗、甘草、橘紅、蘇子，五劑知，十劑已。

張遠公三年久嗽，服藥無功，委命待盡。一日，以他事造予居，自謂必不可治，姑乞診之。余曰：「飢時胸中痛否？」遠公曰：「大痛。」視其上唇，白點如糟者十餘處，此蟲嚙其肺，用百部膏一味，加烏梅、檳榔與服，不十日而痛若失，咳嗽止矣。令其家人從净桶中覓之，有寸白蟲四十餘條，自此永不復發。

麻黄湯

小柴胡湯

升麻湯

烏梅丸

黄芩加半夏生薑湯

赤石脂禹餘糧湯

麻黄附子細辛湯

茯苓甘草湯

桂枝湯

黄連解毒湯

白虎湯

小青龍湯以上並見「傷寒」。

二陳湯見「痰飲」。

異功散

四物湯

補中益氣湯見「虛癆」。

金沸草散 治肺感寒邪，鼻塞聲重，咳嗽。

旋覆花去梗。麻黄去節。前胡去蘆，各七分。荆芥穗一錢。甘草炒。半夏湯泡，七次。赤芍藥各五錢。

水一鍾半，生薑三片，棗一枚，煎八分，温服。

加減麻黄湯 治感寒咳。

麻黄去節，二錢。杏仁　半夏薑製，各一錢。桂枝　甘草炙。紫蘇葉各五分。橘紅一錢。水二鍾，薑四片，煎一鍾服。

射干麻黄湯

射干　細辛　紫菀　款冬花各三兩。麻黄　生薑各四兩。五味子　半夏各半升。大棗七枚。

水一斗二升，先煮麻黄，兩沸，去上沫，納諸藥，煮取三升。分温三服。

麻黄附子細辛湯　治腎臟發咳，腰背引痛。

麻黄　細辛各二錢。附子一錢。水一鍾，煎七分服。

四七湯　治七情氣鬱，上逆爲咳。

半夏湯泡五次，二錢。茯苓去皮，五錢。紫蘇净葉，八分。厚朴薑製，一錢。

水二鍾，生薑七片，紅棗二枚，煎一鍾服。

大菟絲子丸　治腎虚上逆咳嗽。

菟絲子洗净，酒浸。澤瀉　鹿茸去毛，酥炙。石龍芮去尖。肉桂去粗皮。附子泡，去皮，各一兩。石斛去根。

熟地黄　白茯苓去皮。巴戟去心。牛膝酒浸一宿，焙乾。肉蓯蓉酒浸，切，焙。山茱萸去核。續斷　茴香炒。

防風去蘆。杜仲去粗皮，炒去絲。補骨脂去毛，酒炒。蓽澄茄　沉香各二兩。覆盆子去枝、葉、萼。桑螵蛸酒浸，炒。五味子　芎藭各半兩。

右爲末，酒煮，麵糊丸，如桐子大。每服三錢，空心鹽湯下。

安腎丸　治腎虛咳逆煩冤。

肉桂去粗皮，勿見火。烏頭炮，去皮，各一斤。桃仁麸炒。白蒺藜炒去刺。巴戟去心。山藥　茯苓去皮。肉蓯蓉酒浸，去甲。石斛去根，炙。萆薢　白术炒。補骨脂各三斤。

右爲末，蜜丸，梧子大。每服三錢，空心鹽湯下。

越婢加半夏湯　治肺脹喘嗽，鼻扇肩抬。

麻黄六兩。石膏半斤。大棗十五枚。甘草一兩。半夏半升。生薑三兩。水六升，先煮麻黄，去上沫，内諸藥，煮取三升。分温三分。

白术酒　感濕咳嗽，身體重痛。

白术三兩，泔浸一宿，土蒸切片，慢火炒黄用。酒二鍾，煎八分服。

觀音應夢飲　定喘止嗽。

人參一錢。胡桃二枚，去殼留衣。水一鍾，薑五片，棗二枚，臨卧煎服。

清音丸

桔梗　訶子各一兩。甘草五錢。硼砂　青黛各三錢。冰片三分。右蜜丸，龍眼大。每服一丸，噙。

保和湯　治久嗽成癆。

知母鹽水炒。貝母去心。天門冬去心。麥門冬去。款冬花各一錢。天花粉　薏苡仁炒。杏仁去皮、尖，各五分。五味子十二粒。馬兜鈴　紫菀　桔梗　百合　阿膠蛤粉炒。當歸　石部各六分。甘草炙。紫蘇　薄荷各四分。水二鍾，薑三片，煎七分，入飴糖一匙，食後服。吐血，加炒蒲黄、生地黄、小薊。痰多，加橘紅、茯苓、瓜蔞仁。喘，去紫蘇、薄荷，加蘇子、桑皮、陳皮。

本事鼈甲丸　治虚癆咳嗽，耳鳴眼花。此方服者必效，毋忽。

五味子二十兩。鼈甲　地骨皮各三十兩。右爲末，蜜丸，梧子大。空心，食前鹽湯下四錢。婦人醋湯下。

寧肺湯　治營衛俱虚，發熱自汗，喘嗽。

人參　當歸　白术　熟地黄　川芎　白芍藥　五味子　麥門冬去心。桑白皮　白茯苓去皮。甘草炙，各一錢。阿膠蛤粉炒，一錢半。水一鍾，生薑五片，煎一鍾，食後服。

治嗽補虚方

胡桃肉四兩，去皮，另研。杏仁四兩，去皮、尖，研。乾山藥四兩，研細。牛骨一副，取髓。白蜜八兩。右將牛骨髓、白蜜，砂鍋内熬沸，以絹帛濾去渣，盛在磁瓶内，將山藥、杏仁、胡桃三味，入瓶攪和，以紙密封瓶口，重湯煮一日一夜。每日早晨，白湯化一匙服。

紫金散

治久嗽，日夜不得眠。

天南星去皮、臍。白礬　甘草各五錢。烏梅净肉，二兩。

右爲粗散，用慢火於銀石器内炒，令紫色，放冷，研爲細末，每服二錢。臨卧時，身體入被内，用虀汁七分，温湯三分，暖令稍熱，調前藥末服之，嚥下，便仰卧低枕，想藥入於肺中。須臾得睡，其嗽立止。

救急方

杏仁三升，去皮、尖及雙仁者，炒，研如泥。白蜜一升。牛酥二升。

右將杏仁於磁盆中用水研，取汁五升，净磨銅鐺，勿令脂垢，先傾三升汁於鐺中，刻木記其深淺。又傾汁二升，以暖火煎，減至於所記處，即内蜜、酥等煎，還至木記處，貯於不津磁器中。

每日三度，暖酒服一大匙，和粥服亦可。一匕唾色變白，二匕唾稀，三匕咳斷。

薰方　風寒久嗽，非此不除。

天南星　款冬花　鵝管石　佛耳草　雄黃

等分爲末，拌艾，以薑一厚片，置舌上，次於艾上燒之，須令烟入喉中，爲妙。

人參清肺湯　治肺胃虚寒，咳嗽喘急。

桑白皮去粗皮。　杏仁去皮、尖，麸炒。　地骨皮　人參去蘆。　阿膠麸炒。　烏梅去核。　炙甘草　知母　罌粟殼去蒂，蜜蓋炙。

各一錢，水二鍾，棗一枚，煎一鍾，臨卧服。

通聲煎　治咳嗽氣促，滿悶失音。

杏仁一升。去皮、尖及雙仁者，炒，另研如泥。　五味子　木通　菖蒲　人參　桂心　款冬花　細辛　竹茹　酥已上各三兩。　生薑汁　白蜜各一升。　棗肉二升。

水五升，微火煎七沸，去渣，内酥、蜜、薑汁、棗肉，再煎令稠，每服一匙，噙化。

喘　喘者，促促氣急，喝喝痰聲，張口抬肩，摇身擷肚。短氣者，呼吸雖急而不能接續，似喘而無痰聲，亦不抬肩，但肺壅而不能下。哮者，與喘相類，但不似喘開口出氣之多，而有呀呷之音。呷者，口開；呀者，口閉。開口閉口，盡有音聲，呷呀二音，合成哮字。以痰結喉間，與氣相繫，故呷呀作聲。三證極當詳辨。

經曰：諸病喘滿，皆屬於熱。火盛爲夏熱，火衰爲冬寒，故寒病則氣衰而息微，熱病則氣盛而息粗。又寒爲陰，主乎遲緩；熱爲陽，主乎急數。故寒則息遲氣微，熱則息數氣粗而爲喘也。五臟生成篇曰：咳嗽上氣，厥在胸中，過在手陽明、太陰。上氣，喘急也。胸中者，手太陰肺之分也。手陽明太腸爲肺之表，二經之氣，逆於胸中，則爲喘嗽也。○秋脉不及，則令人喘，呼吸少氣。秋脉不及，肺舍虛也。肺虛則短氣，故云「呼吸少氣」，非有餘之喘也。○勞則喘息汗出。疲勞過度，則陽氣動於陰分，故上奔於肺而喘，外達於表而汗。○邪入六腑，則身熱，不時卧，上爲喘呼。外傷於邪，則陽受之而入腑，陽邪在表，故身熱。不時卧者，不能以時卧也。邪盛則實，故爲喘呼。○二陽之病發心脾，其傳爲息賁。二陽者，陽明也，爲胃與大腸也。心脾爲子母，故胃腑病必傳於脾臟，脾受傷，必竊母氣以自救，則心亦病也。土不能生金，而心火復刑之，則肺傷，故息上賁而喘急。○肝脉若搏，因血在脇下，令人喘逆。肝爲血海，血瘀則脉搏，木病則氣上，故爲喘逆。○腎者水臟，主津液，主卧與喘也。腎主納氣，腎水不足，虛火上越，則不得靜而卧，乃動而喘也。○喘咳者，是水氣併陽明也。上虛不能制水，則水邪泛溢，併於胃腑，氣道不利，故爲喘咳。○夜行則喘出於腎，淫氣病肺。此下四條，言喘屬氣，病在陽也。陰受氣於夜，主靜，夜行則勞動，腎主陰氣，故喘出於腎，陰傷陽勝，故病肺。有所墮恐，喘出於肝，淫氣害脾。墮恐者，傷筋損血，故喘出於肝，木淫乘上，故害脾也。有所驚恐，喘出於肺，淫氣傷心。驚恐則神氣散亂，肺藏氣，故喘出於肺，心藏神，故淫氣傷之。度水跌僕，喘出於腎與骨。水氣通於腎，跌僕傷於骨，故喘出焉。

愚按，內經論喘，其因衆多，究不越於火逆上而氣不降也。挾虛者亦有數條，非子母情牽，即仇讎肆虐，害乎肺金之氣，使天道不能下濟而光明者，孰非火之咎耶？雖然，火則一而虛實則分。丹溪曰：虛火可補，參、芪之屬；實火可瀉，芩、連之屬。每見世俗一遇喘家，純行破氣，於太過者當矣，於不及者可乎？余嘗論證，因虛而死者十九，因實而死者十一。治實者攻之即效，無所難也；治虛者，補之未必即效，須悠久成功，其間轉摺進退，良非易也。故辨證不可不急，而辨喘證爲尤急也。巢氏、嚴氏止言實熱，獨王海藏云：肺氣果盛，則清肅下行，豈復爲喘？皆以火爍真氣，氣衰而喘。所謂盛者，非肺氣也，肺中之火也。斯言高出前古，惜乎但舉其端，未能縷悉，請得而詳之。氣盛而火入於肺者，補氣爲先。六君子湯、補中益氣湯。陰虛而火來乘金者，壯水爲亟。六味地黃丸。風寒者，解其邪。三拗湯、華蓋散。濕氣者，利其水。滲濕湯。暑邪者，滌其煩。白虎湯、香薷散。肺熱者，清其上。二冬二母，甘桔梔芩。痰壅者，消之。二陳湯。氣鬱者，疏之。四七湯。飲停者，吐之。吐之不愈，木防己湯主之。火實者，清之。白虎湯加瓜蔞仁、枳殼、黃芩，神效。肺癰而喘，保金化毒。苡仁、甘草節、桔梗、貝母、防風、金銀花、橘紅、麥冬。肺脹而喘，利水散邪。肺脹之狀，咳而上氣，喘而煩躁，目如脫狀，脉浮大者，越婢加半夏湯；脉浮者，心下有水，小青龍湯加石膏主之。腎虛火不歸經，導龍入海。八味丸主之。腎虛水邪泛濫，逐水下流。金匱腎氣丸。別有哮證，似喘而非，呼吸有聲，呀呷不已，良由痰火鬱於內，風寒束其外，或因坐卧寒濕，或因酸鹹過食，或因積火熏蒸，病根深久，難以卒除。避風寒，節厚味，禁用涼劑，恐風邪難解。禁用熱劑，恐痰火易升。理氣疏風，勿忘根本，爲善治也。宜蘇子、枳殼、桔梗、防風、半夏、瓜蔞、茯苓、甘草。如冬月風甚，加麻黃；夏月痰多，加石膏。挾寒者多用生薑。哮證發於冬初者，多先於八九月未寒之時，用大承氣下其熱，至冬寒時，無熱可包，此爲妙法。如上諸款，皆其大綱，若五臟六腑，七情六氣，何在非致喘之由，須知舉一隅即以三隅反，方不愧爲明通，可以司人之命矣。

脉候 喘逆上氣，脉數有熱，不得卧者死。上氣，面浮腫，肩息，脉浮大者危。上氣，喘息低昂，脉滑，手足温者生。脉濇，四肢寒者死。右寸沉實而緊，爲肺感寒邪，亦有六部俱伏者，宜發散，則熱退而喘定。喘脉宜浮遲，不宜急疾。

醫案

大學朱寧宇在監時，喘急多痰，可坐不可卧，可俯不可仰，惶急求治。余曰：「兩尺獨大而軟，爲上盛下虛。」遂以地黄丸一兩，用桔梗三錢，枳殼二錢，甘草一錢，半夏一錢，煎湯送下，不數劑而安。

給諫黄健菴，中氣大虛，發熱自汗，喘急。余診之，脉大而數，按之如無，此内有真寒，外見假熱，當以理中湯冷飲。舉家無主，不能信從，惟用清火化痰之劑，遂致不起。

葉震瀛夫人，喘急痞悶，肌膚如灼，汗出如洗，目不得瞑。余診之六脉皆大，正所謂汗出如油，喘而不休，絶證見矣，越三日歿。

社友宋敬夫令愛，中氣素虚，食少神倦。至春初，忽喘急悶絶，手足俱冷，咸謂立斃矣。余曰：「氣虚極而金不清肅，不能下行，非大劑温補，決無生理。」遂以人參一兩，乾薑三錢，熟附子三錢，白术五錢，一服即甦。後服人參七斤餘，薑、附各二斤痊愈，不復發。

社友孫芳，其令愛久嗽而喘，凡順氣化痰、清金降火之劑，幾於遍嘗，絶不取效。一日，喘甚煩躁，余視其目則脹出，鼻則鼓扇，脉則浮而且大，肺脹無疑矣。遂以越婢加半夏湯投之，一劑而減，再劑而愈。余曰：「今雖愈，未可恃也，當以參、术補元，助養金氣，使清肅不行。」竟因循月許，終不調補，再發而不可救藥矣。

文學顧明華，十年哮嗽，百藥無功，診其兩寸數而濇，余曰：「濇者，痰火風寒，久久盤踞，根深蒂固矣。須補養月餘，行吐下之法。」半年之間，凡吐下十次，服補劑百餘，遂愈。更以補中益氣爲丸，加雞子、秋石，服年許，永不復發。

補中益氣湯 見「類中風」。

六君子湯

六味丸

八味丸見「虛癆」。

金匱腎氣丸見「水脹」。

白虎湯

香薷湯見「暑」。

二陳湯

三拗湯見「痰」。

治寒燠不常，暴嗽喘急，鼻塞痰壅。

麻黃不去節。杏仁不去尖。甘草不炙，各等分。

每服五錢，水一鍾，薑五片，煎服取汗。

華蓋散　治肺風痰喘。

麻黄去根、節。紫蘇子炒。杏仁炒，去皮、尖。桑白皮炒。赤茯苓去皮。橘紅各一錢。甘草五分。水一鍾，薑五片，紅棗一枚，煎一鍾服。

滲濕湯　治濕傷身重而喘。

蒼术　白术　甘草炙，各一兩。茯苓去皮。乾薑炮，各二兩。橘紅　丁香各二錢五。每服四錢，水一盞，棗一枚，薑三片，煎七分服。

越婢加半夏湯

麻黄六兩。石膏半斤。生薑三兩。甘草一兩。半夏半升。大棗十五枚。水六升，先煮麻黄，去上沫，内諸藥，煮取三升，分温三服。

小青龍加石膏湯

麻黄　芍藥　桂枝　細辛　甘草　乾薑各三錢。五味子　半夏各半兩。石膏二兩。水一斗，先煮麻黄，去上沫，内諸藥，煮取三升。强人服一升，羸者减之，日三服。

四七湯 見「咳嗽」。

加減瀉白散

桑白皮一兩。 地骨皮　知母　陳皮去白。 桔梗各五錢。 青皮去白。 黃芩　炙甘草各三錢。 每服五錢，水二鍾，煎一鍾，食後服。

木防己湯

木防己三兩。 石膏鷄子大一塊。 桂枝二兩。 人參四兩。

水六升，煮取二升，分温，再服。

千緡湯 治喘急，有風痰。

半夏七枚，製熟。 皂角去皮、弦。 甘草炙，各一寸。 水一碗，煮減半，頓服。

半夏丸 傷風痰喘，兀兀欲吐，惡心欲倒。

半夏一兩。 檳榔　雄黄各三錢。

右爲細末，薑汁浸，蒸餅爲丸，桐子大。 每服五十丸，薑湯下。

定喘奇方　治稠痰壅盛，體肥而喘。

橘紅二兩，明礬五錢，同炒香，去礬用。半夏一兩五錢。杏仁麸炒，一兩。瓜蔞仁去油，一兩。炙甘草七錢。黄芩酒炒，五錢。皂角去皮、弦、子，燒存性，三錢。

右爲末，淡薑湯打蒸餅糊爲丸，綠豆大。每食後白湯下一錢，日二次，五日後下痰而愈。虚人每服七分。

簡易黄丸子　消痰定喘及齁齁。

雄黄研細，水飛。雌黄研細，各三錢。山梔仁七枚。綠豆四十九粒。明砒二分，細研，並生用。

右爲末，稀糊丸，綠豆大。每服一二丸，薄荷細茶湯，臨卧服。

清金丹　治食積痰哮喘，遇厚味即發。

蘿蔔子淘净，蒸熟，曬乾爲末，一兩。猪牙皂角燒存性，三錢。

右以生薑汁浸，蒸餅丸，綠豆大。每服三五十丸，嚥下。

水哮方

芫花爲末。大水上浮萍濾過。大米粉。

右三味，搜爲稞，清水煮熟，恣意食之。

壓掌散　治男婦孝喘。

麻黃去節，二錢五分。炙甘草二錢。白果五枚，打碎。水煎，臨卧服。

宛委山莊重校醫宗必讀卷之十

痺 行痺　痛痺　着痺

内經曰：風寒濕三氣雜至，合而爲痺也。痺者，閉也。風、寒、濕三氣雜合，則壅閉經絡，血氣不行，則爲痺也。其風氣勝者爲行痺。風者，善行而數變，故爲行痺。行而不定，凡走注、歷節、疼痛之類，俗名流火是也。寒氣勝者爲痛痺。寒氣凝結，陽氣不行，故痛楚異甚，俗名痛風是也。濕氣勝者爲着痺。肢體重着不移，或爲疼痛，或爲不仁。濕從土化，病多發於肌肉，俗名麻木是也。以冬遇此者爲骨痺，以春遇此者爲筋痺，以夏遇此者爲脉痺，以至陰遇此者爲肌痺，以秋遇此者爲皮痺。凡風、寒、濕所爲行痺、痛痺、着痺，又以所遇之時，所客之處，而命其名。非行痺、痛痺、着痺之外，別有骨痺、筋痺、脉痺、肌痺、皮痺也。骨痺不已，復感於邪，内舍於腎；筋痺不已，復感於邪，内舍於肝；脉痺不已，復感於邪，内舍於心；肌痺不已，復感於邪，内舍於脾；皮痺不已，復感於邪，内舍於肺：各以其時重感於風寒濕也。舍者，邪入而居之也。時者，氣主之時，五臟各有所應也。病久不去，而復感於邪氣必更深，故内舍其合而入於臟。肺痺者，煩滿喘而嘔。肺在上焦，其脉循胃口，故爲煩滿喘而嘔也。心痺者，脉不通，煩則心下鼓暴，上氣而喘，嗌乾善噫，厥氣上則恐。心合脉而痺氣居之，故脉不通。心脉起於心中，其支者上挾咽，其直者却上肺，故其病如此。厥氣，陰氣也。心火衰則邪乘之，故神怯而恐。肝痺者，夜卧則驚，多飲，數小便，上爲引如懷。肝藏魂，肝氣痺則魂不安，故夜卧則驚。肝脉下者過陰器，抵少腹；上者循喉嚨之後，上入項顙，故爲病如此。腎痺者，善脹，尻以代踵，脊以代頭。腎者，胃之關。腎氣痺則陰邪乘胃，故善脹。尻以代踵，足攣不能伸也，脊以代頭，身僂不能直也。腎脉入跟中，上腨内，出膕内廉，貫脊屬腎。故爲是病。脾痺者，四肢解惰，發咳嘔汁，上爲大寒。脾主四支，故爲懈惰。其脉屬脾絡胃，上鬲挾咽。氣痺不行，故發咳嘔汁，甚則上焦否隔，爲大寒不通也。腸痺者，數飲而出不得，中氣喘争，時發飧泄。腸者，兼大小腸而言。腸間病痺，則下焦之氣不化，故雖數飲，而小便不得出。小便不出，則本末俱病，故與中氣喘争，蓋其清濁不分，故時發飧泄。胞痺者，少腹膀胱，按之内痛，若沃以湯，濇於小便，上爲清涕。胞者，膀胱之脬也。膀胱氣閉，故按之内痛。水閉則蓄而爲熱，故若沃以湯，濇於小便也。膀胱之脉，從巔入絡腦，故上爲清涕。

愚按，内經論痺，四時之令，皆能爲邪；五臟之氣，各能受病。六氣之中，風寒濕居其半，即其曰雜至，曰合，則知非偏受一氣，可以致痺。又曰：風勝爲行痺，寒勝爲痛痺，濕勝爲着痺。即其下一「勝」字，則知但分邪有輕重，未嘗非三氣雜合爲病也。皮肉筋骨脉，各有五臟之合，初病在外，久而不去，則各因其合而内舍於臟。在外者祛之猶易，入臟者攻之實難；治外者，散邪爲亟，治臟者養正爲先。治行痺者，散風爲主，禦寒利濕，仍不可廢，大抵參以補血之劑，蓋治風先治血，血行風自滅也。治痛痺者，散寒爲主，疏風燥濕，仍不可缺，大抵參以補火之劑，非大辛大温，不能釋其凝寒之害也。治着痹者，利濕爲主，祛風解寒，亦不可缺，大抵參以補脾補氣之劑，蓋土强可以勝濕，而氣足自無頑麻也。提其大綱，約略如此，分條治法，别列於左。

筋痹，即風痹也。遊行不定，上下左右，隨其虚邪，與血氣相搏，聚于關節，或赤或腫，筋脉弛縱，古稱走注，今名流火。防風湯主之，如意通聖散、桂心散、没藥散、虎骨丸、十生丹、一粒金丹、乳香應痛丸。脉痹，即熱痹也。臟腑移熱，復遇外邪，客搏經絡，留而不行，故癖痹。肌肉熱極，唇口反裂，皮膚色變。升麻湯主之。肌痹，即着痹、濕痹也。留而不移，汗多，四肢緩弱，皮膚不仁，精神昏塞，今名麻木。神效黄芪湯主之。皮痹者，邪在皮毛，癮疹風瘡，搔之不痛。宜疏風養血。骨痹，即寒痹、痛痹也，痛苦切心，四肢攣急，關節浮腫。五積散主之。腸痹者，五苓散，加桑皮、木通、麥門冬。胞痹者，腎着湯、腎瀝湯。五臟痹，五痹湯。肝痹，加棗仁、柴胡。心痹，加遠志、茯神、麥門冬、犀角。脾痹，加厚朴、枳實、砂仁、神麯。肺痹，加半夏、紫菀、杏仁、麻黄。腎痹，加獨活、官桂、杜仲、牛膝、黄芪、萆薢。

脉候　大而濇爲痹。脉急亦爲痹。肺脉微爲肺痹。心脉微，爲心痹。右寸沉而遲濇，爲皮痹。左寸結不流利，爲血痹。右關脉舉按皆無力而濇，爲肉痹。左關弦緊而數，浮沉有力，爲筋痹。

醫案

文學陸文湖，兩足麻木，自服活血之劑不效。改服攻痰之劑，又不效。經半載後，兩手亦麻，左脇下有尺許，不知痛癢。余曰：「此經所謂着痹也。」六脉大而無力，氣血皆損，用神效黄芪湯加茯苓、白术、當歸、地黄，十劑後小有效。更用十全大補五十餘劑，始安。

孝廉王春卿，久患流火，靡藥弗嘗，病勢日迫，商之余曰：「尚可療否？」余曰：「經年之病，且痛傷元氣，非大補氣血不可。」春卿曰：「數月前，曾服參少許，痛勢大作，故不敢用。」余曰：「病有新久之不同，今大虚矣，而日從事於散風清火，清火則脾必敗，散風則肺必傷。」言之甚力，竟不能决，遂致不起。

鹽賈葉作舟，遍體疼痛，尻髀皆腫，足膝攣急。余曰：「此寒傷榮血，筋脉爲之引急，内經所謂痛痺也。」用烏藥順氣散，七劑而减，更加白术、桂枝。一月而愈。

防風湯

杏仁去皮、尖。　當歸酒洗。　赤茯苓去皮。　防風各一錢。　黄芩　秦艽　葛根各二錢。　羌活八分。　桂枝甘草各五分。

水二鍾，薑三片，煎七分。入好酒半鍾，食遠服。

如意通聖散　治走注疼痛。

當歸去蘆。陳皮去白。麻黄去節。甘草炙。川芎　御米殼去頂、蒂、膈。丁香各等分。

右用慢火炒，令黄色。每服五錢，水二鍾，煎一鍾服。如腰脚痛，加虎骨、乳香、没藥；心痛，加乳香、良薑。此治痺痛之仙藥也。

桂心散

桂心　漏蘆　威靈仙　芎藭　白芷　當歸去蘆。木香　白殭蠶炒。地龍炒，去土，各半兩。

右爲細末，每服二錢，温酒下。

没藥散　治遍身百節，走注疼痛。

没藥二兩，另研。虎骨四兩，醋炙。右爲細末，每服五錢，酒下。日再服。

小烏犀丸

烏犀角　乾蝎炒。白殭蠶炒。地龍去土。朱砂水飛。天麻煨。羌活去蘆。芎藭　防風去蘆。甘菊花去蒂。蔓荊子各一兩。牛黄另研。麝香另研。乾薑炮，各五錢。虎脛骨醋炙。當歸去蘆。敗龜　白花蛇酒浸。天南星薑製。肉桂去粗皮。附子炮，去皮、臍。海桐皮　木香忌火。人參去蘆，各七錢。

爲細末，研勻，煉蜜丸，彈子大。每服一丸，温酒或薄荷湯送下。

虎骨丸

虎骨四兩，醋炙。五靈脂醋淘去沙。白殭蠶炒。地龍去土炒。白膠香另研。威靈仙各一兩。川烏頭三兩，炮。胡桃肉二兩半，去衣研。

爲末，酒糊丸，梧子大。每服十丸，空心酒下，日二服。

十生丹

天麻　防風去蘆。羌活去蘆。獨活去蘆。川烏　草烏去蘆。何首烏　當歸去蘆。海桐皮　川芎各等分，俱生用。

右蜜丸，每丸重一錢。每服一丸，茶湯磨服。

一粒金丹

草烏頭剉，炒。五靈脂各一兩。地龍去土，炒。木鱉子各半兩。白膠香一兩，另研。當歸去蘆，各一兩。麝香一錢，另研。

爲末，糯米糊丸，桐子大。每服三丸，温酒下，服藥後微汗爲效。

乳香應痛丸

草烏頭一兩，半炒。五靈脂　赤石脂各一兩，研。乳香半兩，另研。没藥五錢，另研。

右爲末，醋糊丸，雞豆大。每服十五丸，空心温酒送下，日二服。

升麻湯

升麻三錢。茯神去皮、木。人參　防風　犀角鎊。羚羊角鎊。羌活各一錢。官桂三分。

水二鍾，煎八分。入竹瀝半酒鍾服。

神效黄芪湯

黄芪二錢。人參去蘆。白芍藥　炙甘草各一錢。蔓荆子二分。陳皮去白，五分。

水二鍾，煎一鍾，去渣臨卧服。小便濇，加澤瀉。有熱，加酒炒黄柏。麻木，雖有熱，不用黄柏，再加黄芪一錢。眼縮小，去芍藥。忌酒、醋、濕麵、葱、蒜、韭、生、冷。

人參益氣湯

治夏月麻木，倦怠嗜卧。

黄芪八錢。人參　生甘草各五錢。炙甘草二錢。芍藥三錢。升麻二錢。柴胡二錢半。五味子百二十粒。

每服半兩，水二鍾，煎一鍾，空心服。服後眠穩，於麻痺處按摩屈伸，午前又一服。

第二次藥，煎服如前。

黄芪八錢。紅花五分。陳皮一錢。澤瀉五分。

第三次服藥。

黄芪六錢。黄柏二錢二分。陳皮三錢。澤瀉　升麻各三錢。白芍藥五錢。甘草生，四錢。五味子一百粒。

生黄芩八錢。炙甘草一分。

分四服，煎服如前法。秋，去五味子；冬，去生黄芩。此方大效。

五積散 治感冒寒邪，頭疼身痛，寒痺大痛，無問内傷生冷，外感寒邪，皆效。

蒼术洗浸，去皮，二十四兩。厚朴去粗皮，薑製。乾薑各四兩，炮。枳殼去穰，麩炒。麻黄去根、節。陳皮去白，各六兩。桔梗去蘆，十二兩。半夏湯洗，七次。白芷　茯苓　當歸　川芎　甘草炙。肉桂　芍藥各三兩。

每服四錢，水一鍾，薑三片，葱白三根，煎七分，熱服。挾氣，加吴茱萸；調經催生，用艾醋。

五苓散 見「泄瀉」。

腎着湯 見「腰痛」。

腎瀝湯

麥門冬去心。五加皮　犀角各一錢半。赤芍藥煨。桔梗　杜仲薑汁炒去絲。木通各一錢。桑螵蛸一個。水一鍾，入羊腎少許，煎八分，食前服。

五痺湯 治五臟痺。

人參　茯苓　當歸酒洗。白芍藥煨。川芎各一錢。肝、心、腎三痺，當倍用之。五味子十五粒。白术一錢，脾痺倍之。細辛七分。甘草五分。水二鍾，薑一片，煎八分，食遠服。

痿手足痿軟而無力，百節緩縱而不收，證名曰痿。

〖經曰：肺熱葉焦，則皮毛虛弱急薄，着則生痿躄也。肺痿者，皮毛痿也。蓋熱乘肺金，在内則爲葉焦，在外則爲皮毛虛弱急薄。若熱氣留着不去，久而及於筋脈骨肉，則病生痿躄。躄者，足弱不能行也。心氣熱則下脈厥而上，上則下脈虛，虛則生脈痿，樞折挈脛縱，而不任地也。心痿者，脈痿也。心熱則火炎，故三陰在下之脈，亦皆厥逆而上，上逆則下虛乃生。脉痿者，四肢關節之處，如樞紐之折而不能提挈，足脛縱緩而不能任地也。肝氣熱，則膽泄口苦，筋膜乾，則筋急而攣，發爲筋痿。肝痿者，筋痿也。膽附於肝，肝熱則膽泄，故口苦，筋膜受熱，則血液乾，故拘攣而爲筋痿也。脾氣熱則胃乾而渴，肌肉不仁，發爲肉痿。脾痿者，肉痿也。脾與胃以膜相連，而開竅於口，故脾熱則胃乾而渴。脾主肌肉，熱蓄於內，則情氣耗傷，故肌肉不仁，發爲肉痿。腎氣熱則腰脊不舉，骨枯而髓減，發爲骨痿。腎痿者，骨痿也。腰者，腎之府。其脉貫脊，其主骨髓。故腎熱則見證若此。肺者，臟之長也，爲心之蓋也。此言五臟之痿，皆因肺熱最高，故爲臟長，覆於心上，故爲心蓋。有所失亡，所求不得，則發肺鳴，鳴則肺熱葉焦。失亡不得，則悲哀動中而傷肺。氣鬱生火，故呼吸有聲，發爲肺鳴。金臟病，則失其清肅之化，故熱而葉焦。五臟因肺熱葉焦，發爲痿躄。肺主氣以行營衛，爲相傅以節制五臟，則一身皆治，故五臟之痿，皆因於肺氣熱，則五臟之陰皆不足，此痿躄所以生於肺也。五痿雖異，總名痿躄。論痿者獨取陽明，何也？陽明者，五臟六腑之海，主潤宗筋，宗筋主束骨而利機關也。陽明者，胃也，主納水穀，化精微以資養表裏，故爲五臟六腑之海，而下潤宗筋。宗筋者，前陰所聚之筋也，爲諸筋之會，凡腰脊谿谷之筋，皆屬於此，故主束骨而利機關也。衝脉，經脉之海也，主滲灌谿谷，陽明合於宗筋。衝脉爲十二經之海，故主滲灌谿谷。衝脉起於氣街，並少陰之經，夾臍上行，陽明脉亦夾臍旁，去中行二寸下行，故皆會於宗筋。陰陽總宗筋之會，會於氣街，而陽明爲之長，皆屬於帶脉而絡於督脉。宗筋聚於前陰。前陰者，足之三陰、陽明、少陽，及衝、任、督、蹻九脉之所會也。九者之中，陽明爲臟腑之海，衝爲經脉之海，此一陰一陽，總乎其間，故曰「陰陽總宗筋之會」也。會於氣街者，氣街與陽明之正脉，故陽明獨爲之長。帶脉者，起於季脇，圍身一週；督脉者，起於會陰，分三歧爲任衝，而上行腹背。故諸經者，皆聯屬於帶脉，支給於督脉也。故陽明虛則宗筋縱，帶脉不引，故足痿不用也。陽明虛則血氣少，不能潤養宗筋。故弛縱，宗筋縱則帶脉不能收引，故足痿不用，所以當治陽明也。

愚按，痿者，重疾也。故内經叠出諸篇，而前哲之集方論者，或附見於虛痨，或附見於風濕，大失經旨。賴丹溪特表而出之，惜乎言之未備也。經言病本雖五臟各有，而獨重太陰肺經。經言治法雖諸經各調，而獨重陽明胃經。此其説何居乎？肺金體燥，居上而主氣化，以行令於一身，畏火者也。五臟之熱，火薰蒸則金被剋，而肺熱葉焦，故致疾有五臟之殊，而手太陰之地，未有不傷者也。胃土體濕，居中而受水穀，以灌溉於四肢，畏木者也。肺經之受邪失正，則木無制而侮其所勝，故治法有五臟之分，而足陽明之地，未有或遺者也。夫既曰肺傷，則治之，亦宜在肺矣。而岐伯獨取陽明，又何也？靈樞所謂真氣所受於天，與穀氣并而充身，陽明虛則五臟無所稟，不能行血氣，濡筋骨，利關節，故百體中，隨其不得受水穀處不用而爲痿，不獨取陽明而何取哉？丹溪所以云：「瀉南方則肺金清而東方不實，何胃傷之有？補北方則心火降而西方不虛，何肺熱之有？」斯言當矣。若胃虛減食者，當以芳香辛温之劑治之，若拘於瀉南之説，則胃愈傷矣。藿香養胃湯。誠能本此施治，其於痿也，思過半矣。至於七情六淫，挾有多端，臨病製方，非筆舌所能罄耳。

治法

心氣熱則脉痿，鐵粉、銀箔、黄連、苦參、龍膽草、石蜜、牛黄、龍齒、秦艽、白鮮皮、牡丹皮、地骨皮、雷丸、犀角之屬。肝氣熱則筋痿，生地黄、天門冬、百合、紫葳、白蒺藜、杜仲、萆薢、菟絲子、川牛膝、防風、黄芩、黄連之屬。脾氣熱則肉痿，二术、二陳、霞天膏之屬。腎氣熱則骨痿，金剛丸、牛膝丸、加味四斤丸、煨骨丸。肺熱痿，黄芪、天、麥門冬、石斛、百合、山藥、犀角、通草、桔梗、枯芩、山梔、杏仁、秦艽之屬。挾濕熱，健步丸加黄柏、蒼术、黄芩，或清燥湯。濕痰二陳、二朮，竹瀝、薑汁。血虚，四物湯、二妙散、補陰丸。氣虚，四君子湯合二妙散。氣血俱虚，十全大補湯。食積，木香檳榔丸。死血，桃仁、紅花、蓬术、穿山甲、四物湯。實而有積，三花湯、承氣湯，下數十遍而愈。腎肝下虚，補益腎肝丸、神龜滋陰丸、補益丸、虎潛丸。

醫案

太學朱修之，八年痿廢，更醫累百，毫末無功。一日，讀余頤生微論，千里相招。余診之，六脉有力，飲食若常，此實熱内蒸，心陽獨亢，證名脉痿。用承氣湯，下六七行，左足便能伸縮。再用大承氣，又下十餘行，手中可以持物。更用黄連、黄芩各一斤，酒蒸大黄八兩，蜜丸。日服四錢，以人參湯送。一月之内，去積滯不可勝數，四肢皆能展舒。余曰：「今積滯盡矣。」煎三才膏十斤與之，服畢而而應酬如故。修之家世金陵，嗣後遂如骨肉，歲時通問不懈。

崇明文學倪君儔，四年不能起床，延余航海治之，簡其平日所服，寒凉者十六，補腎、肝者十三。診其脉大而無力，此營衛交虚。以十全大補，加秦艽、熟附各一錢，朝服之。夕用八味丸，加牛膝、杜仲、遠志、萆薢、虎骨、龜板、黄柏，温酒送七錢。凡三月而機關利。

藿香養胃湯 治胃虛不食，筋無所養而成痿。

藿香　白术炒透。人參　茯苓　苡仁　半夏麯　烏藥　神麴炒。縮砂炒，各一錢半。蓽澄茄　甘草炒，各一錢。水二鍾，薑五片，棗二枚，煎一鍾服。

二陳湯 見「痰」。

霞天膏 即倒倉法，見「積聚」。

清燥湯 見「類中風」。

金剛丸 治腎虛、精敗、骨痿。

萆薢　杜仲炒去絲。肉蓯蓉酒浸。兔絲子酒浸，各等分。右爲末，酒煮，猪腰子和丸，梧子大。每服五錢，空心温酒送下。

牛膝丸 治腎、肝虛，骨痿筋弱。

牛膝酒浸。萆薢　杜仲炒去絲。白蒺藜　防風　兔絲子酒浸。肉蓯蓉酒浸，等分。官桂減半。製服同金剛丸。

加味四斤丸 治腎肝、虛筋、骨痿。

肉蓯蓉酒浸。 牛膝酒浸。 天麻 木瓜 鹿茸去毛，切，酥焙。 熟地黄 五味子酒浸。 菟絲子酒浸，另研，各等分。

右爲末，蜜丸，梧子大。每服五錢，空心酒下。

煨腎丸 治肝、脾、腎傷，宜綏中消穀益精。

補骨脂酒炒。 萆薢 杜仲炒去絲。 白蒺藜 防風 菟絲子酒浸。 肉蓯蓉酒浸。 葫蘆巴 牛膝等分。 肉桂減半。

右爲末，將猪腰子製同食法，和蜜杵丸，梧子大。每服五錢，空心酒送，治腰痛甚效。

健步丸

羌活 柴胡各五錢。 防風三錢。 川烏一錢。 滑石炒，五錢。 澤瀉三錢。 防己酒洗，一兩。 苦參酒洗，一錢。 肉桂 甘草炙。 瓜蔞根酒製，各五錢。

右爲末，酒糊丸，梧子大。每服二錢，煎愈風湯空心送下。見「中風」。

虎潛丸

龜板　黄柏各四兩。知母　熟地黄各一錢。牛膝三兩半。芍藥一兩半。瑣陽　虎骨酥炙。當歸各一兩。陳皮七錢半。乾薑半兩。爲末，酒糊丸，加附子更妙。

補陰丸

黄柏　知母俱洗，酒拌炒。熟地黄　敗龜板酥炙。白芍藥煨。陳皮　牛膝酒浸，各二兩。虎脛骨酥炙。瑣陽酒浸，酥炙。當歸酒洗，各一兩半。冬加乾薑五錢。

右爲末，酒煮羯羊肉爲丸，鹽湯下。

四物湯

四君子湯

十全大補湯俱見「虛癆」。

三化湯見「中風」。

大小承氣湯見「傷寒」。

補益腎肝丸

柴胡　羌活　生地黄　苦參炒。防己炒，各五分。附子炮。肉桂各一錢。當歸二錢。

右細末，熟水丸，如芡實大。每服四錢，温水送下。

神龜滋陰丸

治足廢，名曰痿厥。

龜板四兩，酒炙。黄柏炒。知母炒。各二兩。枸杞子　五味子　鎖陽各一兩。乾薑半兩。

爲末，猪脊髓爲丸，梧子大，每服五錢。

補益丸

白朮二兩。生地酒浸，兩半。龜板酒浸。鎖陽酒浸。歸身酒浸。陳皮　杜牛膝各一兩。乾薑七錢。黄柏炒。虎脛骨酒浸。茯苓各半兩。五味子二錢。甘草炙，一錢。白芍藥酒浸。菟絲子酒蒸，研如糊，入餘藥末，曬乾，各一兩。右末，紫河車爲丸，每服五錢。

驚

經曰：東方青色，入通於肝，其病發驚駭。肝應東方，於卦爲震，於象爲風，風木多振動，故病爲驚駭。又曰：足陽明之脉病，惡人與火，聞木音則惕然而驚者。土惡木也。陽明多氣多血，血氣壅則易熱，熱則惡火，陽明氣厥，則爲憂驚，故惡人之煩擾也。

愚按，外有危險，觸之而驚，心膽强者，不能爲害；心膽怯者，觸而易驚。氣鬱生涎，涎與氣搏，變生諸證，或短氣或自汗。並温膽湯。嘔則以人參代竹茹。眠多異夢，隨即驚覺。温膽湯加棗仁、連子，以金銀煎下。或鎮心丹、遠志丸、妙香散、琥珀養心丹、定志丸。卧多驚魘，口中有聲。珍珠母丸、獨活湯。外物卒驚，宜行鎮重，密陀僧細末，茶調一錢。或黄連安神丸。或熱鬱生痰，寒水石散。或氣鬱生痰，加味四七湯。丹溪曰：驚則神出於舍，舍空得液，痰涎永繫於胞絡之間。控涎丹加辰砂、遠志。

脉候 寸口脉動爲驚。驚者，其脉止而復來。其人目睛不轉，不能呼氣。

温膽湯 治心膽虚怯，觸事易驚，或夢寐不祥，心驚膽懾，氣鬱生涎，或短氣，或自汗。

半夏湯洗。　枳實　竹茹各一兩。　橘皮兩半，去白。　炙草四錢。　白茯苓七錢。　每服五錢，水一碗，薑七片，棗一枚，煎服。

鎮心丸 治心血不足，怔忡多夢，如墮崖谷。

酸棗仁炒，二錢半。 車前子去土。 白茯苓去皮。 麥門冬去心。 五味子 茯神去木。 肉桂各一兩二錢半。

熟地黃酒浸，蒸。 龍齒 天門冬去心。 遠志甘草水煮，去心。 山藥薑製，各一兩半。 人參 朱砂水飛爲衣，各半兩。

右爲末，蜜丸，梧子大。每服三錢，空心米湯下。

遠志丸

遠志去心，薑汁淹。 石菖蒲各五錢。 茯神 茯苓 人參 龍齒各一兩。 爲末，蜜丸，梧子大，辰砂爲衣。熟水送三錢。

妙香散 見「痰」。

琥珀養心丹 治心跳善驚。

琥珀另研，二錢。 龍齒煅，另研，一兩。 遠志甘草湯煮，去木。 石菖蒲 茯神 人參 酸棗仁炒，各五錢。

生地黃 當歸各七錢。 黄連三錢。 柏子仁五錢。 朱砂另研，三錢。 牛黄另研，一錢。

右爲末，猪心血丸，黍米大，金箔爲衣。燈心湯送五錢。

定志丸

菖蒲炒。　遠志去心，各二兩。　茯神　人參各三錢。

爲末，蜜丸，梧子大，朱砂爲衣。米飲下三錢。

珍珠母丸

治肝虛受風，卧若驚狀。

珠母研細，七錢五分。　當歸　熟地黄各一兩半。　人參　酸棗仁　柏子仁　犀角　茯苓各一兩。　沉香　龍齒各五分。

右爲末，煉蜜丸，桐子大，辰砂爲衣。每服三錢，金銀薄荷湯下。

黄連安神丸

治心亂煩熱，胸中氣亂，兀兀欲吐，膈上伏熱。

硃砂一錢，水飛。　黄連酒炒，一錢半。　甘草炙，五分。　生地黄二錢。　當歸頭一錢。

右爲細末，蒸餅丸，黄米大。每服十丸，津下。

獨活湯

獨活　羌活　人參　前胡　細辛　半夏　沙參　甘草　五味子　白茯苓　酸棗仁炒，各一兩。

右爲末，每服四錢，水一鍾，薑三片，烏梅半個，煎七分服。

寒水石散

寒水石煅。滑石水飛，各一兩。生甘草二錢半。

爲末，每服二錢，薑棗湯下。

加味四七湯

半夏薑製，二錢五分。厚朴薑製。茯苓去皮，各一錢半。蘇葉　茯神各一錢。遠志去心。菖蒲　甘草各五分。

水二鍾，薑三片，紅棗一枚，煎一鍾服。

控涎丹

甘遂去心。紫大戟去皮。白芥子各等分。

右爲末，煮糊丸，桐子大。臨卧，淡薑湯下七丸。

悸 心悚也，築築然跳動也。

經曰：心痺者，脉不通，煩則心下鼓。閉而不通，病熱鬱而爲涎，涎成則煩，心下鼓動。鼓者，跳動如擊鼓也。五痺湯加茯神、遠志、半夏。

愚按，經文及原病式云：水衰火旺，心胸躁動。天王補心丹主之。傷寒論曰：心爲火而惡水，水停心下，築築然跳動，不能自安。半夏麻黄丸、茯苓飲子。亦有汗吐下後，正氣虚而悸不得卧者。温膽湯。丹溪責之虚與痰。辰砂遠志丸。有飲者，控涎丹。證狀不齊，總不外於心傷而火動，火鬱而生涎也。若夫虚實之分，氣血之辨，痰與飲，寒與熱，外傷天邪，内傷情志，是在臨證者詳之。

五痺湯 見「痺」。

控涎丹

温膽湯 俱見「驚」。

天王補心丹 壯水補心，清熱化痰，定驚悸。

人參五錢。當歸酒浸。麥門冬去心。五味子　天門冬去心。柏子仁　酸棗仁各一兩。白茯苓　玄參　丹參　桔梗　遠志各五錢。生地黄四兩。黄連酒洗，炒，二兩。

爲末，蜜丸，桐子大，朱砂爲衣。每服三錢，燈心竹葉煎湯送下。

半夏麻黄丸

半夏　麻黄各等分。爲末，蜜丸，桐子大，每服一錢。日三服。

茯苓飲子　治痰飲，伏於心胃，悸動不已。

赤茯苓去皮。熟半夏　白茯神去木。麥門冬去心。橘紅各二錢。檳榔　沉香忌火。甘草炙，一錢二分。

水二鍾，薑三片，煎八分，食遠服。

辰砂遠志丸　安心神，化風痰。

石菖蒲去毛。遠志去心。人參　茯神去木。辰砂各半兩。川芎　山藥　鐵粉　麥門冬去心。細辛　天麻　半夏麴　南星炒黄。白附子生，各一兩。

爲末，生薑五兩，取汁入水，煮糊丸，如緑豆大。别以朱砂爲末。每服一錢，臨卧薑湯服。

恐

《經》曰：在臟爲腎，在志爲恐。又云：精氣并於腎則恐。恐者，腎之情志。下章之言他臟者，亦莫不繇於腎也。肝藏血，血不足則恐。肝者，腎之子也。水强則膽壯，水薄則血虚，而爲恐矣。○胃爲恐。胃屬土，腎屬水，土邪傷水，則爲恐也。○心怵惕思慮則傷神，神傷則恐懼自失。心藏神，神傷則心怯，所以恐懼自失，火傷畏水之故。

按，經文論恐，有腎、肝、心、胃四臟之分。而肝膽於腎，乙癸同源者也；胃之於腎，侮所不勝者也。心之於腎，畏其所勝者也。故恐之一證，屬腎之本志，而旁及於他臟，治法則有别焉。治腎傷者，宜味厚。枸杞、遠志、地黄、山茱萸、茯苓、牛膝、杜仲之屬。治肝膽者，宜養陰。棗仁、山茱萸、牡丹皮、白芍藥、甘草、龍齒之屬。治陽明者，壯其氣。四君子湯，倍用茯苓。治心君者，鎮其神。朱砂、琥珀、金銀箔、犀角、龍齒之屬。

人參散　治肝腎虚而多恐，不能獨卧。

人參　枳殼　五味子　桂心　甘菊花　茯神　山茱萸　枸杞子各七錢半。柏子仁一兩。熟地黄一兩。

右爲細末，每服二錢，温酒調下。

茯神散　治膽胃不足，心神恐怯。

茯神一兩。遠志　防風　細辛　白术　前胡　熟地黄　甘菊花　人參　桂心各七錢半。枳殼半兩。爲粗末，每服三錢，水一鍾，薑三片，煎至六分。温服。

補膽防風湯 治膽虛目暗，眩冒，夢見鬬訟，恐懼而色變。

防風一錢。人參七分。細辛　芎藭　甘草　茯神　獨活　前胡各八分。

爲末。每服四錢，水鍾半，棗二枚，煎八分服。

醫案

一儒者，久困場屋，吐衄盈盆，尪羸骨立，夢鬬争恐怖，遇勞即發，補心安神，投之漠如。一日讀素問，乃知魂藏於肝，肝藏血，作文苦，衄血多，則魂失養，故交睫即魘，非峻補不可。而草木力薄，以酒溶鹿角膠空腹飲之，五日而安。卧一月，而神寧。鹿角峻補精血，血旺神自安也。

健忘

經曰：上氣不足，下氣有餘，腸胃實而心氣虚，虚則營衛留於下，久之不以時上，故善忘也。上氣者，心家之清氣。下氣者，腸胃之濁氣。營衛留於下，則腎中之精氣，不能時時上交於心，故健忘。○腎盛怒而不止則傷志，志傷則喜忘其前言。怒本肝之志，而亦傷腎者。肝腎爲子母，氣相通也。腎藏志，志傷則意失，而善忘其前言也。血併於下，氣併於上，亂而喜忘。血併於下，則無以養其心；氣併於上，則無以充其腎。水下火上，坎離不交，亂其揆度，故喜忘也。

愚按，内經之原健忘，俱責之心腎不交，心不下交於腎，濁火亂其神明，腎不上交於心，精氣伏而不用。火居上，則因而爲痰；水居下，則因而生躁。擾擾紜紜，昏而不寧，故補腎而使之時上，養心而使之善下，則神氣清明，志意常治，而何健忘之有？

治法　思慮過度，歸脾湯。精神衰倦，人參養榮湯、寧志膏。痰迷心竅，導痰湯送壽星丸。心腎不交朱雀丸。

歸脾湯　治思慮傷心脾，健忘怔忡。

人參　茯神　龍眼肉　黄芪　酸棗仁炒研。白术各二錢半。當歸　遠志各一錢。木香　甘草各三分。

水二鍾，薑五片，紅棗一枚，煎一鍾服。

人參養榮湯　見「虚癆」。

導痰湯 見「痰飲」。

寧志膏

人參　酸棗仁各一兩。辰砂五錢。乳香二錢半。

爲末，蜜丸，彈子大。每服一丸，薄荷湯送下。

壽星丸

南星一斤。掘坑，深二尺，炭五斤，坑内燒紅，掃净，酒澆南星，下坑急蓋，密一宿，焙。

琥珀四兩，另研。朱砂一兩，水飛，一半爲衣。

猪心血三個。生薑汁打麵糊丸，如梧子大。每服三錢，人參湯空心送下，日三服。

朱雀丸

沉香一兩。茯神四兩。

爲末，蜜丸，小豆大。每服三十丸，人參湯下。

不得卧

經曰：衛氣不得入於陰，常留於陽，留於陽則陽氣滿，陽氣滿則陽蹻盛，不得入於陰，則陰氣虛，故目不瞑矣。行陽則寤，行陰則寐，此其常也。失其常，則不得靜而藏魂，目不得瞑。胃者，六腑之海，其氣下行，陽明逆不得從其道，故不卧下。經曰：胃不和則卧不安。此之謂也。寤從陽而主上，寐從陰而主下，胃氣上逆，則壅於肺而息有音，不得從其陰降之道，故卧不安也。又曰：卧則喘者，水氣之客也。夫水者，循津液而流腎者，水臟主津液，主卧與喘也。卧則喘者，亦不得卧也。水病者，其本在腎，其有在脯，故爲不得卧，卧則喘者，標本俱病也。

愚按，内經及前哲諸論詳考之，而知不寐之故，大約有五：一曰氣虛，六君子湯加酸棗仁、黄芪。一曰陰虛，血少心煩，酸棗仁一兩，生地黄五錢，米二合，煮粥食之。一曰痰滯，温膽湯加南星、酸棗仁、雄黄末。一曰水停，輕者，六君子湯加菖蒲、遠志、蒼术；重者，控涎丹。一曰胃不和，橘紅、甘草、石斛、茯苓、半夏、神麴、山楂之類。大端雖五，虛實寒熱，互有不齊，神而明之，存乎其人耳。

六君子湯 見「虛癆」。

温膽湯

控涎丹 俱見「驚」。

酸棗湯 治虚癆虚，煩不得眠。

酸棗仁二兩。甘草一錢。知母　茯苓　芎藭各二錢。水二鍾，煎八分服。

鼈甲丸 治四肢無力，膽虚不眠。

鼈甲　酸棗仁　羌活　牛膝　黄芪　人參　五味子各等分。爲末，蜜丸，梧子大。每服三錢，酒下。

羌活勝溼湯 治卧而多驚，邪在少陽、厥陰。

羌活　獨活　藁本　防風各一錢。蔓荆子三錢。川芎二分。甘草炙，五分。水二鍾，煎一錢，食後服。

不能食

東垣云：胃中元氣盛，則能食而不傷，過時而不飢。脾胃俱旺，能食而肥；脾胃俱虚，不能食而瘦。繇是言之，則不能食，皆作虚論。若傷食、惡食，心下痞滿，自有治法，不在此例。羅謙甫云：脾胃弱而食少，不可剋伐，補之自然能食。許學士云：不能食者，不可全作脾治，腎氣虚弱，不能消化飲食。譬之釜中水穀，下無火力，其何能熟熱？嚴用和云：房勞過度，真陽衰弱，不能上蒸脾土，中州不運，以致飲食不進。或脹滿痞塞，或滯痛不消，須知補腎。腎氣若壯，丹田火盛，上蒸脾土，脾土温和，中焦自治，膈開能食矣。

愚按，脾胃者，具坤順之德，而有乾健之運，故坤德或慙，補土以培其卑監；乾健稍弛，益火以助其轉運。故東垣、謙甫以補土立言，學士、用和以壯火垂訓，蓋有見乎土强則出納自如，火强則轉輸不怠。火者，土之母也。虚則補其母，治病之常經。每見世俗一遇不能食者，便投香、砂、枳、朴、麯、蘖、楂、芽，甚而用黄連、山梔，以爲開胃良方，而夭枉者多矣。不知此皆實則瀉子之法，因脾胃間有積滯，有實火，元氣未衰，邪氣方張者設也。虚而伐之，則愈虚；虚而寒之，遏真火生化之元，有不敗其氣而絶其穀乎？且誤以參、术爲滯悶之品，畏之如砒鴆，獨不聞經云

「虚者補之」，又云「塞因塞用」乎？又不聞東垣云，脾胃之氣，實則枳實、黄連瀉之；虚則白术、陳皮補之乎？故不能食皆屬脾虚，四君子湯，補中益氣湯。補之不效，當補其母，八味地黄丸，二神丸。挾痰宜化，六君子湯。挾鬱宜開，育氣湯。餓木宜安，異功散加木香、沉香。子金宜顧，肺金虚，則盗竊土母之氣以自救，而脾益虚，甘、桔、參、苓之屬。夫脾爲五臟之母，土爲萬物之根，安穀則昌，絶穀則亡，關乎人者，至爲切亟，慎毋少忽。

醫案

文學倪念嵐，纍勞積鬱，胸膈飽悶，不能飲食。服消食之劑，不效。改而理氣，又改而行痰，又改而開鬱，又改而清火，半載之間，藥餘百劑，而病勢日增，始來求治於余。余先簡其方案，次診其六脉，喟然嘆曰：脉大而軟，兩尺如絲，明是火衰，不能生土，反以伐氣，寒凉投之，何異於人既入井，而又下石乎？遂以六君子湯，加益智、乾薑、肉桂各一錢，十劑而少甦。然食甚少也，余勸以加附子一錢，兼用八味丸調補。凡百餘日，而復其居處之常。

新安程幼安，食少腹悶，食粥者久之，偶食蒸餅，遂發熱作渴，頭痛嘔逆。或以傷寒治之，或以化食破氣之藥投之，俱不效，勢甚危迫。余診之，謂其兄季涵曰：「脉無停滯之象，按之軟且濇，是脾土大虛之診也，法當以參、朮理之。」衆皆不然。予曰：「病勢已亟，豈容再誤？」遂以四君子湯加沉香、炮薑與之，數劑而減，一月而安。

和中丸　開胃進食。

人參　白朮各三兩。乾薑　甘草　陳皮　木瓜去穰，各一兩。爲末，水丸，白湯送三錢。

七珍散　開胃養氣，補脾進食。

人參　白朮酒炒，各一兩半。黄芪蜜炙。白茯苓　砂仁炒。陳黄米炒焦黑，各一兩。甘草薑汁炒，五錢。爲末，每服三錢，薑棗湯送。

二神丸　破故紙補腎爲癸水，肉豆蔻補膂爲戊土，戊癸化火，進食妙方。

破故紙炒，四兩。肉豆蔻生二兩。

爲末，肥棗四十九枚，生薑四兩，切片同煮爛。去薑取棗，剥皮核，研膏爲丸，桐子大。每服三錢，鹽湯下。

育氣湯

木香　丁香　藿香　人參　白朮　茯苓　砂仁　白豆蔻　蓽澄茄　甘草炙，各半兩。山藥三兩。

橘紅　青皮去白，各二錢半。白檀香半兩。

爲末，每服二錢，水瓜湯調下。

資生丸

白朮泔浸，上蒸九次，曬九次，切片炒黄，三兩。人參去蘆，飯上蒸熟，三兩。山楂肉蒸，二兩。茯苓去皮，飛去筋，乳拌飯，上蒸曬乾，一兩五錢。橘紅　神麯炒，各二兩。川黄連薑汁炒枯。白豆蔻　澤瀉去毛，炒，各三錢。桔梗炒。藿香洗。甘草蜜炙，各五錢。白扁豆炒，去殼。蓮肉去心，各一兩。薏苡仁淘沙，三兩。麥芽炒。芡實炒。山藥炒，各一兩五錢。

爲末，蜜丸，每丸二錢。每服一丸，淡薑湯磨服。

汗

睡則汗出，醒則倏收曰盗汗；不分寤寐，不因勞動，自然汗出，曰自汗。

經云：陽氣有餘，爲身熱無汗；陰氣有餘，爲多汗身寒。陽有餘者陰不足，故身熱無汗；陰有餘者陽不足，故多汗身寒。以汗本屬陰也。○飲食飽甚，汗出於胃；驚而奪精，汗出於心；持重遠行，汗出於腎；疾走恐懼，汗出於肝；摇體勞苦，汗出於脾。○血之與汗異名同類，故奪血者無汗，奪汗者無血。血與汗同，奪則重傷其陰，主死。奪者，迫之使出。〇腎病者，寢汗憎風。腎傷則陰虛，故寢而盜汗出也。

愚按，心之所藏，在内者爲血，在外者爲汗。汗者，心之液也。而腎主五液，故汗證未有不繇心腎虛而得者。心陽虛不能衛外而爲固，則外傷而自汗；腎陰衰不能内營而退藏，則内傷而盜汗。然二者之汗，各有冷熱之分，因寒氣乘陽虛而發者，所出之汗必冷；因熱氣乘陰虛而發者，所出之汗必熱。雖然，熱火過極，亢則害，承乃制，反兼勝已之化，而爲冷者有之，此又不可不察也。至夫肺虛者，固其皮毛，黄芪六一湯、玉屏風散。脾虛者，壯其中氣，補中益氣湯、四君子湯。心虛者，益其血脉，當歸六黄湯。肝虛者，禁其疏泄，白芍、棗仁、烏梅。腎虛者，助其封藏，五味、山茱萸、龍骨、地骨皮、牡蠣、遠志、五倍子、何首烏。五臟之内，更有宜温宜清，宜潤宜燥，豈容膠一定之法，以應無窮之變乎？

脉候　肺脉軟而散者，當病灌汗。肺脉緩甚爲多汗。尺濇脉滑謂之多汗。尺膚濇而尺脉滑，主陰傷也。若汗出如膠之粘，如珠之凝，或淋灕如雨，指拭不逮者難治。

黄芪建中湯　治血氣虛而自汗。

黄芪　肉桂各一錢半。白芍藥三錢。甘草一錢。

水二鍾，煨薑五片，棗二枚，煎一鍾。入稠餳一大匙，再煎一沸服。舊有微溏或嘔者，不用餳。

芪附湯　治氣虛陽弱，自汗體倦。

黃芪去蘆，蜜炙。附子炮，去皮、臍，等分。每服四錢，水一鍾，薑十片，煎八分服。

參附湯

人參三錢。附子炮，去皮、臍，一錢。水一鍾，薑三片，煎六分服。

黃芪六一湯

黃芪六兩，去蘆，蜜炙。甘草一兩，炙。每服五錢，水一鍾，棗一枚，煎七分服。

玉屏風散

防風　黃芪各一兩。白术二兩。

每服三錢，水一鍾，薑三片，煎六分服。

白术散

治虛風多汗，少氣不治，將成消渴。

牡蠣煅，三錢。白术一兩二錢半。防風二兩半。爲末，每服一錢，温水調下。

安胃湯

治汗出日久，虛風痿痺。

黃連去鬚。五味子　烏梅肉　甘草生，各五分。熟甘草三分。升麻稍二分。水二杯，煎一杯服。

正元散　治下元虚冷，自汗厥逆，嘔吐痛瀉。

紅豆炒。乾薑炮。陳皮去白，各三錢。人參　白朮　甘草炙。茯苓去皮，二兩。肉桂去粗皮。川烏炮，去皮，各半兩。附子炮，去皮尖。山藥薑汁浸，炒。川芎　烏藥去木。乾葛各一兩。黄芪炙，兩半。爲細末，每服三錢，水一鍾，薑三片，棗一枚，鹽少許，煎七分，食煎服。

牡蠣散　治自汗、盗汗。

黄芪　麻黄根　牡蠣煅，研，各等分。

每服三錢，水一杯，小麥一百粒，煎六分服。

大補黄芪湯

黄芪蜜炙。防風　山茱萸　川芎　當歸　白朮炒。肉桂　炙甘草　五味子　人參各一兩。白茯苓一兩半。熟地黄二兩。肉蓯蓉酒浸，三兩。

每服五錢，水二鍾，薑三片，棗二枚，煎八分服。

當歸六黄湯　治盗汗之聖藥。

當歸　生地黄　熟地黄　黄柏　黄芩　黄連各一錢。黄芪二錢。水二鍾，煎一鍾，臨卧服。

盗汗良方

麻黄根　牡蠣煅爲粉，各三兩。黄芪　人參各二兩。龍骨打碎。地骨皮各四兩。大棗七枚。水六鍾，煎二鍾半，分六服，一日飲盡。

茯苓丸

治虚汗、盗汗。

白茯苓去皮及膜，研細末。每服二錢，煎烏梅陳艾湯調服。

柏子仁丸

柏子仁　半夏麯各二兩。牡蠣煅，醋淬七次，焙。人參　白术　麻黄根微炙，去汗。五味子各一兩。净麩炒，半兩。

爲末，棗肉丸，梧子大。空心米飲下三錢。

止汗法

川鬱金研細末，臨卧，以津調塗乳上。

止汗紅粉

麻黄根　牡蠣煅，各一兩。　赤石脂　龍骨各五錢。

爲細末，以絹包撲於身上。

黄疸

經曰：溺黄赤，安卧者，黄疸。論疾診尺篇曰：身痛，色微黄，齒垢黄，爪甲黄，黄疸也。溺黄赤安卧，脉小而寒，不嗜食，正理論謂其得之女勞也。已食如飢者，胃疸。消穀善飢，胃有熱也。論疾尺診篇曰：脉小而濇，不嗜食，寒也。治疸者須知寒熱之別。目黄者，曰黄疸。目者，宗脉所聚，諸經有熱，上薰於目，故黄疸者目黄。

愚按，黄者，中央戊己之色，故黄疸多屬太陰脾經。脾不能勝濕，復挾火熱，則鬱而生黄，譬之盦麴相似。以濕物而當暑月，又加覆蓋，濕熱相搏，其黄乃成。然濕與熱，又自有別，濕家之黄，色暗不明；熱家之黄，色光而潤。亦有脾腎虚寒，脉沉而細，身冷自汗，瀉利溺白，此名陰黄。茵蔯薑附湯，理中湯，八味丸。汗出染衣，色如柏汁，此名黄汗。黄芪湯，芪芍桂苦酒湯。挾表者，脉浮，汗之而愈。桂枝加黄芪湯。挾裏者，腹脹，下之而安，大黄硝石湯。食傷，有穀疸之名，茯苓茵陳梔子湯。酒傷，有酒疸之治，葛花解醒湯加茵陳葉。若夫御女勞傷，則膀胱急而小便自利，微汗出而額上色黑，手足心熱，發以薄暮，加味四君子湯，東垣腎疸湯。統言疸證，清熱導濕，爲之主方，茯苓滲濕湯。假令病久，脾衰胃薄，必以補中。參术健脾湯。

脉候 脉洪泄利而渴者死。脉小溺利不渴者生。寸口近掌處無脉，口鼻冷者死。疸毒入腹，喘滿者死。年壯氣實，脉大易愈。老人氣虛，脉微難瘥。

茯苓滲濕湯 清濕熱利小便。

茵陳七分。白茯苓六分。木猪苓　澤瀉　白术　陳皮　蒼术泔浸一夜，炒透。黃連各五分。山梔炒。秦艽　防己　葛根各四分。水二杯，煎七分，食前服。

芪芍桂苦酒湯

黃芪五兩。白芍藥　桂枝各三兩。

苦酒一升，水七升，煮三升。温服一升。當心煩，至六七日解。若心煩不止，苦酒阻故也。

桂枝加黃芪湯 脉浮而腹中和者汗之。

桂枝　白芍藥　生薑各三兩。黃芪　甘草各二兩。大棗十二枚。

水八升，煮取三升，服一升。須臾，飲熱稀粥一升，以助藥力，取微汗。若不汗，更服。

黃芪湯　治黃汗身腫，發熱不渴。

黃芪去蘆，蜜炙。赤芍藥　茵陳蒿各二兩。石膏四兩。麥門冬去心。淡豆豉各一兩。甘草炙，半兩。

每服四錢，水一杯，生薑五片，煎七分服。

大黃硝石湯　一方加梔子十五枚。

大黃　黃柏　硝石各四兩。一作滑石。

水六升，煮取二升，内硝，煮取一升，頓服。

加減五苓散

茵蔯　猪苓去皮。白术　赤茯苓去皮。澤瀉各二錢。水二鍾，煎一鍾服。

茯苓茵陳梔子湯

茵陳葉一錢。茯苓去皮，五分。梔子仁　蒼术去皮，炒。白术各三錢。黃芩生六分。黃連去鬚。枳殼麩炒。猪苓去皮。澤瀉　陳皮　漢防己各二分。青皮去白，一分。水二杯，煎一杯服。

葛花解酲湯 見「泄瀉」。

八味丸

理中湯 並見「虚癆」。

四君子湯 治色疸，及久疸不愈。

人參　白术　白茯苓　白芍藥　黄芪炙。白扁豆炒，各二錢。甘草炙，一錢。水二鍾，薑五片，紅棗二枚，煎一鍾服。

腎疸湯 治女勞成疸。

升麻根半兩。蒼术一錢。防風根　獨活根　白术　柴胡根　羌活根　葛根各五分。茯苓　猪苓　澤瀉　甘草根各三分。黄柏二分。人參　神麯各六分。水二杯，煎一杯，食前服。

參术健脾湯 治久黄，脾虚，食少。

人參　白术各一錢五分。白茯苓　陳皮　白芍藥煨。當歸酒洗，各一錢。炙甘草七分。

水二鍾，棗二枚，煎八分服。色疸，加黄芪、白扁豆。

茵陳薑附湯　治陰黄脉沉微，小便利或瀉。

附子炮，去皮、臍，三錢。乾薑炮，二錢。茵陳一錢二分。草豆蔻煨，一錢。白术四分。枳實麩炒。半夏製。澤瀉各五分。白茯苓　橘紅各三分。

水二鍾，生薑五片，煎八分，待冷服。

蔓菁散　治陰黄汗染衣，涕唾黄。

蔓菁子□爲細末，平旦，以井華水服一匙。日再加至兩匙，以知爲度。每夜，小便中浸少許帛子，各書記日，色漸白則瘥。不過服五升而愈。

霍亂

經曰：太陰所至爲中滿，霍亂吐下。又曰：土鬱之發，民病嘔吐，霍亂注下。此二條，言受濕霍亂也。宜五苓散、理中丸之類。歲土不及，風乃大行，民病霍亂，飧泄。此言風木勝土，而爲霍亂，宜桂苓白术散。熱至，則身熱霍亂吐下。此言火熱霍亂，宜香茹散。足太陰之别，名曰公孫，去本節後一寸，别走陽明，其別者入絡。腸胃厥氣上逆，則霍亂。實則腸中切痛，虛則蟲脹，取之所別。〇清氣在陰，濁氣在陽，營氣順脉，衛氣逆行，清濁相干，亂於腸胃，則爲霍亂。此言厥氣上逆，清濁不分，飲食不節，乃爲霍亂。

愚按，霍亂者，揮霍變亂，起於倉卒，心腹大痛，嘔吐瀉利，憎寒壯熱，頭痛眩暈，先心痛則先吐，先腹痛則先瀉，心腹俱痛，吐瀉並作。甚者轉筋入腹，則斃。轉筋者，以陽明養宗筋，屬胃與大腸，吐下頓亡津液，宗筋失養，必致攣縮。甚則囊縮舌卷，爲難治。陰陽反戾，清濁相干，陰陽否隔，上下奔迫。須遵內經，分濕熱、風暑、虛實而爲施治。乾霍亂者，心腹脹滿攪痛，欲吐不吐，欲瀉不瀉，躁亂昏憒，俗名攪腸痧。此繇脾土鬱極，不得發越，以致火熱內擾。不可過於攻，過攻，則脾愈虛；不可過於熱，過熱則火愈熾；不可過於寒，過寒則火必扞格。須反佐以治，然後鬱可開，火可散，古方用鹽熬，調以童便，不獨降火，兼能行血，極爲穩妥。霍亂多起於夏秋之間，皆外受暑熱，內傷飲食所致。縱冬月患之，亦由夏月伏暑也。轉筋者，兼風木，建中加木瓜柴胡湯。厥冷，唇青，兼寒氣，建中加附子乾薑湯。身熱煩渴，氣粗兼暑熱，桂苓白术散，或香薷散。體重，骨節煩疼，兼濕化，除濕湯。風暑合病，石膏理中湯。暑濕相搏，二香散。多食寒冷，六和湯倍霍香，煎熟，調蘇合丸。情志鬱結，七氣湯。轉筋逆冷，吴茱萸湯，或通脉四逆湯。邪在上者，宜吐。雖已自吐利，仍當吐之，以提其氣，用極鹹鹽湯三碗，熱飲一碗。指探令吐。不吐，再服一碗。吐訖，仍飲一碗，三吐乃止。此法極良。吐利不止，元氣耗散，病勢危篤，或口渴喜冷，或惡寒逆冷，或發熱煩躁，欲去衣被，此陰盛格陽，不可以其喜冷欲去衣被爲熱。理中湯。甚者，附子理中湯。不效，四逆湯。並宜冰冷與服。霍亂已透，餘吐餘瀉未止，腹有餘痛。宜一味報秋豆葉煎服，乾者尤佳。保命集云：有從標而得者，有從本而得者，有從標本而得者。六經之變，治各不同，細察色脉，知犯何經，隨經標本，活法施治，此大法也。

脉候　霍亂，遍身轉筋，肢冷，腹痛欲絶，脉洪易治，脉微舌卷囊縮者死。霍亂後，陽氣已脱，或遺尿不知，或氣少不語，或膏汗如珠，或大躁欲入水，或四肢不收，皆不可治。

理中湯

人參　乾薑　白术各三錢。甘草炙，一錢。

水二杯，煎一杯服。加附子，名附子理中湯。

二香散　治暑濕相搏，霍亂轉筋，煩渴悶亂。

藿香　白术　厚朴　橘紅　茯苓　半夏　紫蘇　桔梗　白芷　香薷　黄連　扁豆各一錢。

大腹皮　甘草各五分。

水二杯，薑五片，葱白三根，煎一杯服。

香薷散　霍亂諸證，皆宜服之。

厚朴去皮，薑汁炒。黃連薑汁炒，各二兩。香薷四兩。甘草五錢。

爲末，每服四錢，水煎，不犯鐵器，井中沉冷服。

桂苓白术散 暑食兩傷，濕熱，霍亂轉筋。

桂枝　人參　白茯苓　白术各半兩。澤瀉　甘草　石膏　寒水石各一兩。滑石二兩。

爲細末。每服三錢，薑湯下。一方有木香、藿香、葛根各半兩。

除濕湯 見「類中風」。

五苓散 見「泄瀉」。

蘇合香丸 見「中風」。

七氣湯 治七情鬱結，霍亂吐瀉。

半夏湯洗。厚朴　白芍藥　茯苓各二錢。桂心　紫蘇　橘紅　人參各一錢。

水二鍾，生薑七片，紅棗一枚，煎一鍾服。

吴茱萸湯 治胃暑，或傷冷物，或忍飢，或大怒，或乘舟車，傷動胃氣，轉筋逆冷。

吴茱萸　木瓜　食鹽各半兩。

同炒焦，水三升煮，令百沸。入藥，煎至二升服。如無藥，用鹽一撮，醋一鍾，煎八分服。

通脉四逆湯

附子大者一枚，生用。乾薑三兩，强者四兩。甘草炙，二兩。

水三升，煮取一升一合，分温再服。

建中加木瓜柴胡湯

桂枝二兩半。芍藥一兩。甘草一兩。膠餳半升。生薑一兩半。大棗六枚。木瓜　柴胡各五錢。

每服一兩，水三杯，煎杯半，去渣，下餳兩匙服。

六和湯

香薷二錢。砂仁　半夏湯洗七次。杏仁去皮、尖，炒。人參去蘆。甘草炙，各五分。赤茯苓去皮。白扁豆薑汁略炒。藿香去土。厚朴薑汁炒。木瓜各一錢。水二杯，薑五片，紅棗一枚，煎一杯服。

霍香正氣散見「中風」。

厚朴湯 治乾霍亂。

厚朴薑汁炒。 枳殼去瓤，麩炒。 高良薑 檳榔 朴硝各七錢半。 大黄炒，二兩。 爲末。每服三錢，水杯半，煎一杯服。

冬葵子湯 治乾霍亂，二便不通，煩熱悶亂。

冬葵子 滑石研。 香薷各二兩。 木瓜一枚，去皮、瓤。 爲末。每服五錢，水二杯，煎一杯服。日服五次。

地漿法 於墻陰掘地，約二尺許，入新汲水，攪之澄清，服一杯。既取土氣，又取墻陰及新汲水，蓋陰中之陰，能治陽中之陽。

嘔吐噦 有聲有物爲嘔，有物無聲爲吐，有聲無物爲噦。

經曰：諸逆衝上，皆屬於火，諸嘔吐酸，皆屬於熱。火性炎上，故逆上皆屬於火，然諸臟諸經，各有逆氣，則陰陽虚實，各自不同。實火可瀉，芩、連之屬；虚火可補，參、芪之屬。不可不察也。胃熱則嘔，而酸者肝之味也，火盛金傷，不能制木，則肝木自甚，在素問則以爲熱，東垣又以吐酸爲寒，何也？經言始受熱中，東垣言未傳寒中。總之，壯盛人多熱，虚弱人多寒，若不以虚實形證爲辨，非醫矣。○寒氣客於腸胃，厥逆上出，故痛而嘔。此經之言嘔，亦主於寒客。食則嘔者，物盛滿而上溢。脾不能運化精微，則食滿而嘔，蓋虛證也。足太陰病，舌本强，食則嘔。脾脉連於舌本，故舌强而嘔也。故寒氣與新穀氣，俱還入於胃，新故相亂，真邪相攻，氣併相逆，復出於胃，故爲噦。東垣以有聲無物爲噦，蓋指乾嘔也。而內經所爲噦者，蓋呃逆也。即其論鍼刺者，有云：病深者其聲噦。又曰：噦者，以草刺鼻嚏而已，無息而疾迎引之立已，大驚之亦可已。此皆治呃逆之法，每試而必效者也。

愚按，古人以嘔屬陽明，多氣多血，故有聲有物，氣血俱病也。吐屬太陽，多血少氣，故有物無聲，血病也。噦屬少陽，多氣少血，故有聲無物，氣病也。獨東垣以嘔、吐、噦，俱屬脾胃虛弱，或寒氣所客，或飲食所傷，致上迎而食不得下也。潔古老人從三焦分氣，積寒三因，上焦在胃口，上通天氣，主納而不出；中焦在中脘，上通天氣，下通地氣，主熟腐水穀；下焦在臍下，下通地氣，主出而不納。故上焦吐者，皆從於氣，氣者天之陽也，其脉浮而洪，其證食已即吐，渴欲飲水，治當降氣和中；中焦吐者，皆從於積，有陰有陽，氣食相假，其脉浮而弦，其證或先痛後吐，或先吐後痛，法當去積和氣；下焦吐者，皆從於寒，地道也，其脉大而遲，其證朝食暮吐，暮食朝吐，小便清利，大便不通，法當通其閉塞，温其寒氣。後世更爲分別食刹，則吐謂之嘔。刹者，頃刻也。食纔入口，即便吐出，用小半夏湯。食入則吐，謂之暴吐。食纔下咽，即便吐出，生薑橘皮湯。食已則吐，謂之嘔吐。食畢，然後吐，橘皮半夏湯。食久則吐，謂之反胃。食久則既入於胃矣，胃中不能別清濁，化精微則復反而出，水煮金花丸。食再則吐，謂之翻胃。初食一次不吐也，第二次食下則吐，直從胃之下口翻騰吐出，易老紫沉丸。旦食暮吐，暮食朝吐，積一日之食，至六時之久，然後吐，此下焦病，半夏生薑大黃湯。以上諸證，吐愈速則愈在上，吐愈久則愈在下，陰陽虛實之間，未易黑白判也。古方通以半夏生薑爲正劑，獨東垣云：生薑止嘔，但治表實氣壅，若胃虛穀氣不行，惟當補胃推揚穀氣而已，故服小半夏湯。不愈者，服大半夏湯，立愈。挾寒者，喜熱惡寒，肢冷脉小，或二陳湯加丁香、炮薑，或理中湯加枳實。並須冰冷與服，冷則不吐，諸藥不效。紅豆丸，神效。挾熱者喜冷，惡熱躁渴，脉洪，二陳湯加黄連、梔子、竹茹、枇杷葉、乾葛、生薑、蘆根汁。氣滯者，脹滿不通，二陳湯加枳實、沉香、木香。痰飲者，遇冷即發，俗名冷涎泛，先以薑蘇湯下靈砂丹，繼以順氣之藥。食積者，消導乃安，枳實、厚朴、蒼朮、神麯、麥芽、山楂、砂仁。吐而諸藥不效，必假鎮重以墜之，靈砂丹，養正丹。吐而中氣久虛，必借穀食以和之，宜白米炒焦黑色，陳皮、茯苓、半夏、甘草、陳倉米、苡仁、穀芽，時時呷陳米飲。先吐後瀉，身熱腹悶，名曰漏氣。此因上焦傷風，邪氣内着，麥門冬湯。二便不通，氣逆不續，名曰走哺。此下焦實熱，人參湯主之。乾嘔氣逆，橘皮、生薑等分。惡心胃傷，虛者，人參、橘紅、茯苓、甘草、半夏、生薑；實者，枳殼、砂仁、橘紅、半夏、白蔻、藿香。嘔苦，邪在膽經，黄連、甘草、生薑、橘皮、柴胡。吐酸，責之肝臟，挾熱者，左金丸加白蔻、生薑、竹茹、梔子；挾寒者，左金丸加丁香、乾薑、白朮、沉香。嘔清水者，多氣虛，六君子湯加赤石脂。吐蚘蟲者，皆胃冷，理中湯，加川椒五粒，檳榔五分，吞烏梅丸。詳別其因，對證用藥，不膠一定之跡，可應無窮之變耳。

脉候

陽緊陰數爲吐，陽浮而數亦爲吐。寸緊尺濇胸滿而吐。寸口脉數者吐。緊而濇者難治。緊而滑者吐逆。脉弱而嘔，小便復利，身有微熱見厥者死。嘔吐大痛，色如青菜葉者死。

醫案

兵尊高玄圃，久患嘔吐，閲醫頗衆，病竟不減。余診之曰：「氣口大而軟，此穀氣少而藥氣多也，且多犯辛劑，可以治表實，不可以治中虚；可以理氣壅，不可理氣弱。」投以熟半夏五錢，人參三錢，陳倉米一兩，白蜜五匙，甘瀾水煎服。二劑減，十劑安。

屯院孫瀟湘，夏月食瓜果過多，得食輒嘔，十日弗止。舉家驚惶，千里迎余。比至署中，已二十日矣。困頓床褥，手足如冰。余曰：「兩尺按之有神，胃氣縷縷不絶，祇因中氣本弱，復爲寒冷所傷耳。」遂用紅豆丸，連進三服。至明日，便能食粥。兼與理中湯，加丁香、沉香。旬日之間，飲食如常。

小半夏湯　治嘔定吐，開胃消食。

半夏湯洗。生薑留皮，各三錢。水一鍾，煎六分服。加橘皮，名橘皮半夏湯。

大半夏湯　治胃虚嘔吐。

半夏五錢，湯洗。　人參三錢。　白蜜二錢。
水二碗，和蜜揚之，二百四十遍。　煮八分，溫服。
薑橘湯
橘皮去白。　生薑留皮，各三錢。　水一鍾，煎六分服。
水煮金花丸
二陳湯俱見「痰」。
理中湯見「傷寒」。
紫沉丸　治中焦吐，食積，寒氣作痛。
砂仁　半夏麯各三錢。　烏梅去核。　丁香　檳榔各二錢。　陳皮五錢。　沉香　杏仁去皮、尖，炒。　白朮
木香各一錢。　白豆蔻　巴豆霜各五分，另研。　爲細末，醋糊丸，黍米大。　每服五十丸，食後薑湯下。　反
胃，用橘皮去白，以生薑麯裹紙封，燒令熱，去麯煎湯，下紫沉丸一百粒，一日二服。

半夏生薑大黄湯

半夏　大黄各二兩。生薑一兩半。水五升，煮取三升。分温再服。

紅豆丸　治嘔逆膈氣，反胃吐食。

丁香　胡椒　砂仁　紅豆各二十一粒。

爲細末，薑汁糊丸，皂角刺大。每服一丸，以大棗一枚，去核填藥，麵裹煨熟。去麵細嚼，白湯下。日三服。

靈砂丹　治上盛下虚，痰盛吐逆。此丹最能鎮墜，升降陰陽，調和五臟，補養元神。

水銀一斤。硫黄四兩。右二味，用新銚内，炒成砂子。入水火鼎，煅煉爲末，糯米糊丸，麻子大。每服三丸，空心棗湯、米飲、井花水、人參湯任下。忌猪羊血、緑豆粉、冷滑之物。

養正丹　見「中風」。

六君子湯　見「虚癆」。

烏梅丸　見「傷寒」。

麥門冬湯 治漏氣上焦傷風，腠理開，經氣失道，邪氣内着，身背熱，肘臂痛，悶而吐瀉。

麥門冬去心。 生蘆根 竹茹 白朮各五兩。 甘草炙。 茯苓各二兩。 人參 陳皮 威蕤各三兩。

每服四錢，水鍾半，薑五片，陳米一撮，煎七分服。

走哺人參湯 治大小便不通，下焦實熱。

人參 黄芩 知母 威蕤各三錢。 蘆根 竹茹 白朮 梔子仁 陳皮各半兩。 石膏煅，一兩。

每服四錢，水鍾半，煎七分服。

左金丸 治肝火，吐酸水。 名左金者，使金令左行，則肝木有制也。

黄連 吴茱萸各一兩，同拌濕，焙乾。

右爲細末，粥丸。 煎白朮、陳皮湯下二錢。